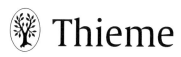

Fallbuch
Anästhesie, Intensivmedizin und Notfallmedizin

2. aktualisierte Auflage

Harald Genzwürker
Jochen Hinkebein

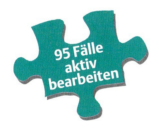

95 Fälle
aktiv
bearbeiten

Georg Thieme Verlag
Stuttgart · New York

Dr. med Harald Genzwürker
Dr. med. Jochen Hinkelbein
Klinik für Anästhesiologie und
Operative Intensivmedizin
Universitätsklinikum Mannheim
Theodor-Kutzer-Ufer 1–3
68167 Mannheim
E-Mail:
harald.genzwuerker@anaes.ma.uni-heidelberg.de
jochen.hinkelbein@anaes.ma.uni-heidelberg.de

Bibliographische Information
Der Deutschen Bibliothek

Die Deutsche Bibliothek verzeichnet diese Publikation in der Deutschen Nationalbibliographie; detaillierte bibliographische Daten sind im Internet über http://dnb.ddb.de abrufbar

1. Auflage 2005

© 2007 Georg Thieme Verlag
Rüdigerstraße 14
D-70469 Stuttgart
Telefon: + 49/0711/8931-0
Unsere Homepage: http://www.thieme.de

Printed in Germany

Umschlaggestaltung: Thieme Verlagsgruppe
Grafiken: Christiane und Dr. Michael von Solodkoff, Neckargemünd
Umschlagfoto: Thieme Verlagsgruppe
Satz: Primustype Hurler, Notzingen
Druck: Grafisches Centrum Cuno GmbH & Co. KG, Calbe

ISBN 978-313-139312-8   1 2 3 4 5 6

IV

Vorwort

„Nur Narkose den ganzen Tag, das ist doch langweilig!" Viele Gespräche über unser Fachgebiet nehmen so ihren Anfang. Bei näherer Betrachtung wird aber schnell klar, dass die ganz normale Narkose mit Vorbereitungsmaßnahmen, Betreuung im OP und postoperativer Überwachung im Aufwachraum bereits erhebliches Wissen voraussetzt. Hinzu kommt noch eine Vielzahl von Regionalanästhesieverfahren, die allein oder in Kombination mit der Allgemeinanästhesie eingesetzt werden. Operative Fächer wie Kinder- oder Neurochirurgie stellen zusätzliche Anforderungen an das Wissen und die Fertigkeiten des Anästhesisten. Viele Entwicklungen der Chirurgie waren und sind nur durch die Weiterentwicklung der Anästhesieverfahren möglich.

Die Intensivmedizin ist ein weiterer wichtiger Anteil anästhesiologischen Tuns. Auch hier bietet sich ein breites Betätigungsfeld von der postoperativen Betreuung bis zur Versorgung Schwerstverletzter, von Verbrennungsopfern und von Patienten mit Ausfall aller wichtigen Organfunktionen. Beatmung, Antibiotikatherapie, Ernährung und viele andere Themenkomplexe gilt es zu beherrschen.

Die rasche Stabilisierung von Atmung und Kreislauf, Erkennen und Behandeln lebensbedrohlicher Störungen – viele Notärzte kommen aus der Anästhesie, und das aus gutem Grund. Notfallmedizin, sei es im Notarztdienst oder in der innerklinischen Versorgung im Schockraum und auf den Stationen, ist ein typisch anästhesiologisches Betätigungsfeld: Aufgrund der interdisziplinären Ausrichtung des Fachgebietes, der intensivmedizinischen Tätigkeit und der Arbeit im OP besitzen Anästhesisten wichtige Grundvoraussetzungen für diesen Bereich der Medizin, in dem regelmäßig richtige Entscheidungen in kurzer Zeit zu treffen sind.

Weniger spektakulär, aber für viele Patienten nicht weniger lebenswichtig, ist die Ausschaltung akuter und chronischer Schmerzen. Auch hier haben Anästhesisten über die Jahre – aufbauend auf die Kenntnisse beim Einsatz analgetischer Substanzen – eine weitere Disziplin der Anästhesie etabliert.

Anästhesie, Intensivmedizin, Notfallmedizin und Schmerztherapie – 4 Säulen machen unser Fachgebiet aus und lassen die Anforderungen, aber auch die Anreize für die Tätigkeit in diesem Bereich ständig wachsen. Um so schwieriger ist es, eine Auswahl der wichtigsten Aspekte zu treffen, die es Studenten ermöglicht, das Fachwissen, das sie sich erworben haben, zu vertiefen. Anhand von Fällen soll der Praxisbezug hergestellt werden, um über die Prüfungsvorbereitung hinaus auch wichtige Tipps für den Beginn der klinischen Tätigkeit im praktischen Jahr oder nach dem Studium zu geben. Wir hoffen, dass wir richtig gewählt haben, sind uns aber der Tatsache bewusst, dass wir häufig nur an der Oberfläche kratzen und manche Bereiche aus Platzgründen ganz ausklammern mussten.

Unser Dank gilt Frau Dr. Lydia Bothe vom Thieme Verlag, die nicht müde wurde, unsere Ideen umzusetzen und uns wertvolle Anregungen gab. Viele Fragen zu unseren Fragen haben die Fälle erst „rund" gemacht. Selbstverständlich danken wir auch Karen und Susanne für ihre Geduld!

Wir wünschen den Lesern viel Vergnügen bei der Lektüre und viel Erfolg bei den Prüfungen. Bitte lassen Sie uns wissen, was wir verbessern können. Über die Prüfungsvorbereitung hinaus hoffen wir Interesse für unser Fachgebiet wecken zu können und Lust auf mehr zu machen: Anästhesie – das sind nicht nur Stunden der Langeweile, unterbrochen von Momenten der Panik!

Mannheim, Harald Genzwürker
im August 2007 Jochen Hinkelbein

Inhaltsverzeichnis
nach Fällen

! = Schwieriger Fall

VII

! = Schwieriger Fall

! = Schwieriger Fall

IX

! = Schwieriger Fall

Inhaltsverzeichnis
nach Themen

Intensivmedizin

Inhaltsverzeichnis
Antworten und Kommentare

Glossar

ASA-Klasse/-Klassifikation	Klassifikation des präoperativen Patientenzustandes/Anästhesierisikos anhand definierter Kriterien
Glasgow Coma Scale (GCS)	Score zur Erfassung der Schwere einer Bewusstseinsstörung
International Liaison Committee on Resuscitation (ILCOR)	Internationales Expertenkomitee für kardiopulmonale Reanimationen
Krankenhaus	
– der Grund- und Regelversorgung	Erlaubt eine Basisversorgung (Innere Medizin, Chirurgie)
– der Schwerpunktversorgung	Erlaubt eine Basisversorgung mit zusätzlichen Fachgebieten, z.B. Spezialklinik für Lungenerkrankungen
– der Maximalversorgung	Großes Akademisches Lehrkrankenhaus oder Universitätsklinik mit allen Fachdisziplinen
Monitoring	Kontinuierliche Überwachung der Vitalparameter (Atmung, Herz-Kreislauf) mittels EKG, Blutdruckmessung, Pulsoxymetrie
Notarztwagen (NAW)	Besatzung: Fahrer (1 Rettungsassistent/-sanitäter/-helfer), Rettungsassistent und Notarzt; Indikationen: akute lebensbedrohliche Erkrankungen oder Verletzungen
Notarzteinsatzfahrzeug (NEF)	Besatzung: Fahrer (meist Rettungsassistent) und Notarzt; NEF + RTW → Unfallort
Rettungswagen (RTW)	Besatzung: mindestens 1 Rettungsassistent, zusätzlich 1 weiterer Rettungshelfer/-sanitäter; Indikationen: Notfall ohne offensichtliche Vitalbedrohung oder zusätzlich zum NEF oder NAW
Rettungsleitstelle	Koordiniert alle Rettungs- und Notfalleinsätze in einem bestimmten Gebiet
Shaldon-Katheter	Dicklumiger Katheter mit zwei Lumen; Indikationen: schnelle Infusion/Transfusion oder Hämofiltration/Dialyse
Schockraum	Separater Raum in einer Notfallaufnahme, ähnlich wie ein kleiner OP ausgestattet, zusätzlich alle benötigten Utensilien zur Versorgung Schwerverletzter oder -erkrankter
Schockkatheter/8F-Schleuse	Dicklumiger venöser Katheter zur raschen Infusion/Transfusion
Tidalvolumen	Atemzugvolumen
Weaning	Entwöhnung vom Respirator

Abkürzungen

AF	Atemfrequenz; Atemzüge pro Zeiteinheit	CPAP	Continuous Positive Airway Pressure; Beatmungsverfahren mit kontinuierlich positivem Atemwegsdruck in Inspiration und Exspiration gegen einen PEEP
ALT	Alaninaminotransferase (alt: GPT, ALAT)	CSE	Combined Spinal-Epidural Anesthesia; kombinierte Spinal- und Epiduralanästhesie
AMV	Atemminutenvolumen; Atemvolumen, welches in einer Minute geatmet wird (Atemzugvolumen × Atemfrequenz)	DGAI	Deutsche Gesellschaft für Anästhesiologie und Intensivmedizin
aPTT	Aktivierte partielle Thromboplastinzeit	EK	Erythrozytenkonzentrat
ASA	American Society of Anesthesiologists	ERC	European Resuscitation Council
ASB	Assisted Spontaneous Breathing; unterstützte Spontanatmung	FFP	Fresh Frozen Plasma; schockgefrorenes Plasma ohne korpuskuläre Bestandteile
AST	Aspartataminotransferase (alt: GOT, ASAT)	FiO_2	Inspiratorische Sauerstofffraktion; Sauerstofffraktion im Inspiratorschenkel des Beatmungsgeräts
AZV	Atemzugvolumen, Tidalvolumen; Luftvolumen pro Atemzug	G	Gauge; Maß für den Außendurchmesser, z.B. von Kanülen
BE	Base Excess	GCS	Glasgow Coma Scale
BGA	Blood Gas Analysis; Blutgasanalyse	ILCOR	International Liaison Committee on Resuscitation
BiPAP	Biphasic Positive Airway Pressure; Beatmungsmodus mit zwei unterschiedlichen PEEP-Niveaus, ermöglicht ungehindert die Spontanatmung des Patienten auf beiden Druckniveaus	IPPV	Intermittent Positive Pressure Ventilation; kontrolliertes Beatmungsverfahren, intermittierende positive Druckbeatmung
Ch	Charrière; Maßeinheit für die Dicke von Kathetern, Nadeln, Tuben, Führungsdrähten, 1 Ch = $^1/_3$mm	LWMH	Low-Weight-Molecular-Heparine, niedermolekulares Heparin
CMV	Controlled Mandatory Ventilation, kontrollierte Beatmung	MAC	Minimal Alveolar Concentration; minimale alveoläre Konzentration eines

Narkosegases, bei der 50% der Patienten nach einem Hautschnitt nicht mehr mit Abwehrbewegungen reagieren

NMH   Niedermolekulares Heparin

paCO$_2$ Arterieller Kohlendioxidpartialdruck

paO$_2$ Arterieller Sauerstoffpartialdruck

PCV   Pressure Controlled Ventilation; druckkontrollierter Beatmungsmodus

PDA   Periduralanästhesie, Epiduralanästhesie

PDK   Periduralkatheter

PEEP   Positive End-Exspiratory Pressure; in der Exspirationsphase bleibt ein positiver Atemwegsdruck erhalten

pO$_2$ Sauerstoffpartialdruck

SaO$_2$ Arterielle Sauerstoffsättigung; damit ist meist die Sauerstoffsättigung gemeint, wie sie durch eine Blutgasanalyse gemessen werden kann

sBE   Standard-Base-Excess

SIMV   Synchronized Intermittent Mandatory Ventilation; Beatmungsmodus, der eine Spontanatmung des Patienten mit Eigenfrequenz ermöglicht, jedoch ein bestimmtes AMV durch eingestellte Mindestfrequenz garantiert

SpO$_2$ Funktionelle bzw. partielle Sauerstoffsättigung, damit ist die Sauerstoffsättigung gemeint, die mit einem Pulsoxymeter gemessen wurde

TEP   Totale Endoprothese

TIVA   Totale Intravenöse Anästhesie

UFH   Unfraktioniertes Heparin

VCV   Volume Controlled Ventilation; volumenkontrollierter Beatmungsmodus

VF   Ventricular Fibrilation, Kammerflimmern

VT   Ventricular Tachycardia, Ventrikuläre Tachykardie

VT   Tidalvolumen; s. AZV

ZVD   Zentralvenöser Druck

ZVK   Zentralvenöser Katheter

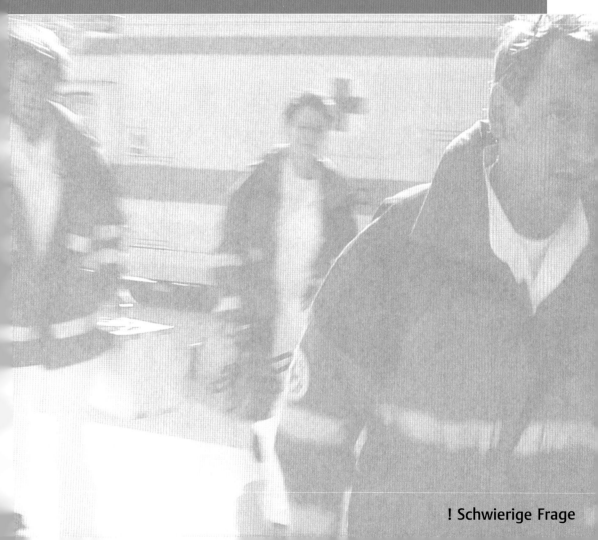

Fälle

! Schwierige Frage

1 Vorstellung eines 48-jährigen Patienten in der Prämedikationsambulanz

In der Prämedikationsambulanz stellt sich Ihnen ein 48-jähriger Patient vor, der in knapp 2 Wochen zur Entfernung einer Metallplatte am rechten Oberarm stationär aufgenommen werden soll. 8 Monate zuvor war der Patient mit dem Motorrad gestürzt und hatte sich neben der Oberarmfraktur noch ausgedehnte Weichteilverletzungen im Bereich der rechten Körperseite zugezogen. Bei der operativen Versorgung in Ihrem Krankenhaus hätten sich keine Besonderheiten ergeben, berichtet der Patient und betont im selben Atemzug, dass er unbedingt wieder eine Vollnarkose wolle, während er Ihnen den teilweise ausgefüllten Fragebogen zur Anamnese überreicht. Bei der Durchsicht des Fragebogens und Ergänzung der fehlenden Angaben wird Ihre Frage nach einer Dauermedikation verneint, Medikamentenallergien seien nicht bekannt, allerdings leide er an „Heuschnupfen", meint der Patient auf gezielte Nachfrage. Bei einer Körpergröße von 1,82 m wiegt der Patient 91 kg. Er rauche etwa eine Schachtel Zigaretten am Tag und trinke gelegentlich Alkohol, allerdings eher am Wochenende. Bis zu dem Motorradunfall sei er nie ernsthaft krank gewesen oder operiert worden. Die Frage nach kardialen Problemen wie belastungsabhängiger Angina pectoris verneint der Patient.

1.1 Welche Untersuchungen sollten bei diesem Patienten durchgeführt werden?

Die Auskultation von Herz und Lunge ergibt keine pathologischen Befunde.

1.2 Was verstehen Sie unter der ASA-Klassifikation? In welche ASA-Klasse stufen Sie den Patienten ein?

1.3 Über welche Risiken und Besonderheiten der Intubationsnarkose klären Sie den Patienten auf?

1.4 Welche zusätzlichen Informationen würden Sie sich von der Durchsicht der Akte des vorangegangenen stationären Aufenthalts versprechen?

Als der Patient gerade gehen will fragt er, ob er denn vor der Operation auch so eine Tablette gegen die Aufregung bekäme wie seine Frau vor der Gallenoperation.

1.5 Welche Substanzen eignen sich zur medikamentösen Prämedikation?

→ Antworten und Kommentar Seite 98

Um 16:38 Uhr werden Sie als Notarzt mit dem Notarzteinsatzfahrzeug (NEF) in die Wohnung einer 39-jährigen Patientin gerufen. Die Rettungsassistenten des Rettungswagens (RTW) sind ebenfalls erst vor einigen Minuten am Einsatzort eingetroffen. Vom Ehemann der Patientin erfahren Sie, dass diese seit etwa 45 Minuten unter einer zunehmenden Schwäche der linken Körperseite leidet, nicht mehr gehen kann und seitdem auch verwaschen spricht.

Vorerkrankungen werden vom Ehemann verneint. Folgende Werte wurden von den Rettungsassistenten bereits gemessen: Blutdruck 190/110 mmHg, Puls 80/min, Sinusrhythmus im EKG, Sauerstoffsättigung 97 %. Bei der körperlichen Untersuchung stellen Sie fest, dass die Patientin den linken Arm und das linke Bein kaum heben kann, die Motorik der rechten Körperseite ist normal.

2.1 Welche Arbeitsdiagnose und welche Differenzialdiagnosen haben Sie?

2.2 Welche notfallmedizinischen Maßnahmen führen Sie durch?

In Ihrem Rettungsdienstbereich befinden sich 3 Krankenhäuser:
A: Krankenhaus der Grund- und Regelversorgung, Fahrzeit 5 min, kein CT-Gerät
B: Krankenhaus der Maximalversorgung mit Neurologischer Abteilung, Fahrzeit 20 min
C: Krankenhaus der Schwerpunktversorgung, CT-Gerät, aber keine neurologische Abteilung, Fahrzeit 15 min.

2.3 Welches Krankenhaus wählen Sie aus? Begründen Sie Ihre Entscheidung!

2.4 Welche Maßnahmen und Vorbereitungen treffen Sie auf dem Transport in die Klinik?

2.5 Wie kann Ihre Verdachtsdiagnose gesichert werden?

➜ Antworten und Kommentar Seite 101

Ihr Kollege macht mit Ihnen zum Dienstwechsel Visite auf der Intensivstation. Sie kommen zu einer 48-jährigen Patientin, die sich seit 12 Tagen auf Ihrer Intensivstation befindet und seitdem intubiert und beatmet ist. Ursache für den Aufenthalt war ein Verkehrsunfall mit Thorax- und abdominellem Trauma. Im Laufe der letzten 12 Stunden hat sich der Gasaustausch bei der Patientin deutlich verschlechtert. Am Beatmungsgerät lesen Sie folgende Werte ab: CPAP-Modus, FiO_2 70 %, AZV 500 ml, AF 15/min, PEEP 10 mbar. Die aktuelle Blutgasanalyse zeigt: paO_2 79 mmHg, $paCO_2$ 48 mmHg, pH 7,349, sBE −5,0. Ihr Kollege befürchtet, dass die Patientin an einer Lungenentzündung erkrankt ist.

3.1 Halten sie diese Verdachtsdiagnose für wahrscheinlich? Begründen Sie Ihre Meinung!

3.2 Wie sichern Sie diese Diagnose innerhalb kurzer Zeit?

Sie haben eine Röntgenaufnahme des Thorax (s. Abb.) anfertigen lassen.

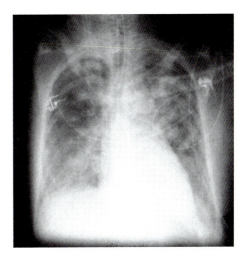

Röntgen-Thorax

3.3 Befunden Sie die Röntgenaufnahme! Welche Erreger kommen in Frage?

3.4 Welche Kriterien und Befunde müssen erfüllt sein, um eine antibiotische Therapie einzuleiten?

! 3.5 Mit welcher Antibiotikagruppe therapieren Sie diese Infektion?

→ Antworten und Kommentar Seite 103

3

4 Postoperative Thromboembolieprophylaxe bei einem 58-jährigen Patienten

Zur Überwachung auf Ihrer Intensivstation nehmen Sie unmittelbar postoperativ einen 58-jährigen Patienten mit koronarer Herzkrankheit bis zum nächsten Morgen auf. Die Übernahme wurde zuvor durch Ihren zuständigen Oberarzt befürwortet, da der Patient über ein ausgeprägtes kardiales Risikoprofil verfügt. Anamnestisch eruieren Sie bei dem wachen und orientierten Patienten, dass er 4 Tage zuvor im Krankenhaus aufgenommen wurde. Aus der Patientenakte erfahren Sie, dass der Patient 6 Jahre zuvor einen Herzinfarkt hatte und daher mit 3 Bypässen versorgt worden war. Im Narkoseprotokoll lesen Sie, dass die „linksventrikuläre kardiale Funktion mäßiggradig eingeschränkt" ist. Der operative Eingriff (Implantation einer Totalendoprothese der rechten Hüfte = Hüft-TEP) erfolgte in Allgemeinanästhesie. Nennenswerte Auffälligkeiten traten während der 90-minütigen Operation nicht auf. Der Blutverlust wurde von Ihrem Kollegen auf 800 ml geschätzt, der postoperative Hb-Wert beträgt 10,4 g/dl.

4.1 Mit welcher Medikamentengruppe (Medikament) und ab welchem Zeitpunkt nehmen Sie die postoperative Thromboembolieprophylaxe vor?

4.2 Müssen Sie diese Therapie durch Gerinnungskontrollen überwachen?

Versehentlich wurde dem Patienten die doppelte Dosis subkutan appliziert.

4.3 Besteht ein Handlungsbedarf, wenn klinisch kein Hinweis für eine verstärkte Blutungsneigung vorliegt?

Am nächsten Morgen möchten Sie den Patienten nach einer unauffälligen Nacht verlegen. Beim Schreiben des Entlassbriefes lesen Sie im Ausdruck des morgendlichen Labors (Werte vom Vortag in Klammern): Hb 9,8 g/dl (10,4 g/dl), Leukozyten $7,3 \times 10^9$/l ($6,8 \times 10^9$/l), Thrombozyten 56 000/µl (183 000/µl), INR 1,2 (1,1), aPTT 28,9 s (29,9 s).

! 4.4 Welche Verdachtsdiagnose müssen Sie stellen und wie können Sie diese verifizieren?

! 4.5 Welche Medikamente bieten sich bei Bestätigung Ihrer Verdachtsdiagnose als Alternative an?

→ Antworten und Kommentar Seite 106

5   Periduralkatheter zur Entbindung bei einer 28-jährigen Patientin

Eine 28-jährige Erstgebärende soll im Kreißsaal einen Periduralkatheter zur Analgesie unter der Geburt erhalten. Eine Aufklärung über das Verfahren ist 3 Wochen zuvor erfolgt, der Aufklärungsbogen sowie aktuelle Laborwerte liegen vor (Blutbild, Blutgerinnung – alle Werte im Normbereich). Außer einer chronischen Bronchitis sind keine Vorerkrankungen bekannt. Die Patientin hat im Aufklärungsgespräch eine allergische Rhinitis angegeben, bekannte Medikamentenallergien gibt es nicht. Die Hebamme informiert Sie, dass die Patientin seit etwa 6 Stunden im Haus sei, die Muttermundweite betrage derzeit etwa 5 cm, der Wehenabstand liege bei 2 bis 3 Minuten.

5.1   Beschreiben Sie das Vorgehen bei der Durchführung der Periduralanästhesie!

5.2   Welche Indikationen zur Durchführung einer geburtshilflichen Periduralanästhesie gibt es?

Bei der Patientin soll wegen des protrahierten Geburtsverlaufs und der zunehmenden Erschöpfung der Mutter innerhalb der nächsten Stunde eine Kaiserschnittentbindung erfolgen.

5.3   Eignet sich die Periduralanästhesie für die Anästhesie zur Sectio caesarea?

→ Antworten und Kommentar Seite 109

6 46-jährige Patientin nach Cholezystektomie im Aufwachraum

Nach einer komplikationslosen Intubationsnarkose zur laparoskopischen Cholezystektomie begleiten Sie eine 46-jährige Patientin in den Aufwachraum. Bei suffizienter Spontanatmung beträgt die Sauerstoffsättigung ohne Sauerstoffgabe nach Extubation 94%, im EKG findet sich ein normofrequenter Sinusrhythmus, der Blutdruck beträgt 120/70 mmHg. Die Patientin öffnet auf Ansprache die Augen und gibt derzeit keine Schmerzen an. Anamnestisch ist bekannt, dass die Patientin wegen eines Mammakarzinoms links 4 Jahre zuvor brusterhaltend mit Entfernung der axillären Lymphknoten operiert worden war. Sonstige Vorerkrankungen sind nicht bekannt. Eine Allergie auf Penicillin ist im Allergiepass der Patientin eingetragen.

6.1 Welche Anordnungen treffen Sie für die postoperative Überwachung im Aufwachraum?

6.2 Welche Anordnungen treffen Sie für die Schmerztherapie im Aufwachraum?

6.3 Auf welche Besonderheiten weisen Sie das Personal des Aufwachraums hin?

Die Patientin soll 1,5 Stunden später auf die chirurgische Normalstation verlegt werden, weil der Aufwachraum voll belegt ist. Die Patientin ist respiratorisch und hämodynamisch stabil, die Sauerstoffsättigung beträgt 95% ohne Sauerstoff. Nach Gabe von insgesamt 30 mg Piritramid (Dipidolor), letzte Gabe (7,5 mg i. v.) 15 Minuten zuvor ist die Patientin auch weitgehend schmerzfrei. Übelkeit und Erbrechen bestehen nicht.

6.4 Verlegen Sie die Patientin auf die Normalstation?

→ Antworten und Kommentar Seite 112

Sie haben in einer ruhigen Nacht Dienst auf der Intensivstation und deshalb Zeit, die Patientenakten genau zu studieren. Sie lesen in der Patientenakte eines 68-jährigen Patienten, der seit 5 Tagen auf Ihrer Intensivstation behandelt wird. Er war beim Kirschenpflücken aus etwa 4 m Höhe von einem Baum zu Boden gestürzt und hatte sich neben mehreren Wirbelkörperfrakturen und multiplen Frakturen der Extremitäten auch ein mittelschweres Schädel-Hirn-Trauma zugezogen. Am ganzen Körper finden sich Hämatome. Der Patient wurde noch am Aufnahmetag von den Unfallchirurgen operativ versorgt. Aufgrund des erwarteten langwierigen Behandlungsverlaufs wurde er postoperativ auf der Intensivstation tracheotomiert. Der Patient atmet jedoch selbständig im CPAP-Modus. Im Laufe des heutigen Tages hat der Patient trotz einer seit 2 Tagen durchgeführten Gabe von 3 × 20 mg Furosemid (Lasix) und einer Bilanz von +2300 ml (2300 ml mehr Einfuhr als Ausfuhr) nun rückläufige Urin-Stundenportionen. Die Ausscheidungsmenge der letzten 6 Stunden betrug trotz Diuretikagabe nur 220 ml mit Stundenportionen zwischen 20 und 50 ml.

7.1 Welche Verdachtsdiagnose stellen Sie?

7.2 Wie verifizieren Sie Ihren Verdacht?

7.3 Welche Möglichkeiten kennen Sie, um die Ausscheidung bei dem Patienten wieder zu steigern?

Die Urin-Stundenportionen stagnieren weiter, am Ende des Nachtdienstes hat der Patient eine komplette Anurie.

7.4 Welche Kriterien machen die Einleitung eines Nierenersatzverfahrens unbedingt notwendig?

Mit Ihrem Oberarzt und einem Arzt der Nephrologie haben Sie die Einleitung eines Nierenersatzverfahrens besprochen.

7.5 Welche Verfahren bieten sich bei diesem Patienten prinzipiell an, und für welches entscheiden Sie sich?

→ Antworten und Kommentar Seite 114

8 Anästhesie bei einem 63-Jährigen mit großem Keilbeinflügel-Meningeom

Bei einem 63-jährigen Patienten fielen über einen Zeitraum von etwa 2 Jahren immer wieder kurzzeitige Absencen von ca. 5 Sekunden Dauer in Verbindung mit Automatismen wie Schmatzen auf. Die neurologische Abklärung ergab den in der Abbildung gezeigten Befund eines rechtsseitigen Keilbeinflügel-Meningeoms, das unter anderem zu einer Lumeneinengung der rechtsseitigen Arteria cerebri media führt. Die Kollegen der neurochirurgischen Abteilung planen im Rahmen des Eingriffs vor der Exstirpation des großen Tumors zunächst noch einen Bypass von der rechten Arteria temporalis superficialis auf einen Ast der Arteria cerbri media anzulegen und nennen eine voraussichtliche Operationsdauer von 6 bis 8 Stunden. Der Patient ist trotz der großen Raumforderung wach, orientiert und reagiert auf Ansprache adäquat. Gravierende Vorerkrankungen oder Allergien sind nicht bekannt. Auf die Frage nach Voroperationen wird eine „Prostata-Operation" genannt.

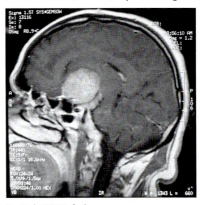

Sagittale MRT-Aufnahme:
Großes Keilbeinflügel-Meningeom rechts

8.1 Welche relevanten Risiken bestehen im Rahmen des Eingriffs?

8.2 Welche Maßnahmen veranlassen Sie im Vorfeld des Eingriffs? Über welche anästhesiologischen Besonderheiten klären Sie den Patienten auf?

8.3 Welche Besonderheiten sollten Sie bei der Durchführung einer Narkose für den geplanten intrakraniellen Eingriff beachten?

8.4 Ist eine fehlende postoperative Überwachungsmöglichkeit auf der Intensivstation ein Grund, den Eingriff zu verschieben?

8.5 Beschreiben Sie Ihr Vorgehen, falls der Patient nach dem Eingriff keine adäquate Aufwachreaktion zeigt und die rechte Pupille fraglich größer als die linke erscheint!

→ Antworten und Kommentar Seite 118

8

9   63-jährige bewusstlose Patientin mit Spontanatmung

Am Sonntagmorgen werden Sie um 9:23 Uhr von der Rettungsleitstelle mit der Einsatzmeldung „bewusstlose Person" alarmiert. Gleichzeitig mit dem Rettungswagen treffen Sie um 9:31 Uhr in der Wohnung der Patientin ein. Im Schlafzimmer im Bett befindet sich die tief bewusstlose Patientin, die nicht auf Schmerzreize reagiert. Eine Spontanatmung ist vorhanden, der Puls ist tachykard und kräftig. Auffällig ist, dass die Patientin stark schwitzt. Der Ehemann berichtet, er sei wach geworden, weil seine Frau so „schwer geschnauft" habe. Sie sei gegen 7:00 Uhr aufgestanden und zur Toilette gegangen, danach habe sie sich wieder hingelegt, weil sie am heutigen Sonntag ausschlafen wollte. Die Frage nach Vorerkrankungen wird mit „Blutdruck und Zucker" beantwortet, die Frage nach einer Insulintherapie wird bejaht.

9.1   Welche Erstmaßnahmen führen Sie durch?

9.2   Wie lautet Ihre Verdachtsdiagnose? Begründen Sie diese!

9.3   Welche einfache Untersuchung sollten Sie bei jedem Patienten mit Bewusstseinsstörung durchführen?

9.4   Wie behandeln Sie die Patientin, wenn sich Ihre Verdachtsdiagnose bestätigt?

Nachdem Sie Ihre therapeutischen Maßnahmen durchgeführt haben, ist die Patientin nun wieder wach und orientiert. Sie habe heute früh ihr Insulin wie gewohnt gespritzt und sich dann ohne etwas zu essen noch ein wenig hingelegt. Den Transport in die Klink lehnt die Patientin energisch ab, sie möchte zu Hause bleiben.

9.5   Unter welchen Voraussetzungen können Sie zustimmen?

→ Antworten und Kommentar   Seite 121

Sie werden als zuständiger Intensivmediziner in die Aufnahme ihres Krankenhauses gerufen, weil Ihr junger Kollege nicht allein zu Recht kommt. Er stellt Ihnen eine 32-jährige Patientin vor, die aufgrund von plötzlich einsetzender Atemnot in die Aufnahme kam. Anamnestisch erheben Sie bei der Patientin folgende Fakten: 3 Stunden zuvor setzten plötzlich Thoraxschmerzen und Dyspnoe ein. Vorerkrankungen sind bis auf eine leichte chronische Bronchitis nicht bekannt. Die Einnahme von Medikamenten wird bis auf die „Pille" verneint. Die Patientin raucht etwa 15 Zigaretten pro Tag. Der Lebensgefährte bekräftigt, dass die Patientin nie ernsthaft krank war. Auch während des 2-wöchigen Urlaubs in Thailand, von dem sie vor 3 Tagen zurückgekommen seien, sei alles in Ordnung gewesen. Von der Aufnahmeschwester wurden die folgenden Parameter erhoben: Blutdruck 100/50 mmHg, Puls 110/min, Sauerstoffsättigung 93 % mit 5 Liter Sauerstoff pro Minute über Gesichtsmaske.

10.1 Welche Verdachtsdiagnose stellen Sie? Begründen Sie Ihren Verdacht!

Sie lassen eine Röntgenaufnahme des Thorax anfertigen (s. Abb.).

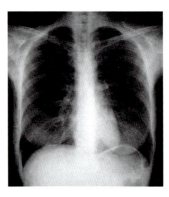

Röntgen-Thorax

10.2 Befunden Sie die Röntgenaufnahme! Was müssen Sie nun veranlassen?

Ihre Verdachtsdiagnose hat sich leider bestätigt.

10.3 Welche Therapiemaßnahmen ergreifen Sie?

10.4 Erachten Sie eine Aufnahme der Patientin auf die Intensivstation für erforderlich?

→ Antworten und Kommentar Seite 123

11 48-jährige Patientin zur Strumateilresektion

Bei einer 48-jährigen Patientin soll eine Struma-teilresektion wegen eines autonomen Adenoms durchgeführt werden. Wegen einer hyperthyreoten Stoffwechsellage wird seit einigen Monaten eine Therapie mit Thyreostatika durchgeführt. Hierunter konnte eine euthyreote Soffwechsellage erreicht werden. Andere wesentliche Vorerkrankungen oder Allergien sind nicht bekannt. Im Rahmen des operativen Eingriffs soll ein Chirurg am Kopfende der Patientin stehen, eine entsprechende Abdeckung mit sterilen Tüchern muss daher erfolgen. So haben Sie – als Anästhesist – keinen unmittelbaren Zugang zum Kopf der Patientin und damit zum Endotrachealtubus.

11.1 Wie stellen Sie sicher, dass die Ventilation während des Eingriffs nicht gestört wird?

11.2 Worauf sollten Sie bei der geplanten Lagerung für den Eingriff zusätzlich achten?

11.3 Mit welchen Problemen müssen Sie aufgrund der Schilddrüsenvergrößerung bei der Intubation rechnen?

Im Verlauf des Eingriffs tritt bei der Patientin eine Tachykardie (135/min) auf, sie schwitzt stark, das endexspiratorisch gemessene CO_2 steigt an, die Körpertemperatur beträgt 38,2 °C.

11.4 Woran müssen Sie denken, und was müssen Sie tun?

→ Antworten und Kommentar Seite 125

Im Nachtdienst finden Sie Zeit, sich etwas genauer mit einem 78-jährigen Patienten zu befassen, der seit dem Vorabend auf Ihrer Intensivstation behandelt wird. Er hatte sich am Nachmittag des Vortages in suizidaler Absicht mit einem Bolzenschussgerät in die linke Schläfe geschossen. Von der Ehefrau, die sofort den Notarzt alarmierte, wurde er kurz nach dem Suizidversuch bewusstlos aufgefunden. Der Notarzt intubierte und beatmete den Patienten, stabilisierte den Kreislauf und begleitete ihn in Ihre Klinik. Die ausgetretene Hirnmasse deckte er steril ab. Von den Kollegen der neurochirurgischen Klinik wurde der Patient sofort operiert und postoperativ von Ihnen intubiert und beatmet übernommen. Im weiteren Verlauf hat die Spontanatmung des Patienten eingesetzt, so dass der Patient derzeit am Respirator spontan atmet (CPAP-Modus).

12.1 Welche Diagnose stellen Sie aufgrund der postoperativen kranialen Computertomographie (s. Abb.)?

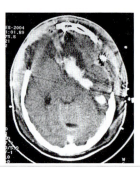

12.2 Welche Primär- und Sekundärschäden erwarten Sie?

Von der Pflegekraft werden Sie herbeigerufen: Der Patient habe plötzlich eine Herzfrequenz von 35/min (zuvor 78/min) und einen Blutdruck von 207/68 mmHg (zuvor 110/53 mmHg). Die Atemzugvolumina nahmen rapide von 650 ml auf 230 ml ab.

12.3 Welche Komplikation müssen Sie befürchten, und welche Untersuchungen nehmen Sie vor?

Die Pupillen des Patienten sind beidseits weit und nicht mehr lichtreagibel.

12.4 Welche Maßnahmen müssen Sie nun sofort ergreifen, falls sie noch nicht geschehen sind?

Sie sprechen nochmals mit der Ehefrau des Patienten, die wissen möchte, wann Ihr Ehemann wieder gesund wird.

12.5 Wie schätzen Sie die Gesamtprognose (Outcome) ein?

→ Antworten und Kommentar Seite 126

Während Ihres Nachtdienstes auf der Intensivstation werden Sie von der Nachtschwester der internistischen Normalstation angerufen und gebeten, sofort auf ihre Station zu kommen, „weil eine 34-jährige Patientin zu ersticken drohe". Die Patientin sei bläulich im Gesicht und habe schreckliche Atemnot. Sie nehmen Ihren Notfallrucksack und laufen unverzüglich los. Auf dem Fußmarsch zur Normalstation überlegen Sie:

13.1 Welche Diagnosen kommen für die geschilderte Symptomatik bei der Patientin in Frage?

13.2 Was sollten Sie unbedingt in Ihrem Notfallrucksack mit sich führen?

Auf der Normalstation angekommen, finden Sie die Patientin am Bettrand sitzend vor. Mit auf den Oberschenkeln aufgestützten Armen atmet sie angestrengt und ringt nach Luft. Während Sie die Vitalzeichen prüfen, erzählt Ihnen die Stationsschwester, dass die Atemnot schon den ganzen Tag bestand, weil die Patientin Allergikerin sei. Die Symptomatik habe sich plötzlich verstärkt, als die Patientin das Fenster öffnete. Der Grund für die stationäre Aufnahme war eine schwere Migräne 2 Tage zuvor. Sie messen die folgenden Parameter: Blutdruck 135/85 mmHg, Puls 105/min, Sauerstoffsättigung 92 %. Bei der Auskultation der Lunge hören Sie ein lautes exspiratorisches Giemen über der gesamten Lunge.

13.3 Welche Diagnose stellen Sie?

13.4 Wie können Sie der Patientin akut helfen?

13.5 Welche weitere Möglichkeit haben Sie, wenn keine Besserung eintritt?

→ Antworten und Kommentar Seite 130

14   56-jährige Patientin zur Revision eines Dialyse-Shunts

Am Sonntagnachmittag werden Sie vom allgemeinchirurgischen Kollegen informiert, dass bei einer 56-jährigen Patientin der Shunt am Unterarm, der etwa 6 Monate zuvor angelegt wurde, in Lokalanästhesie revidiert werden müsse. Den Gepflogenheiten Ihres Hauses folgend soll ein anästhesiologisches „Standby" zur Überwachung erfolgen. Die Patientin habe das letzte Mal etwa 3 Stunden zuvor etwas gegessen, die Nüchternheit könne problemlos abgewartet werden. Anamnestisch habe eine Glomerulonephritis zur Dialysepflichtigkeit geführt.

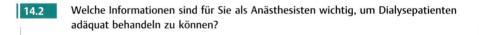

14.1   Ist eine hochgradig eingeschränkte Nierenfunktion für die Versorgung der Patientin und die Narkoseführung relevant? Begründen Sie Ihre Entscheidung!

14.2   Welche Informationen sind für Sie als Anästhesisten wichtig, um Dialysepatienten adäquat behandeln zu können?

14.3   Was sollten Sie beachten, wenn Sie einen Dialysepatienten für eine Operation vorbereiten?

! 14.4   Wodurch erklären Sie sich, dass bei Dialysepatienten Blutdruckabfälle häufig gravierend sind? Wie können Sie diese Blutdruckabfälle behandeln?

➜ Antworten und Kommentar   Seite 132

Sie übernehmen im Frühdienst einen 71-jährigen Patienten von der Normal- auf die Intensivstation. Bei der Übergabe erfahren Sie von der Pflegekraft der Normalstation, dass der Patient wegen einer Lungenentzündung und Fieber 3 Tage zuvor stationär aufgenommen worden war. Der Gasaustausch sei anfangs zufriedenstellend gewesen, habe sich jetzt aber deutlich verschlechtert. Der Patient leidet zudem seit 1 Jahr an einem Leberzellkarzinom mit multiplen pulmonalen und ossären Metastasen. Ein großes Problem des Patienten seien seine Tumorschmerzen. Die regelmäßige Gabe von 500 mg ASS (1–2-mal täglich) habe keine ausreichende Wirkung erzielt.

15.1 Erachten Sie das verabreichte Medikament als adäquat? Was würden Sie verwenden?

15.2 Erläutern Sie das WHO-Stufenschema zur Schmerztherapie!

Trotz Ihrer Umstellung der Analgetikatherapie sind die Schmerzen des Patienten immer noch sehr stark. Von der oralen Gabe eines niedrig potenten Opioids (partieller Antagonist) sehen Sie ab.

15.3 Welche Möglichkeiten kennen Sie zur weiteren suffizienten Analgesie in der Akutsituation?

Sie möchten auf eine intermittierende Gabe des Medikaments verzichten, weil der Patient immer wieder von quälendem Brechreiz geplagt wird.

15.4 Welche Alternative bietet sich an?

➜ Antworten und Kommentar Seite 135

Mitten in der Nacht werden Sie als zuständiger Intensivmediziner von der Pflegekraft der chirurgischen Normalstation dringend zu einem 36-jährigen Patienten gerufen. Der Patient ist agitiert, will aus dem Bett steigen und ruft laut nach seiner Frau. Auf die Frage, warum er so aufgeregt sei, gibt er an, dass er jetzt dringend den Vertrag für sein neues Auto unterschreiben und deshalb los müsse. Von der Pflegekraft erfahren Sie, dass bei dem Patienten am Vortag ein periproktitischer Abszess in Allgemeinnarkose gespalten worden war. Auffällig war der Abszess durch eine Schwellung, Fieber und starke Schmerzen geworden. Trotz Antibiotikatherapie blieben die Entzündungsparameter stark erhöht (Leukozyten 24 000/µl, CRP 253 mg/l). Die anderen Laborparameter sind im Normbereich.

16.1   Welche Verdachtsdiagnose stellen Sie? Welche Differenzialdiagnosen kommen in Frage?

Sie übernehmen den Patienten auf die Intensivstation. Sie stimmen einer 5-Punkt-Fixierung zu, weil der Patient sich nicht mehr im Bett halten lässt.

16.2   Mit welchen Medikamenten können Sie die Symptomatik mildern?

Am nächsten Morgen ist der Patient wieder kognitiv aufgeklart und hätte gern ein Frühstück. Die chirurgischen Kollegen haben darum gebeten, den Patienten wegen einer möglichen Darmwandperforation im Abszessbereich und der großen Wundfläche für mindestens eine Woche nüchtern zu lassen. Sie entschließen sich zu einer parenteralen Ernährung.

16.3   Was müssen sie bei einer parenteralen Ernährung berücksichtigen?

16.4   Welche Vorteile hätte eine frühe enterale Ernährung?

→ Antworten und Kommentar   Seite 137

17   54-Jähriger mit retropharyngealem Abszess zur operativen Entlastung

Als diensthabender Anästhesist werden Sie von den HNO-Kollegen informiert, dass ein 54-jähriger Patient mit einer retropharyngealen Raumforderung über zunehmende Sprach-, Schluck- und Atemschwierigkeiten klage. Der Transport des Patienten in den OP zur Entlastung des vermuteten Abszesses werde veranlasst. In der OP-Schleuse treffen Sie auf den Patienten, der mit Sauerstoffinhalationsmaske im Bett sitzt. Er ist wach und kooperativ, die linke Halsseite ist deutlich gerötet, überwärmt und geschwollen.

Ein Stridor ist nicht hörbar, der Patient spricht mit heiserer Stimme. Bei einer Körpergröße von 1,87 m wiegt der Patient 118 kg (BMI 33,7 kg/ m²). Am linken Arm ist ein Shunt sichtbar (anamnestisch Nierentransplantation 18 Jahre zuvor, Kreatinin im Serum aktuell 5,1 mg/dl). Im Einleitungsraum wird das Standardmonitoring angeschlossen: Sauerstoffsättigung 97 % unter Inhalation von 6 l/min Sauerstoff über die Maske, im EKG tachykarder Sinusrhythmus (Frequenz 110/min), Blutdruck 160/90 mmHg.

17.1   Welche Vorbereitungsmaßnahmen zur Atemwegssicherung halten Sie bei diesem Patienten für sinnvoll?

17.2   Mit welchen einfachen Untersuchungsmethoden versuchen Sie abzuschätzen, welche Schwierigkeiten bei der Laryngoskopie und Intubation auftreten können?

Die Kapnometrie im Einleitungsraum ist ausgefallen. Die Anästhesieschwester meint, man könne die korrekte Tubuslage doch problemlos durch Auskultation beurteilen.

17.3   Stimmen Sie zu?

Beim ersten Intubationsversuch liess sich die Glottis zwar stark nach rechts verlagert darstellen, die Passage mit einem Tubus mit einem Innendurchmesser von 7,5 mm gelang aber nicht. Erst mit einem dünneren Tubus (6,5 mm) gelang die Intubation im zweiten Versuch.

17.4.   Was sollten Sie bei der Extubation des Patienten beachten?

17.5   Beeinflusst die Tatsache, dass der Patient nierentransplantiert ist, Ihr Handeln?

→ Antworten und Kommentar   Seite 139

Sie behandeln auf der Intensivstation eine 49-jährige Patientin, die 10 Tage zuvor im Rahmen eines Autounfalls ein schweres Polytrauma erlitten hat. Nachdem sie vom 4. bis 8. Behandlungstag eine Sepsis durchlitten hat, befindet sich die Patientin nun langsam auf dem Weg der Besserung. Sie hat noch gelegentlich subfebrile Temperaturen, die Entzündungsparameter sind rückläufig. Die Patientin befindet sich im Weaning, ist nicht mehr katecholaminpflichtig, über eine Magensonde erfolgt der enterale Kostaufbau. Ihre Kollegin erzählt Ihnen bei der Visite, dass das Hauptproblem der Patientin momentan die Motilitätsstörung des Darmes (Erbrechen, geblähtes Abdomen, kein Stuhlgang seit mehreren Tagen) sei.

18.1   Welche spezifischen klinischen Symptome erwarten Sie bei dieser Motilitätsstörung des Darmes bei der körperlichen Untersuchung?

Die Krankenpflegekraft bittet Sie, dass Sie sich die Patientin anschauen. Trotz Ernährung habe die Patientin nunmehr seit 4 Tagen nicht mehr abgeführt.

18.2   Wie können Sie die Funktion des Darmes zum Nahrungstransport anregen?

Vor der regelmäßigen Gabe von Sondenkost lassen sich größere Mengen von Sekret über die Magensonde absaugen. Dabei handelt es sich am wahrscheinlichsten um Sondenkost, die nicht weiter transportiert wird.

18.3   Welche Probleme drohen bei mangelndem Abtransport der über die Magensonde verabreichten Sondenkost?

18.4   Welches Medikament können sie jetzt zusätzlich einsetzen?

➜ Antworten und Kommentar   Seite 143

Sie werden um 3:40 Uhr als Notarzt zu einer 78-jährigen Patientin mit akuter Atemnot gerufen. Bereits beim Betreten des Wohnzimmers, wo die Patientin in einem Sessel sitzt, hören Sie deutliche Rasselgeräusche. Die Besatzung des Rettungswagens beginnt gerade mit der Sauerstofftherapie und schließt die EKG-Überwachung an.

Seit mehreren Tagen habe sie zunehmend „Probleme mit der Luft", berichtet die Patientin stockend mit deutlich erhöhter Atemfrequenz.

Beim Tasten des unregelmäßigen Pulses (Frequenz um 120/min) bemerken Sie, dass die Patientin kaltschweißig ist, die Halsvenen sind gestaut. Im EKG fällt eine Tachyarrhythmia absoluta auf. Bei der Auskultation hören Sie deutlich feuchte Rasselgeräusche über allen Lungenarealen mit einer basalen Dämpfung beidseits. Die Patientin wird zusehends unruhiger und bittet Sie, endlich etwas zu tun, damit sie wieder Luft bekomme.

19.1 Wie lautet Ihre Verdachtsdiagnose?

19.2 Welche Therapieansätze bieten sich?

19.3 Welche Erstmaßnahmen sind zu ergreifen?

19.4 Welche Therapiemaßnahmen sind indiziert, wenn sich der Zustand der Patientin weiter verschlechtert?

➜ Antworten und Kommentar Seite 144

20   Therapie der insuffizienten Spontanatmung bei einer 65-jährigen Patientin

Sie haben Spätdienst auf der Intensivstation. Am Ende Ihrer Schicht werden Sie von einer Pflegekraft auf eine 65-jährige Patientin aufmerksam gemacht, die seit 5 Tagen wegen einer Pneumonie behandelt wird. Die Patientin wurde 8 Tage zuvor unmittelbar postoperativ nach einer Magenteilresektion wegen eines Karzinoms mit großem intraoperativen Blutverlust aufgenommen. Im Behandlungsverlauf wurde der pulmonale Gasaustausch zunehmend schlechter. Die Patientin atmet z.Zt. 10 Liter Sauerstoff pro Minute über eine Gesichtsmaske ein. Mittlerweile hat sich die Patientin muskulär erschöpft und ist kurzatmig. Die letzte Blutgasanalyse lieferte die folgenden Werte: paO_2 56 mmHg, $paCO_2$ 58 mmHg, SaO_2 87 %.

20.1   Wie können Sie zunächst versuchen, die Oxygenierung zu verbessern?

Sie entschließen sich zur endotrachealen Intubation, nachdem Ihr Versuch leider nicht erfolgreich war.

20.2   Welche Tubusgröße erachten Sie als geeignet? Begründen Sie Ihre Antwort!

20.3   Für welchen Beatmungsmodus entscheiden Sie sich bis zum nächsten Morgen?

Am Morgen des nächsten Tages haben Sie Frühdienst. Nach Einleitung einer antibiotischen Therapie und physiotherapeutischer Maßnahmen (Lagerung, Sekretmobilisation, Bronchialtoilette) hat sich der Zustand der Patientin schon zu Beginn Ihrer Schicht deutlich gebessert: paO_2 107 mmHg, $paCO_2$ 41 mmHg, SaO_2 99 %. Weil die Analgosedierung während der Beatmung langsam reduziert wurde, setzt die Spontanatmung der Patientin zunehmend ein, gelegentlich hustet die Patientin. Am Beatmungsgerät lesen Sie ab: FiO_2 60 %, PEEP 5 mbar, AZV 550 ml, AF 11/min, PCV.

20.4   Für welches Beatmungsverfahren entscheiden Sie sich jetzt?

Am Ende Ihrer Frühschicht konnte die inspiratorische Sauerstoffkonzentration weiter reduziert werden.

20.5   Welche Einstellungen am Beatmungsgerät erachten Sie – neben intakten Schutzreflexen bei der Patientin – als erforderlich, um die Patientin zu extubieren?

→ Antworten und Kommentar Seite 147

Im HNO-OP soll eine 5-jährige Patientin eine Vollnarkose zur Adenotomie und Tonsillektomie erhalten. Die kleine Patientin ist nüchtern, beide Handrücken sind mit einer Lokalanästhetikasalbe versorgt, und sie hat bei einem Gewicht von 22 kg zur Prämedikation vor 21 Minuten 11 mg Midazolam (Dormicum) rektal erhalten.

Die Vorgeschichte ist bis auf einen einmaligen Fieberkrampf im Alter von 8 Monaten unauffällig. Leider gelingen 2 Punktionsversuche zur Anlage eines periphervenösen Zugangs an beiden Handrücken nicht. Das Mädchen wird zunehmend unruhig und wehrt sich gegen weitere Punktionsversuche.

21.1 Welche weitere Möglichkeit zur Narkoseeinleitung gibt es außer der intravenösen Injektion von Narkotika?

21.2 Beschreiben Sie Ihr Vorgehen!

21.3 Kann auf einen periphervenösen Zugang verzichtet werden?

21.4 Welche Punktionsstellen eignen sich bei Kindern am besten für die Anlage eines periphervenösen Zuganges?

→ Antworten und Kommentar Seite 150

22   23-jährige Patientin mit Verbrennung durch Grillunfall

Sie haben Wochenenddienst auf der Intensivstation und übernehmen am Nachmittag eine 23 Jahre alte Patientin auf der Intensivstation. Die Patientin wollte mit ein paar Freunden im Garten grillen. Als sie den Grill anzünden wollte, erlitt sie ein großflächiges thermisches Trauma durch eine Verpuffung von Benzin, das sie als Grillanzünder nutzte. Bereits am Unfallort wurde die Haut der Patientin eine Stunde lang von den Beteiligten mit kaltem Wasser (10 °C) gekühlt. Vom Notarzt wurde die Patientin intubiert und anschließend zu Ihnen transportiert. Bei der Inspektion sehen sie den folgenden Befund: Verbrennungen I. Grades im Gesicht, am Bauch, am linken Arm und vorn am rechten Oberschenkel. Der rechte Arm weist zur Hälfte eine Verbrennung II. Grades auf. Eine Verbrennung III. oder IV. Grades finden Sie nicht. Sie erheben die folgenden Befunde: Blutdruck 100 mmHg systolisch, im EKG Sinusrhythmus mit einer Frequenz von 115/min, Sauerstoffsättigung 95 %.

22.1   Wie bewerten Sie die Kühlung der Patientin?

22.2   Wie viel Prozent der Körperoberfläche ist verbrannt?

22.3   Welche weiteren relevanten Störungen können vorliegen?

Der Notarzt applizierte 1000 ml Ringer-Laktat-Infusionslösung. Darunter war die Patientin (65 kg, 1,70 m) kreislaufstabil.

22.4   Mit wie viel Volumen und welchen Infusionslösungen therapieren Sie die Patientin?

22.5   Welche Komplikationen erwarten Sie während des weiteren intensivmedizinischen Behandlungsverlaufs?

→ Antworten und Kommentar Seite 152

Bei einer 46-jährigen Patientin von der Intensivstation mit einer nekrotisierenden Pankreatitis, die am Vortag operiert wurde, soll eine erneute Laparotomie zur abdominellen Lavage erfolgen. Beim Telefonat mit Ihrer Kollegin auf der Intensivstation erhalten Sie die folgenden Informationen: Patientin intubiert und beatmet, druckkontrollierte Beatmung, FiO_2 0,6, Spitzendruck 23 mbar, PEEP 9 mbar, kreislaufstabil unter Noradrenalin/Arterenol (Perfusor mit 5 mg/50 ml auf 3 ml/h), analgosediert mit Fentanyl und Dormicum über Perfusoren. Die Patientin ist mit einem zentralvenösen Katheter und einer arteriellen Kanüle versorgt, der Hb-Wert liegt aktuell bei 11,3 g/dl. Von der Operation am Vortag sind noch 2 Erythrozytenkonzentrate in der Blutbank verfügbar, mit einem erhöhten Blutungsrisiko sei nicht zu rechnen. Sie können die Patientin jetzt für den Eingriff abholen.

23.1 Können Sie die Patientin für die Zeit der Verlegung von der Intensivstation in den OP mit einem Beatmungsbeutel beatmen?

Die begleitende Pflegekraft schlägt vor, für das Monitoring während des Transports nur ein Pulsoxymeter mitzunehmen, da durch die ganzen anderen Messgeräte nur die Umlagerung auf den OP-Tisch erschwert würde.

23.2 Stimmen Sie zu?

Bevor Sie mit der Patientin auf der Intensivstation losfahren, hören Sie kurz die Lunge ab. Das Atemgeräusch auf der linken Seite kommt Ihnen abgeschwächt vor.

23.3 Was unternehmen Sie?

23.4 Schätzen Sie den Transport von Intensivpatienten als gefährlich ein?

➔ Antworten und Kommentar Seite 155

24 14-Jähriger mit intraoperativem Anstieg von Herzfrequenz und paCO$_2$

Von den Kollegen der Allgemeinchirurgie wird Ihnen im Dienst am frühen Abend ein 14-jähriger Patient vorgestellt, bei dem unter der Verdachtsdiagnose einer akuten Appendizitis (Schmerzen im rechten Unterbauch, rezidivierendes Erbrechen, Leukozytose) möglichst bald eine Appendektomie erfolgen soll. Der Patient (1,62 m, 54 kg) ist seit dem Vormittag nüchtern. Mit den Eltern und dem Patienten besprechen Sie in der chirurgischen Ambulanz das geplante Vorgehen. Die Frage nach Voroperationen, Vorerkrankungen, Dauermedikation oder Allergien wird verneint. Der Patient wird in den OP gebracht und für die Operation vorbereitet. Wegen des rezidivierenden Erbrechens entschließen Sie sich zu einer „Ileuseinleitung" mit Fentanyl (0,2 mg), Propofol (140 mg) und Succinylcholin (80 mg) sowie Sevofluran als Inhalationsanaästhetikum für den Narkoseerhalt. Der Ausgangsblutdruck beträgt 110/60 mmHg, die Pulsfrequenz 100/min, Sauerstoffsättigung 98 %. Nach Narkoseeinleitung lässt sich der Mund zunächst schwer öffnen, die Intubation gelingt dann aber problemlos (Lunge seitengleich belüftet, endtidaler paCO$_2$ 42 mmHg). Wegen eines Anstiegs der Herzfrequenz (150/min, vereinzelte ventrikuläre Extrasystolen) gehen Sie von einer unzureichenden Narkosetiefe aus und verabreichen zusätzlich 0,1 mg Fentanyl ohne Effekt. Gleichzeitig bemerken Sie einen Abfall der Sauerstoffsättigung auf 92 % trotz Beatmung mit einem Gemisch von 40 % Sauerstoff und 60 % Luft, der endtidale CO$_2$-Partialdruck beträgt 58 mmHg bei einem Atemzugvolumen von 700 ml mit einer Beatmungsfrequenz von 10/min. Die Operation soll begonnen werden.

24.1 Welche Verdachtsdiagnose müssen Sie stellen? Nennen Sie die wichtigen Symptome bei diesem Patienten!

24.2 Welche vordringlichen Maßnahmen müssen Sie einleiten?

24.3 Welches Medikament sollten Sie so schnell wie möglich applizieren?

24.4 Kann die Operation problemlos durchgeführt werden?

24.5 Welche Maßnahmen sollten Sie einleiten, wenn der Patient die akute Erkrankung überstanden hat?

→ Antworten und Kommentar Seite 158

Sie machen mit Ihrem Kollegen Visite auf der Intensivstation und kommen zu einem 34-jährigen Patienten, der 6 Stunden zuvor von einem 5 m hohen Baugerüst gestürzt war. Er wurde vom Notarzt primär versorgt und kreislaufstabil mit erhaltener Spontanatmung zu Ihnen in die Klinik gebracht. Eine Intubation war nicht erforderlich. Die primäre Diagnostik in der Klinik (Röntgen/CT-Thorax, Sonographie/CT-Abdomen) wurde bereits im Rahmen der Schockraumversorgung durchgeführt. Eine operative Intervention war nicht erforderlich, da nur einige Rippen auf der rechten Thoraxseite gebrochen waren. Der Patient hatte sich kein Schädel-Hirn-Trauma zugezogen und ist bei Ihnen auf Station wach und kooperativ.

25.1   Mit welchen Verletzungen müssen Sie aufgrund des Unfallhergangs rechnen?

25.2   Wie überwachen Sie den Patienten adäquat auf der Intensivstation?

Während der Visite klagt der Patient über eine plötzlich einsetzende und rasch zunehmende Luftnot. Die Sauerstoffsättigung beträgt jetzt 93%, der systolische Blutdruck 110 mmHg. Eine sofort durchgeführte Blutgasanalyse liefert folgende Werte: paO_2 57 mmHg, $paCO_2$ 49 mmHg, Hb 5,7 g/dl. Bei der Perkussion des Thorax stellen Sie einen hypersonoren Klopfschall auf der rechten Seite fest, bei der Auskultation hören Sie ein deutlich abgeschwächtes Atemgeräusch rechts.

25.3   Welche Komplikation ist am wahrscheinlichsten? Wie verifizieren Sie nun Ihre Vermutung?

25.4   Befunden Sie den Röntgen-Thorax, den Sie wegen der Zustandsverschlechterung des Patienten veranlasst hatten!

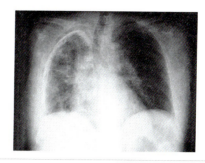

Röntgen-Thorax

25.5   Welches ist die kausale Therapie, und wie gehen Sie vor?

→ Antworten und Kommentar Seite 161

Eine 64-jährige Patientin soll sich der Implantation einer Kniegelenkendoprothese (Knie-TEP) am rechten Knie unterziehen. Wegen einer COPD bei langjährigem Nikotinabusus soll der Eingriff in Regionalanästhesie erfolgen. Anamnestisch sind ein arterieller Hypertonus sowie eine koronare Eingefäßerkrankung bekannt. Vor $1^1/_2$ Jahren wurde bei der Patientin bei Ihnen im Haus nach Schenkelhalsfraktur links ein pertrochantärer Femurnagel implantiert. Die damalige Spinalanästhesie verlief problemlos. Sie haben mit der Patientin eine kombinierte Spinal- und Periduralanästhesie (CSE – „combined spinal epidural") besprochen, um über den Periduralkatheter die postoperative Analgesie sicherzustellen. Das von Ihnen angeordnete 12-Kanal-EKG entspricht dem Befund vom letzten Aufenthalt, die Laborparameter sind unauffällig bis auf eine leicht erhöhte γ-GT.

26.1 Beschreiben Sie das Vorgehen bei der Durchführung der CSE!

26.2 Mit welchen Medikamenten kann eine kontinuierliche Infusion zur postoperativen Analgesie über den Periduralkatheter erfolgen?

Im Rahmen des operativen Eingriffs ergeben sich unerwartete Schwierigkeiten bei der Einpassung der Kniegelenkendoprothese aufgrund der schlechten Qualität des Knochenmaterials. Die Patientin beginnt nach 80 Minuten OP-Dauer über ziehende Schmerzen im Bereich der rechten Leiste zu klagen.

26.3 Wie gehen Sie vor?

→ Antworten und Kommentar Seite 163

Im Nachtdienst auf der Intensivstation übernehmen Sie um 23:35 Uhr einen 53-jährigen Patienten. Vom Stationsarzt der orthopädischen Station erfahren Sie, dass bei dem Patienten am Morgen des gleichen Tages elektiv eine Totalendoprothese der rechten Hüfte (Hüft-TEP) implantiert wurde; Vorerkrankungen seien bisher nicht bekannt. Nach unauffälligem intra- und postoperativen Verlauf wurde der Patient auf die Normalstation übernommen. Dort sei der Verlauf anfangs ebenfalls komplikationslos gewesen. Gegen 22:00 Uhr habe der Patient erstmals über ein retrosternales Engegefühl geklagt, das sich nach Gabe von 2 Hüben Nitroglycerin-Spray wieder besserte. Um 22:45 Uhr traten die gleichen Beschwerden wieder auf, diesmal allerdings mit ausstrahlenden Schmerzen in die linke Schulter und den linken Arm. Auf die Gabe von Nitrospray zeigte sich diesmal keine Besserung. Bei Übergabe beträgt der Blutdruck 110/60 mmHg und der Puls 95/min. Sie leiten bei Aufnahme unverzüglich das nachfolgende 12-Kanal-EKG ab (s. Abb.).

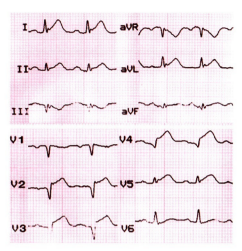

12-Kanal-EKG

27.1 Welche Diagnose stellen Sie?

27.2 Welche Maßnahmen führen Sie sofort durch?

27.3 Möglichkeiten der Therapie bei diesem Krankheitsbild sind die Antikoagulation und Reperfusionstherapie. Sind dies auch Therapieoptionen bei diesem Patienten? Begründen Sie Ihre Meinung!

27.4 Welche Komplikationen gilt es zu verhindern?

27.5 Welche Ursache vermuten Sie für das Auftreten dieser Erkrankung bei diesem Patienten?

→ Antworten und Kommentar Seite 166

28 Blutdruckabfall bei 47-jähriger Patientin während der Narkoseausleitung

Bei einer 47-jährigen adipösen Patientin hat Ihre Kollegin eine Allgemeinanästhesie zur Cholezystektomie eingeleitet. Sie haben als Spätdienst die Überwachung der Narkose übernommen, der Eingriff verläuft unproblematisch. Sie erfahren bei der Übergabe, dass bei der Auskultation nach Narkoseeinleitung eine deutliche Bronchospastik wahrgenommen wurde, die sich aber unter Gabe des inhalativen Anästhetikums Isofluran rasch gebessert habe. Bei der Durchsicht der Befunde sehen Sie, dass die Patientin keine Dauermedikation einnimmt und noch keine Voroperationen hatte, aber beim Narko-

sevorgespräch eine „chronische Bronchitis" angegeben hat. Die Patientin raucht nach eigenen Angaben seit ihrem 16. Lebensjahr etwa 20 Zigaretten pro Tag. Das präoperativ durchgeführte 12-Kanal-EKG ist unauffällig, ebenso Blutbild, Gerinnung und Elektrolyte. Im Röntgen-Thorax sehen Sie – passend zum chronischen Nikotinabusus – Zeichen eines Lungenemphysems (tiefstehendes Zwerchfell, abgeflachte Zwerchfellkuppen, verbreiterte Interkostalräume, erhöhte Strahlentransparenz, Gefäßrarefizierung).

28.1 Beschreiben Sie Besonderheiten bei der Durchführung einer Vollnarkose bei Patienten mit chronisch obstruktiven Atemwegserkrankungen!

Im Rahmen der Narkoseausleitung hustet die Patientin stark, ohne ausreichend spontan zu atmen. Bei der unterstützenden manuellen Beatmung mit dem Narkosegerät bemerken Sie einen hohen Atemwegsdruck und eine zunehmende Zyanose (Sauerstoffsättigung 88 % trotz Beatmung mit 100 % Sauerstoff). Der bisher stabile Blutdruck fällt auf Werte unter 70 mmHg systolisch, die Halsvenen sind gestaut.

28.2 Welche Verdachtsdiagnose stellen Sie? Begründen Sie Ihre Entscheidung!

28.3 Wie können Sie Ihre Verdachtsdiagnose erhärten?

28.4 Wie behandeln Sie die lebensbedrohliche Situation?

→ Antworten und Kommentar Seite 169

Sie nehmen auf der Intensivstation einen 54-jährigen Patienten auf. Er war als Fahrer eines Sattelschleppzugs auf einen anderen LKW aufgefahren. Da er im Fahrzeug eingeklemmt war, verzögerten sich die Rettung und der Transport in die Klinik. Im Schockraum wurde die Primärdiagnostik (Sonographie, CT) durchgeführt: Eine innere Blutung konnte nicht nachgewiesen, eine Fraktur des Sternums musste nicht operativ versorgt werden. Bei der Inspektion sehen Sie mehrere Hämatome im Bereich der Extremitäten, der Flanke und des Thorax. Der Patient ist wach und gibt Schmerzen im Bereich der vorderen Thoraxwand an. Ihr Oberarzt bittet Sie, den Patienten trotz unauffälliger Vitalparameter (Blutdruck, Herzfrequenz, Sauerstoffsättigung) und Primärdiagnostik zu überwachen.

29.1 Mit welchen Verletzungen müssen Sie rechnen?

! 29.2 Wie lange müssen Sie den Patienten mindestens überwachen? Begründen Sie Ihre Entscheidung!

Eine Stunde nach der Aufnahme wird der Patient hämodynamisch auffällig: Bei einem systolischen Blutdruck von 85 mmHg (bei Aufnahme 130 mmHg) hat er eine Herzfrequenz um 120/min (bei Aufnahme 90/min). Im EKG sehen Sie neu aufgetretene Veränderungen: intermittierend einen Rechtsschenkelblock (RSB) und Bigemini.

29.3 Welche Verdachtsdiagnose stellen Sie? Welche Differenzialdiagnosen müssen Sie in Erwägung ziehen?

29.4 Wie können Sie Ihre Verdachtsdiagnose verifizieren?

29.5 Wie therapieren Sie den Patienten, wenn sich Ihre Verdachtsdiagnose bestätigt und sich der Zustand des Patienten verschlechtert?

➜ Antworten und Kommentar Seite 171

Als Notarzt treffen Sie zeitgleich mit dem Rettungswagen um 11:53 Uhr an der Einsatzstelle ein. Von der Rettungsleitstelle hatten Sie das Einsatzstichwort „Bewusstlose Person" erhalten. In der Wohnung finden Sie einen 43-jährigen Patienten auf dem Boden liegend in einem Dämmerzustand vor. Er ist schläfrig, öffnet nur auf laute Ansprache kurzzeitig die Augen und äußert nicht verständliche Worte. Die Ehefrau gibt an, dass sie gehört habe, wie ihr Ehemann auf den Boden gestürzt sei. Als sie zu ihm kam, habe er für ungefähr eine Minute am ganzen Körper „gezuckt". Sie habe sofort den Rettungsdienst angerufen. Vorerkrankungen seien bei ihrem Ehemann nicht bekannt.

30.1 Welche Verdachtsdiagnose stellen Sie?

30.2 Welche Maßnahmen führen Sie bei dem Patienten durch?

Während des Transportes in das nächstgelegene Krankenhaus der Schwerpunktversorgung bemerken Sie, dass der Patient plötzlich mit seinen Augen nach links oben blickt. Eine Sekunde später beginnt er erneut tonisch-klonisch am ganzen Körper zu krampfen. Die funktionelle Sauerstoffsättigung beträgt nach wie vor 98 %.

30.3 Welche Maßnahmen ergreifen Sie?

Der weitere Transport in die Klinik gestaltet sich unproblematisch. Der zuständige Neurologe veranlasst sofort nach Ankunft im Krankenhaus eine kraniale CT-Untersuchung (CCT).

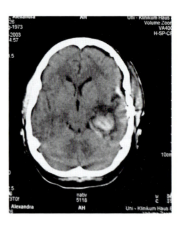

CCT

30.4 Befunden Sie das CCT! Welche Ursachen können einen zerebralen Krampfanfall auslösen?

→ Antworten und Kommentar Seite 173

Eine 61-jährige Patientin befindet sich seit 23 Tagen auf Ihrer Intensivstation. Die stationäre Aufnahme erfolgte wegen einer Urosepsis. Bei akuter respiratorischer Insuffizienz war die Patientin noch am Aufnahmetag intubiert und am 5. Behandlungstag tracheotomiert worden. Eine passagere Kreislaufinstabilität (Hypotonie) während der Sepsis erforderte seit mehreren Tagen die kontinuierliche Applikation von Noradrenalin über einen Perfusor in wechselnden Dosierungen (0,5 mg/h–1,5 mg/h). Mittlerweile ist nur noch eine niedrige Dosis erforderlich (0,2 mg/h), die über einen zentralvenösen Katheter appliziert wird. Zur Blutdruckmessung wird eine arterielle Verweilkanüle genutzt. Die Sepsis führte zu einem therapieresistenten Funktionsausfall beider Nieren, der seit 10 Tagen durch eine kontinuierliche Hämofiltration über einen Shaldon-Katheter kompensiert wird. Seit 5 Tagen leidet die Patientin an rezidivierenden Fieberschüben bis 40,3 °C.

31.1 Welche Ursachen ziehen Sie für die rezidivierenden Fieberschübe in Betracht?

31.2 Welche Maßnahmen führen Sie zur Bestätigung oder zum Ausschluss Ihres Verdachts durch?

Sie konnten durch bildgebende Verfahren, klinische und laborchemische Untersuchungen keinen Fokus für die Fieberschübe nachweisen. Sie haben aktuell die folgenden Entzündungsparameter bestimmt: Leukozyten 24×10^9/l, CRP 233 mg/l, Temperatur 39,2 °C.

31.3 Welche Infektionsquelle müssen sie nun in Betracht ziehen?

31.4 Welches ist dann die einzige therapeutische Option?

31.5 Wie können Sie den Verdacht, dass die Infektionsquelle Auslöser der Fieberschübe ist, erhärten?

➜ Antworten und Kommentar Seite 176

Ihr orthopädischer Kollege stellt Ihnen eine Patientin vor, die wegen einer ausgeprägten Gonarthrose beidseits zur elektiven Implantation einer Kniegelenkprothese in 4 Wochen einbestellt werden soll. Bei Durchsicht der Patientenunterlagen finden Sie im Anamnesebogen der orthopädischen Station die folgenden Vorerkrankungen vermerkt: arterielle Hypertonie, Vorhofflimmern, Hausstauballergie. Gegen den Bluthochdruck erhält die Patientin einen ACE-Hemmer, wegen des Vorhofflimmerns wird sie mit Verapamil und Phenprocoumon behandelt. Beim Aufklärungsgespräch zeigt Ihnen die Patientin ihren „Marcumar-Ausweis". Die letzte Kontrolle des Quickwertes wurde 4 Tage zuvor durchgeführt, der ermittelte Wert war 31%. Für die Implantation von Endoprothesen im Kniebereich wird in Ihrer Abteilung beim Fehlen von Kontraindikationen üblicherweise eine CSE („combined spinal-epidural anaesthesia") durchgeführt: Für den eigentlichen Eingriff wird durch die Spinalanästhesie für Schmerzfreiheit gesorgt, der Periduralkatheter dient der postoperativen Schmerztherapie. Die Patientin möchte unbedingt einen „Schmerzkatheter", weil ihre Schwägerin damit im vergangenen Jahr so gute Erfahrungen gemacht habe.

32.1 Kann eine Regionalanästhesie unter den genannten Voraussetzungen bei dieser Patientin mit ausreichender Sicherheit durchgeführt werden? Begründen Sie dies!

32.2 Welchen Mindestabstand halten Sie zwischen der Gabe eines niedermolekularen Heparin und der Durchführung eines rückenmarknahen Anästhesieverfahren für angemessen?

32.3 Welchen zeitlichen Abstand zum operativen Eingriff erachten Sie bei einer Therapie mit Acetylsalicylsäure als notwendig?

32.4 Müssen Sie beim Entfernen eines Periduralkatheters eine antikoagulatorische Therapie berücksichtigen?

➜ Antworten und Kommentar Seite 179

33   Akute Atemnot postoperativ bei einem 59-jährigen Patienten mit COPD

Sie übernehmen postoperativ nach einer Hemikolektomie rechts einen 59-jährigen Patienten auf Ihre Intensivstation. Der intraoperative Verlauf gestaltete sich unauffällig, der Patient war zu jeder Zeit kreislaufstabil. Ihr Kollege der Anästhesieabteilung bittet Sie dennoch, den Patienten aufgrund seiner Vorerkrankungen für einige Zeit zu überwachen. Der Patient sei seit 40 Jahren starker Raucher und konsumiere am Tag 3 Packungen Zigaretten. Eine COPD sei seit 8 Jahren diagnostisch gesichert. Weiterhin habe der Patient noch eine koronare Zweigefäßerkrankung (KHK), die aber bisher keine Probleme bereitet habe. Bei Übernahme ist der Patient extubiert und atmet 2 Liter Sauerstoff pro Minute über eine Gesichtsmaske. Er ist noch schläfrig, befolgt aber bei lauter Ansprache Aufforderungen. Der Blutdruck beträgt 110/50 mmHg, der Puls 79/min, die Sauerstoffsättigung 89 %, das EKG zeigt einen Sinusrhythmus.

Sie verabreichen aufgrund der niedrigen Sauerstoffsättigung nun 10 Liter Sauerstoff pro Minute. Die Schwesternschülerin befürchtet, dass dies beim Patienten wegen der COPD zu gefährlichen Atempausen oder gar zum Atemstillstand führen kann.

33.1   Können Sie die Befürchtung der Schwesternschülerin nachvollziehen? Wenn ja, wie rechtfertigen Sie Ihre Maßnahme?

33.2   Welches Monitoring erachten Sie aufgrund der Vorerkrankung als erforderlich?

Der Zustand des Patienten hat sich nach einer Stunde nicht verändert. Bei der Auskultation hören Sie ein starkes Giemen und Brummen beidseits, der Patient klagt auch über eine zunehmende Atemnot.

33.3   Welche Medikamente setzen Sie ein?

33.4   Begründen Sie, warum Methylxanthine bei diesem Patienten nicht Mittel der ersten Wahl sind!

Die Dauermedikation des Patienten beinhaltet aufgrund seiner KHK Metoprolol.

33.5   Darf ein β-Blocker bei Patienten mit COPD überhaupt angewendet werden?

→ Antworten und Kommentar Seite 183

Wegen einer Autoimmunerkrankung soll eine 41-jährige Patientin eine Thymektomie erhalten. Im Rahmen des Prämedikationsgesprächs berichtet Ihnen die Patientin über eine seit 2 Jahren zunehmende belastungsabhängige Schwäche der Muskulatur im Bereich des Schultergürtels und Nackens, die sich im Tagesverlauf verschlechtere und über Nacht weitgehend zurückbilde. Vom Hausarzt wurde sie zur Abklärung an einen Neurologen überwiesen, der bei ihr vor einem halben Jahr eine Therapie mit Mestinon und Kortison begonnen habe. Darunter seien die Symptome erheblich geringer ausgeprägt. Jetzt solle durch die Operation eine weitere Besserung erreicht werden.

34.1 Welche neuromuskuläre Störung vermuten Sie aufgrund der vorliegenden Angaben?

34.2 Hat diese Störung Bedeutung für Ihr anästhesiologisches Vorgehen?

34.3 Müssen Sie die üblichen präoperativen Untersuchungsmaßnahmen ergänzen? Wenn ja, um welche Maßnahmen?

34.4 Worüber sollten Sie die Patientin aufklären?

→ Antworten und Kommentar Seite 185

In dem Kreiskrankenhaus, in dem Sie arbeiten, ist die Geburtenrate sehr hoch, einen Pädiater zur Erstversorgung von Neugeborenen gibt es jedoch nicht. Nach vaginaler Entbindung erfolgt daher die Erstversorgung durch den Geburtshelfer, nach Sectio caesarea durch einen Anästhesisten.

Bei einer 25-jährigen Frau wird in Periduralanästhesie eine elektive Sectio caesarea wegen Beckenendlage des Kindes durchgeführt. Unmittelbar nach Abnabelung des Kindes legt die Hebamme das Kind auf die vorbereitete Versorgungseinheit im Nebenraum des OP, wo Sie schon warten, um das Kind zu versorgen. Das Neugeborene, ein Mädchen, atmet unregelmäßig, bewegt alle Extremitäten aktiv, der Körperstamm ist rosig, aber Arme und Beine sind zyanotisch. Beim Absaugen durch die Hebamme grimassiert das Kind, das mittlerweile angebrachte Pulsoxymeter zeigt eine Sauerstoffsättigung von 98% bei einer Herzfrequenz von 148/min.

35.1   Müssen Sie dieses Kind intubieren oder ergreifen Sie andere Maßnahmen? Wenn ja, welche? Begründen Sie Ihre Entscheidung!

35.2   Welchen APGAR-Score erheben Sie?

35.3   Beschreiben Sie das Vorgehen bei der Reanimation eines Neugeborenen!

35.4   Wie gehen Sie bei der Reanimation eines Säuglings vor?

→ Antworten und Kommentar   Seite 187

Sie werden samstags als diensthabender Anästhesist auf die unfallchirurgische Station gerufen. Eine 24-jährige Patientin klagt über massive Kopfschmerzen. 2 Tage zuvor wurde bei der schlanken, gesunden jungen Frau eine Spinalanästhesie für eine Kniearthroskopie rechts wegen eines Meniskusschadens durchgeführt.
Bevor Sie die Patientin aufsuchen, schauen Sie sich die Patientenakte an. Die Spinalanästhesie wurde durch einen Ihrer Kollegen durchgeführt. Im Protokoll lesen Sie: „3 × Hautdesinfektion, steriles Vorgehen; Punktion L3/L4 in Linksseitenlage; LA mit Scandicain 1%; 1 × Punktion mit G25-Nadel, Liquor klar, kein Blut, keine Parästhesien; 2,8 ml Carbostesin 0,5% isobar" Die Ausbreitung der Spinalanästhesie wurde nach 15 Minuten im Narkoseprotokoll mit

„Th 9/10" dokumentiert, der operative Verlauf und die Aufwachraumphase waren unauffällig. Die Stationsärztin berichtet, dass keinerlei neurologische Ausfallserscheinungen nachweisbar seien, die Spinalanästhesie sei bis zum Abend des Operationstages vollständig abgeklungen gewesen.
Seit den frühen Morgenstunden klage die Patientin nun über massive Kopfschmerzen, besonders im Hinterkopfbereich. Solange sie flach liege, seien die Beschwerden gering. Im Sitzen seien die Schmerzen aber so massiv, dass in den letzten 6 Stunden schon 2 × 1 g Paracetamol (Perfalgan) als Kurzinfusion verabreicht worden sei. Der Oberarzt habe gemeint, ein Zusammenhang mit der Spinalanästhesie sei wahrscheinlich.

36.1 Teilen Sie die Meinung des chirurgischen Oberarztes?

36.2 Welche Ursachen werden als Auslöser eines postspinalen Kopfschmerzes diskutiert?

36.3 Wie kann der Entstehung von Kopfschmerzen nach Punktion vorgebeugt werden?

36.4 Welche Therapiemöglichkeiten gibt es?

36.5 Wie ist die Prognose bezüglich der Chronifizierung der Kopfschmerzen einzuschätzen?

→ Antworten und Kommentar Seite 190

Beim ersten Nachtdienst auf der Intensivstation nach Ihrem einwöchigen Urlaub werden Sie von der Pflegekraft gebeten, zu einem Patienten zu kommen, weil die angeforderten Laborergebnisse jetzt da seien. Sie kennen den Patienten noch, weil er bereits vor Ihrem Urlaub auf der Intensivstation lag. Es handelt sich um einen 68-jährigen Patienten, der aufgrund einer Sepsis aufgenommen wurde. Als Ursache fand sich eine Perforation des Colon transversum mit Peritonitis. Daher erfolgte initial eine Hemi-kolektomie, mehrere operative Revisionen wegen Fisteln und rezidivierenden Anastomosen-insuffizienzen schlossen sich an. Der Patient ist z.Zt. kontrolliert beatmet (PEEP 10 mbar, FiO$_2$ 0,8), benötigt Katecholamine für einen ausreichenden arteriellen Blutdruck, wird hämofiltriert und hat jetzt erneut Fieber (Temperatur 39,3 °C). Die Laboruntersuchungen haben Sie wegen einer akuten Zustandsverschlechterung durchführen lassen (die Werte in Klammern geben das letzte Untersuchungsergebnis 12 Stunden zuvor an). Sie lesen: Hb 6,9 (7,1) g/dl, Leukozyten 11000 (10900)/μl, Thrombozyten 43000 (98000)/μl, Quick 67 (75) %, INR 1,21 (1,14), aPTT 39,8 (29,5) s, Fibrinogen 0,8 (1,8) g/l. Bei der Inspektion des Patienten sehen Sie diffuse Blutungen an den Schleimhäuten und Einstichstellen der Katheter.

37.1 Welche Komplikation einer Sepsis vermuten Sie? Begründen Sie Ihre Aussage!

37.2 Welche Laborparameter können Sie zusätzlich bestimmen, um Ihre Verdachtsdiagnose zu bekräftigen?

37.3 Welche Differenzialdiagnosen ziehen Sie aufgrund der Thrombozytopenie in Erwägung?

Schließlich lesen Sie noch auf dem Laborausdruck: ATIII 45 % (Normbereich 80–100 %).

! 37.4 Halten Sie eine Substitution mit ATIII für sinnvoll?

➡ Antworten und Kommentar Seite 191

38   Bluttransfusion bei einer 74-jährigen Patientin

Sie lösen einen Kollegen während einer Anästhesie zum Mittagessen ab. Bei einer 74-jähri-
gen Patientin mit koronarer Eingefäßerkrankung wird in Spinalanästhesie die Hüftgelenk-
prothese rechts wegen einer Pfannenlockerung
ausgebaut. Die Voroperation an der Hüfte
1 Jahr zuvor in der gleichen Abteilung in Spinalanästhesie gestaltete sich komplikationslos. Bei
stabilen respiratorischen und kardiozirkulatorischen Verhältnissen hat die Patientin zur Sedierung 2 mg Midazolam erhalten, weil sie gern
schlafen wollte. Der Blutdruck beträgt 140/
70 mmHg, die Herzfrequenz 64/min, im EKG regulärer Sinusrhythmus. Eine Hb-Kontrolle vor
15 Minuten ergab einen Wert von 7,4 g/dl
(4,6 mmol/l), weshalb 2 Erythrozytenkonzentrate transfundiert werden sollen. Diese wurden
gerade von der Anästhesieschwester gebracht

und müssen nur noch angehängt werden. Ein
Bedside-Test wurde gleich beim Anlegen des
venösen Zugangs zu Beginn der Anästhesie
durchgeführt. Die Blutgruppe im vorliegenden
Bedside-Test (s. Abb.) stimmt mit der Blutgruppe der Konserven und dem in der Akte abge-
hefteten Blutgruppenbefund der Patientin über-
ein.

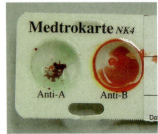

Bedside-Test

38.1   Bestimmen Sie die Blutgruppe der Patientin anhand des Bedside-Tests!

38.2   Welche Maßnahmen müssen Sie vor der Transfusion der bereitgestellten Blutkonserven durchführen?

38.3   Müssen Sie von den beiden Blutkonserven jeweils einen eigenen Bedside-Test
durchführen, um sich von der Übereinstimmung mit der Blutgruppe der Patientin zu
überzeugen?

38.4   Welche wichtigen Risiken beinhaltet die Transfusion von Blut?

! 38.5   Ab welchem Hb-Wert ist die Transfusion von Blut bei dieser Patientin indiziert?
Begründen Sie Ihre Angabe!

Im Aufwachraum klagt die Patientin über ein Hitzgefühl und Juckreiz sowie leichte Dyspnoe. Bei
stabilen Kreislaufverhältnissen und einem Hb-Wert von 9,4 g/dl ist sie kaltschweißig, retrosternale
Beschwerden bestehen nicht.

38.6   Was ist Ihre Verdachtsdiagnose, und wie gehen Sie vor?

→ Antworten und Kommentar Seite 193

Ein 18-Jähriger rutscht mit seinem Motorrad auf nasser Fahrbahn bei etwa 80 km/h aus und wird mehrere Meter über die Straße geschleudert. Beim Eintreffen des Notarztes ist er bei Bewusstsein (Glasgow Coma Scale 15 Punkte) und klagt über Schmerzen im Thorax, im Unterbauch und in beiden Unterschenkeln. Der Notarzt untersucht den Patienten und dokumentiert folgende Vitalparameter: Blutdruck (RR) 150/85 mmHg, Puls (P) 130/min, Sauerstoffsättigung (SpO$_2$) 98 %. Bei der Untersuchung des Beckens klagt der Patient über starke Schmerzen, die Beckenschaufeln federn bei seitlichem Druck. Nach der Primärversorgung wird er in ein Krankenhaus eingeliefert. Sie sind der zuständige Anästhesist der Intensivstation und werden bei Ankunft des Notarztwagens in den Schockraum gerufen. Unmittelbar nach Ankunft des Patienten veranlassen Sie wegen persistierender Schmerzen Röntgenaufnahmen des Tho-rax im Liegen (o.B.), beider Unterschenkel (o.B.), eine Übersichtsaufnahme des Beckens (s. Abb.) und eine Sonographie des Abdomens (o.B.).

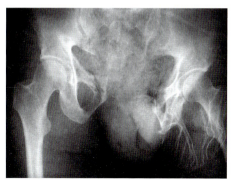

Beckenübersichtsaufnahme im Liegen

39.1 Welche Diagnosen stellen Sie?

Wegen Kapazitätsauslastung des OPs müssen Sie den Patienten vorerst auf die Intensivstation verlegen.

39.2 Wie überwachen sie den Patienten adäquat? Welche weiteren Maßnahmen veranlassen Sie?

2 Stunden später bemerken Sie, dass der Patient zunehmend schläfrig und kaltschweißig wird. Sie erheben folgende Parameter: RR 90/50 mmHg, P 130/min, Sinusrhythmus; Hb 11,5 g/dl (Aufnahmewert 12 g/dl).

39.3 Welche Diagnose stellen Sie jetzt, und was müssen Sie nun unbedingt veranlassen?

Eine Schwesternschülerin merkt an: „Der Patient kann ja gar nicht viel Blut verloren haben, da er fast den gleichen Hb-Wert wie bei Aufnahme hat."

39.4 Was erwidern Sie hierauf?

➡ Antworten und Kommentar Seite 196

40 „Kollaps" einer 32-jährigen Patientin nach Wespenstich

An einem heißen Sommernachmittag werden Sie als Notarzt zu einer 32-jährigen Patientin in eine Bäckerei geschickt. Die Einsatzmeldung lautete „Kollaps". Bei Ihrer Ankunft finden Sie die Frau, die als Verkäuferin in dem Geschäft arbeitet, auf einem Stuhl sitzend vor. Auffällig sind eine deutliche Hautrötung im Gesicht sowie eine Schwellung im Bereich der Augenlider. Es besteht keine Atemnot, die Patientin gibt aber Schwindel und einen Juckreiz am ganzen Körper an. Sie sei von einer der zahlreichen Wespen im Halsbereich gestochen worden, als sie versuchte, das Tier von den Kuchen zu verscheuchen. Eine „Allergie auf Wespenstiche" sei bei ihr seit langem bekannt, deshalb sei sie vorhin auch beinahe umgekippt. Ihr Notfallset habe sie leider zu Hause liegen lassen, die Kollegin habe umgehend den Notarzt alarmiert.

40.1 Welche Erstmaßnahmen führen Sie durch?

40.2 Welche erweiterten Therapiemaßnahmen führen Sie bei der vorliegenden anaphylaktischen Reaktion durch?

40.3 Welche Symptome können zusätzlich zu den vorliegenden auftreten?

Die erste Blutdruckkontrolle ergab einen systolischen Wert von 90 mmHg. Bei Kontrolle liegt der Blutdruck bei 60 mmHg.

40.4 Wie behandeln Sie die Patientin nun?

➜ Antworten und Kommentar Seite 199

41   56-jährige Patientin mit 3-stündiger OP bei niedriger Raumtemperatur

Sie haben eine 56-jährige Patientin intubiert, die in der Orthopädie eine Umstellungsosteotomie bei extremer Valgisierung des linken Kniegelenks erhalten soll. Die Narkoseeinleitung verlief problemlos. Außer einem gut eingestellten arteriellen Hypertonus sind keine Vorerkrankungen bekannt. Als Sie in den OP-Saal fahren, kommt Ihnen die Raumtemperatur niedrig vor. Ein Blick auf das Thermometer zeigt eine Luft-temperatur von 17 °C, die Klimaanlage ist auf maximale Kühlung gestellt. Sie wollen die Temperatur erhöhen, doch die OP-Schwester meint, dass eine höhere Saaltemperatur in Anbetracht der voraussichtlichen Dauer des Eingriffs von etwa 3 Stunden und der Tatsache, dass sie unter dem OP-Kittel auch noch eine Röntgenschürze tragen müsse, nicht zumutbar sei.

41.1   Akzeptieren Sie die eingestellte Raumtemperatur?

41.2   Welche Probleme können durch eine perioperative Hypothermie der Patientin entstehen?

41.3   Welche Gegenmaßnahmen können Sie ergreifen?

41.4   Stellt die Hypothermie bei Eingriffen in Regionalanästhesie ein relevantes Problem dar?

→ Antworten und Kommentar Seite 201

42   Intubationsnarkose bei Notsectio

Von den Kollegen der Gynäkologie werden Sie morgens um 3:31 Uhr alarmiert mit dem Stichwort „Notsectio bei schwerer kindlicher Depression". Gemäß der hausinternen Regelung bedeutet dies, dass Sie innerhalb von 3 Minuten im OP-Saal des Kreißsaales einsatzbereit sein müssen. Sie treffen dort Ihren ebenfalls alarmierten Anästhesiepfleger, der gerade die vorbereiteten Medikamente aus dem Kühlschrank holt. Die Patientin wird in den OP gebracht, die Gynäkologen kommen in den Waschraum. Von der Hebamme hat die Schwangere (39. Schwangerschaftswoche) bereits 30 ml Natriumzitrat erhalten, ein periphervenöser Zugang liegt. Beim Auflegen auf den OP-Tisch erheben Sie die Kurzanamnese: keine wesentlichen Vorerkrankungen, keine Allergien bekannt, bisher normaler Schwangerschaftsverlauf, Laborwerte unauffällig. Sie bitten die Patientin, den Mund maximal weit zu öffnen und lassen sie die Zunge herausstrecken. Zwischen Uvula und Zungengrund ist ein Abstand von etwa 0,5 cm zu erkennen.

42.1   Mit welchen Problemen müssen Sie bei Schwangeren bei der Durchführung einer Allgemeinanästhesie generell rechnen?

42.2   Beschreiben Sie die Durchführung der Narkose bei dieser dringlichen Indikation!

42.3   Welche Maßnahmen sollten Sie ergreifen, wenn bei dieser Patientin Intubationsschwierigkeiten auftreten?

42.4   Warum kann die Sectio caesarea im vorliegenden Fall nicht in Spinalanästhesie durchgeführt werden?

→ Antworten und Kommentar Seite 203

42

Sie übernehmen aus der Ambulanz einen schwerkranken 38-jährigen Patienten. Vom diensthabenden Kollegen erfahren Sie, dass der Patient seit 5 Tagen hohes Fieber bis 40,8 °C und seit 6 Tagen starken Husten mit eitrigem Auswurf habe. Aufgrund des schlechten Allgemeinzustandes wurde der Patient gleich zu Ihnen auf die Intensivstation gebracht. Bei der Übernahme liegt der Patient mit schwerer Atemnot auf der Krankenhaustrage. Sie erheben folgende Befunde: Blutdruck 110/60 mmHg, Puls 98/min, Sinustachykardie im EKG, Sauerstoffsättigung 94 %. Sie lassen eine kapilläre Blutgasanalyse durchführen, die Ihnen die folgenden Werte liefert: paO_2 61 mmHg, $paCO_2$ 49 mmHg, pH 7,334.

43.1   Welche Verdachtsdiagnose stellen Sie?

43.2   Welche Maßnahmen führen Sie durch, um Ihren Verdacht zu bestätigen oder auszuschließen?

Aufgrund der schweren Atemnot und des kompromittierten Gasaustauschs entschließen Sie sich zur endotrachealen Intubation.

43.3   Welches Beatmungskonzept wählen Sie?

43.4   Welche Komplikationen erwarten Sie beim vorliegenden Krankheitsbild?

Gasaustausch und Allgemeinzustand haben sich trotz intensiver Therapiebemühungen (Intubation, Beatmung, Physiotherapie, Antibiotikatherapie mit Moxifloxacin [z. B. Avalox]) nach 3 Tagen weiter verschlechtert, so dass Sie ein akutes Lungenversagen in Betracht ziehen müssen. Sie lassen erneut eine Röntgenaufnahme des Thorax (s. Abb.) anfertigen.

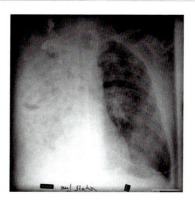

Röntgen-Aufnahme des Thorax im Liegen

43.5   Was können Sie auf dieser Aufnahme erkennen?

→ Antworten und Kommentar   Seite 206

44 Geplante ambulante Knie-Arthroskopie bei einem 24-jährigen Patienten

Ein 24-jähriger Patient soll sich wegen des Verdachts auf Meniskusverletzung einer Arthroskopie unterziehen und stellt sich daher zur anästhesiologischen Voruntersuchung bei Ihnen vor. Wesentliche Vorerkrankungen bestehen nicht, die Frage nach einer Dauermedikation wird verneint. Eine Allergie auf Birkenpollen und Tierhaare ist bekannt, der Patient ist Nichtraucher. Der orthopädische Kollege hat mit dem Patienten einen ambulanten Eingriff besprochen.

44.1 Sind Sie mit der Durchführung des Eingriffs als ambulante Operation einverstanden? Begründen Sie Ihre Entscheidung!

Der Patient möchte von Ihnen wissen, ob er trotz des Eingriffs am Knie in der Lage sein wird, mit seinem Auto nach Hause zu fahren.

44.2 Worauf müssen Sie ihn unbedingt hinweisen?

44.3 Welche Eingriffe und welche Patienten eignen sich nicht für das ambulante Operieren?

→ Antworten und Kommentar Seite 208

Als diensthabender Intensivmediziner werden Sie über das Notfalltelefon alarmiert. Sie sollen sofort in den Garten kommen, weil eine junge Patientin aus dem Fenster gefallen sei. Am Notfallort angekommen erfahren Sie, dass die Patientin wohl in suizidaler Absicht aus dem 3. Obergeschoss gesprungen ist. Sie liegt auf dem Boden. Auf den ersten Blick erkennen Sie eine deutliche Fehlstellung beider Beine. Die Pa-tientin blutet stark, reagiert aber auf Ansprache adäquat (GCS 13 Punke). Sie messen die folgenden Vitalzeichen: Blutdruck 100/60 mmHg, Puls 100/min, Sauerstoffsättigung 94% und erheben folgende weitere Befunde: Pupillen isokor, seitengleiche Lichtreaktion, beidseitige Instabilität und Krepitationsgeräusch bei der Untersuchung des Thorax, Abdomen weich.

45.1 Mit welchen Verletzungen müssen Sie rechnen?

45.2 Welche weiteren Untersuchungen erachten Sie als sinnvoll?

Nach abgeschlossener Diagnostik und operativer Versorgung beider Oberschenkel übernehmen Sie die Patientin auf die Intensivstation. Sie ist kreislaufstabil, intubiert und beatmet. Ihr Kollege zeigt Ihnen das folgende Bild der Computertomographie.

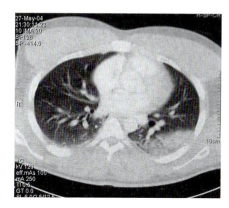

CT-Thorax

45.3 Welche Diagnose stellen Sie aufgrund des Befundes?

! 45.4 Nennen Sie Komplikationen, die aufgrund des Befundes während des intensivmedizinischen Behandlungsverlaufs auftreten könnten!

→ Antworten und Kommentar Seite 210

Sie werden von einem Kollegen während des Nachtdienstes auf der Intensivstation um Mithilfe gebeten. Er stellt Ihnen eine 64-jährige Patientin vor, die seit 5 Tagen auf der Intensivstation wegen einer Pneumonie behandelt wird. Sie war 3 Tage intubiert und konnte 36 Stunden zuvor bei stabilem Gasaustausch extubiert werden. Vor einer Stunde bemerkte die Pflegekraft, dass sich das EKG-Bild auf dem Intensivüberwachungsmonitor geändert hat und hatte deshalb Ihren Kollegen informiert. Dieser hatte daraufhin das folgende 12-Kanal-EKG (s. Abb.) abgeleitet. Die Patientin gibt an, dass früher gelegentlich ein „Herzstolpern" aufgetreten sei.

Weitere Beschwerden habe Sie aber nie gehabt, sie sei daher auch nie zum Arzt gegangen.

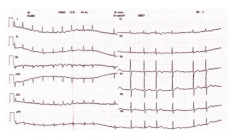

12-Kanal-EKG bei persistierender Symptomatik

46.1 Befunden Sie das EKG! Welche Diagnose stellen Sie?

Die Patientin hat seit der Änderung des Herzrhythmus stabile Blutdruckwerte (RR) um 140/70 mmHg mit einer mittleren Herzfrequenz (Hf) um 130/min.

46.2 Welche therapeutischen Möglichkeiten nutzen Sie nun?

Trotz Therapie ändert sich die Herzfrequenz in den nächsten 30 Minuten nur unwesentlich (Hf 120/min, RR 135/85 mmHg).

! 46.3 Welches Medikament können Sie zusätzlich anwenden?

Die Patientin ist routinemäßig mit einem niedermolekularen Heparin antikoaguliert. Nach weiteren 2 Stunden leiten Sie das folgende EKG ab.

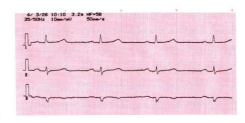

EKG nach weiteren 2 Stunden

46.4 Besteht noch weiterer Handlungsbedarf?

➜ Antworten und Kommentar Seite 212

Die chirurgischen Kollegen stellen Ihnen am Nachmittag einen 56-jährigen Patienten vor, der kurz zuvor mit massivem Erbrechen stationär aufgenommen wurde. Anamnestisch ist bekannt, dass bei dem Patienten 2 Jahre zuvor im Rahmen einer inkarzerierten Nabelhernie eine Dünndarmteilresektion durchgeführt worden war. Seit dem Vorabend besteht nun eine zunehmende abdominelle Schmerzsymptomatik mit Übelkeit und Erbrechen. In der Abdomenübersichtsaufnahme sind deutlich Gasansammlungen und Flüssigkeitsspiegel zu erkennen, sodass unter dem Verdacht eines Bridenileus die umgehende Laparotomie zur Adhäsiolyse geplant ist. Der Patient ist seit Beginn der Symptomatik nüchtern, hat aber zuletzt 1 Stunde zuvor im Schwall erbrochen. In der chirurgischen Ambulanz wurde eine Magensonde gelegt, die reichlich überriechendes Sekret fördert. Der Patient ist mit einem venösen Zugang versorgt.

47.1 Beschreiben Sie das Vorgehen zur Narkoseeinleitung bei diesem aspirationsgefährdeten Patienten!

47.2 Welche Maßnahmen sollten Sie ergreifen, wenn es bei einem Patienten zu einer Aspiration kommt?

47.3 Welche prophylaktischen Maßnahmen sollten Sie bei aspirationsgefährdeten Patienten durchführen?

→ Antworten und Kommentar Seite 214

Sie kommen zum Spätdienst auf die Intensivstation. Ihr Kollege übergibt Ihnen einen Patienten, der eine halbe Stunde zuvor auf der Intensivstation aufgenommen wurde. Ihr Kollege berichtet Ihnen, dass der 68-jährige Patient – außer einem 2 Monate zuvor operierten Hypopharynx-Karzinom und einem kleinen Schlaganfall 1 Jahr zuvor – keine Vorerkrankungen habe. Als Dauermedikation hatte der Patient bis vor 6 Tagen täglich Aspirin 100 mg eingenommen.

Heute wurde durch die Kollegen der HNO-Klinik wegen einer Metastasierung des Primärkarzinoms eine Neck-Dissection beidseits durchgeführt. Die OP-Dauer betrug 6 Stunden, der intraoperative und auch der bisherige intensivmedizinische Verlauf seien unauffällig gewesen. Der Patient erhält Sauerstoff (4 l/min) über eine Gesichtsmaske und ist wach. Sie lesen das aktuelle Labor: INR 1,5, Hb 9,8 g/dl, Leukozyten 8900/μl, Thrombozyten 98 000/μl.

48.1 Ist die Aufnahme des Patienten auf die Intensivstation gerechtfertigt?

48.2 Mit welchen frühen postoperativen Komplikationen müssen Sie bei dem Patienten rechnen?

Die Pflegekraft ruft Sie 1 Stunde später, weil der Verband an der rechten Halsseite seit einer halben Stunde zunehmend blutig wird. Als Sie beim Patienten ankommen, ist der Patient sehr agitiert, und Sie hören einen deutlichen in- und exspiratorischen Stridor, der rasch zunimmt. Die Pflegekraft hat eine arterielle Blutgasanalyse durchgeführt: Hb 7,1 g/dl, paO_2 56 mmHg, $paCO_2$ 62 mmHg, SaO_2 89 %.

48.3 Welche Maßnahmen veranlassen Sie sofort?

Im Rahmen des operativen Revisionseingriffs konnte eine arterielle Blutung aus einem kleinen Seitenast der rechten Arteria thyreoidea superior identifiziert werden, die sich problemlos stillen ließ. Intraoperativ wurden 6 EKs und 2 FFPs transfundiert. Postoperativ übernehmen Sie den Patienten erneut nach 3-stündiger OP-Dauer. Der Patient ist intubiert und kontrolliert beatmet, er hat eine Körpertemperatur von 35,1 °C. Intraoperativ ließ sich blutiges Sekret aus dem Endotrachealtubus absaugen.

48.4 Wie verfahren Sie nun weiter?

➜ Antworten und Kommentar Seite 216

Als Notarzt werden Sie zu einem Patienten gerufen, der beim Mittagessen zu Hause plötzlich zusammengebrochen sei. Zeitgleich treffen Sie mit dem Rettungswagen ca. 8 Minuten nach Alarmierung ein. Sie finden einen 64-jährigen Mann vor, der von den Angehörigen in die stabile Seitenlage gebracht worden war. Sie überprüfen sofort die Vitalfunktionen und stellen fest, dass der Patient weder atmet noch dass ein Karotispuls zu tasten ist. Sie lassen den Patienten sofort auf den Rücken drehen.

49.1 Welche Maßnahmen leiten Sie umgehend ein?

Trotz dicht sitzender Gesichtsmaske können Sie den Patienten nicht beatmen.

49.2 Woran müssen Sie denken? Was müssen Sie als nächstes tun?

Das mittlerweile angeschlossene EKG zeigt das dargestellte Bild.

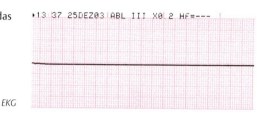

▸13:37 25DEZ03 ABL III X0.2 HF=---

EKG

49.3 Welche Diagnose stellen Sie? Welche Medikamente lassen Sie vorbereiten?

49.4 Welches Medikament sollten Sie nach einer Reanimationsdauer von 20 Minuten in Erwägung ziehen?

Der Praktikant auf dem Rettungswagen fragt, warum Sie bei persistierender Asystolie keine Defibrillation durchführen und keinen Schrittmacher anschließen.

49.5 Was antworten Sie?

→ Antworten und Kommentar Seite 218

Bei einer 31-jährigen Patientin soll durch die Allgemeinchirurgen eine laparoskopische Cholezystektomie bei Cholezystolithiasis durchgeführt werden. Die Patientin wiegt bei einer Körpergröße von 1,68 m laut Prämedikationsbogen 76 kg. Wesentliche Vorerkrankungen und Medikamentenallergien sind nicht bekannt, die Patientin ist seit über 8 Stunden nüchtern und hat auch nicht geraucht (sonst 5 bis 10 Zigaretten/Tag). Im Kindesalter wurden eine Tonsillektomie und eine Appendektomie durchgeführt, beide Eingriffe in problemloser Intubationsnarkose. Die Laborparameter sind bis auf geringfügig erhöhte Entzündungsparameter im Normbereich. Mundöffnung und Beweglichkeit der Halswirbelsäule sind normal, bei der Mundöffnung ist der gesamte weiche Gaumen und die Uvula sichtbar (Mallampati-Klasse 2).

50.1 Welche Maßnahmen treffen Sie zur Vorbereitung der Intubationsnarkose?

50.2 Schildern Sie Ihr Vorgehen bei der Durchführung der Intubationsnarkose!

50.3 Welche Hypnotika können Sie zur Narkoseeinleitung verwenden? Nennen Sie Dosierungen!

50.4 Müssen Sie bei dieser Patientin Besonderheiten bei der Einleitung der Narkose beachten?

➜ Antworten und Kommentar Seite 221

In der Gefäßchirurgie soll bei einem 68-jährigen Patienten, der an einem kontinuierlich zunehmenden Bauchaortenaneurysma (aktueller Durchmesser: 7,6 cm) mit Ausdehnung in die Arteria iliaca beidseits leidet, eine Y-Prothese implantiert werden. Weitere Vorerkrankungen sind nicht bekannt, insbesondere bestehen keine kardialen Vorerkrankungen.

Bei einem zu erwartenden relevanten Blutverlust wurden 6 Erythrozytenkonzentrate gekreuzt. Der intubierte Patient ist mit 2 großlumigen periphervenösen Zugängen, einem Zentralvenenkatheter und einer arteriellen Kanüle versorgt.

Beim Prämedikationsgespräch am Vortrag hatte der Patient Sie gebeten, nach Möglichkeit auf die Transfusion von Blutkonserven zu verzichten.

51.1 Welche Möglichkeiten gibt es, eine ggf. notwendige Fremdblutgabe zu vermeiden?

51.2 Welche dieser Verfahren eignen sich in der unmittelbaren prä- und intraoperativen Phase?

51.3 Welche fremdblutsparenden Maßnahmen können bei planbaren operativen Eingriffen durchgeführt werden?

51.4 Gelten für die Indikation zur Transfusion von Eigenblut andere Indikationen als für die Transfusion von Fremdblut?

→ Antworten und Kommentar Seite 224

52 Spinalanästhesie bei einem 19-jährigen Patienten mit Außenbandruptur

Ein 19-jähriger Patient hat sich beim Fußballspielen eine Außenbandruptur am rechten Sprunggelenk zugezogen. Wegen des kompletten Ausrisses mit einem Knochenfragment am Bandansatz wollen die unfallchirurgischen Kollegen eine operative Refixation durchführen. Der Patient ist gesund bis auf ein allergisches Asthma, für das er gelegentlich Salbutamol-Spray benutzt. Derzeit bestünden keine Beschwerden. Er hat das letzte Mal 6 Stunden zuvor gegessen und 2 Stunden zuvor Wasser getrunken. Eine Arthroskopie des linken Kniegelenks wurde $1^1/_2$ Jahre zuvor in einem anderen Krankenhaus in „Rückenmarksnarkose" durchgeführt, berichtet der Patient, und diese Narkose möchte er gerne wieder haben.

52.1 Welche Vorbefunde sind für die Durchführung einer Spinalanästhesie notwendig?

52.2 Über welche typischen Risiken und Komplikationen müssen Sie den Patienten aufklären?

52.3 Beschreiben Sie das Vorgehen bei der Durchführung einer Spinalanästhesie!

52.4 Nennen Sie geeignete Lokalanästhetika, deren Dosierungen und Wirkprofil!

52.5 Wie können Sie die Ausbreitung einer Spinalanästhesie beeinflussen?

→ Antworten und Kommentar Seite 226

In der Röntgenbesprechung demonstriert Ihnen ein Radiologe den aktuellen Röntgen-Thorax (s. Abb.) einer 49-jährigen Patientin. Die Patientin war 48 Stunden zuvor postoperativ nach einer Ösophagojejunostomie auf Ihrer Intensivstation aufgenommen worden. Sie konnte postoperativ sofort extubiert werden, atmet spontan Sauerstoff über eine Gesichtsmaske und ist kreislaufstabil. In den letzten 12 Stunden hat sich der Gasaustausch deutlich verschlechtert. Mit einem inspiratorischen Sauerstoffflow von 12 l/min über eine Gesichtsmaske erreicht die Patientin mittlerweile nur noch einen Sauerstoffpartialdruck von 51 mmHg (zuvor 95 mmHg).

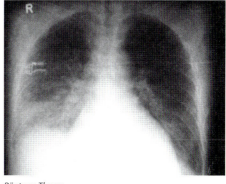

Röntgen-Thorax

53.1   Welche Diagnose stellen Sie anhand der Röntgenaufnahme des Thorax?

53.2   Welche Möglichkeiten haben Sie, einer weiteren Verschlechterung des Gasaustausches entgegen zu wirken?

Ihre Bemühungen waren leider nicht erfolgreich, so dass Sie die Patientin endotracheal intubieren mussten.

53.3   Welchen Beatmungsmodus und welche Einstellungen wählen Sie am Intensivrespirator?

Nach kurzzeitiger Verbesserung des Gasaustausches verschlechtert sich die pulmonale Funktion der Patientin am nächsten Tag weiter. Am Respirator lesen Sie nun ab: CPAP, AF 15/min, AZV 520 ml, PEEP 14 mbar, AMV 7,1 l. Sie veranlassen eine CT des Thorax (s. Abb.).

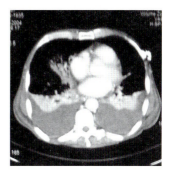

CT-Thorax

53.4   Befunden Sie das CT des Thorax!

53.5   Welche therapeutischen Maßnahmen ergreifen Sie nun?

→ Antworten und Kommentar Seite 229

54　Anlage von Gefäßzugängen im Rahmen einer großen OP-Vorbereitung

Bei einem 64-jährigen Patienten sollen Sie eine Intubationsnarkose durchführen. Geplant ist eine tiefe anteriore Rektumresektion mit Anlage eines Anus praeter bei einem Rektumkarzinom. Im Vorfeld des Eingriffs haben Sie die folgenden Informationen zur Vorgeschichte des Patienten erhoben: Myokardinfarkt 4 Jahre zuvor (Therapie: PTCA mit Stentimplantation), aktuell keine Beschwerden, die letzte Koronarangiographie 3 Monate zuvor ergab ein gutes Langzeitergebnis der Ballondilatation.

Ihr zuständiger Oberarzt schlägt die Anlage einer arteriellen Kanüle zur besseren Überwachung des Blutdrucks vor. Der Operateur bittet um die Platzierung eines zentralen Venenkatheters (ZVK), da der Patient postoperativ möglicherweise parenteral ernährt werden müsse. Über beide Maßnahmen wurde der Patient aufgeklärt.

54.1 Beschreiben Sie das Vorgehen bei der Anlage einer arteriellen Kanüle in der A. radialis für das kontinuierliche Monitoring des Blutdrucks!

54.2 Welche Indikationen gibt es für die Anlage eines zentralen Venenkatheters?

54.3 Beschreiben Sie die wichtigen Venen zur Anlage eines zentralen Venenkatheters und das Vorgehen!

54.4 Welche Komplikationen können bei der Anlage eines zentralen Venenkatheters auftreten?

→ Antworten und Kommentar　Seite 232

55 Plexusblockade zur Metallentfernung nach Radiusfraktur bei 24-Jährigem

Bei einem 24-jährigen Patienten soll 8 Monate nach einer Radiusfraktur am rechten Unterarm eine Metallplatte entfernt werden. Der junge Mann war damals mit dem Fahrrad gestürzt und hatte für die Ostoesynthese eine Vollnarkose erhalten, die komplikationslos verlief. Der Patient ist starker Raucher und hat im Narkosefra-gebogen eine chronische Bronchitis angegeben. Andere Vorerkrankungen bestehen nicht, Allergien sind nicht bekannt. Ihr Kollege hat am Vortag für die geplante Metallentfernung die Durchführung einer axillären Plexusblockade mit dem Patienten besprochen.

55.1 Beschreiben Sie das Vorgehen bei der Durchführung einer axillären Plexusblockade!

55.2 Welche Areale können zur Identifikation einer ausreichenden Anästhesie des N. radialis, N. medianus und N. ulnaris genutzt werden?

55.3 Beschreiben Sie die typischen motorischen Reizantworten bei Stimulation der einzelnen Nerven des Plexus brachialis!

55.4 Welche anderen Punktionsorte zur Blockade des Plexus brachialis gibt es?

➜ Antworten und Kommentar Seite 234

Bei der Übergabevisite zu Beginn Ihres Spätdienstes stehen Sie mit Ihrer Kollegin am Bett einer 38-jährigen Patientin in deutlich reduziertem Allgemeinzustand, die wenige Minuten zuvor aufgenommen worden war. Sie erfahren, dass die Patientin über eine seit 8 Tagen zunehmende Gelbfärbung der Haut und rezidivierende Teerstühle berichtet sowie eine zunehmende Kraftlosigkeit und Übelkeit beklagt hat. Weiterhin werde ihr Bauch zunehmend voluminöser, weshalb sie sich in der Klinikambulanz vorgestellt habe. Alkoholkonsum wird heftigst verneint. Während der körperlichen Untersuchung in der Notaufnahme des Hauses sei sie plötzlich kollabiert. Bei akuter respiratorischer Insuffizienz (Sauerstoffsättigung 91%) und Hypotonie (Blutdruck 90/50 mmHg, Puls 110/min) wurde sie von der Notaufnahme direkt zu Ihnen auf die Intensivstation gebracht. Als Sie mit Ihrer Kollegin mögliche Ursachen diskutieren, erbricht die Patientin plötzlich schwallartig große Mengen dunkelrotes Blut.

56.1   Welche Verdachtsdiagnose stellen Sie?

56.2   Welche Maßnahmen müssen Sie jetzt unverzüglich durchführen?

Die Patientin hat weiterhin eine Hypotonie und Tachykardie (Blutdruck 90/60 mmHg, Puls 113/min), ist aber immer noch kreislaufstabil. Sie übergeben die Patientin den Kollegen der Inneren Medizin, um eine sofortige Versorgung des Befundes durchführen zu lassen.

56.3   Beschreiben Sie die endoskopische Akuttherapie!

Die Blutungsquelle wurde endoskopisch identifiziert und die Blutung gestoppt. Hinweise für eine weitere Blutung existieren momentan nicht.

56.4   Welche Untersuchungen führen Sie während des weiteren Verlaufs auf Station durch?

56.5   Welche Risiken und Gefahren bestehen während des weiteren intensivmedizinischen Verlaufs in den nächsten Tagen?

➜ Antworten und Kommentar Seite 238

Die Anästhesieschwester ruft sie, weil Ihr junger Kollege im Nachbarsaal Probleme mit der Narkoseausleitung habe. Der Patient reagiere zwar, atme aber nur flach. In Intubationsnarkose wurde eine laparoskopische Fundoplikatio bei chronischem gastroösophagealen Reflux durchgeführt. Ihr Kollege berichtet, dass der Operateur im Rahmen des 3-stündigen Eingriffs immer wieder die mangelnde Relaxierung bemängelt und er deshalb immer wieder Muskelrelaxans gegeben habe. Der Patient atmet mit einer Atemfrequenz von 20/min, das Atemzugvolumen beträgt 180 ml, Sauerstoffsättigung 99 %. Auf Ansprache reagiert der Patient mit angedeutetem Kopfschütteln, der Muskeltonus der Arme ist niedrig. Auf der Stirn des Patienten sind Schweißperlen sichtbar, die Herzfrequenz beträgt 120/min. Dem Narkoseprotokoll entnehmen Sie, dass der 79 kg schwere Patient insgesamt 0,6 mg Fentanyl und 120 mg Rocuronium (Esmeron) erhalten hat. Als Inhalationsanästhetikum wurde Isofluran eingesetzt, die endexspiratorische Konzentration liegt laut Narkosegerät bei 0,1 Volumenprozent. Mit dem Nervenstimulator messen Sie bei einer Reizstärke von 40 mA am N. ulnaris eine Reizantwort auf die ersten 2 von 4 aufeinanderfolgenden Reizen („Train of Four").

57.1 Sollte dieser Patient extubiert werden?

57.2 Beschreiben Sie Ihr weiteres Vorgehen!

57.3 Nennen Sie wichtige Extubationskriterien!

57.4 Welche Symptome würden Sie bei einem Opioidüberhang erwarten?

→ Antworten und Kommentar Seite 241

Ein 76-jähriger Patient ist eine Woche zuvor synkopiert. Im EKG fand sich bei der Kontrolle in der hausärztlichen Praxis eine neuaufgetretene ventrikuläre Extrasystolie. Der Hausarzt wies den Patienten zur weiteren Abklärung stationär ein. In der Klinik wurde durch die Kardiologen u. a. eine elektrophysiologische Untersuchung (EPU) durchgeführt, bei der eine ventrikuläre Tachykardie ausgelöst werden konnte. Die Indikation zur Implantation eines AICD (Automatischer interner Cardioverter/Defibrillator) wurde gestellt, weshalb der Patient von Ihnen nun anästhesiologisch beurteilt und aufgeklärt werden soll. Der Patient ist derzeit beschwerdefrei und berichtet, dass er bis zu dem Ereignis vor einer Woche 2- bis 3-mal wöchentlich mit seinem Rennrad bis zu 50 km gefahren sei und viele Reisen unternommen habe. Vorerkrankungen seien nicht bekannt, der sonnengebräunte Patient wirkt jünger als es seinem Alter entspricht.

58.1 Welche Narkoseform besprechen Sie mit dem Patienten?

58.2 Welche Besonderheiten müssen Sie während des operativen Eingriffs beachten?

58.3 Welche Maßnahmen ergreifen Sie bei intraoperativem persistierenden Kammerflimmern?

58.4 Welche Komplikationen können bei der Implantation von Schrittmachelektroden auftreten?

→ Antworten und Kommentar Seite 244

Sie haben Frühdienst auf der Intensivstation und übernehmen einen 67-jährigen Patienten von der orthopädisch-traumatologischen Wachstation. 2 Tage zuvor wurde bei dem Patienten eine Dekompression des Rückenmarks aufgrund einer Spinalkanalstenose durchgeführt. Der operative Behandlungsverlauf war zunächst völlig unauffällig. Der Blutverlust war gering, so dass der Patient am folgenden Morgen hätte verlegt werden sollen. Da er aber nach wie vor 4 Liter Sauerstoff pro Minute über eine Gesichtsmaske benötigte, wurde von einer Verlegung vorerst abgesehen. Während des ersten postoperativen Tages auf der Wachstation verschlechterte sich der Gasaustausch zusehends und die Urinausscheidung stagnierte. Weiterhin traten Temperaturen um 39,8 °C auf, intermittierend war der Patient stark verwirrt. Nach der Intubation am frühen Morgen übernehmen Sie den Patienten beatmet auf die Intensivstation, eine Anurie besteht seit 5 Stunden, der Blutdruck beträgt 85 mmHg systolisch, die Herzfrequenz 112/min. Bei der Inspektion der Wundverhältnisse bemerken Sie eine Rötung und Schwellung im OP-Gebiet.

59.1 Was ist die wahrscheinlichste Diagnose? Begründen Sie Ihre Antwort!

59.2 Welche Maßnahmen und welche therapeutischen Bemühungen führen Sie durch?

59.3 Wie können Sie versuchen, Ihren Verdacht zu erhärten?

Der Zustand des Patienten verschlechtert sich weiter. Bei einer persistierenden Hypotension applizieren Sie Noradrenalin kontinuierlich über einen Perfusor. Die bakteriologische Untersuchung steht noch aus. Trotz einer schnellen Steigerung der Dosierung von Noradrenalin bis 70 µg/kg KG/h erreicht der Patient nie längerfristig einen systolischen Blutdruck über 95 mmHg.

59.4 Welche Diagnose stellen Sie jetzt? Welche Ursache liegt diesem Krankheitsbild zugrunde?

59.5 Welche Komplikationen können während des weiteren Behandlungsverlaufs auftreten?

→ Antworten und Kommentar Seite 246

An einem sonnigen Samstagnachmittag werden Sie kurz nach dem Mittagessen durch die Rettungsleitstelle mit der Einsatzmeldung „Unfall mit Motorradfahrer" alarmiert. An der Einsatzstelle finden Sie einen Motorradfahrer am Boden liegend, der von der Rettungswagenbesatzung erstversorgt wird. Der Helm ist bereits abgenommen, ein Rettungsassistent legt gerade einen venösen Zugang am linken Unterarm, während sein Kollege den Patienten mit dem Beatmungsbeutel beatmet. Ihnen werden folgende Erstbefunde genannt: Patient bewusstlos, keine Reaktion auf Schmerzreiz, Anisokorie (rechte Pupille größer), systolischer Blutdruck 90 mmHg, Pulsfrequenz 100/min, beim Body-Check (orientierende Untersuchung) Hinweise auf ein geschlossenes Schädel-Hirn-Trauma, Rippenfrakturen/Oberarmfraktur/Unterschenkelfraktur rechts. Der Motorradfahrer sei ohne Fremdverschulden in einer Kurve gestürzt, weitere Beteiligte gibt es nach Aussagen der Polizei nicht.

60.1 Sind Sie mit der Helmabnahme durch die Rettungsassistenten einverstanden?

60.2 Welche Maßnahmen müssen Sie vordringlich durchführen?

60.3 Ein Rettungsassistent fragt, ob Sie dem Patienten nicht zuerst eine Zervikalstütze anlegen wollen. Ist dies sinnvoll?

Bei der Übergabe im Schockraum werden Sie nach dem initialen Punktwert der Glasgow Coma Scale des Patienten gefragt.

60.4 Was antworten Sie?

→ Antworten und Kommentar Seite 248

Sie werden als zuständiger Intensivmediziner um 4:00 Uhr morgens in die Ambulanz gerufen. Die Rettungsassistenten stellen Ihnen einen 62-jährigen Patienten mit stärkster Dyspnoe vor, der auf der Trage sitzt und sich mit beiden Armen seitlich abstützt. Von einem der Rettungsassistenten erfahren sie, dass die Ehefrau die Rettungsleitstelle um 03:20 Uhr alarmierte, nachdem sich die Atemnot im Laufe des Abends und der Nacht bei ihrem Ehemann deutlich ver-

schlechterte. Die Ehefrau gibt eine „Herzschwäche" bei Ihrem Ehemann an. Der Patient atmet 5 l/min Sauerstoff über eine Gesichtsmaske und hustet in geringen zeitlichen Abständen fleischwasserfarbenes Sekret ab. Über der gesamten Lunge hören Sie mittelblasige Rasselgeräusche. Der Blutdruck beträgt 115/65 mmHg, der Puls 95/min, im EKG Sinusrhythmus, Sauerstoffsättigung SpO$_2$ 93 %.

61.1   Welche Diagnose stellen Sie?

61.2   Wie sichern Sie Ihre Vermutung?

Sie sedieren den Patienten mit 5 mg Morphin intravenös und applizieren 2 Hübe Nitrolingual-Spray sublingual zur Vorlastsenkung. Anschließend übernehmen Sie den Patienten aufgrund seines schlechten Gesundheitszustandes sofort auf die Intensivstation.

61.3   Welche weiteren intensivmedizinischen Therapiemaßnahmen führen sie durch?

Trotz Ihrer Therapie nimmt die Atemnot des Patienten in den nächsten Stunden deutlich zu. In der Blutgasanalyse fällt der arterielle Sauerstoffpartialdruck weiter ab und beträgt aktuell paO$_2$ 46,4 mmHg.

61.4   Welche Möglichkeiten bieten sich zur Verbesserung der Oxygenierung an?

→ Antworten und Kommentar Seite 251

61

Im Rahmen des Prämedikationsgesprächs mit den Eltern eines 4-jährigen Mädchens, das sich einer Leistenhernien-Operation unterziehen muss, haben Sie eine Vollnarkose mit Larynxmaske oder Larynxtubus besprochen. Die kleine Patientin ist gesund und wiegt 21 kg bei einer Körpergröße von 1,03 m. Sie schlagen die zusätzliche Durchführung einer Kaudalanästhesie vor. Die Eltern sind skeptisch, weil sie sich nicht vorstellen können, wozu diese zusätzliche Betäubung notwendig ist und bitten Sie um eine genauere Erklärung des Verfahrens.

62.1 Welche Vorteile bietet die Durchführung einer Kaudalanästhesie bei dem geplanten Eingriff?

62.2 Beschreiben Sie den Punktionsort und mögliche Fehlpunktionsstellen!

62.3 Wie wird eine Kaudalanästhesie durchgeführt?

62.4 Nennen Sie Kontraindikationen für die Durchführung einer Kaudalanästhesie!

→ Antworten und Kommentar Seite 254

63 56-jähriger Alkoholiker mit heftigen Oberbauchschmerzen

Im Nachtdienst benötigt auf der Intensivstation ein 56-jähriger Patient Ihre volle Aufmerksamkeit. Sie kennen den Patienten schon, da er 6 Wochen zuvor bei Ihnen auf der Intensivstation war. Damals war er in alkoholisiertem Zustand gestürzt und hatte sich eine komplizierte Humeruskopffraktur zugezogen, wegen der eine Schulter-Totalendoprothese implantiert wurde. Während des postoperativen Verlaufes entwickelte der Patient ein Alkoholentzugsdelir. Jetzt wurde der Patient wegen heftigster Oberbauchbeschwerden mit der Verdachtsdiagnose Hinterwandinfarkt aufgenommen. Mittlerweile konnte ein Infarkt ausgeschlossen werden, die Beschwerden persistieren aber weiterhin. Anamnestisch erfahren Sie, dass die Schmerzen gürtelförmig im Bereich des Oberbauches nach dorsal ausstrahlen. Sie sehen sich das eben angefertigte Röntgenbild des Thorax an (s. Abb.).

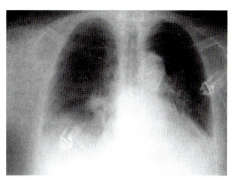

Röntgen-Thorax

63.1 Welche Diagnose vermuten Sie aufgrund der Anamnese und der bisherigen Diagnostik?

63.2 Wie können Sie Ihren Verdacht verifizieren?

Sie entschließen sich zur endotrachealen Intubation, weil der Patient respiratorisch insuffizient wird. Sie lesen das Ergebnis der Blutgasanalyse, die unmittelbar vor der Intubation durchgeführt wurde: paO_2 48 mmHg, $paCO_2$ 61 mmHg, pH 7,210, BE -1,4 mmol/l.

63.3 Interpretieren Sie das Ergebnis!

Nach der adäquaten Einstellung des Respirators liest Ihnen die Schwesternschülerin die Blutgasanalyse vor: paO_2 99 mmHg, $paCO_2$ 39 mmHg, pH 7,233, BE -12,1 mmol/l.

63.4 Erläutern Sie das Ergebnis!

Als weitere Auffälligkeit sehen Sie in der Blutgasanalyse: Na^+ 139 mmol/l und K^+ 5,7 mmol/l.

63.5 Besteht ein Handlungsbedarf? Begründen Sie Ihre Meinung und machen Sie ggf. einen Therapievorschlag!

➜ Antworten und Kommentar Seite 255

Ein 78-jähriger Patient muss sich einer rechtsseitigen Hemikolektomie wegen eines stenosierenden Tumors unterziehen. Anamnestisch ist eine koronare Herzkrankheit bekannt (koronare Dreigefäßerkrankung), und es besteht ein tablettenpflichtiger Diabetes mellitus.

Die Narkoseeinleitung und die Intubation verliefen problemlos. Der Patient wurde nach Narkoseeinleitung mit einer arteriellen Kanüle und einem ZVK versorgt. Die aktuelle Herzfrequenz beträgt 92/min, der arteriell gemessene Blutdruck 118/72 mmHg. Der Patient hat zuletzt vor 10 Minuten 0,15 mg Fentanyl erhalten, die Narkosetiefe ist ausreichend. Bei Durchsicht der Akte stellen Sie fest, dass die gesamte Dauermedikation (Aspirin, Metformin-haltiges Antidiabetikum, Metoprolol) 2 Tage vor dem Eingriff auf der chirurgischen Station abgesetzt wurde.

64.1   Sollten Sie dem Patienten intraoperativ einen β-Blocker verabreichen? Begründen Sie Ihre Entscheidung!

In etwa 20 Minuten wird der Eingriff beendet. Im EKG bemerken Sie jetzt eine ST-Strecken-Senkung, die laut ST-Monitoring des Narkosemonitors einer Veränderung von 0,3 mm gegenüber dem Ausgangswert entspricht. Die Kreislaufsituation ist stabil, aber im EKG finden sich rezidivierende ventrikuläre Extrasystolen (6–8/min), die zuvor nicht aufgetreten waren.

64.2   Woran müssen Sie aufgrund der Vorgeschichte denken?

64.3   Wie klären Sie ab, ob die EKG-Veränderungen Anhalt für eine potenziell bedrohliche Störung sind?

→ Antworten und Kommentar Seite 259

65 Anwendung von Inhalationsanästhetika

Sie sind der zuständige Anästhesist im allgemeinchirurgischen Saal. Ihr Patient ist 38 Jahre alt und hat keine Vorerkrankungen. Er leidet an einer beidseitigen Leistenhernie, die momentan durch eine Netzimplantation von den Kollegen der chirurgischen Klinik versorgt wird. Da der Narkoseverlauf unauffällig und komplikationslos ist, finden Sie Zeit, sich einige Gedanken über Inhalationsanästhetika zu machen.

65.1 Welche Kriterien muss ein „ideales Inhalationsanästhetikum" erfüllen?

65.2 Welche Vorteile besitzt eine Narkose mit Inhalationsanästhetika gegenüber einer totalen intravenösen Anästhesie (TIVA)?

65.3 Von welchen Faktoren hängt die Verteilung eines Inhalationsanästhetikums im menschlichen Körper ab?

Sie führen Ihre Narkose als „Low-Flow-Anästhesie" durch.

65.4 Was verstehen Sie unter diesem Verfahren?

Sie haben sich für Sevofluran als Inhalationsanästhetikum entschieden.

! 65.5 Was müssen Sie bei Narkosen mit Sevofluran im Modus „Low Flow" oder „Minimal Flow" beachten?

→ Antworten und Kommentar Seite 260

Eine 37-jährige Patientin soll in der Gynäkologie eine fraktionierte Abrasio wegen einer Dysmenorrhoe erhalten. Der Eingriff wird in Steinschnittlage durchgeführt und dauert durchschnittlich etwa 5 bis 10 Minuten. Die Patientin wurde am Vortag stationär aufgenommen und ist seit dem Vorabend nüchtern. Anamnestische Besonderheiten sind nicht bekannt; bei einer Körpergröße von 1,74 m wiegt die Patientin 69 kg. Auf EKG und Röntgen-Thorax wurde gemäß den Standards Ihrer Abteilung verzichtet, die beim Hausarzt erhobenen, von der Patientin mitgebrachten Laborparameter sind unauffällig. An Voreingriffen wurden eine laparoskopische Cholezystektomie 2 Jahre zuvor und eine diagnostische Laparoskopie in der Gynäkologie etwa 6 Monate zuvor durchgeführt. Wegen ihrer überkronten Schneidezähne bittet die Patientin sie, bei der Platzierung des Beatmungsschlauches besonders vorsichtig zu sein.

66.1 Planen Sie eine endotracheale Intubation für den beschrieben Eingriff bei dieser Patientin? Begründen Sie Ihre Entscheidung!

66.2 Beschreiben Sie die Vorbereitungsmaßnahmen zur Durchführung der Narkose!

66.3 Welche Medikamente eignen sich für den geplanten Kurzeingriff?

66.4 Wie sollten Sie das Kreisteil einstellen?

→ Antworten und Kommentar Seite 262

Sie sind der zuständige Stationsarzt im Frühdienst auf der Intensivstation und behandeln einen 68-jährigen Patienten, der sich seit einem gefäßchirurgischen Eingriff 3 Wochen zuvor auf Ihrer Station befindet. Nach zunächst unauffälligem postoperativen Verlauf trat eine Nachblutung auf, die nur durch eine Notfallrevision und Massivtransfusion zu beherrschen war. Im Rahmen der nachfolgenden Langzeitbeatmung wurde 13 Tage zuvor eine Dilatationstracheotomie vorgenommen (s. Abb.). Der Patient entwickelte eine Pneumonie, welche primär mit der Kombination Piperacillin/Combactam behandelt wurde. 3 Tage zuvor wurde die antibiotische Therapie auf Meropenem umgestellt und eitriges Trachealsekret zur mikrobiologischen Erregeridentifikation eingesandt. Der Patient ist zwar wach, reagiert aber auf Ansprache nicht

adäquat. Aktuell treten rezidivierende Fieberschübe auf (Temperatur bis 38,8 °C). Im Blutbild findet sich eine ausgeprägte Leukozytose (Leukozyten 16×10^9/l).

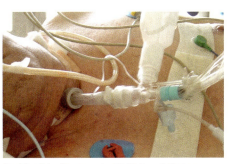

Der künstliche Atemweg des 68-jährigen Patienten

67.1 An welche Erreger müssen Sie bei langzeitbehandelten intensivmedizinischen Patienten mit therapierefraktären Infektionen denken?

Sie erhalten den mikrobiologischen Befund des Trachealsekrets zurück, der Ihre Vermutung bestätigt.

67.2 Müssen Sie noch weitere Untersuchungen vornehmen?

67.3 Welche Maßnahmen müssen Sie nun auf Ihrer Intensivstation durchführen?

Trotz der oben genannten Therapie treten weiterhin rezidivierende Fieberschübe auf (Temperatur bis 39,9 °C), die Leukozytose nimmt zu (Leukozyten 24×10^9/l). Andere Infektionsquellen als die Lunge konnten sie bisher nicht nachweisen.

67.4 Welche Antibiotika wählen Sie jetzt zur Therapie?

→ Antworten und Kommentar Seite 265

Sie möchten bei einer 79-jährigen Patientin eine Allgemeinanästhesie zur Entfernung einer Drahtcerclage am rechten Oberarm durchführen. Die Prämedikationsvisite Ihres Kollegen am Vortag ergab keine anamnestischen und klinischen Besonderheiten: Außer einer arteriellen Hypertonie (medikamentös eingestellt) und mehreren alten Frakturen (Polytrauma 33 Jahre zuvor, v. a. Becken- und Extremitätenfrakturen) sind bei der Patientin keine Vorerkrankungen oder Allergien bekannt. Sie entscheiden sich für eine Larynxmaske als supraglottische Beatmungshilfe zur Sicherung der Atemwege. Die Messwerte vor der Narkoseeinleitung sind un-

auffällig: Blutdruck 150/80 mmHg, Puls 80/min, Sinusrhythmus im EKG, Sauerstoffsättigung 97 % unter Raumluft. Sie applizieren 0,2 mg Fentanyl und 200 mg Propofol 1 %, dann platzieren Sie die Larynxmaske problemlos. 3 Minuten später bemerken Sie einen systolischen Blutdruckabfall auf 100 mmHg, welchen Sie als Zeichen einer relativen Hypovolämie und Vasodilatation im Rahmen der Narkoseeinleitung werten. Sie schließen eine Infusion mit Haemaccel 3,5 % (Polygelin, kolloidales Volumenersatzmittel) an. Plötzlich lässt sich über die Larynxmaske keine Luft mehr insufflieren (Beatmungsdruck 40 mbar).

68.1 Welche Ursachen ziehen Sie in Erwägung?

Plötzlich bemerken Sie, dass am Unterarm, beginnend vom periphervenösen Zugang, ein Erythem auftritt, welches sich schnell über den gesamten Körper ausbreitet. Sie versuchen vergeblich, Blutdruck und Puls zu messen. Im EKG sehen Sie breite Kammerkomplexe mit einer Herzfrequenz von 30/min als Zeichen einer pulslosen elektrischen Aktivität (PEA).

68.2 Welche Verdachtsdiagnose stellen Sie?

68.3 Welche Akutmaßnahmen ergreifen Sie?

! 68.4 Um welchen klinischen Schweregrad handelt es sich bei dieser Reaktion?

Die Pflegeschülerin, die das erste Mal im OP ist, möchte wissen, ob „so was häufig bei einer Narkose passiert".

! 68.5 Was antworten Sie Ihr?

➔ Antworten und Kommentar Seite 268

Sie haben einen Ihrer ersten Dienste auf der Intensivstation. Der Notarzt liefert eine 60-jährige Patientin ein und begleitet sie zu Ihnen auf die Intensivstation. Sie erfahren, dass die Patientin eine Stunde zuvor von der Tochter in ihrer Wohnung mit reduziertem Bewusstsein aufgefunden wurde. Beim Eintreffen des Notarztes hatte sie auf Schmerzreize nur die Augen geöffnet, keine verbale Antwort gegeben und die Extremitäten nicht bewegt. Die Pupillen waren beidseits weit. Vorerkrankungen sind nicht bekannt. Der Notarzt hat die Patientin mit vorgehaltener Sauerstoffmaske (5 l/min) zu Ihnen transportiert und darauf verzichtet die Patientin zu intubieren und zu beatmen, „da sie ja selbst atmet". Die klinischen Befunde sind bei Ankunft unverändert zu den primär erhobenen: Blutdruck 190/110 mmHg, Puls 50/min, EKG Sinusrhythmus, pulsoxymetrische Sauerstoffsättigung 90 % mit Sauerstoffapplikation über Gesichtsmaske.

69.1 Was hätten Sie – als Anästhesist – in Anbetracht des Bewusstseinszustandes bei der Primärversorgung anders gemacht als der Notarzt?

Sie nehmen die Patientin nun auf Ihrer Intensivstation auf.

69.2 Welche Maßnahmen führen Sie jetzt unbedingt durch?

69.3 Welchen Befund erkennen Sie in der Computertomographie (s. Abb.)?

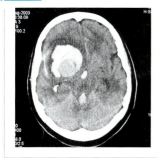

Computertomographie des Schädels (CCT)

Nach Rücksprache mit der zuständigen Fachabteilung soll die Patientin zunächst auf der Intensivstation überwacht werden. Der systolische Blutdruckwert beträgt nach wie vor 190 mmHg.

69.4 Wie therapieren Sie nun weiter?

Am Abend des gleichen Tages sprechen Sie mit den Angehörigen der Patientin, die sich nach deren Zustand und Prognose erkundigen, weil diese eine Schiffsreise gebucht habe, die in 2 Wochen stattfindet.

69.5 Wie schätzen Sie den weiteren klinischen Verlauf ein?

→ Antworten und Kommentar Seite 270

70 Erklärung des Narkosesystems bei einer Vollnarkose

Sie leiten die Vollnarkose bei einer 39-jährigen Patientin ein, die eine diagnostische Laparoskopie in der Gynäkologie erhalten soll. Ein Medizinstudent absolviert in Ihrer Abteilung eine Anästhesiefamulatur. Da heute erst der zweite Tag der Famulatur ist, wollen Sie die Funktionsweise des Kreissystems besprechen.

70.1 Welche 3 Einstellungen des Kreissystems sind prinzipiell möglich?

70.2 Wie sollte das Kreissystem zur Maskenbeatmung während der Narkoseeinleitung eingestellt werden?

70.3 In welchem Funktionszustand befindet sich das Kreissystem bei modernen Narkosegeräten während der volumen- oder druckkontrollierten Beatmung?

70.4 Welche Einstellungen des Kreissystems eignen sich für die Narkoseausleitung bei einsetzender Spontanatmung des Patienten?

Der Student bemerkt, dass der Kalk im CO_2-Absorber sich teilweise violett verfärbt hat.

70.5 Was verursacht diese Verfärbung des Atemkalks?

→ Antworten und Kommentar Seite 273

Bei einer 78-jährigen Diabetikerin muss wegen einer fortgeschrittenen arteriellen Verschlusskrankheit das rechte Bein am Oberschenkel amputiert werden. Der Diabetes mellitus ist mit Insulin eingestellt, doch bestehen laut Aussage der internistischen Kollegen erhebliche Compliance-Probleme.

Von ihrer Kollegin wurde am Vortag mit der Patientin eine Spinalanästhesie vereinbart. Die Gerinnungsparameter sind unauffällig, die Gabe von Heparin über einen Perfusor wurde 5 Stun-

den zuvor beendet. Sie führen die Punktion auf Höhe L3/L4 mit einer G25-Nadel in Rechtsseitenlage durch und planen die Injektion mit dem hyperbaren Lokalanästhetikum Bupivacain (Carbostesin 0,5 %), um eine schwerpunktmäige Ausbreitung der Spinalanästhesie auf der rechten Seite zu erzielen.

Bei der Punktion zuckt die Patientin plötzlich und klagt über Schmerzen, die in das rechte Bein ziehen. Nach umgehendem Zurückziehen der Nadel lassen die Beschwerden rasch nach.

71.1   Wie erklären Sie sich diese Reaktion?

Nach erfolgreicher Punktion im zweiten Versuch ist der austretende Liquor blutig tingiert.

71.2   Wie gehen Sie vor?

71.3   Warum sollten Sie Spinal- und Periduralanästhesie bei Amputationen an der unteren Extremität gegenüber einer Allgemeinanästhesie bevorzugen?

71.4   Warum eignen sich Spinal- und Periduralanästhesie gut für die Durchführung gefäßchirurgischer Eingriffe an der unteren Extremität?

→ Antworten und Kommentar   Seite 275

72 Tracheotomie bei 76-Jähriger wegen rezidivierender Ateminsuffizienz

Sie diskutieren mit Ihrem Oberarzt auf der Intensivstation den weiteren Verlauf bei einer 76-jährigen Patientin. Sie war 13 Tage zuvor in suizidaler Absicht aus der 4. Etage ihrer Wohnung gesprungen. Dabei hat sie Frakturen beider Beine, der Wirbelsäule und des rechten Armes erlitten. Während des intensivmedizinischen Behandlungsverlaufs zog sie sich eine respiratorassoziierte Pneumonie im Rahmen der Langzeit-beatmung zu. Momentan befindet sie sich im Weaning. 2 Extubationsversuche während der letzten 3 Tage scheiterten nach jeweils kurzer Dauer, jedes Mal aufgrund einer akuten respiratorischen Insuffizienz. Mittlerweile ist die Patientin wieder intubiert und wird kontrolliert beatmet. Ihr Oberarzt befürwortet die Tracheotomie.

72.1 Halten Sie eine Tracheotomie für gerechtfertigt?

72.2 Welche Kontraindikationen sollten Sie beachten?

! 72.3 Nennen Sie einige Verfahren zur Tracheotomie, die am Patientenbett durchgeführt werden können!

72.4 Beschreiben Sie das anästhesiologische Vorgehen für eine klassische operative Tracheotomie!

→ Antworten und Kommentar Seite 276

Bei einem 52-jähriger Patienten wurde in der HNO-Abteilung eine Korrektur der Nasenscheidewand durchgeführt. Nach Gabe von 7,5 mg Piritramid (Dipidolor) im Aufwachraum klagt der Patient über ausgeprägte Übelkeit, ist blass und kaltschweißig. Sonstige Beschwerden (Angina pectoris, Hypertonie) bestehen nicht, die Anamnese des Patienten ist unauffällig. Wenige Minuten später erbricht der Patient. Nach der letzten Operation, einer Kniegelenkarthroskopie in Vollnarkose, sei ihm nach der Narkose ebenfalls schlecht gewesen, berichtet der Patient.

73.1 Wie wird das Beschwerdebild bezeichnet?

73.2 Sollte eine Behandlung erfolgen?

73.3 Welche Therapieansätze gibt es?

73.4 Nennen Sie Strategien zur Vermeidung!

→ Antworten und Kommentar Seite 279

Eine 19-jährige Discobesucherin kollabiert auf der Tanzfläche. Vom hinzu gerufenen Notarzt muss die junge Patientin in komatösem Zustand (Glasgow Coma Scale 7 Punkte) bei potenzieller Aspirationsgefahr intubiert und beatmet werden. Von den Freunden der Patientin erfährt er, dass sie etwa 8 kleine Tabletten eingenommen habe, weil sie sich nach dem Tanzen erschöpft fühlte. Genauere Angaben können nicht gemacht werden. Die Herzfrequenz beträgt vor und nach Intubation 110/min (intermittierende Tachyarrhythmie), der Blutdruck 140/60 mmHg. Vor der Narkoseeinleitung fielen dem Notarzt ein erhöhter Muskeltonus und eine warme Haut auf. Weil die Einnahme der Tabletten schon länger als eine Stunde zurückliegt, verabreicht der Notarzt lediglich Carbo medicinalis über eine Magensonde und begleitet die Patientin auf die Intensivstation, auf der Sie Nachtdienst haben. Sie veranlassen sofort eine Computertomographie des Schädels (CCT, s. Abb.).

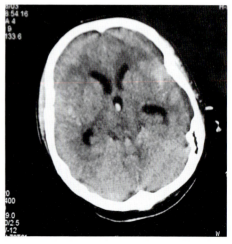

CCT

74.1 Befunden Sie das CCT! Wie lautet Ihre Verdachtsdiagnose? Welche Differenzialdiagnosen kommen in Frage?

74.2 Was veranlassen Sie zur Verifizierung der von Ihnen vermuteten Diagnose?

Der Zustand der Patientin ist nach 1 Stunde unverändert (Temperatur jetzt rektal 39,1°C). Die laborchemische Analyse von Blut und Urin liefert übereinstimmend: Amphetamine +++, Blutalkohol-, Opiate/Benzodiazepine +.

74.3 Wie interpretieren Sie die Befunde? Welche Maßnahmen veranlassen Sie zur Überwachung und primären Stabilisierung der Patientin auf der Intensivstation?

74.4 Mit welchen Komplikationen müssen Sie während der intensivmedizinischen Behandlung bei dieser Patientin rechnen?

! 74.5 Welche Langzeitfolgen können entstehen?

→ Antworten und Kommentar Seite 280

75 Vorbereitung eines 3-jährigen Patienten zur Phimosen-OP

Auf dem OP-Programm der Kinderchirurgen für den nächsten Tag steht eine Phimosenoperation bei einem 3-jährigen Jungen. Sie sollen den Patienten möglichst rasch prämedizieren, da die Eltern noch einen dringenden Termin haben. Den 3-Jährigen finden Sie auf der kinderchirurgischen Station, wo er mit anderen Kindern auf dem Gang spielt. Der Akte entnehmen Sie, dass das Kind bei einer Körpergröße von 1,01 m etwa 15 kg wiegt. Die Eltern berichten, dass der Junge nach einer normalen Schwangerschaft geboren wurde. Kardiopulmonale oder andere Vorerkrankungen und Medikamentenallergien sind nicht bekannt. Ein akuter Infekt besteht nicht. Die Frage nach einer Dauermedikation wird ebenfalls verneint. Der gleiche Eingriff sei beim älteren Bruder des Patienten etwa 1 Jahr zuvor in komplikationsloser Vollnarkose durchgeführt worden.

75.1 Welche Untersuchungen sollten bei diesem Patienten durchgeführt werden?

Die Eltern fragen, ob es wahr sei, dass der Junge ab dem Vorabend der Operation um 22:00 Uhr weder essen noch trinken dürfe.

75.2 Wie antworten Sie auf die Frage nach der präoperativen Nüchternheit?

75.3 Welche Anordnung treffen Sie für die medikamentöse Prämedikation des 3-Jährigen?

! 75.4 Wie würde das Vorliegen einer Latexallergie bei einem Kind Ihr Handeln beeinflussen?

Am nächsten Morgen vor der Operation meldet sich die Station und teilt mit, dass der Junge einen Infekt der oberen Atemwege habe.

75.5 Nach welchen Kriterien entscheiden Sie, ob die Operation durchgeführt werden kann?

→ Antworten und Kommentar   Seite 283

Im Notarztdienst werden Sie von der Rettungsleitstelle um 4:49 Uhr mit der Meldung „Bewusstlose Person" alarmiert. Um 4:59 Uhr erreichen Sie den angegebenen Einsatzort und finden im Schlafzimmer eines Einfamilienhauses die Besatzung des kurz zuvor eingetroffenen Rettungswagens vor, die eine am Boden liegende Patientin reanimiert. Der Rettungsassistent berichtet, dass der Ehemann durch die „röchelnde Atmung" der Patientin wach geworden sei und sofort den Notarzt alarmiert habe. Bei Ankunft der Rettungswagenbesatzung war keine Atmung vorhanden und der Puls nicht tastbar. Umgehend wurde mit der Maskenbeatmung und Thoraxkompression (Verhältnis 30:2) begonnen und das EKG (s. Abb.) angeschlossen.

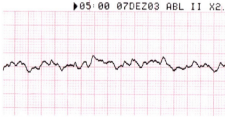

EKG

76.1   Welche Diagnose stellen Sie? Welche Maßnahmen leiten Sie umgehend ein?

76.2   Welche Medikamente lassen Sie vorbereiten?

Im Verlauf intubieren Sie die Patientin.

76.3   Wie überprüfen Sie die korrekte Lage des Endotrachealtubus?

76.4   Wie können Sie sicherstellen, dass der Endotrachealtubus auch beim späteren Transport der Patientin nicht disloziert?

Nach etwa 25 Minuten gelingt es, den Kreislauf der Patientin zu stabilisieren. Sie entschließen sich, die Patienten auf die Intensivstation einer nahe gelegenen Klinik zu transportieren, die auf Anfrage der Rettungsleitstelle einen freien Beatmungsplatz anbietet. Beim Einladen in den Rettungswagen gerät der Beatmungsschlauch trotz aller Vorsicht zwischen Trage und Tragetisch, der Schlauch reißt ein und ist undicht.

76.5   Wie stellen Sie die Beatmung der Patientin sicher?

➔ Antworten und Kommentar Seite 286

77 54-jähriger Patient zur OP mit Thorakotomie und Ein-Lungen-Beatmung

Bei einem 54-jährigen Patienten soll aufgrund eines Ösophaguskarzinoms eine Teilresektion des Ösophagus durchgeführt werden. Im Rahmen der präoperativen Voruntersuchung gab der 1,78 m große und 89 kg schwere Mann an, dass er sich 22 Jahre zuvor einer „Meniskusoperation" unterzogen habe. Nach eigenen Angaben trinke er mindestens 3 Flaschen Bier und rauche etwa 40 Zigaretten täglich; die Frage nach Vorerkrankungen, einer Dauermedikation oder Allergien wird verneint.

Vom chirurgischen Kollegen haben Sie erfahren, dass zur Durchführung des Eingriffs eine rechtsseitige Thorakotomie mit Ausschaltung des rechten Lungenflügels notwendig sein wird.

77.1 Welche präoperativen Untersuchungen sollten bei diesem Patienten durchgeführt werden?

77.2 Nennen Sie die Maßnahmen, die zur intra- und postoperativen Überwachung notwendig sind!

77.3 Beschreiben Sie Besonderheiten, die sich aus dem Einsatz einer Ein-Lungen-Beatmung ergeben!

Während der Ein-Lungen-Beatmung (rechte Lungenhälfte ausgeschaltet, FiO_2 1,0, AZV 800 ml, AF 10/min, inspiratorischer Spitzendruck 28 mbar) führen Sie eine arterielle Blutgasanalyse (BGA) durch und erheben die folgenden Werte: pH 7,35, $paCO_2$ 47,6 mmHg, paO_2 71,9 mmHg, BE 0,6 mmol/l, Hb 10,7 g/dl.

77.4 Müssen Sie die Beatmung anpassen?

→ Antworten und Kommentar Seite 289

Während Ihres Spätdienstes auf der Intensivstation ruft Sie Ihr zuständiger Oberarzt aus dem Schockraum an und bittet Sie, eine exsikkierte 79-jährige Patientin zu übernehmen. Sie erfahren, dass die Patientin zu Hause somnolent von einer Nachbarin aufgefunden wurde, nachdem sie seit 2 Tagen nicht mehr auf der Straße gesehen worden war. Der hinzugerufene Notarzt intubierte die Patientin aufgrund fehlender Schutzreflexe. Unter dem Verdacht einer Exsikkose (Blutdruck 70/40 mmHg) wurden der Patientin 1,5 Liter kristalline Volumenersatzlösung infundiert und Katecholamine appliziert. Die Primärdiagnostik in der Klinik (EKG, Sonographie, Röntgen-Thorax, CCT) erbrachte keine richtungsweisenden Befunde. Deshalb wurde im Anschluss ein zentraler Venenkatheter von Ihrem Oberarzt gelegt, um die Volumensubstitution und Katecholaminapplikation bei extrem schlechten Venenverhältnissen besser durchführen zu können. Die Patientin würde in 15 Minuten zu Ihnen gebracht werden.

78.1   Welche Tätigkeiten müssen Sie bereits vor Aufnahme der Patientin erledigen?

Die Patientin wird von einer Krankenschwester und dem zuständigen PJ-Studenten der Notaufnahme zu Ihnen auf Station gebracht.

78.2   Halten Sie dies für angemessen? Begründen Sie Ihre Entscheidung!

78.3   Wie überwachen Sie die Patientin adäquat?

Sie müssen die Patientin nun formal auf der Station „aufnehmen" (Papierarbeit!).

78.4   Was müssen Sie hierzu erledigen und welche Unterlagen brauchen Sie?

78.5   Welche Maßnahmen und weiteren Untersuchungen ordnen Sie an?

→ Antworten und Kommentar Seite 291

21-Jähriger zur Kniearthroskopie mit Larynxmaske oder Larynxtubus

Ein 21-jähriger Patient ohne Vorerkrankungen oder Allergien soll sich einer Kniearthroskopie unterziehen, weil er sich am Vortag bei einem Fußballspiel „das Knie verdreht" hatte. Die chirurgischen Kollegen vermuten einen Meniskusschaden. Der Patient wurde von einem Ihrer Kollegen über die Narkose aufgeklärt. Dem Aufklärungsbogen entnehmen Sie, dass der Patient eine Vollnarkose möchte. Von Ihrem Kollegen wurde bei der Narkoseform „Larynxmaske oder Larynxtubus, ggf. Intubation" vermerkt.

79.1 Nennen Sie typische Indikationen und Kontraindikationen für den Einsatz supraglottischer Atemwegshilfen wie Larynxmaske und Larynxtubus!

79.2 Welches Narkotikum eignet sich am besten für die Narkoseeinleitung beim Einsatz von Larynxmaske und Larynxtubus?

79.3 Nennen Sie Vorteile der Anwendung supraglottischer Atemwegshilfen!

79.4 Nennen Sie mögliche Komplikationen bei der Beatmung mit Larynxmaske und Larynxtubus!

Im Verlauf der bis zu diesem Zeitpunkt problemlosen Narkose kommt es nach etwa 25 Minuten zu einer Erhöhung des Atemwegsdrucks. Sie hören, dass im Mundbereich an der bisher dicht sitzenden Larynxmaske vorbei Luft entweicht. Der inspiratorische Spitzendruck beträgt 20 cm H_2O, der Cuffdruck der Larynxmaske 40 cm H_2O.

79.5 Welches ist die wahrscheinlichste Ursache für die plötzlich aufgetretene Undichtigkeit des supraglottischen Hilfsmittels?

➜ Antworten und Kommentar Seite 294

80   Ablehnung der Tranfusion durch eine Zeugin Jehovas mit akuter Blutung

Durch die internistischen Kollegen werden Sie in die Notaufnahme gerufen, wo Ihnen eine 23-jährige Patientin vorgestellt wird. Bei rezidivierenden Ulcera duodeni besteht aktuell der Verdacht auf eine erneute gastrointestinale Blutung, und es soll eine Ösophago-Gastro-Duodenoskopie durchgeführt werden. Sie sollen eine Analgosedierung durchführen, da die Patientin große Angst vor der „Magenspiegelung"

habe. Die wache und adäquat reagierende Patientin ist auffällig blass, der Blutdruck beträgt 110 mmHg systolisch bei einer Herzfrequenz von 120/min. Der internistische Kollege weist Sie auf den soeben bestimmten Hämoglobinwert von 4,3 g/dl (2,7 mmol/l) hin. Die Patientin sei Zeugin Jehovas und lehne eine Transfusion entschieden ab.

80.1   Dürfen Sie sich über den erklärten Willen der Patientin hinwegsetzen und dennoch Blut transfundieren, wenn Sie eine vitale Indikation erkennen?

80.2   Welche Möglichkeiten außer einer Transfusion kennen Sie, um einen Mangel an Sauerstoffträgern (= niedriger Hb-Wert) zu kompensieren?

Eine Kollegin berichtet Ihnen von einem ähnlichen Fall. Damals hatten die Eltern eines 4-jährigen Kindes eine notwendige Bluttransfusion auf der Intensivstation abgelehnt, weil Sie Zeugen Jehovas waren.

! 80.3   Welchen wichtigen Unterschied gibt es zwischen den beiden Fällen?

→ Antworten und Kommentar   Seite 297

Während des Tagdienstes am Sonntag nehmen Sie eine 31-jährige Patientin auf Ihrer Intensivstation auf, die vom Kollegen aus der Notaufnahme gebracht wird. Sie stellte sich mit rezidivierendem Fieber und Atemnot vor. Seit der Rückkehr vom Badeurlaub in Vietnam 4 Tage zuvor leidet sie unter rezidivierendem, aber unregelmäßigem Fieber bis 41 °C. Bei einer Sauerstoffsättigung von 92 % verabreichte der Kollege 5 Liter/min Sauerstoff über eine Gesichtsmaske, woraufhin sich die Sauerstoffsättigung auf 98 % erhöhte. Eine Röntgenaufnahme des Thorax war unauffällig. Zum Zeitpunkt der Aufnahme betrug die Körpertemperatur 40,8 °C. Trotz 1 g Paracetamol i. v. ist das Fieber nicht gesunken. Der Kollege übergibt Ihnen die Patientin mit dem Hinweis, dass er bisher keinen Anhaltspunkt dafür habe, woher das Fieber käme. Blut (Blutbild, Gerinnung, Leber- und Nierenwerte) habe er abgenommen, die Ergebnisse seien aber noch nicht da. Irgendwie komme ihm der Fall etwas seltsam vor, weil er zuerst auf eine Pneumonie getippt habe, sich im Röntgenbild aber keine Hinweise fänden.

81.1 Welche gezielten Fragen an die Patientin geben Ihnen wichtige Hinweise auf die Diagnose?

Das Ergebnis der Blutuntersuchung ist da. Sie lesen auf dem Ausdruck die folgenden Werte ab: Hb 10,9 g/dl, Leukozyten $6,3 \times 10^9$/l, Thrombozyten 69 000/μl, INR 1,7, LDH 367 U/l, γ-GT 266 U/l, ALT (GPT) 109 U/l, AST (GOT) 145 U/l, Kreatinin 1,67 mg/dl.

81.2 Welche Diagnose vermuten Sie und wie können Sie diese beweisen?

81.3 Mit welchen weiteren typischen Symptomen und Komplikationen rechnen Sie während des intensivmedizinischen Behandlungsverlaufs?

81.4 Wie überwachen Sie die Patientin?

81.5 Welche Therapie beginnen Sie?

→ Antworten und Kommentar Seite 299

82　69-jähriger Patient mit Schwindel und Atemnot bei Spinalanästhesie

Bei einem 69-jährigen Patienten mit koronarer Zweigefäßerkrankung, der sich einer linksseitigen Herniotomie bei Leistenhernie unterziehen soll, haben Sie eine Spinalanästhesie durchgeführt. Die Punktion in Linksseitenlage (Punktionshöhe: L3/L4) gestaltete sich mit einer G25-Nadel trotz Adipositas (Körpergewicht 89 kg, Körpergröße 1,74 m) problemlos. Sie haben bei dem Patienten 3,5 ml Bupivacain (Carbostesin 0,5 % isobar) injiziert und lagern den Patienten auf den Rücken. Etwa 3 Minuten nach der Injektion des Lokalanästhetikums bemerken Sie einen Blutdruckabfall von 130/80 mmHg auf 80/40 mmHg; gleichzeitig fällt die Pulsfrequenz von 64/min auf 42/min. Der Patient klagt über Schwindel und Übelkeit. Er habe das Gefühl, nicht mehr richtig durchatmen zu können. Eine Temperaturdifferenz findet sich bei der Austestung mit Desinfektionsspray in Höhe der Brustwarzen.

82.1　Wie erklären Sie sich die beschriebene Symptomatik?

82.2　Wie gehen Sie vor?

82.3　Welche besonderen Probleme sollten Sie bei diesem Patienten beachten?

Bei der Durchsicht der Patientenakte während des Eingriffs bemerkt Ihre Famulantin, dass der Patient im Rahmen der Dauermedikation bis 3 Tage vor dem Eingriff Acetylsalicylsäure eingenommen habe. Sie meint, man habe unter diesen Bedingungen doch gar keine Spinalanästhesie durchführen dürfen.

82.4　Was antworten Sie?

→ Antworten und Kommentar　Seite 301

50-jähriger Patient mit heftigsten Schmerzen in Rücken und Bauch

Sie sind der zuständige Anästhesist im Schockraum Ihres Krankenhauses. Vom Notarzt wird ein 50-jähriger Patient in den Schockraum gebracht, der über heftigste Schmerzen im Rücken und Bauch klagt, die eine Stunde zuvor plötzlich eingesetzt hatten und ihn dazu veranlasst hatten, den Notarzt zu rufen. Weil die Schmerzen so stark waren, hatte der Notarzt den Patienten für den Transport ins Fahrzeug und Krankenhaus mit Piritramid (Dipidolor 7,5 mg) analgesiert, nicht jedoch intubiert und beatmet. Von der Ehefrau erfahren Sie, dass der Patient seit einigen Tagen immer wieder Schmerzen hatte und deswegen auch beim Orthopäden war, der ihm mehrmals intramuskuläre Injektionen in den Rücken und ins Gesäß verabreichte. Eine weitergehende Diagnostik wurde nicht durchgeführt. Nächste Woche stünde der Termin zum Röntgen der Brust- und Lendenwirbelsäule an. Weitere Vorerkrankungen habe der Ehemann nicht. Bei der Übergabe messen Sie folgende Werte: Blutdruck 95/40 mmHg, Puls 107/min, Sauerstoffsättigung 95 %. Der Patient sieht fahl aus.

83.1 Welche Verdachtsdiagnose und welche Differenzialdiagnosen stellen Sie?

83.2 Welche diagnostischen Möglichkeiten kennen Sie zur Verifizierung der Verdachtsdiagnose?

Sie haben u. a. ein CT (s. Abb.) des Abdomens veranlasst.

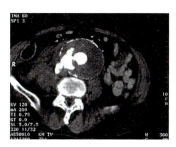

CT-Abdomen mit Kontrastmittel

83.3 Befunden Sie das CT! Welche Maßnahmen müssen Sie jetzt sofort durchführen?

Postoperativ wird der Patient intubiert und beatmet auf die Intensivstation übernommen. Er ist kreislaufstabil und zeigt erste Aufwachreaktionen.

83.4 Erläutern Sie die weitere Therapie auf der Intensivstation!

83.5 Mit welchen postoperativen Komplikationen müssen Sie rechnen?

➜ Antworten und Kommentar Seite 303

Ein 52-jähriger Patient leidet an einem Pankreaskopfkarzinom. In kurativer Absicht soll bei dem bis dato gesunden Mann eine Pankreaskopfresektion nach Traverso (Resektion von Pankreaskopf, Duodenum, Gallenwegen) durchgeführt werden. Im Vorfeld wurde der Patient von Ihrer Oberärztin über die anästhesiologischen Maßnahmen aufgeklärt. Dabei wurde neben der Intubationsnarkose, der Anlage eines zentralen Venenkatheters und einer arteriellen Kanüle zur kontinuierlichen Blutdrucküberwachung auch die Anlage eines thorakalen Periduralkatheters (PDK) besprochen.

84.1 Welchen Nutzen sehen Sie in der Anlage eines Periduralkatheters bei diesem Patienten?

84.2 Beschreiben Sie das Vorgehen bei der Anlage eines thorakalen Periduralkatheters!

84.3 Welche Medikamente eignen sich zur Injektion in den liegenden Periduralkatheter?

84.4 Warum kann die Anlage eines thorakalen Periduralkatheters mit mehr Risiken verknüpft sein als die Punktion auf lumbaler Höhe?

→ Antworten und Kommentar Seite 305

85 Intensivüberwachung eines 74-Jährigen mit respiratorischer Insuffizienz

Ein 74-jähriger Patient mit einer Pneumonie wird auf Ihre Intensivstation übernommen. Er hatte sich 4 Tage zuvor eine pertrochantäre Femurfraktur auf der linken Seite zugezogen, die am Tag danach durch die Kollegen der unfallchirurgischen Klinik mittels Implantation einer Totalendoprothese der Hüfte (Hüft-TEP) versorgt worden war. Nach unauffälligem Operationsverlauf wurde er wieder auf der Normalstation aufgenommen. Seit dem Vorabend klagt der Patient nun über zunehmende Atemnot. Heute war die Dyspnoe noch ausgeprägter, so dass er zu Ihnen auf die Intensivstation verlegt wurde. Bei akuter respiratorischer Insuffizienz musste er von Ihnen unverzüglich endotracheal intubiert werden. Mit der mechanischen Beatmung erreicht er nun einen regelrechten pulmonalen Gasaustausch bei einer inspiratorischen Sauerstofffraktion von 50%.

85.1 Welche Möglichkeiten haben Sie, die Oxygenierung des Patienten zu überwachen?

85.2 Welche Vor- und Nachteile haben die Verfahren?

! 85.3 Erklären sie die Funktionsweise der Verfahren!

! 85.4 Welche unteren und oberen Grenzwerte erachten Sie während der Überwachung als sinnvoll für beide Verfahren?

→ Antworten und Kommentar Seite 308

Auf der Intensivstation behandeln Sie eine 46-jährige schwerstkranke Patientin. 9 Tage zuvor erlitt sie eine Subarachnoidalblutung (SAB) durch die Ruptur eines Aneurysma im Stromgebiet der A. cerebri media. Die Patientin wurde noch am selben Tag operiert (Clipping). Der weitere Verlauf gestaltete sich komplikationsträchtig. Seit 2 Tagen leidet die Patientin an zerebralen Vasospasmen, die durch eine hypervolämische-hyperonkotische Therapie mit erhöhtem Blutdruck (HHH-Therapie) behandelt wird.

Die Patientin wiegt 60 kg bei einer Größe von 1,70 m. Sie möchten die Patientin enteral über eine Magensonde ernähren.

86.1　Berechnen Sie den Energiebedarf der Patientin!

Bei einer Laborkontrolle fallen Ihnen die folgenden Parameter auf: Glukose 289 mg/dl, Harnstoff 190 mg/dl, Ketone im Urin „+++". Obwohl Sie bereits mehrmals täglich immer höhere Dosen Insulin applizieren, beobachten Sie eine Insulinresistenz.

86.2　Welche Verdachtsdiagnose stellen Sie?

!　86.3　Erläutern Sie die pathophysiologischen Veränderungen, die hier vorliegen!

!　86.4　Welches Ziel hat die HHH-Therapie?

→ Antworten und Kommentar　Seite 312

87   18-jähriger Patient mit Polytrauma und beginnender Sepsis

Sie haben den letzten Nachtdienst Ihrer Nachtdienstwoche und lesen in der Akte eines 18-jährigen Patienten, der 2 Wochen zuvor einen Verkehrsunfall hatte. Damals verunfallte er als Beifahrer in einem Auto und zog sich ein Polytrauma zu. Neben einer lebensbedrohlichen Thoraxverletzung erlitt er ein Schädel-Hirn-Trauma und multiple Extremitätenverletzungen. Der 2-wöchige intensivmedizinische Behandlungsverlauf war durch mehrere Komplikationen geprägt: Nach einer frühzeitigen Tracheotomie erkrankte der Patient an einer Pneumonie, die antibiotisch behandelt wurde. Das Thoraxtrauma machte die rezidivierende Anlage von Thoraxdrainagen erforderlich, zuletzt war eine Thorakotomie wegen eines Pleuraempyems rechts notwendig. Auch ein abdominelles Kompartmentsyndrom, wahrscheinlich durch ein retroperitoneales Hämatom verursacht, komplizierte den Behandlungsverlauf. Jetzt haben Sie den Verdacht, dass der Patient eine Sepsis entwickelt.

87.1   Welche Kriterien müssen vorhanden sein, damit entsprechend der Definition eine Sepsis vorliegt?

87.2   Grenzen Sie die Sepsis vom SIRS ab!

87.3   Was ist ein Multiorganversagen? Welche Unterschiede bestehen zur Multiorgandysfunktion?

Von der Pflegekraft werden Sie alarmiert, weil der Patient plötzlich „aus Mund und Nase blutet". Bei der Untersuchung sehen Sie zusätzlich, dass Blut an allen Kathetereinstichstellen austritt. Auf der Haut finden sich mehrere kleine intrakutane Hämatome.

87.4   Welche Komplikation einer Sepsis vermuten Sie? Begründen Sie Ihre Aussage!

→ Antworten und Kommentar   Seite 313

88 Intraoperative Umlagerung eines Patienten von Rücken- in Bauchlage

Sie haben bei einem 57-jährigen Maurermeister zur Bandscheibenoperation im Bereich der Lendenwirbelsäule eine Vollnarkose eingeleitet und den Patienten in den OP-Saal gebracht. Außer einer chronischen Bronchitis sind keine Vorerkrankungen bekannt. Narkoseeinleitung und Intubation verliefen problemlos. Für den Eingriff soll der Patient auf den Bauch gelagert werden, weshalb Sie das Monitoring (EKG, Blutdruckmessung, Pulsoxymeter) entfernt und den venösen Zugang abgestöpselt haben. Sie dekonnektieren die Beatmungsschläuche vom Tubus und übernehmen beim Umdrehen des Patienten die Position am Kopfende, damit Sie den Tubus sichern können. Der Patient wird gemeinsam mit den Operateuren und dem OP-Personal gedreht und befindet sich nun in Bauchlage. Sie schließen die Beatmungsschläuche wieder an und ventilieren den Patienten.

88.1 Was sollten Sie nach erfolgter Umlagerung als erstes tun?

88.2 Wie gehen Sie vor, wenn eine adäquate Ventilation des Patienten nicht möglich ist?

Die Sauerstoffsättigung des Patienten fällt. Trotz Nachblocken des Tubus-Cuffs ist ein deutliches Leck hörbar, Thoraxexkursionen sind nicht feststellbar, und die Auskultation über den Lungen ergibt kein Atemgeräusch.

88.3 Wie gehen Sie vor?

→ Antworten und Kommentar Seite 316

89 72-Jähriger mit heftigsten Bauchschmerzen und Herzrhythmusstörungen

Über das Notfalltelefon auf der Intensivstation werden Sie von der Stationsschwester der internistisch-kardiologischen Allgemeinstation alarmiert: Ein 72-jähriger Patient klage seit etwa 25 Minuten über stärkste Bauchschmerzen. Mit Ihrem Notfallrucksack eilen Sie zu dem Patienten. Dieser ist wach und reagiert trotz der starken Schmerzen auf Ihre Fragen adäquat. Sie erfahren, dass der Patient am Morgen des gleichen Tages vom Hausarzt eingewiesen worden sei, weil der Patient ein neu aufgetretenes „Herzstolpern" habe. Zusätzlich war der letzte Stuhlgang blutig. Sie messen folgende Werte: Blutdruck 110/50 mmHg, arrhythmischer Puls 89–130/min, Sauerstoffsättigung 95 %.

89.1 Welche Verdachtsdiagnose stellen Sie?

89.2 Welche Erstmaßnahmen ergreifen Sie?

89.3 Wie können Sie Ihre Verdachtsdiagnose bestätigen?

89.4 Wie verfahren Sie weiter mit dem Patienten?

→ Antworten und Kommentar Seite 318

Sie werden am Montagmorgen im Rahmen des anästhesiologischen Schmerzdienstes zu einer 56-jährigen Patientin gerufen, bei der am vergangenen Freitag eine Kniegelenkendoprothese implantiert wurde. Der Eingriff wurde in kombinierter Spinal- und Epiduralanästhesie (CSE) durchgeführt, um über den Periduralkatheter eine postoperative Schmerztherapie zu ermöglichen. Sei dem Vorabend ist die Schmerzpumpe abgestellt, der Katheter sollte heute früh entfernt werden. Da die Patientin seit den frühen Morgenstunden über starke Rückenschmerzen klagt, wollte man den Katheter lieber durch die Anästhesie ziehen lassen.

Sie entfernen den Verband an der Kathetereinstichstelle und bemerken eine deutliche Rötung um den Periduralkatheter.

90.1   Wodurch können die beschriebenen Symptome verursacht sein?

90.2   Beschreiben Sie Ihr weiteres Vorgehen!

90.3   Nennen Sie die wichtigsten Komplikationen bei rückenmarknahen Anästhesieverfahren!

➜ Antworten und Kommentar   Seite 319

Sie haben Spätdienst auf der Intensivstation und werden von der Krankenschwester gebeten, dringend zu einem Patienten zu kommen. Der 32-jährige Patient zog sich im Rahmen eines Polytraumas (Sturz aus großer Höhe) ein schweres Thoraxtrauma zu. Der Unfall ereignete sich 11 Tage zuvor, seitdem wird der Patient auf Ihrer Intensivstation behandelt. Er hatte eine Sepsis, ist jetzt aber wieder kreislaufstabil. Seit der Krankenhausaufnahme wurde er durchgehend beatmet (BiPAP-Modus, FiO$_2$ 80 %, unteres Druckniveau 15 mbar, oberes Druckniveau 28 mbar). Der Gasaustausch hat sich nun in den letzten 12 Stunden dramatisch verschlechtert: paO$_2$ 57 mmHg, paCO$_2$ 43 mmHg, pH 7,311. Eine Pneumonie konnte in der Thoraxaufnahme vom Vortag ausgeschlossen werden, z.Zt. liegen auch keine Anzeichen für eine Infektion vor (Leukozyten 9000/µl, kein Fieber).

91.1 Welche Verdachtsdiagnose stellen Sie?

Sie lassen ein Röntgenbild des Thorax anfertigen, um Ihre Diagnose zu bestätigen.

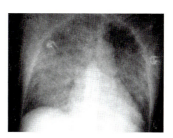

Röntgen-Thorax

91.2 Befunden Sie die Röntgen-Thoraxaufnahme!

91.3 Mit welchen Komplikationen müssen Sie bei einer Langzeitbeatmung generell rechnen?

91.4 Wie können Sie versuchen, einen weiteren pulmonalen Schaden zu minimieren?

Der Gasaustausch verschlechtert sich in den folgenden 4 Stunden zusehends. Am Intensivrespirator lesen Sie ab: BiPAP-Modus, FiO$_2$ 1,0, unteres Druckniveau 16 mbar, oberes Druckniveau 32 mbar. Die aktuelle Blutgasanalyse erbringt die folgenden Werte: paO$_2$ 49 mmHg, paCO$_2$ 65 mmHg, pH 7,211.

91.5 Welche weiteren Möglichkeiten existieren zur Verbesserung oder zum Ersatz der Lungenfunktion?

→ Antworten und Kommentar Seite 322

Sie sind als Notarzt bei einer Sportveranstaltung tätig, bei der zahlreiche Vereine ihre Aktivitäten vorstellen. Nach einem „Jedermann-Rennen" über 1500 Meter werden Sie zu einem 42-jährigen Mann gerufen, der während des Laufs plötzlich massive linksthorakale Schmerzen verspürte. Der deutlich kurzatmige Patient gibt an, dass er 8 Wochen zuvor mit dem Rauchen aufgehört habe und „nun endlich mal wieder Sport treiben" wollte, um sein Körpergewicht von 110 kg bei einer Körpergröße von 1,84 m zu reduzieren. Die Schmerzen seien nach etwa 2 Runden aufgetreten und hätten sich trotz seines vorzeitigen Ausscheidens aus dem Lauf nicht gebessert. Neben massiver Übelkeit berichtet er auch über Schmerzen im Bereich des linken Oberarms und der Schulter.

92.1 Welche Verdachtsdiagnose stellen Sie?

92.2 Welche Erstmaßnahmen ergreifen Sie?

92.3 Können Sie Ihre Verdachtsdiagnose aufgrund des 12-Kanal-EKGs (s. Abb.) konkretisieren?

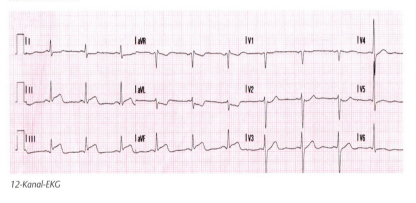

12-Kanal-EKG

92.4 Können Sie bei dem Patienten bereits präklinisch spezifische Maßnahmen einleiten?

Das nächste Krankenhaus der Grund- und Regelversorgung ist etwa 15 Minuten Fahrzeit entfernt, ein großes städtisches Klinikum mit einem Herzkatheterlabor befindet sich 25 Minuten entfernt.

92.5 Für welche Zielklinik entscheiden Sie sich?

→ Antworten und Kommentar Seite 325

Für eine am nächsten Tag geplante Leistenbruch-Operation sollen Sie einen 73-jährigen Patienten untersuchen und die Anästhesieaufklärung durchführen. Die Stationsschwester berichtet Ihnen, dass der Patient „jeden Moment vom EKG zurückkommen" müsse und legt Ihnen einstweilen die umfangreiche Patientenakte vor. Dem 3 Monate alten Entlassungsbrief einer kardiologischen Fachklinik entnehmen Sie folgende Angaben: 6 und 11 Jahre zuvor hatte der Patient einen Myokardinfarkt, Aufnahme des Patienten erfolgte wegen einer Angina-pectoris-Symptomatik, die Durchführung einer Koronarangiographie erbrachte jedoch, dass die Bypässe (3-fach ACVB [Aortokoronarer Venen-Bypass] 6 Jahre zuvor) ebenso wie die übrigen Koronargefäße ohne relevante Stenosierung durchgängig waren. Im Belastungs-EKG habe der Patient bis 125 Watt keine ST-Strecken-Veränderungen gezeigt oder Beschwerden angegeben, die linksventrikuläre Pumpfunktion wird als nicht wesentlich beeinträchtigt und die Klappenfunktion als regelrecht beschrieben. Zusätzlich werden bei den Diagnosen ein Diabetes mellitus (eingestellt mit einem oralen Antidiabetikum) sowie eine Prostatahypertrophie genannt. Bei den Laborparametern, die am Vormittag abgenommen wurden (Blutbild, Gerinnung, klinische Chemie), finden sich außer einem Blutzuckerwert von 163 mg/dl (9,1 mmol/l) und einer γ-GT von 94 U/l (Normbereich: bis 55 U/l) keine Auffälligkeiten.

93.1   Welche weiteren Befunde und Untersuchungen benötigen Sie bei diesem Patienten zur Abschätzung des perioperativen Risikos?

Die körperliche Untersuchung des mittlerweile eingetroffenen Patienten ergibt keine Auffälligkeiten. Seit dem letzten Klinikaufenthalt habe er keinerlei „Herzbeschwerden" gehabt, berichtet der Patient.

93.2   In welche ASA-Klasse stufen Sie den Patienten ein?

93.3   Welche Narkoseverfahren kommen bei diesem Patienten für den Eingriff in Frage?

Der Patient hat bis zum Morgen noch ein Metformin-Präparat im Rahmen seiner antidiabetischen Therapie eingenommen.

! 93.4   Hat die Metformineinnahme Konsequenzen für die Planung des Anästhesieverfahrens oder die Durchführung des Eingriffs?

→ Antworten und Kommentar   Seite 328

Als Notarzt werden Sie um 3:48 Uhr alarmiert, die Einsatzmeldung lautet „Krampfanfall bei einem Kind". Bei der Ankunft in der Wohnung 10 Minuten nach dem Alarm treffen Sie ein 12 Monate altes männliches schläfriges Kind an, welches auf Schmerzreiz leicht die Augen öffnet. Das Kind ist rosig, die Spontanatmung ist ausreichend. Der kleine Patient fühlt sich sehr warm an. Die Mutter berichtet, sie sei durch die „röchelnde Atmung" des Kindes wach geworden, dass wegen eines im Tagesverlauf aufgetretenen fieberhaften Infektes mit im elterlichen Schlafzimmer geschlafen habe. Der Junge habe mit beiden Armen gezuckt und sei blau angelaufen, sie habe deshalb sofort den Notarzt alarmiert. Danach habe sie eine Diazepam-Rektiole (2,5 mg) appliziert, die sie bei einer ähnlichen Situation 2 Monate zuvor in einer Kinderklinik erhalten habe.

94.1 Welche Verdachtsdiagnose stellen Sie? Nennen Sie wichtige Informationen, die Ihre Verdachtsdiagnose stützen!

94.2 Welche Erstmaßnahmen ergreifen Sie?

Die Mutter muss in 3 Stunden zur Arbeit, das Kind werde dann durch die Großmutter betreut, die gegen 6:30 Uhr eintreffen wolle. Da beim letzten Mal in der Kinderklinik „auch nichts Richtiges herausgekommen" sei, möchte sie nicht, dass ihr Kind ins Krankenhaus transportiert wird.

94.3 Wie überzeugen Sie die Mutter, dass eine Vorstellung ihres Kindes in der Kinderklinik sinnvoll ist?

→ Antworten und Kommentar Seite 331

Auf Ihrer Intensivstation wird ein 78-jähriger Patient behandelt, bei dem es 2 Tage zuvor im Rahmen einer hypertensiven Krise zu einer intrazerebralen Blutung kam. Der Patient ist deutlich vigilanzreduziert (Glascow Coma Scale 11 Punkte: Augenöffnen 3 Punkte, verbale Reaktionen 3 Punkte, motorische Reizantwort 5 Punkte), atmet jedoch spontan Sauerstoff über eine Gesichtsmaske. Außer einer arteriellen Hypertonie und einem nicht-insulinpflichtigen Diabetes mellitus sind bei dem Patienten keine Vorerkrankungen bekannt. Aktuell lesen sie vom Intensivüberwachungsmonitor die folgenden Werte ab: Blutdruck 137/69 mmHg, Puls 78/min, Sauerstoffsättigung 99 %.

95.1 Erachten Sie eine Maximalgrenze für den systolischen Blutdruck als sinnvoll? Wenn ja, wie hoch sollte diese sein?

95.2 Welche weiteren Komplikationen müssen Sie bei einer Blutdruckentgleisung in Erwägung ziehen?

Die Pflegekraft bittet Sie um einen Therapievorschlag, da sich der Blutdruck aufgrund von pflegerischen Maßnahmen akut auf 167/89 mmHg erhöht hat.

95.3 Welches Medikament wählen Sie zur Akuttherapie?

Die Gabe des blutdrucksenkenden Medikamentes wird zunehmend häufiger erforderlich, da die Wirkdauer nur unzureichend lange ist.

95.4 Welches Medikament wählen Sie zusätzlich?

Auch mit der Zusatzmedikation lässt sich der Blutdruck nicht befriedigend einstellen. Sie entscheiden sich zur Dauerapplikation über einen Perfusor.

95.5 Welches Medikament setzen Sie ein?

→ Antworten und Kommentar Seite 334

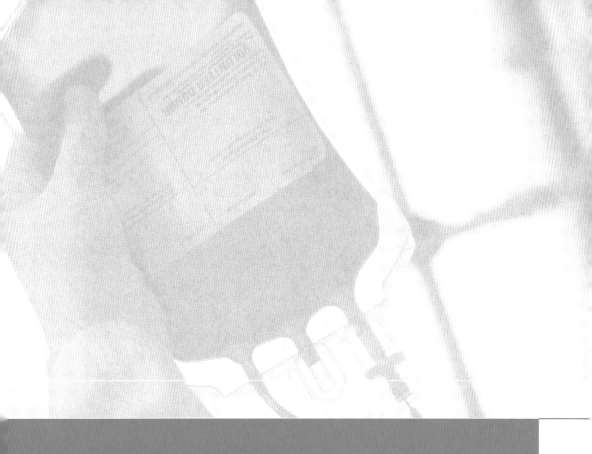

Antworten und Kommentare

1.1 **Welche Untersuchungen sollten bei diesem Patienten durchgeführt werden?**
- **Körperliche Untersuchung:** zur Beurteilung von Allgemein- und Ernährungszustand, zum Ausschluss einer Organinsuffizienz/Leistungsminderung, Abschätzen des anästhesiologischen Risikos
  - Herz-Kreislauf-System: Auskultation des Herzens, Messung von Blutdruck/Herzfrequenz
  - Respirationstrakt: Perkussion/Auskultation der Lunge
  - Einschätzung möglicher Intubationsschwierigkeiten: Beurteilung der Mundhöhle/-öffnung (z. B. raumfordernde Prozesse?, Kiefer-/Gesichtsmissbildungen?, Beweglichkeit der Kiefergelenke), Zahnstatus, Mallampati-Test (s. Fall 17)
- **Optionale Untersuchung** (s. Kommentar): Labor (Hb, Kalium, ALT [GPT], AST [GOT], γ-GT, AP)

1.2 **Was verstehen Sie unter der ASA-Klassifikation? In welche ASA-Klasse stufen Sie den Patienten ein?**
- **ASA-Klassifikation:** Klassifikation zur Einstufung des präoperativen Patientenzustandes bzgl. des Anästhesierisikos/der perioperativen Mortalität; einfach, jedoch wenig differenziert (s. Tab. ASA-Klassifikation und Kommentar)
- Der Patient kann in die ASA-Klasse I eingestuft werden.

ASA-Klassifikation

ASA-Klasse	Patientenzustand	Perioperative Mortalität
I	normaler, gesunder Patient ohne Vorerkrankungen	0,1%
II	Patient mit leichter Allgemeinerkrankung	0,5%
III	Patient mit schwerer Allgemeinerkrankung und Leistungseinschränkung	4,4%
IV	Patient mit schwerer, lebensbedrohlicher Allgemeinerkrankung	23,5%
V	moribunder Patient, Tod mit oder ohne Operation innerhalb von 24h zu erwarten	50,8%

1.3 **Über welche Risiken und Besonderheiten der Intubationsnarkose klären Sie den Patienten auf?**
- **Verlaufsaufklärung:** allgemeiner Ablauf, perioperative Überwachung (Monitoring), venöser Zugang
- **Risikoaufklärung:** eingriffsspezifische, typische Risiken (z. B. Herz-Kreislauf-Reaktionen [bis zum Herz-Kreislauf-Stillstand], allergische Reaktionen, Zahnschäden durch die Laryngoskopie, postoperative Heiserkeit, Stimmbandschäden, Aspiration von Mageninhalt)
- **Therapeutische Aufklärung:** Hinweise, Anweisungen, Verhaltensmaßregeln für Patienten (z. B. Nüchternheitsgebot ab 6h präoperativ, für feste Nahrung, klare Flüssigkeit bis maximal 2h präoperativ, Nikotinkarenz [Nutzen umstritten])

1.4 **Welche zusätzlichen Informationen würden Sie sich von der Durchsicht der Akte des vorangegangenen stationären Aufenthalts versprechen?**
- Narkoseprotokoll des Eingriffs vor 8 Monaten:
  - Hinweise auf Probleme bei der Maskenbeatmung oder Intubation
  - Hinweise auf sonstige intraoperative Probleme oder anästhesiologische Besonderheiten (z. B. Narkotikabedarf)
- Evtl. vorhandene Vorbefunde (EKG, Labor)

1.5 **Welche Substanzen eignen sich zur medikamentösen Prämedikation bei diesem Patienten?**
- Für die medikamentöse Prämedikation eignen sich gut **Benzodiazepine**, da sie anxiolytisch und sedierend wirken, die Patienten

→ Fall 1   Seite 1

bei angemessener Dosierung aber jederzeit erweckbar und kooperativ sind.
- Kurzwirksame Benzodiazepine, z.B. Midazolam (Dormicum 7,5 mg p.o. für Erwachsene 1 h vor Narkosebeginn)

- Langwirksame Benzodiazepine: z. B. Diazepam (Valium 10–20 mg p.o. für Erwachsene 2–3 h vor Narkosebeginn)
- Wichtig ist es, auf die rechtzeitige Gabe der medikamentösen Prämedikation hinzuwirken!

Kommentar

Ziel der Prämedikationsvisite: Bei der Vorbereitung einer Anästhesie kommt der sorgfältigen **Anamneseerhebung**, den **Voruntersuchungen** (z. B. körperliche Untersuchung, Labor) und der **Sichtung präoperativer Befunde** große Bedeutung zu. Ziel ist es, Erkrankungen oder Besonderheiten zu entdecken, die für die Durchführung der Narkose relevant sind oder die im Verlauf zu Problemen oder Komplikationen führen können. Neben dem individuellen Risiko des Patienten müssen dabei immer auch eingriffspezifische Risiken (z. B. erhöhtes Blutungsrisiko bei großem Gefäßeingriff) berücksichtigt werden. Der Umfang der Maßnahmen im Vorfeld einer Anästhesie und Operation orientiert sich v. a. am **Alter und Allgemeinzustand des Patienten** sowie an der **Invasivität und Dauer des operativen Eingriffs**.

Zusätzlich soll der Patient über den Ablauf der Maßnahmen informiert und auf besondere Risiken hingewiesen werden. Bei der Wahl des Anästhesieverfahrens orientiert man sich an den Besonderheiten des vorgesehenen Eingriffs und an den Wünschen des Patienten. Alternativen sollen erläutert werden, damit der Patient eine fundierte Entscheidung treffen kann. Wenn möglich, sollte das Prämedikationsgespräch durch den Anästhesisten durchgeführt werden, der den Patienten auch im OP betreut. Auf jeden Fall sollte das Gespräch genutzt werden, um dem Patienten zu verdeutlichen, dass alles Erdenkliche getan wird, um Risiken zu minimieren und dass er „in guten Händen" ist.

Präoperatives Screening: Die Befragung des Patienten zur Vorgeschichte erfolgt in der Regel mit **standardisierten Fragebögen**, die Fragen zu allen wichtigen Organsystemen sowie zu Allergien, Dauermedikation, Voroperationen und -narkosen sowie Lebensgewohnheiten des Patienten (Alkohol- und Nikotinkonsum) enthalten. Diese Anamnesebögen bieten eine wichtige Grundlage für das Aufklärungsgespräch, müssen aber durch eine **gründliche körperliche Untersuchung** (s. Antwort zur Frage 1.1) und

Auswertung weiterer bereits vorhandener Befunde (z. B. Labor, EKG) ergänzt werden. Im Verlauf des anästhesiologischen Vorgesprächs kann die Notwendigkeit weiterer Voruntersuchungen erkannt werden. Bei gesunden Patienten ohne relevante Vorerkrankungen, die für elektive Eingriffe (s. Fallbeispiel) vorgesehen sind, kann bei sorgfältiger Anamneseerhebung und körperlicher Untersuchung die Durchführung von Laboruntersuchungen, eines EKGs oder einer Röntgenuntersuchung in der Regel entfallen. Bereits vorhandene Befunde sowie die Informationen von bereits durchgeführten Operationen und Narkosen sollten selbstverständlich berücksichtigt werden.

ASA-Klassifikation: Im Jahre 1963 hat die American Society of Anesthesiologists (ASA) eine Klassifikation zur **Einstufung des präoperativen Patientenzustandes** publiziert, die weltweit Verbreitung fand (s. Antwort zur Frage 1.2/ Tab. ASA-Klassifikation). Die ASA-Klassifikation korrelierte dabei gut mit der perioperativen Mortalität (bis 7. postoperativer Tag) der Patienten. Problematisch bei der Einordnung der Patienten in die ASA-Klassen ist die relativ grobe Unterteilung **ohne differenzierte Bewertung einzelner Vorerkrankungen**. Die verschiedenen Organsysteme sind mit unterschiedlicher Häufigkeit an der perioperativen Morbidität und Mortalität beteiligt: Kardiovaskuläre Erkrankungen sind von größter Bedeutung, bronchopulmonale Erkrankungen, endokrine und renale Störungen haben einen deutlich geringeren Einfluss auf den anästhesiologischen Verlauf. Die Einteilung in die einzelnen ASA-Klassen ist zusätzlich **vom Untersucher abhängig** (Fehlen objektivierbarer Kriterien), sodass in manchen Abteilungen **differenziertere Risikochecklisten** erarbeitet wurden, um eine verlässlichere und aussagekräftigere Einstufung zu erreichen (s. Anhang Mannheimer Risikocheckliste). Ziel ist die **Identifikation besonders gefährdeter Patienten** anhand statistischer Wahrscheinlichkeiten, um das am besten geeignete

99

Fall
1

→ Fall 1 Seite 1

Narkoseverfahren, die Art der verwendeten Medikamente, die Notwendigkeit eines erweiterten Monitorings (z. B. intraarterielle Blutdruckmessung) und einer postoperativen Überwachung auf der Wach- oder Intensivstation besser abschätzen zu können. Besonders bei Patienten mit hohem Risikoprofil muss immer abgewogen werden zwischen der Dringlichkeit des Eingriffs und der Möglichkeit, den Zustand des Patienten vor Durchführung der Operation zu verbessern.

Weiterführende Diagnostik: Zunehmend wird in der anästhesiologischen Praxis dazu übergegangen, die Notwendigkeit von Laboruntersuchungen, eines präoperativen 12-Kanal-EKGs und einer Röntgenuntersuchung der Thoraxorgane mehr **vom individuellen Zustand und Risikoprofil des Patienten abhängig** zu machen als von starren Altersgrenzen. Die Deutsche Gesellschaft für Anästhesiologie und Intensivmedizin (DGAI) betont in ihrer Leitlinie zur anästhesiologischen Voruntersuchung, dass in der Regel bei organgesunden Patienten in jungen und mittleren Lebensjahren ohne spezifische Risikohinweise keine zwingende medizinische Notwendigkeit für eine routinemäßige Durchführung ergänzender Untersuchungen besteht. Eine Altersgrenze oberhalb derer z. B. ein EKG obligat und für den Patienten von Nutzen ist, lässt sich aufgrund wissenschaftlicher Erkenntnisse nicht festlegen. Eine Thoraxaufnahme bei Patienten der ASA-Risikoklassen I und II wird als überflüssig erachtet. Ergeben sich bei der Anamnese und der körperlichen Untersuchung zusätzliche Hinweise, so können in Abhängigkeit von den jeweiligen Begleiterkrankungen und der Pharmakotherapie, dem geplanten Eingriff und dem angestrebten Anästhesieverfahren weitere Untersuchungen sinnvoll sein, z. B. **Labor** (kleines Blutbild, Kalium, Nierenwerte [Kreatinin, Harnstoff], Blutzucker, Leberwerte [AST, ALT, γ-GT, AP], Quick, aPTT, Blutgase), **Röntgen-Thorax, (Belastungs-)EKG, Echokardiographie**. Kürzlich durchgeführte Untersuchun-

gen sollten hierbei berücksichtigt werden, um eine Mehrfachbelastung des Patienten und unnötige Kosten zu vermeiden. Das anästhesiologische Vorgespräch sollte nicht zuletzt deshalb mit ausreichendem zeitlichen Abstand zum Eingriff erfolgen (Minimum: 24 Stunden, besser mehr), um die Anforderung auswärtiger Befunde, aber auch die Beschaffung hauseigener Patientenakten zu ermöglichen. Gibt es keine relevanten Veränderungen des Gesundheitszustandes des Patienten, so existieren auch hier keine eindeutig definierten zeitlichen Grenzen für das Alter der Befunde. Die in manchen Häusern übliche Praxis, Labor- oder EKG-Befunde auch bei Patienten, die für elektive Eingriffe aufgenommen werden, nur zu akzeptieren, wenn sie nicht älter als 1 Woche sind, ist durch wissenschaftliche Daten in keiner Weise zu rechtfertigen.

Aufklärung und Einwilligung des Patienten: s. Antwort zur Frage 1.3 und Fall 90.

Medikamentöse Prämedikation: Eine medikamentöse Prämedikation sollte sich an den Bedürfnissen des Patienten orientieren. In der Regel genügt die Gabe eines Benzodiazepins am Morgen vor dem Eingriff (s. Antwort zur Frage 1.5), eine abendliche Medikation ist meist entbehrlich. In Absprache mit den Kollegen der operativen Abteilung ist darauf zu achten, dass die Patienten ihre Prämedikation rechtzeitig – d. h. mindestens eine Stunde vor Abruf des Patienten in den OP – erhalten, damit die gewünschte Anxiolyse und Sedierung auch erreicht werden können.

ZUSATZTHEMEN FÜR LERNGRUPPEN
- **Präoperative Labordiagnostik**
- **Risikoabschätzung bei operativen Eingriffen**
- **Dringlichkeitsstufen von operativen Eingriffen (z. B. elektiver Eingriff, Notfalloperation)**

→ Fall 1   Seite 1

2.1 Welche Arbeitsdiagnose und welche Differenzialdiagnosen haben Sie?

- **Arbeitsdiagnose:** Schlaganfall; Begründung: Halbseitenlähmung, verwaschene Sprache
- **Differenzialdiagnosen:** transitorische ischämische Attacke (TIA), prolongiertes reversibles ischämisches neurologisches Defizit (PRIND), hypertensive Krise, intrazerebrale Blutung, Subarachnoidalblutung, epidurales Hämatom, Sinusvenenthrombose, Hirntumor, Hypoglykämie, Enzephalitis, psychogene Lähmung

2.2 Welche notfallmedizinischen Maßnahmen führen Sie durch?

- Sauerstoffgabe über Gesichtsmaske (5–10 l/min)
- Monitoring: 12-Kanal-EKG, Pulsoxymetrie, Blutdruckmessung (alle 3–5 min)
- Periphervenöser Zugang (mindestens 18G), kristalline Infusionslösung (Ringerlösung, 500 ml i. v.)
- Bestimmung des Blutzuckers: Ausschluss einer Hypoglykämie
- Blutdrucksenkung nicht erforderlich (s. Kommentar)

2.3 Welches Krankenhaus wählen Sie aus? Begründen Sie Ihre Entscheidung!

Krankenhaus B: **Krankenhaus der Maximalversorgung mit Neurologischer Abteilung**, Fahrzeit 20 Minuten. Auch wenn die Fahrzeit länger ist, profitiert die Patientin sicherlich von der besseren Infrastruktur in einem Krankenhaus der Maximalversorgung (CT, Stroke-Unit, ggf. Lysetherapie).

2.4 Welche Maßnahmen und Vorbereitungen treffen Sie auf dem Transport in die Klinik?

- Information der Zielklinik (Ankunftszeit), möglichst Direktkontakt mit dem diensthabenden Neurologen
- Genaue Dokumentation der Anamnese (z. B. Dauer der Symptomatik) und des Befundes (neurologische Befunde: Reflexe, Cincinnati cerebral Performance Stroke Scale [CPSS]).
- ggf. Blutabnahme (Blutbild/-gerinnung, Leber-, Nierenwerte)

2.5 Wie kann Ihre Verdachtsdiagnose gesichert werden?

Zur Sicherung der Diagnose muss **schnellstmöglich** eine **kraniale Computertomographie (CCT)** durchgeführt werden.

101

Fall

2

Kommentar

Der akute Schlaganfall ist eine Indikation für einen Notarzteinsatz. In Deutschland entfallen etwa 8 bis 10 % aller Notarzteinsätze auf die Versorgung von Schlaganfallpatienten. Dabei ist eine Unterscheidung zwischen Ischämie, Blutung, TIA und PRIND präklinisch meist nicht möglich. Sie werden deshalb zunächst gleich behandelt. Auch Differenzialdiagnosen (s. Antwort zur Frage 2.1) sind präklinisch oft schwer mit ausreichender Sicherheit auszuschließen. Nur eine zeitoptimierte notärztliche Versorgung mit einer schnellstmöglichen Einweisung in ein geeignetes Krankenhaus ermöglicht die beste Prognose bei dieser Erkrankung. Bei der notärztlichen Versorgung des Schlaganfalls gilt der Grundsatz: **„Time is Brain"**.

Definitionen: Als Schlaganfall (Syn.: Apoplex, apoplektischer Insult, zerebrovaskulärer Insult, engl. stroke) werden **akute regionale zerebrale Durchblutungsstörungen** mit Zelluntergang und plötzlich einsetzenden, **anhaltenden zentralbedingten neurologischen Defiziten** mit und ohne Bewusstseinsstörungen bezeichnet. Davon sind Funktionsausfälle zu unterscheiden, die sich nach einer zeitlichen Dauer wieder zurückbilden können: **transitorische ischämische Attacke** (TIA, vollständige Rückbildung der Symptome innerhalb von 24 Stunden) oder **prolongiertes reversibles ischämisches neurologisches Defizit** (PRIND, vollständige Rückbildung der Symptome nach mehr als 24 Stunden).

Ätiologie: Ursache ist in etwa 80 % der Fälle eine **zerebrale Ischämie** (ischämischer Infarkt bzw. Insult, Hirninfarkt). Die zerebrale Mangeldurchblutung kann durch einen arteriosklerotisch-thrombotischen oder embolischen Hirn-

→ Fall 2 Seite 2

gefäßverschluss bedingt sein oder bei bevorstehender Hirngefäßstenose durch extrazerebrale Faktoren (z. B. Herzrhythmusstörungen, Blutdruckabfall = hämodynamisch bedingter Insult) ausgelöst werden. Weitere Ursachen für das klinische Bild des Schlaganfalls können **intrazerebrale Blutung** (Hirnmassenblutung, ~15 %) und **Subarachnoidalblutung** (~5 %) sein.

Risikofaktoren: Risikofaktoren sind neben arterieller Hypertonie und Hyperlipidämie v. a. Diabetes mellitus und Rauchen.

Klinik: Kardinalsymptom ist die **Hemiparese**, die häufig von einer **Aphasie** begleitet wird. Beide Symptome können aber auch fehlen. Zusätzlich können Apraxie, Neglect, Vigilanzstörungen (Somnolenz, Sopor, Koma), Gesichtsfeldausfälle, Sehstörungen, Schwindel, Übelkeit, Erbrechen sowie Kopfschmerzen auftreten.

Präklinische Diagnostik: Der Notarzt sollte nach Erhebung der **(Fremd-)Anamnese** eine **orientierende neurologische Untersuchung** (Sensorik, Motorik, Pupillomotorik, Reflexe) durchführen und die Befunde auf einem Notarzteinsatzprotokoll dokumentieren. Die Messung von Blutdruck, Puls, Sauerstoffsättigung und Blutzucker sind obligat; ein EKG sollte immer abgeleitet, eine Messung der Körpertemperatur sollte – wenn möglich – durchgeführt werden.

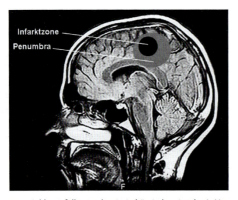

Beim Schlaganfall entsteht ein ischämisches Areal mit Untergang der Hirnzellen (Infarktzone). Um diese Infarktzone liegt anfangs ein mangelversorgtes Areal (Penumbra). Erfolgt keine Therapie, sterben auch die Zellen der Penumbra ab, bei suffizienter Therapie kann dieses Areal „gerettet" werden.

→ Fall 2 Seite 2

Präklinische Therapie: Ziel der notärztlichen Therapie ist v. a. eine **adäquate zerebrale Perfusion und Oxygenierung aufrechtzuerhalten** sowie eine Vergrößerung des Infarktareals (Penumbra, s. Abb.) zu verhindern.

Zuerst müssen die **Vitalfunktionen** (Atmung, Kreislauf) überprüft und ggf. stabilisiert werden. Sauerstoff (5–10 l/min) sollte über eine Gesichtsmaske appliziert werden. Dabei ist zu bedenken, dass bis zu 30 % aller Notarztpatienten mit Schlaganfall an **Schluckstörungen** leiden. Somit ist das **Aspirationsrisiko deutlich erhöht** und die **Indikation zur endotrachealen Intubation und Beatmung** großzügig zu stellen. Das wichtigste Ziel des Kreislaufmanagements ist es, einen ausreichenden **zerebralen Perfusionsdruck** (**CPP** [= MAP - ICP], s. Fall 8) im Gehirn aufrecht zu erhalten. Dabei sollten systolische Blutdruckwerte zwischen 160 und 220 mmHg angestrebt werden. Eine Blutdrucksenkung, z. B. mit Urapidil (z. B. Ebrantil 5–10 mg i. v.), wird erst bei systolischen Blutdruckwerten über 220 mmHg empfohlen. Leidet der Patient an einer kardialen Begleitsymptomatik (z. B. Angina Pectoris, Herzinsuffizienz) sollte eine Blutdrucksenkung bereits frühzeitiger erfolgen. Systolische Blutdruckwerte <130 mmHg sollten angehoben werden (z. B. Akrinor ¼ Ampulle i. v. oder Noradrenalin 1:10 000 1–2 ml i. v.).

Ist der Patient stabil, erfolgen weitere Maßnahmen zur Überwachung des Metabolismus (z. B. Blutzuckerspiegel [BZ], Temperatur). Eine Normalisierung des **Blutzuckerspiegels** ist bei Blutzuckerwerten von weniger als 70 mg/dl mit Glukose 50 % (10–30 ml i. v.) indiziert. Eine erhöhte **Körpertemperatur** sollte durch physikalische Maßnahmen (ggf. Kleidung entfernen, Wadenwickel) und die Applikation von Paracetamol (z. B. Ben-u-ron 1 g rektal) gesenkt werden. Zur Normalisierung des **Flüssigkeitshaushaltes** sollte mindestens ein peripervenöser Zugang (18G) gelegt werden; zur Infusionstherapie eignen sich kristalline und kolloidale Infusionslösungen (z. B. Ringerlösung 500 ml–1000 ml i. v. oder HAES 10 % 500 ml i. v.). Die Indikation zur Sedierung sollte streng gestellt werden, da der sedierte Patient nur eingeschränkt beurteilt werden kann. Wenn überhaupt, sollten nur kurzwirksame Medikamente, z. B. Midazolam, (z. B. Dormicum 1–3 mg i. v.) eingesetzt werden. Eine kausale Therapie (z. B. Thrombolyse) steht Notärzten bisher nicht zur Verfügung, so dass sich alle therapeutischen Bemühungen auf eine **symptomatische Behandlung** mit Optimierung der zerebralen Substratversorgung (Sauerstoff, Glukose) beschränken müssen.

Logistik: Bei der Auswahl des Zielkrankenhauses muss der Notarzt mehrere Faktoren abwägen. Er muss über genaue Kenntnisse der örtlichen Strukturen im Rettungsdienstbereich und angrenzenden Gebieten verfügen. Das Zielkrankenhaus muss eine Behandlung des Schlaganfalls nach modernen Kriterien ermöglichen. Hierzu gehört die **24-stündige Verfügbarkeit eines CT-Gerätes,** die Möglichkeit zur Durchführung einer **Duplexsonographie** oder einer **Echokardiographie.** Nach Möglichkeit sollte – gerade bei jungen Patienten – ein Zielkrankenhaus ausgewählt werden, das über eine spezielle Intensivstation zur Versorgung von Schlaganfallpatienten (**Stroke-Unit**) verfügt.

Klinische Diagnostik und Therapie: Behandlung und Outcome des Schlaganfalls konnten in den letzten Jahren durch konsequente Umsetzung der o.g. Behandlungsgrundsätze deutlich verbessert werden. Ein kleiner Teil der Patienten profitiert von der Applikation thrombolytischer Medikamente in der Klinik. Eine bildgebende radiologische Diagnostik ist allerdings vorher obligat. Konnte eine intrakranielle Blutung als Schlaganfallsursache ausgeschlossen werden, besteht innerhalb eines 3-stündigen Zeitfensters die Möglichkeit, ein Thrombolytikum (meist rt-PA) zur kausalen Therapie zu applizieren. Die in vielen Kliniken eingerichteten speziellen Intensivstationen zur Versorgung von Schlaganfallpatienten (**Stroke-Units**) bieten die Möglichkeit, Patienten adäquat zu überwachen und eine engmaschige Kontrolle der Vitalfunktionen durchzuführen. Für die Behandlung in einer Stroke-Unit konnte eine positive Beeinflussung des Krankheitsverlaufs beim Schlaganfall nachgewiesen werden.

👥 ZUSATZTHEMEN FÜR LERNGRUPPEN
- Differenzialdiagnostik zerebraler Insulte
- Subarachnoidalblutung
- Intrazerebrale Blutung (Hirnmassenblutung)
- Klinische Schlaganfalltherapie (Stroke-Unit)
- Thrombolyse beim Schlaganfall (rt-PA)
- Cincinnati cerebral Performance Stroke Scale (CPSS)

103

Fall
3

---

3 Respiratorassoziierte Pneumonie nach Langzeitbeatmung

3.1 Halten sie diese Verdachtsdiagnose für wahrscheinlich? Begründen Sie Ihre Meinung!
Ja. **Pneumonien sind während des intensivmedizinischen Behandlungsverlaufs häufig;** v. a. langzeitbeatmete Patienten auf Intensivstationen sind betroffen. Der Gasaustausch der Patientin hat sich verschlechtert; die Patientin benötigt eine FiO_2 von 70 % bei einem PEEP von 10 mbar und erreicht dabei nur eine schlechte Oxygenierung (paO_2 79 mmHg) und reduzierte Kohlendioxidelimination ($paCO_2$ 48 mmHg).

3.2 Wie sichern Sie diese Diagnose innerhalb kurzer Zeit?
- Klinische Untersuchung: Perkussion (umschriebene Dämpfung), Auskultation (klingende feinblasige Rasselgeräusche)
- Röntgenaufnahme des Thorax (Transparenzminderung, diffuse fleckige Verschattungen = „Infiltrate")

- Entzündungsparameter im Labor (Leukozyten ↑, CRP ↑, Procalcitonin ↑, Linksverschiebung)

3.3 Befunden Sie die Röntgenaufnahme! Welche Erreger kommen in Frage?
- **Befundung des Röntgen-Thorax:** bilaterale fleckige Verschattungen (Infiltrate), Tubuslage korrekt, ZVK-Lage (V. jugularis interna) 2–3 cm zu tief
- Es handelt sich hier höchstwahrscheinlich um eine **nosokomiale** (12-tägiger Krankenhausaufenthalt) respiratorassoziierte (intubierte Patientin) Pneumonie. Bei Patienten, die mehrere Tage intubiert und beatmet werden, ändert sich das Erregerspektrum deutlich von Erregern der normalen Rachenflora (s. Kommentar) zu hochresistenten Gram-negativen Erregern.
- Häufige Erreger sind: **aerobe Gram-negative Erreger** (Enterobacter spp., Klebsiella pneu-

→ Fall 3   Seite 3

moniae, E. coli, Serratia spp., Pseudomonadaceae [z. B. Pseudomonas aeruginosa], Acinetobacter spp., Stenotrophomonas maltophilia), Gram-positive Erreger ([oft methicillinresistente] Staphylococcus aureus = MRSA)
- Seltene Erreger sind: Proteus spp., Anerobier (Bacteroides spp.), Streptococcus pneumoniae, Haemophilus influenzae, Legionellen, Mykoplasmen, Chlamydien, Pilze, Protozoen

3.4 Welche Kriterien und Befunde müssen erfüllt sein, um eine antibiotische Therapie einzuleiten?
- Im Röntgen-Thorax neu aufgetretene Verschattungen bzw. Verschattungen, die trotz Antibiotikatherapie persistieren + 2 zusätzliche Befunde:
- Auswurf (purulentes Sekret)
- Temperatur >38,5°C oder <36°C
- Leukozyten (>12 × 10^9/l oder <4 × 10^9/l).

! 3.5 Mit welcher Antibiotikagruppe therapieren Sie diese Infektion?
Nosokomiale respiratorassoziierte Pneumonie können therapiert werden mit:
- Aminopenicillin + Antipseudomonas-β-Lactamase-Inhibitor 3 × tgl. i. v., z. B. Piperacillin 2 g + Tazobactam 0,5 g (z. B. Tazobac) oder Piperacillin 2 g + Sulbactam 0,5 g (z. B. Combactam), Dosisanpassung bei Niereninsuffizienz erwägen.
- Breitspektrum-Cephalosporin 3 × tgl. i. v., z. B. Ceftazidim 2 g (z. B. Fortum), Dosisanpassung bei Niereninsuffizienz
- β-Lactam-Antibiotikum + Dehydropeptidase-Hemmer 3 × tgl. i. v., z. B. Imipenem + Cilastatin 0,5 g (z. B. Zienam)
- Zur Behandlungsdauer s. Kommentar

Kommentar

Definition und Einteilung: Bei Pneumonien handelt es sich um **Entzündungen** des **Lungenparenchyms** (alveoläre Strukturen) und/oder des **Lungengerüsts** (interstitielle Strukturen). Ist die Ausdehnung auf einen oder mehrere Lungenlappen beschränkt, wird die Pneumonie als **Lobärpneumonie** bezeichnet. Ist dagegen die Verteilung diffus und herdförmig (s. Abb. Fallbeispiel), wird sie als **Bronchopneumonie** bezeichnet. Bei **interstitiellen Pneumonien** ist v. a. das perivaskuläre oder interalveoläre Bindegewebe entzündet. Eine besondere Bedeutung besitzt auf Intensivstationen die **nosokomiale Pneumonie**, welche während eines längeren (meist >4–6 Tage) Krankenhausaufenthaltes erworben wurde und streng von außerhalb des Krankenhaus (= ambulant) erworbenen Pneumonien zu unterscheiden ist. Respiratorassoziierte Pneumonien treten oft bei intensivmedizinisch behandelten und langzeitbeatmeten Patienten auf und stellen die häufigste nosokomiale Infektion dar.

Ätiologie: Auslöser für ambulant erworbene Pneumonien sind v. a. Bakterien der Oropharyngealflora (Haemophilus influenzae, Pneumokokken, Staphylococcus aureus, Enterobacter spp., Klebsiella pneumoniae, E. coli, Serratia spp.) und Viren (RSV, Influenza-, Parainfluenza, ECHO-, Adenoviren). Bei bakterieller Genese tritt meist eine alveoläre, bei viraler Genese meist

eine interstitielle Entzündungsreaktion auf. Intensivmedizinisch relevant sind v. a. durch **Gram-negative Bakterien** ausgelöste Pneumonien (s. Antwort zur Frage 3.3). Diese Keime sind bei Gesunden nur fakultativ pathogen, bei immunkompromittierten Patienten auf Intensivstationen beträgt die Letalität trotz moderner Intensiv- und Antibiotikatherapie 25 bis 75%. Begünstigend für die Entstehung einer nosokomialen Pneumonie bei intensivmedizinischen Patienten ist in erster Linie die endotracheale Intubation mit (Langzeit-)Beatmung. Im geschlossenen Beatmungssystem finden Bakterien geeignete Umgebungsbedingungen („warm und feucht"), durch Störungen der mukoziliaren Clearance und Hustenmechanik verbleiben Bakterien verstärkt im Trachealsystem, so dass sich schneller eine Pneumonie entwickelt. Lange Bettlägerigkeit und eine flache Atmung fördern Atelektasenbildung und dadurch ebenfalls das Risiko eine Pneumonie zu entwickeln.

Klinik: Typisch für Pneumonien ist ein **akuter Beginn** mit **hohem Fieber**, **Husten mit Auswurf**, **Schüttelfrost** und **Atemnot** sowie ein **reduzierter Allgemeinzustand**.

Komplikationen: Als Komplikationen können bei der unzureichend therapierten Pneumonie neben Pleuraergüssen und -empyemen auch

→ Fall 3 Seite 3

eine Abszedierung, ARDS (Acute Respiratory Distress Syndrome) und Sepsis resultieren.

Diagnostik: Die **körperliche Untersuchung** ist die Basis zur Diagnostik einer Pneumonie. Bei der **Perkussion** des Thorax findet sich häufig ein **gedämpfter Klopfschall**, bei der **Auskultation** zumeist **feinblasige Rasselgeräusche** über Lungenarealen mit alveolären Infiltrationen. Einen weiteren Hinweis auf die Entwicklung einer Pneumonie liefert zumeist die arterielle **Blutgasanalyse**. Oft folgt dem Abfall des arteriellen Sauerstoffpartialdrucks (paO_2) ein Anstieg des arteriellen Kohlendioxidpartialdrucks ($paCO_2$). Ein objektiveres Verfahren zur Verifizierung der Pneumonie ist die bildgebende radiologische Diagnostik. In der **Röntgenaufnahme** des Thorax sind die betroffenen pneumonischen Areale durch eine Transparenzminderung und diffuse fleckige Verschattungen („Infiltrate", „Infiltrationen") meist gut zu erkennen. Noch besser sind diese Infiltrationen mittels **Computertomographie** darzustellen. Der **mikroskopische und kulturelle Erregernachweis** gelingt aus putridem Trachealsekret. Kann kein Trachealsekret gewonnen werden, stehen mit der broncho-alveolären Lavage (BAL) und dem bronchoskopischen Bürstenabstrich weitere gute Verfahren zur Keimgewinnung zur Verfügung. Bei der BAL wird sterile Kochsalzlösung bronchoskopisch in den Trachealbaum eingespritzt, unmittelbar danach wieder abgesaugt und zur mikrobiologischen Untersuchung verwendet. Beim Bürstenabstrich wird ein Abstrich der Trachealschleimhaut vorgenommen. **Fieber** und **Anstieg der Entzündungsparameter** im Blut (CRP ↑, Leukozyten ↑, Linksverschiebung im Differenzialblutbild) sind die häufigsten Infektmarker bei der Pneumonie, aber sehr unspezifisch. Ein Erregernachweis durch eine **Blutkultur** (Abnahme im Fieberanstieg!) sollte bei jedem Verdacht auf Pneumonie durchgeführt werden. Eine Pneumonie gilt als gesichert (**Diagnosekriterien**, s. Antwort zur Frage 3.4), wenn im Röntgen-Thorax Infiltrationen neu aufgetreten sind oder trotz Therapie persistieren. Zusätzlich müssen mindestens 2 der nachfolgenden Kriterien erfüllt sein: **Leukozytose/Leukopenie** ($>12 \times 10^9$/l oder $<4 \times 10^9$/l), **Fieber/Hypothermie** ($>38,5$°C, <36°C) oder **purulentes Trachealsekret**.

Differenzialdiagnosen: Lungeninfarkt, Lungenembolie, Lungenödem.

Therapie: Die beiden wichtigsten Grundlagen zur Therapie einer Pneumonie sind die **Verifizierung der Diagnose** (s. o.) und die **Identifikation des Erregers und Erstellung eines Antibiogramms**. Für die Auswahl des richtigen Antibiotikums gilt, dass neben der Grunderkrankung des Patienten, Patientenalter, Erregerspektrum, Resistenzmuster der Erreger, Art und Dauer vorausgegangener Antibiotikagaben, zeitliches Auftreten nach Krankenhausaufnahme, Beatmungstherapie und Schweregrad der Pneumonie berücksichtigt werden müssen. Pneumonien, die innerhalb der ersten 6 Tage eines Krankenhausaufenthaltes auftreten, besitzen in der Regel ein ähnliches Erregerspektrum wie ambulant erworbene Pneumonien (s. o.). Sie können z. B. mit Penicillinen (z. B. Amoxicillin), Cephalosporinen (z. B. Cefuroxim) oder Gyrasehemmern (z. B. Moxifloxacin) therapiert werden. Die Therapie bei nosokomialen bzw. respiratorassoziierten Pneumonien muss möglichst gezielt nach Antibiogramm erfolgen. Bis zum Eintreffen des Antibiogramms sollten – falls erforderlich – Antibiotika-(kombinationen) mit möglichst breitem Wirkspektrum kalkuliert angewendet werden. Zum Einsatz kommen meist **Aminopenicilline** in Kombination mit einem **β-Lactamase-Inhibitor**, ein **Breitspektrum-Cephalosporin** oder ein **β-Lactam-Antibiotikum** in Kombination mit einem **Dehydropeptidase-Hemmer** (s. Antwort zur Frage 3.5). Über die optimale Dauer einer Antibiotikatherapie liegen bisher keine ausreichenden Daten vor. In mehreren klinischen Studien werden Behandlungszeiträume um 8 Tage angegeben. Im Idealfall sollte die antibiotische Therapie bis zur Normalisierung der klinischen und laborchemischen Befunde fortgeführt werden. Eine **prophylaktische Gabe von Antibiotika** zur Verhinderung einer Pneumonie scheint nach heutiger Datenlage **nicht gerechtfertigt** zu sein. Pilze und Viren sind bei nosokomialen Pneumonien eher selten. Unter bestimmten Umständen können sie aber dennoch Bedeutung erlangen und müssen als potenzielle Auslöser zumindest ausgeschlossen werden und ggf. entsprechend therapiert werden.

Die **allgemeine Therapie** von Pneumonien richtet sich v. a. nach der Schwere der Erkrankung und umfasst die **Stabilisierung der Vitalfunktionen** (Sauerstoffgabe, Beatmungstherapie, Kreislaufstabilisierung). Hierbei kommt v. a. der **Beatmungstherapie** eine besondere Be-

105

Fall

3

→ Fall 3 Seite 3

deutung zu. Die durch eine Beatmung induzierten Schädigungen (z. B. Baro-, Volutrauma) müssen durch angepasste Atemzugvolumina (Richtwert 7 ml/kg KG) und ausreichend offene Alveolen (z. B. mittels PEEP) möglichst gering gehalten werden („**lungenprotektive Beatmung**", s. Fall 91). „Lungenprotektive Beatmung" ist ein beschreibender Begriff für verschiedenste Strategien zur Minimierung beatmungsinduzierter Lungenschäden (z. B. Baro- oder Volutrauma der Lunge).

Fieber (Temperatur >38,5°C) kann mit Paracetamol oder Metamizol (z. B. Novalgin) und physikalischen Maßnahmen (Wadenwickel, Eispackungen) gesenkt werden.

Prophylaxe: Sind die Patienten wach und kooperativ, kann die Wahrscheinlichkeit für das Auftreten einer Pneumonie durch **regelmäßige atemgymnastische Übungen** (z. B. TriFlo) deutlich reduziert werden. Zusätzlich vermindert die frühzeitige Mobilisierung der Patienten die Auftretenswahrscheinlichkeit einer Pneumonie.

Prognose: Die Prognose von Patienten mit einer nosokomialen Pneumonie ist sehr unterschiedlich. Häufig ist die Pneumonie „nur" eine Begleitkrankheit während eines längeren intensivmedizinischen Aufenthalts und kann gut medikamentös therapiert werden. Allerdings sterben auch sehr viele – meist ältere – Patienten an den Folgen einer Pneumonie (Organversagen).

👨‍👦‍👦 ZUSATZTHEMEN FÜR LERNGRUPPEN
- **Erregerspezifische Therapie unterschiedlicher Pneumonien**
- **Lungenversagen/ARDS (Klinik, Diagnostik, Therapie, Beatmungsstrategien)**
- **Lungenersatzverfahren (z. B. Extrakorporale Membranoxygenierung)**
- **Maschinelle Beatmungstherapie (Verfahren, Komplikationen)**

4 Thromboembolieprophylaxe und heparininduzierte Thrombozytopenie

4.1 Mit welcher Medikamentengruppe (Medikament) und ab welchem Zeitpunkt nehmen Sie die postoperative Thromboembolieprophylaxe vor?
- Niedermolekulares (= fraktioniertes) Heparin (LWMH/NMH, Dosis abhängig vom Thromboembolierisiko), Medikamentengruppe der Wahl bei der perioperativen Thromboembolieprophylaxe (= prophylaktische Heparinisierung):
  - Dalteparin
    (z. B. Fragmin 1 × 2500–5000 IE/d s.c.)
  - Enoxaprin
    (z. B. Clexane 1 × 2000–4000 IE/d s.c.)
  - Nadroparin
    (z. B. Fraxiparin 1 × 2850–5000 IE/d s.c.)
  - Certoparin
    (z. B. Mono-Embolex 1 × 5000 IE/d s.c.)
  - Tinzaparin
    (z. B. Innohep 1 × 175IE/kg KG/d s.c.)
  - Fondaparinux
    (z. B. Arixtra 1 × 2,5 mg/d s.c.)
- Weniger geeignet: Unfraktioniertes Heparin (UFH), z. B. 3 × 5000 IE/d s.c. (hohe Nebenwirkungsrate, v. a. heparininduzierte Thrombozytopenie)

- Applikation des NMH: frühestens ca. **6–12 Stunden postoperativ** (geringste Rate an Blutungskomplikationen zu erwarten)

4.2 Müssen Sie diese Therapie durch Gerinnungskontrollen überwachen?
Eine Überwachung der Blutgerinnung ist bei adäquater Dosierung nicht erforderlich. Quick- und aPTT-Wert sind bei adäquater Dosierung unverändert. In Abständen von mehreren Tagen sollte die Thrombozytenzahl kontrolliert werden (wegen einer möglichen heparininduzierten Thrombozytopenie).

4.3 Besteht ein Handlungsbedarf, wenn klinisch kein Hinweis für eine verstärkte Blutungsneigung vorliegt?
Nein, ggf. laborchemische Kontrolle der Gerinnung (aPTT).

! **4.4** Welche Verdachtsdiagnose müssen Sie stellen und wie können Sie diese verifizieren?
- Verdachtsdiagnose: **Heparininduzierte Thrombozytopenie** (HIT Typ I oder II); Begründung: Antikoagulationstherapie seit 4 Tagen, Thrombozytenzahl um mehr als 50 % abgefallen.

→ Fall 4 Seite 4

- Diagnostik:
  - Direkter Nachweis: heparininduzierter-Plättchen-Antikörper-Test (HIPA-Test)
  - Indirekter Nachweis: Thrombozytenzahl nach Absetzen des Heparins

! **4.5** **Welche Medikamente bieten sich bei Bestätigung Ihrer Verdachtsdiagnose als Alternative an?**
- Danaparoid (z. B. Orgaran), ein heparinfreies Heparinoid (Gemisch niedrigmolekularer sul-

fatierter Glykosaminoglykane aus der Schleimhaut von Schweinen)
- Lepirudin (z. B. Refludan), ein synthetisch hergestelltes Pentasaccharid, hemmt Thrombin (IIa) (AT-unabhängig)
- Desirudin (z. B. Revasc)
- Argatroban (z. B. Argatra), ein hochwirksamer, monovalenter direkter Thrombininhibitor

Kommentar

Thromboembolieprophylaxe: Nach chirurgischen Eingriffen und Immobilisation treten gehäuft tiefe Beinvenenthrombosen auf. Ursache ist eine Stase des Blutes mit verzögertem venösem Rückstrom und der Ausbildung von venösen Thromben. Konsekutiv kann es zur Lösung thrombotischen Materials mit Einschwemmung in die Lungenstrombahn (Thromboembolie, Lungenembolie) kommen. Lungenembolien haben häufig einen letalen Ausgang. Daher ist **perioperativ** sowie **bei Immobilisation** eine **Thromboembolieprophylaxe** stets indiziert! Hierbei ergänzen sich allgemeine (physikalische) und medikamentöse Maßnahmen.

Physikalische Therapie: Frühe **postoperative Mobilisation** (Aufstehen) und aktive **Krankengymnastik** (Aktivierung der Muskelpumpe) senken die Inzidenz postoperativer Thrombosen deutlich. Eine Immobilisation sollte daher nur so lange wie nötig dauern! Kompressionsverbände, Antithrombosestrümpfe sowie eine intermittierende externe pneumatische Kompression der Beine stehen als weitere Maßnahmen zur Verfügung.

Medikamentöse Therapie: Medikamente zur Thromboembolieprophylaxe sind Heparine, Kumarinderivate, Thrombozytenaggregationshemmer und Thrombininhibitoren. **Heparine** sind aufgrund ihrer kurzen Halbwertszeit und damit guten Steuerbarkeit Mittel der Wahl bei der perioperativen Thromboembolieprophylaxe bzw. bei Immobilisation zur Vermeidung von Venenthrombosen und Lungenembolien. Eine perioperative medikamentöse Prophylaxe von Thromboembolien mit Kumarinenderivaten (z. B. Marcumar) eignet sich aufgrund der langen Eliminationshalbwertszeit von Kumari-

nen nicht. Thrombozytenaggregationshemmer (z. B. ASS) sind im venösen Stromgebiet nicht ausreichend wirksam und eignen sich daher nicht zur Thromboseprophylaxe.

Beim Heparin handelt sich um ein in den Mastzellen gebildetes **schwefelhaltiges Mukopolysaccharid**. In Anwesenheit von Antithrombin III (ATIII) beschleunigt Heparin die Inaktivierung von Thrombin und anderen aktivierten Gerinnungsfaktoren und führt in hoher Dosierung zur Hemmung der Thrombozytenaggregation und -adhäsion. Bei einem Mangel von ATIII ist die antithrombotische Wirkung von Heparin vermindert. Die sogenannte **Low-dose-Heparinisierung** (prophylaktische Heparinisierung) senkt die Inzidenz postoperativer Thromboembolien deutlich. Es gibt **unfraktionierte und niedermolekulare (= fraktionierte) Heparine**. Diese unterscheiden sich erheblich bezüglich ihrer Pharmakokinetik und -dynamik, aber auch bezüglich der Indikationen. Aufgrund der kurzen Wirkdauer sind unfraktionierte Heparine (UFH) zur ausreichenden Wirkung 3-mal täglich subkutan zu applizieren. **Niedermolekulare Heparine** (NMH, LWMH) haben den großen Vorteil, dass sie zur Thromboembolieprophylaxe nur **1-mal täglich** subkutan appliziert werden müssen und meist weniger Komplikationen (z. B. heparininduzierte Thrombozytopenien) als UFH verursachen. Die Applikation bietet sich v. a. am **Abend** an, da dann die Gabe am wenigsten mit invasiven Maßnahmen zur Patientenbehandlung (z. B. ZVK-Anlage; rückenmarknahe Punktion, s. auch Fall 32) interferiert. Die Bestimmung der partiellen Thromboplastinzeit (aPTT) ist zur Therapieüberwachung nicht geeignet, da sie bei adäquater Dosierung unverändert bleibt. Eine Erhöhung der **aPTT** auf mehr als den **2-fachen Ausgangs-**

→ Fall 4 Seite 4

wert kann auf eine Überdosierung der NMH hinweisen oder tritt bei einer „Vollheparinisierung" auf. Nebenwirkungen der Heparintherapie sind heparininduzierte Thrombozytopenie (s. u.), Blutungen (s. u.), Alopezie, Vasospasmus, Kopf- und Gliederschmerzen, Heparinallergie (Pruritus, Bronchospasmus, Urtikaria) und Transaminasenanstieg.

Komplikationen der medikamentösen Therapie: Eine häufige und gefährliche Komplikation einer Thromboseprophylaxe mit Heparin ist die **heparininduzierte Thrombozytopenie** (**HIT**). Die Häufigkeit der HIT ist abhängig von der Art des verwendeten Heparins (Verhältnis UFN:NMH etwa 10:1), so dass die effektivste Maßnahme zur Vermeidung einer HIT derzeit die konsequente Verwendung von NMH anstelle von UFH ist. Bei der HIT werden 2 Formen unterschieden (Typ I und Typ II): Die HIT **Typ I** tritt **dosisabhängig** meist 2 bis 10 Tage nach der ersten Applikation als Thrombozytopenie in Erscheinung. Ursache ist die proaggregatorische Wirkung des Heparins durch Hemmung der Adenylatcyclase. Der Verlauf ist meist leicht und ohne schwere Komplikationen. Bei einer Thrombozytenzahl >100000/µl muss die Antikoagulation nicht zwingend unterbrochen werden. Die HIT **Typ II** manifestiert sich als **dosisunabhängige allergisch-bedingte** (immunologische) Thrombozytopenie meist 4 bis 10 Tage nach Therapiebeginn. Der **Verlauf** ist oft **schwerer** als bei der HIT Typ I, da die Thrombozytenzahlen meist unter 100000/µl abfallen. Bei der HIT Typ II handelt es sich um eine **prothrombotische Erkrankung**, bei der heparininduzierte Antikörper Thrombozyten aktivieren. Dies führt zu einer **Thrombozytopenie** und **vermehrter Thrombinbildung** (hohes Risiko für arterielle und venöse Thromben!). Hinweis auf die Diagnose „HIT" gibt die regelmäßige **Überwachung der Thrombozytenzahl** im Blutbild. Leitsymptome sind ein abrupter Abfall der Thrombozytenzahl auf weniger als 50 % des Ausgangswertes und neu auftretende thromboembolische Komplikationen. Deshalb ist bei der Therapie mit Heparin die regelmäßige Bestimmung der Thrombozytenzahl (alle 3–4 Tage) erforderlich, um eine HIT frühzeitig erken-

nen zu können. Die Diagnosesicherung, aber auch der Ausschluss der Diagnose „HIT", gelingt oftmals mit dem **HIPA-Test** (Nachweis **heparininduzierter-Plättchen-Antikörper**, HIT-AK). Die Allergie ist entsprechend im Patientenausweis einzutragen. Differenzialdiagnostisch sollten **Pseudothrombozytopenie**, massive **Lungenembolie**, **Verbrauchsthrombozytopenien** (z. B. Sepsis, HELLP, DIC) sowie eine durch andere Medikamente (z. B. Penicillin, NSAID, Benzodiazepine, Diuretika, Antiarrhythmika) induzierte Thrombozytopenie, Thrombozytenbildungsstörungen und Autoimmunthrombozytopenien (z. B. SLE) ausgeschlossen werden. Besteht ein hochgradiger Verdacht oder ist die Diagnose „HIT" gesichert, darf die antithrombotische Therapie mit Heparinen nicht weiter fortgesetzt werden. Alternative Antikoagulanzien wie **Danaparoid**, **Lepirudin** oder **Desirudin** stehen hier zur Verfügung (s. Antwort zur Frage 4.5).

Das **Blutungsrisiko** ist v. a. bei der High-dose-Heparinisierung oder bei versehentlicher Überdosierung durch eine verstärkte Antikoagulation erhöht. Ist die Blutung klinisch relevant, muss eine Antagonisierung des antikoagulatorischen Effektes mit **Protamin** versucht werden. Die Dosis von Protamin richtet sich nach der Menge des verwendeten Heparins und v. a. nach den Gerinnungsparametern Thrombin- und Rekalzifizierungszeit. Als Anfangsdosis werden meist 5000IE i. v. gefolgt von 25000IE i.m. Protamin empfohlen. Liegt keine gesteigerte Blutungsneigung vor, ist keine spezifische Therapie erforderlich. Die **aPTT** kann evtl. als **Verlaufsparameter** genutzt werden.

ZUSATZTHEMEN FÜR LERNGRUPPEN
- Antikoagulation mit Kumarinderivaten
- Blutgerinnungsstörungen (z. B. Thrombophilien, Verbrauchskoagulopathie)
- Antikoagulation bei tiefer Beinvenenthrombose
- Lungenembolie (Klinik, Diagnostik, Therapie)
- Antikoagulanzientherapie und rückenmarknahe Punktionen

➜ Fall 4 Seite 4

5.1 Beschreiben Sie das Vorgehen bei der Durchführung der Periduralanästhesie!

- Monitoring der Schwangeren: EKG, Blutdruck, ggf. Pulsoxymetrie
- Monitoring des Kindes: CTG
- Periphervenöser Zugang
- Lagerung der Patientin: sitzende Position oder Seitenlage (Linksseitenlage)
- Tasten der Beckenkämme (Processus spinosus LWK 4), Punktionsort L2/L3 oder L3/L4
- Hautdesinfektion, steriles Abdecken
- Hautquaddel zur Lokalanästhesie, Infiltration Stichkanal
- Punktion mit Periduralnadel, z. B. mit Tuohy-Nadel
  - Vorgehen mit Widerstandsverlust-Technik bis zum Erreichen des Periduralraums („Loss of resistance")
  - Aspirationstest (Ausschluss intravasale/intrathekale Lage)
- Einführen des Periduralkatheters (ca. 15 cm), Punktionsnadel entfernen
- Zurückziehen des Katheters, bis er ca. 5 cm tiefer als das Niveau des Widerstandsverlusts liegt (Orientierung an Zentimetermarkierungen des Katheters)
- Erneuter Aspirationstest
- Fixieren des Katheters (Schleife legen, steriles Pflaster über Einstichstelle, Katheter im Verlauf neben der Wirbelsäule bis an die Schulter mit Pflaster verkleben)
- Injektion des Lokalanästhetikums:
  - Fraktionierte Gabe von 8–14 ml Ropivacain 0,2 % (z. B. Naropin 2 mg/ml) oder Bupivacain 0,125 % (z. B. Carbostesin 1,25 mg/ml)
  - Bei Opioidzusatz: Ropivacain 0,15 % oder Bupivacain 0,1 % und Sufentanil (z. B. Sufenta 0,5 µg/ml), Dosisreduktion
- Überprüfung der Ausbreitung (Temperaturdifferenz, Parästhesien, Einschränkungen der Motorik)

5.2 Welche Indikationen zur Durchführung einer geburtshilflichen Periduralanästhesie gibt es?

- **Mütterliche Indikationen:** Wunsch nach adäquater Analgesie, Vorerkrankungen wie Präeklampsie, Diabetes mellitus, pulmonale Erkrankungen (Asthma, COPD), Epilepsie
- **Fetale Indikationen:** Frühgeburtlichkeit, Übertragung, Missbildungen, Plazentainsuffizienz
- **Geburtshilfliche Indikationen:** protrahierter Geburtsverlauf, Lageanomalien (hohe Wahrscheinlichkeit instrumenteller Entbindung)

5.3 Eignet sich die Periduralanästhesie für die Anästhesie zur Sectio caesarea?

- Generell **ja, wenn keine dringliche Indikation** besteht (relativ langes Intervall bis zum Eintritt der Wirkung)
- Höher konzentrierte Lokalanästhetika als zur geburtshilflichen PDA notwendig
- PDA **ohne** vorherige Lokalanästhetikagabe: fraktionierte Gabe von 15–20 ml Ropivacain 0,5–0,75 % oder Bupivacain 0,5 %, ggf. mit Sufentanilzusatz (max. Dosis 30 µg)
- PDA bei bereits erfolgter Lokalanästhetikagabe zur geburtshilflichen Analgesie: Dosisreduktion abhängig von aktueller Ausbreitung der sensorischen Blockade

109

Fall

5

| **Kommentar**

Die Periduralanästhesie (PDA, Epiduralanästhesie) zur Linderung des Geburtsschmerzes erfreut sich wachsender Beliebtheit; Patientinnen fragen zunehmend danach. Entsprechend wichtig sind Kenntnisse über die Durchführung, die Möglichkeiten und Grenzen des Verfahrens.

Schmerzen unter der Geburt: In der Eröffnungsphase verursachen die Kontraktionen der Gebärmutter und die Dehnung des Muttermundes dumpfe Schmerzen v. a. im Bereich des Nabels, der Leisten und Oberschenkel. Bei Kompression der Beckenstrukturen in der Austreibungsphase durch Dehnung von Scheide und Beckenboden konzentrieren sich die Schmerzen im Wesentlichen auf den Perinealbereich. Für eine adäquate Analgesie unter der Geburt ist dementsprechend eine **Schmerzausschaltung der Segmente** von **Th 10 bis S 4** notwendig.

→ Fall 5 Seite 5

Indikationen: Wie erwähnt stellt die **adäquate Analgesie** unter der Geburt bei gleichzeitig fehlenden negativen Auswirkungen auf das Kind die wichtigste Indikation für die Durchführung einer PDA dar. Indikationen aus geburtshilflicher Sicht sind ein **protrahierter Geburtsverlauf** und **Lageanomalien des Kindes**, die eine instrumentelle Entbindung wahrscheinlich erscheinen lassen. Weitere Indikationen können sich aus den Vorerkrankungen der Mutter ergeben. Bei **Präeklampsie** und **Diabetes mellitus** kann eine PDA gezielt zur Senkung des Sympathikotonus eingesetzt werden, wodurch die Durchblutung der Gebärmutter verbessert wird. Im Rahmen **pulmonaler Erkrankungen** (Asthma bronchiale, COPD) kann das Risiko des Auftretens akuter respiratorischer Zwischenfälle durch den Geburtsstress vermindert werden. Bei **Epilepsie** kann durch Verminderung der krampffördernden Hyperventilation ein günstiger Effekt der PDA festgestellt werden. Als kindliche bzw. fetale Indikationen sind **Frühgeburtlichkeit**, **Übertragung**, **Missbildungen** und **Plazentainsuffizienz** zu nennen.

Kontraindikationen: Wie bei allen Regionalanästhesien stellen **Ablehnung** des Verfahrens durch die Patientin, **Infektionen** im Bereich der Punktionsstelle, **Gerinnungsstörungen**, die **Einnahme gerinnungshemmender Substanzen**, akute Erkrankungen des Zentralnervensystems sowie **Sepsis** Kontraindikationen zur Durchführung einer PDA dar.

Anästhesiologisches Vorgehen: Das **Standardmonitoring** mit EKG, Blutdrucküberwachung und ggf. Pulsoxymetrie muss bei der Durchführung der geburtshilflichen PDA um das **CTG** zur Überwachung der fetalen Herzfrequenz ergänzt werden. Ein periphervenöser Zugang sollte selbstverständlich sein. Mit der Patientin sollte besprochen werden, dass beim Einsetzen einer Wehe das Vorgehen jederzeit unterbrochen werden kann. Die Punktion erfolgt in Höhe **L2/3** oder **L3/4** im Sitzen oder in Seitenlage (**Linksseitenlage** günstiger – Vermeidung eines Vena-cava-Kompressionssyndroms). Wie bei allen rückenmarknahen Verfahren ist die Lagerung der Patientin außerordentlich wichtig, da eine Aufhebung der Lendenlordose die Punktion erheblich erleichtert oder überhaupt erst möglich macht. Durch die Ausdehnung des Abdomens zum Geburtstermin ist eine optimale

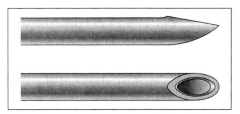

Tuohy-Nadel (mit gebogener Spitze, erleichtert das Einführen des Katheters)

Lagerung nicht immer problemlos möglich. Die Auflockerung der Gewebestrukturen im Verlauf der Schwangerschaft macht die korrekte Identifikation des Periduralraums schwieriger als bei anderen Patienten – entsprechend sorgfältig muss vorgegangen werden. Nach Hautdesinfektion und sterilem Abdecken wird mit einer dünnen Nadel eine Hautquaddel gesetzt und der Stichkanal infiltriert (Mepivacain, z.B. Scandicain 1% ca. 2 ml). Mit einer geeigneten Periduralnadel (z.B. Tuohy-Nadel, s. Abb.) erfolgt nun die Punktion.

Zur Identifikation des Periduralraums wird eine Spritze mit Kochsalzlösung aufgesetzt. Der Daumen einer Hand übt beim Vorschieben permanent Druck auf den Spritzenstempel aus. Ziel ist es, das Erreichen des Periduralraums durch einen **Widerstandsverlust** („Loss of resistance") zu erkennen. Bei der Passage durch das Gewebe lässt sich immer etwas Kochsalzlösung gegen einen leichten Widerstand injizieren. Beim Erreichen des **Ligamentum flavum** (meist in 4–6 cm Tiefe) ist ein deutlicher Widerstand spürbar, der nach vorsichtigem Passieren des Ligamentum schlagartig abfällt. In dieser Phase ist darauf zu achten, dass die Nadel sorgfältig fixiert wird und die Patientin sich nicht bewegt (*cave:* Wehentätigkeit!). Ein weiteres Vorschieben der Nadel muss unbedingt vermieden werden, da sich im Lumbalbereich nach 3–5 mm die Dura mater mit dem darunter liegenden Subarachnoidalraum befindet (*cave:* bei Duraperforation Spinalanästhesie). Zum Ausschluss einer intravasalen oder intrathekalen Lage erfolgt eine Aspirationskontrolle: Entleert sich kein Liquor oder Blut, werden nun 3 bis 4 ml Kochsalzlösung injiziert. Ist dies problemlos möglich, kann der Periduralkatheter eingeführt werden. Dabei kann es manchmal hilfreich sein, den Katheter unter leichten Drehbewegungen vorzuschieben. Kann der Katheter nicht vorgeschoben werden, muss die

→ Fall 5 Seite 5

110

Fall

5

Position der Nadel durch erneute Injektion von Kochsalzlösung überprüft werden. Ein grobes Vorschieben ist zu vermeiden, um die Dura mater nicht mit dem Katheter zu perforieren. Lässt sich der Katheter problemlos etwa 15 cm tief einführen (Markierungen am Katheter), kann die Nadel vorsichtig entfernt werden. Der Katheter wird dann zurückgezogen, bis er etwa 5 cm tiefer liegt als die gemessene Tiefe beim Widerstandsverlust. Nach nochmaligem Aspirationstest wird der Katheter sorgfältig fixiert und das Lokalanästhetikum injiziert.

Lokalanästhetika: Lang wirksame **Lokalanästhetika in niedriger Konzentration** wie Ropivacain oder Bupivacain eignen sich besonders gut zur geburtshilflichen PDA. Ziel ist eine **gute sensorische**, aber **geringe motorische Blockade**, um die Wehentätigkeit nicht zu beeinträchtigen. Geeignet sind z. B. **0,2 %ige Ropivacain-Lösung** (z. B. Naropin 2 mg/ml) oder eine **0,125 %ige Bupivacain-Lösung** (z. B. Carbostesin 1,25 mg/ml); die Dosis beträgt jeweils 8–14 ml bei der Erstinjektion, 6–10 ml bei Nachinjektionen. Der Periduralraum ist zum Zeitraum der Entbindung erheblich enger als bei nicht schwangeren Patientinnen. Neben der Wasserretention wird eine vermehrte Füllung der periduralen Blutgefäße dafür verantwortlich gemacht. Durch die Komprimierung des Periduralraums breiten sich Lokalanästhetika stärker aus, so dass verhältnismäßig geringere Dosen als bei einer PDA außerhalb der Schwangerschaft notwendig sind. Eine Testdosis mit einem kurzwirksamen Lokalanästhetikum zum Ausschluss einer intrathekalen oder intravasalen Lage kann unterbleiben, wenn die Hauptdosis des Lokalanästhetikums fraktioniert über mehrere Minuten appliziert wird. Dazwischen sollte immer wieder eine Aspiration erfolgen, da ein Verrutschen des Katheters zu jedem Zeitpunkt möglich ist. Bei versehentlicher intrathekaler Lage kommt es rasch zur Ausbildung einer hohen sensiblen Blockade. Ein Adrenalinzusatz zum Erkennen einer intravasalen Lage führt zu klinisch relevanten Veränderungen der Uterusdurchblutung und wird deshalb in der Geburtshilfe nicht empfohlen. Etwa 10 bis 15 Minuten nach Injektion sollte eine gute Analgesie erreicht sein. Die ersten Sensibilitätsstörungen treten in der Regel innerhalb von 5 bis 10 Minuten in der Perineal- und Glutealregion auf (Wärmegefühl). Die Ausbreitung nach kranial ist nicht immer exakt zu bestimmen, die nachlassende Schmerzintensität muss als wesentliches Merkmal für eine suffiziente Wirkung dienen.

Zusatz von Opioiden: Durch Zusatz von Opioiden kann eine **bessere Analgesie bei gleichzeitiger Dosisreduktion** des Lokalanästhetikums (8–12 ml Hauptdosis) erzielt werden. **Sufentanil ist als einziges Opioid für die epidurale Gabe in der Geburtshilfe zugelassen.** Eine Dosierung von $0,5\,\mu g/ml$ ist ausreichend und gewährleistet, dass eine Gesamtdosis von $30\,\mu g$ in der Regel nicht überschritten wird. Diese Dosis gilt als unbedenklich bezüglich der Beeinträchtigung des Kindes gemessen am APGAR-Score. In Kombination mit $0,5\,\mu g/ml$ Sufentanil kann die Konzentration von Ropivacain auf 0,15 % und von Carbostesin auf 0,1 % reduziert werden.

Periduralanästhesie zur Sectio caesarea: Bei liegendem Periduralkatheter und nicht dringlicher Indikation zur Kaiserschnittentbindung bietet sich die entsprechende Ergänzung der Anästhesie mit einer höheren Konzentration des Lokalanästhetikums zur Durchführung des Eingriffs an. Die übliche Dosierung von 15–20 ml einer 0,5–0,75 %-igen Ropivacain- oder einer 0,5 %igen Bupivacainlösung für eine Periduralanästhesie zur Sectio caesarea **ohne** zuvor erfolgte Lokalanästhetikagabe (gewünschte Ausbreitung: Th4 bis Th6) muss bei liegendem Periduralkatheter in Abhängigkeit von der aktuellen Ausbreitung der sensorischen Blockade reduziert werden.

👪 ZUSATZTHEMEN FÜR LERNGRUPPEN
- **Physiologische Veränderungen in der Schwangerschaft**
- **Geburtsphasen**
- **APGAR-Score**
- **Vena-cava-Kompressionssyndrom**
- **Sectio caesarea in Allgemeinanästhesie**

111

Fall

5

➜ Fall 5   Seite 5

6.1   Welche Anordnungen treffen Sie für die postoperative Überwachung im Aufwachraum?

- **Kontinuierliche Sauerstoffapplikation**, Ziel: Sauerstoffsättigung (SaO_2) >95 %
- **Standardmonitoring:** kontinuierliche Überwachung der **Sauerstoffsättigung** (Pulsoxymetrie) und **Herz-Kreislauf-Situation** (EKG, Blutdruckmessung)
- Überwachung von **Einfuhr** und **Ausscheidung**
- Kontrolle der **Verbände** (verstärkte Nachblutung?)

6.2   Welche Anordnungen treffen Sie für die Schmerztherapie im Aufwachraum?

- Gewichtsadaptierte Gabe eines Opioids bei Bedarf, z. B. Piritramid (z. B. Dipidolor 7,5– 15 mg i. v.)
- Zusätzliche Gabe eines Nichtopioidanalgetikums, z. B. Paracetamol (1 g i. v.)

6.3   Auf welche Besonderheiten weisen Sie das Personal des Aufwachraums hin?

- Penicillinallergie
- Zustand nach brusterhaltender Therapie und Entfernung der axillären Lymphknoten links: Blutdruckmessung nur am rechten Arm (!)

6.4   Verlegen Sie die Patientin auf die Normalstation?

- In Anbetracht der relativ hohen Piritramid-Dosis innerhalb kurzer Zeit und der nicht lange zurückliegenden letzten Applikation sollte die Patientin noch mindestens 30 Minuten im Aufwachraum überwacht werden, um stabile respiratorische Verhältnisse bei Verlegung zu gewährleisten (mittlere Wirkdauer Piritramid: 4–6 h). Piritramid wirkt – wie alle Opioide – atem- und kreislaufdepressiv.
- Ein Nichtopioidanalgetikum (z. B. Paracetamol) sollte – falls nicht bereits erfolgt – gegeben werden.

Kommentar

Auch nach Beendigung des operativen Eingriffs und der Narkose trägt der Anästhesist Verantwortung für den Patienten. Er muss gewährleisten, dass sich Atem- und Herz-Kreislauf-Funktion des Patienten postoperativ wieder selbst regulieren sowie Komplikationen (s. u.) vorbeugen. Eine **adäquate Überwachung der Vitalfunktionen** des Patienten und eine **ausreichende Schmerztherapie** in der postoperativen Phase muss daher sichergestellt werden.

Komplikationen der postoperativen Phase: Die häufigsten postoperativen Komplikationen sind:

- **Störung der Atemfunktion** mit Hypoxie und/oder Hyperkapnie, z. B. durch Atemwegsobstruktion (z. B. zu geringer Tonus der Zungengrundmuskulatur), Hypoventilation (z. B. zentrale Atemdepression durch Narkotikaüberhang, periphere Atemlähmung durch Muskelrelaxanznachwirkung), gesteigerten Sauerstoffbedarf (z. B. durch Kältezittern, Fieber)

- **Störungen der Herz-Kreislauf-Funktion** wie Herzrhythmusstörungen, Hyper- oder Hypotonie, Myokardischämie durch Steigerung der Sympathikusaktivität aufgrund postoperativen Stresses (z. B. Schmerzen, Hypothermie, Hypoxämie)
- Störungen des Wärmehaushaltes, v. a. **Hypothermie** mit Kältezittern („Shivering") aufgrund aufgehobener Thermoregulation durch die Narkose oder intraoperativer Flüssigkeitsverluste über großen Wundflächen
- Störungen des Wasser- und Elektrolythaushaltes, z. B. durch Poly-/Anurie
- **Übelkeit** und **Erbrechen** durch Anästhetika, Opioide, Schmerzen
- verzögerte anaphylaktoide oder Transfusionsreaktionen
- neurologische Störungen, z. B. inkomplette Rückbildung sensomotorischer Defizite nach Regionalanästhesieverfahren, verzögertes Erwachen durch Narkoseüberhang, postoperative Erregungszustände durch Schmerzen oder Dehydratation (häufig bei älteren Patienten)
- **Blutungen** im OP-Gebiet.

→ Fall 6   Seite 6

Postoperative Überwachung: Patienten, die keiner intensivmedizinischen Überwachung bedürfen (Zur postoperativen intensivmedizinischen Überwachung s. Fall 48), sollten nach Beendigung der Narkose in einem **Aufwachraum** von einem Anästhesisten und anästhesiologischem Fachpflegepersonal betreut werden. Beim Transport in den Aufwachraum sollte der Patient – unabhängig vom Narkoseverfahren – von einem Anästhesisten begleitet werden. Bei der Übergabe des Patienten an das weiterbetreuende Personal müssen alle **Informationen**, die zu einer optimalen postoperativen Überwachung notwendig sind, mitgeteilt werden: Patientendaten, Art des Eingriffs und Anästhesieverfahrens, Narkoseverlauf und intraoperative Besonderheiten oder Komplikationen, intraoperativ applizierte Medikamente, präoperativer Zustand des Patienten sowie seine Vorerkrankungen (v. a. respiratorische und kardiovaskuläre Anamnese). Der Name des Operateurs und des Anästhesisten sollten für Rückfragen auf dem OP- und Narkoseprotokoll vermerkt sein, ebenso wichtig sind Angaben zu Kommunikationsproblemen (z. B. „Patient spricht kein Deutsch", „Patient ist schwerhörig") oder psychische und neurologische Auffälligkeiten. Eingriffsspezifische Informationen wie die Zahl der Drainagen und Anordnungen des Operateurs für die postoperative Betreuung sollten ebenfalls Teil der Übergabe sein. Der zuständige Anästhesist sollte **Anordnungen für die postoperative Phase** treffen, die zum einen die **Überwachungsmodalitäten** (z. B. Pulsoxymetrie, EKG-/Blutdrucküberwachung, Laborkontrollen) zum anderen die **Therapiemaßnahmen** im Aufwachraum (z. B. Sauerstoff-, Analgetikagabe) betreffen.

Bis zur **sicheren Stabilität aller Vitalparameter** (Atmung, Kreislauf) ist eine **kontinuierliche Überwachung des Patienten** zu gewährleisten. Der postoperative Verlauf muss dokumentiert werden. Das Aufwachraumprotokoll beinhaltet mindestens folgende Angaben: Patientenname, Aufnahme- und Verlegungszeitpunkt, Verlegungsort, durchgeführter Eingriff, Dauer und Menge der Sauerstoffgabe, Sauerstoffsättigung, Atem- und Herzfrequenz, Herzrhythmus, Blutdruck, Bewusstseinszustand, durchgeführte Medikamenten- und Infusionstherapie, Temperatur, Ausscheidung (inklusive Verlust über liegende Drainagen).

Verlegung auf Normalstation: Um den Patienten aus dem Aufwachraum auf eine periphere Station verlegen zu können, müssen bestimmte Kriterien erfüllt sein: Der Patient sollte **wach** sein, auf Ansprache **adäquat reagieren**, **ausreichend spontan atmen** und **hämodynamisch stabil** sein. Bei Regionalanästhesieverfahren (z. B. Spinalanästhesie) wird in vielen Abteilungen eine Rückbildungstendenz, d. h. eine Abnahme der Ausbreitung, abgewartet. Starke Nachblutungen aus dem Bereich der Operationswunde oder in die eingelegten Drainagen dürfen nicht bestehen (im Zweifelsfall Rücksprache mit dem Operateur). Eine angemessene Analgesie sollte dem Patienten weitgehende Schmerzfreiheit gewährleisten, darf allerdings nicht zur Beeinträchtigung der Vitalparameter (z. B. Atemdepression durch Opioide) führen.

Ist ein Kriterium **nicht** erfüllt, sollte eine Verlegung des Patienten nicht durchgeführt werden (außer auf eine Wach- oder Intensivstation)! Bei Übergabe des Patienten vom Personal des Aufwachraums an die weiterbetreuende Station sollten die gleichen Informationen wie bei der postoperativen Übergabe im Aufwachraum weitergegeben werden (s. o.). Auf die regelmäßige Überwachung von Atmung und Kreislauf sollte hingewiesen und eine Kontaktmöglichkeit für Rückfragen auf dem Protokoll vermerkt werden. Das Personal, das den Patienten abholt, muss über entsprechende Qualifikation verfügen, um die Anweisungen für die weitere postoperative Betreuung verstehen und durchführen sowie etwaige Problem erkennen zu können.

👥👤 ZUSATZTHEMEN FÜR LERNGRUPPEN
- Standardmonitoring
- Postoperative Schmerztherapie
- Störungen in der postoperativen Periode und deren Therapie (z. B. PONV)
- Indikationen zur postoperativen Intensivüberwachung

→ Fall 6 Seite 6

7.1 Welche Verdachtsdiagnose stellen Sie?

Akutes Nierenversagen (ANV); Begründung: Anamnese (muskuläres Trauma → Myolyse der Skelettmuskulatur → Myoglobinurie → ANV), Klinik (Oligurie trotz Diuretikagabe und ausreichender Flüssigkeitszufuhr)

7.2 Wie verifizieren Sie Ihren Verdacht?

- **Klinik:**
  - Stündliche Messung der Urinausscheidung: Urin-Stundenportionen rückläufig (Oligurie, Anurie), deutliche Positivbilanz, Urinkonzentration ↑ („braune" Urinfarbe)
  - Zeichen der Hypervolämie: Lungenödem mit Atemnot (Auskultation: grobblasige Rasselgeräusche basal?; Röntgen-Thorax: interstitielle Zeichnungsvermehrung, sog. fluid lung), Hirnödem mit Bewusstseinseintrübung, Anstieg des zentralvenösen Drucks (ZVD), gestaute Halsvenen, periphere Ödeme (z. B. an Knöcheln, Handrücken)
- **Labor:**
  - Serum: ansteigende Nierenretentionswerte (Kreatinin/Harnstoff im Serum ↑), Kalium ↑, Phosphat ↑, Kalzium ↓, „Muskelenzyme" ↑ bei myoglobinurischem ANV (Creatinphosphokinase [CK], Aldolase), Harnsäure ↑, Osmolalität ↓, Hämoglobin ↑ oder ↓ bei Hämolyse, Leukozyten ↑ oder ↓ bei Sepsis, Myoglobin ↑ bei myoglobinurischem Nierenversagen,
  - Urin: abfallende Kreatinin-Clearance, Myoglobin?
- **Sonographie-Abdomen:** Nierengröße (große Niere bei ANV), Harnstau als Ursache des ANV?

7.3 Welche Möglichkeiten kennen Sie, um die Ausscheidung bei dem Patienten wieder zu steigern?

- Ausreichendes Flüssigkeitsangebot: kristalline Infusionslösungen (z. B. NaCl-Lösung 0,9 % 500 ml i. v. in 15 min), ZVD ausreichend hoch (>10 cmH$_2$O)
- Optimierung der systemischen Hämodynamik: ausreichend hoher mittlerer arterieller Blutdruck (>70 mmHg)
- ggf. Alkalisierung des Urins (z. B. mit Natriumbikarbonatlösung 8,4 % 125 ml alle 8 h) zur Verbesserung der Myoglobin-Ausscheidung
- Bolus-Applikation eines Schleifendiuretikums, z. B. Furosemid (z. B. Lasix 20–40 mg i. v. alle 4–6 h) oder Torasemid (z. B. Unat 10–20 mg i. v. alle 4–6 h)
- Bei Erfolglosigkeit Kombinationstherapie
  - mit Hydroclorothiazid (z. B. HCT 1 × 25 mg/d p.o.)
  - mit Mannitol 10 % (z. B. Mannit-Lösung 250 ml i. v.)
  - Dauerapplikation eines Schleifendiuretikums, z. B. Furosemid (Lasix 500 mg/24 h) oder Torasemid (z. B. Unat 200 mg/24 h) über Perfusor

7.4 Welche Kriterien machen die Einleitung eines Nierenersatzverfahrens unbedingt notwendig?

- Hypervolämie mit kardiovaskulärer und/oder pulmonaler Dekompensation (z. B. respiratorische Insuffizienz durch Lungenödem)
- Hyperkaliämie (≥6,5 mmol/l)
- Serumkreatinin >3 mg/dl und Serumharnstoff >100 mg/dl bei gleichzeitigem Abfall der Kreatininclearance <15 ml/min
- Metabolische Azidose
- Urämische Symptome: Bewusstseinseintrübung bis hin zum Koma, Krampfanfälle, neuromuskuläre Symptome, Perikarditis, Blutungsneigung

7.5 Welche Verfahren bieten sich bei diesem Patienten prinzipiell an, und für welches entscheiden Sie sich?

- **Kontinuierliche venovenöse Hämofiltration oder Hämodiafiltration:** Shaldon-Katheter (s. Abb.) erforderlich; **Verfahren der Wahl** (geringe Kreislaufbelastung)

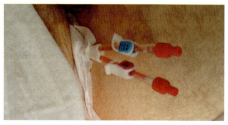

Shaldon-Katheter in der Vena femoralis

→ Fall 7   Seite 7

- Kontinuierliche arteriovenöse Hämofiltration oder Hämodiafiltration: Dialysekatheter erforderlich (dicklumige arterielle Kanüle!)
- Intermittierende („klassische") arteriovenöse oder venovenöse Dialyse: Shaldon-Katheter,

Dialysekatheter oder Shunt erforderlich; wenig geeignet im Akutfall (starke Kreislaufbelastung!)

Kommentar

Definition: Das akute Nierenversagen (ANV) ist eine innerhalb von Stunden oder Tagen auftretende und anhaltende, jedoch prinzipiell reversible Verschlechterung der Nierenfunktion (Anstieg des Serumkreatinins um mehr als 50%). Es handelt sich um eine der **häufigsten Komplikationen** während der intensivmedizinischen Behandlung von Patienten im Rahmen eines Multiorganversagens.

Ätiologie: Die Ursachen des ANV werden klassisch in 3 Gruppen aufgeteilt:
- **prärenales** (funktionelles) ANV: unzureichende Nierendurchblutung (z. B. durch Schock, Multiorganversagen, Herzinsuffizienz, Hypovolämie)
- **renales** (parenchymatöses) ANV: primär renale Erkrankungen, entzündlich, immunogen (z. B. akute rapid-progressive Glomerulonephritis, hämolytisch-urämisches Syndrom), vaskulär (z. B. embolischer/thrombotischer Nierengefäßverschluss), toxisch (z. B. Röntgenkontrastmittel, Aminoglykoside, nichtsteroidale Antirheumatika [NSAID], Zytostatika, Rhabdomyolyse, Hämolyse)
- **postrenales** (obstruktiven) ANV: Verschluss der ableitenden Harnwege (z. B. durch urethrale Obstruktionen [z. B. Prostata], Tumoren, Nephro-/Urolithiasis, neurogene Blasenentleerungsstörungen).

Im vorliegenden Fall kann das muskuläre Trauma (Sturz des Patienten vom Baum) zu einer **Rhabdomyolyse** geführt haben. Hierbei kommt es posttraumatisch zu einem Zerfall von Skelettmuskulatur mit konsekutiver Freisetzung von Strukturproteinen (**Myoglobin**). Da diese Moleküle für die Filtration in der Niere eine zu große Molekülmasse besitzen, ist eine Ausscheidung mit dem Urin meist nicht möglich. Es resultieren „verstopfte" Tubuli in der Niere, die einen partiellen oder kompletten temporären oder dauerhaften Funktionsausfall des Organs zur Folge haben können (**„Crush-Niere"**).

Klassifikation: Bisher sind zur Klassfikation des akuten Nierenversagens (ANV) mehr als 30 unterschiedliche Definitionen publiziert worden. Diese Definitionen reichen über einen Anstieg des Serum-Kreatinins (SK) bis zu verschiedensten Einschränkungsgraden der glomerulären Filtrationsrate (GFR).

Eine kürzlich publizierte allgemeine, aber zunehmend wichtige Definition des akuten Nierenversagens ist die **RIFLE-Klassifikation** der Acute Dialysis Quality Initiative (ADQI). Hierbei wird das ANV durch einen Anstieg des Markers Serum-Kreatinin und eine Abnahme des Herzzeitvolumens definiert. Mit diesen beiden Parametern kann die Nierenfunktionseinschränkung den Gruppen „RISK", „INJURY" und „FAILURE" zugeordnet werden. Zusätzlich werden noch die Gruppen „LOSS" und „ENDSTAGE RENAL DISEASE" aufgeführt (s. Abb.); sie sind durch die Dauer der Abhängigkeit vom Nierenersatzverfahren charakterisiert.

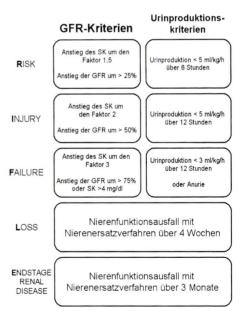

RIFLE-Klassifikation des akuten Nierenversagens. GFR = glomeruläre Filtrationsrate; SK = Serum-Kreatinin

→ Fall 7   Seite 7

Klinik: s. auch Antwort zur Frage 7.2. Das ANV kann **oligo-anurisch**, zu Beginn aber auch normo- oder polyurisch verlaufen. Bei fortgeschrittenem Nierenversagen finden sich **Zeichen der Hypervolämie** (z. B. Lungenödem mit Atemnot, Hirnödem mit Bewusstseinseintrübung, gestaute Halsvenen) und aufgrund von Elektrolytverschiebungen (v. a. Hyperkaliämie) **Herzrhythmusstörungen**. Zeichen der Dehydratation bzw. Hypovolämie wären trockene Haut und Schleimhäute, verminderter Hautturgor, schlechte Venenfüllung, ggf. Tachykardie und Hypotonie.

Diagnostik: s. auch Antwort zur Frage 7.2. Eine An- oder Oligurie bzw. der Anstieg der Nierenretentionsparameter Kreatinin und Harnstoff innerhalb weniger Tage sollte Anlass zur differenzialdiagnostischen Abklärung geben. Neben einer sorgfältigen **Anamnese** (z. B. Flüssigkeitszufuhr bzw. -verluste [z. B. akute Blutung], Ausscheidung, Vorerkrankungen der Niere, Medikamente) kann eine **körperliche Untersuchung** (v. a. Hydratationszustand) Hinweise auf die Ursache eines akuten Nierenversagens geben. Im **Labor** sollten neben den Nierenretentionsparametern Elektrolyte, Blutbild, Myoglobin, Kreatininkinase und die Osmolalität des Blutes bestimmt werden. Eine Untersuchung des Urins (Elektrolyte, Osmolalität, Protein, Urinsediment, Urinkultur) ist obligat. Typische Zeichen der Hyperkaliämie im **EKG** sind **hochpositive T-Wellen** („zeltförmiges T"), Störungen der Erregungsausbreitung mit Verbreiterung des QRS-Komplexes, Verlängerung der PQ-Zeit und Verkürzung der QT-Zeit.

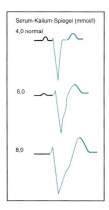

EKG-Veränderungen bei Hyperkaliämie (Ableitung V1)

Im **Röntgen-Thorax** kann eine **interstitielle Zeichnungsvermehrung mit zentraler Betonung** (sog. fluid lung) Hinweise auf ein Lungenödem geben. Mittels **Abdomen-Sonographie** können Obstruktionen der und Konkremente in den ableitenden Harnwegen nachgewiesen werden.

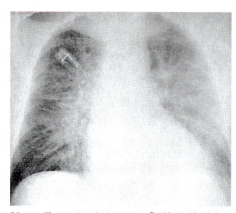

Röntgen-Thorax eines Patienten mit fluid lung (deutliche interstitielle Zeichnungsvermehrung, zentral betont).

Therapie: Ziel der Therapie des ANV ist die **Verhinderung eines weiteren renalen Funktionsverlustes** und ggf. die **Steigerung der zunehmend rückläufigen Diurese**. Dazu muss das **Risikoprofil des Patienten** identifiziert (z. B. Vorerkrankungen, Sepsis, Trauma) und die **Nierenfunktion engmaschig überwacht** werden. **Prophylaktische Maßnahmen** wie die Sicherstellung eines ausreichenden Sauerstoffangebots durch eine suffiziente **Oxygenierung** (ggf. Beatmung!), eines adäquaten Herzminuten- und Blutvolumens sowie eines ausreichend hohen mittleren arteriellen Blutdrucks (>70 mmHg) sollten erfolgen. Da ein großer Teil aller ANV bei Intensivpatienten durch eine renale Minderperfusion (= **prärenales ANV**, z. B. durch Schock, Volumenmangel) bedingt ist, ist die **Optimierung der systemischen Hämodynamik** besonders wichtig. Vorrangig ist bei Hypovolämie eine Volumenexpansion, die Aufrechterhaltung eines zur Nierenperfusion ausreichenden systemisch-arteriellen Blutdrucks (z. B. mit Noradrenalin) und eine Steigerung des Herzminutenvolumens bei Herzinsuffizienz (z. B. mit β-Sympathomimetika) erforderlich. Bei **renalem ANV** muss z. B. die **Behandlung der Grunderkrankung** (z. B. Immunsup-

➜ **Fall 7** Seite 7

pressiva bei akuter Glomerulonephritis) erfolgen oder – wenn möglich – **nephrotoxische Substanzen weglassen** werden. Bei einem **postrenalem ANV** muss die **obstruierende Ursache beseitigt werden**.

Schleifendiuretika (z. B. Furosemid, Torasemid) bewirken beim ANV zwar eine Steigerung der Diurese, so dass eine Flüssigkeitsüberladung meist verhindert werden kann. Prognostisch scheint jedoch die Hochdosis-Applikation von Schleifendiuretika das Outcome von intensivmedizinischen Patienten eher zu verschlechtern und die Mortalität zu steigern. Der Zucker **Mannitol** ist ein Radikalfänger und gleichzeitig ein osmotisches Diuretikum, welches zwar ein Nierenversagen nicht zuverlässig verhindern kann, aber gelegentlich bei Unwirksamkeit anderer Diuretika die renale Ausscheidung noch steigern kann. Bei myoglobinurisch-bedingtem Nierenversagen kann Mannitol durch Induktion einer osmotischen Diurese nephroprotektiv wirken. Mannitol bewirkt einen Anstieg des renalen Blutflusses und der glomerulären Filtrationsrate, eine Stimulation der Wasser- und Natriumausscheidung und eine vermehrte renale Ausscheidung für Kalium, Kalzium, Magnesium, Phosphat und Bikarbonat. **Dopamin** kann möglicherweise in der so genannten Nierendosis (0,5–3 μg/kg KG/min) eine über DA-1-Rezeptoren vermittelte Vasodilatation der interlobulären Arterien sowie der afferenten und efferenten Arteriolen bewirken. Konsekutiv resultieren eine Zunahme des renalen Blutflusses und möglicherweise eine nephroprotektive Wirkung. Der Einsatz von Dopamin beim beginnenden Nierenversagen ist allerdings umstritten, da kein Nachweis für die Verbesserung der Nierenfunktion und das Überleben kritisch kranker Patienten gezeigt werden konnte (Nebenwirkungen Dopamin: Reduktion der Splanchnikusdurchblutung → Auslösung von Sepsis/Multiorganversagen; Beeinträchtigung der endokrinen Funktion [z. B. TSH ↓, Wachstumshormone ↓] → Katabolie, kardiovaskuläre Störungen). Zu den **Substanzen, die eine modulierende Wirkung** auf die renalen Vorgänge beim ANV, z. B. durch Hemmung der Sauerstoffradikalbildung, Entzündungsreaktion, tubulären Obstruktion sowie Förderung der Regeneration haben, zählen N-Acetylcystein (z. B. ACC, Fluimucil), Selen und Glutamin.

Eine **Blutzuckereinstellung** zwischen 80 und 110 mg/dl (4,4–6,1 mmol/l) mit Insulin kann bei intensivmedizinischen Patienten die Häufigkeit eines ANV und die Mortalität senken. Ein Anstieg des **Serumkreatinins** >3 mg/dl und ein **Harnstoffanstieg** >100 mg/dl bei gleichzeitigem Abfall der **Kreatininclearance** <15 ml/min und **Oligurie/Anurie** trotz konservativer Therapie sind derzeit weitgehend akzeptierte Indikationen zum Einsatz extrakorporaler **Nierenersatzverfahren**. Üblicherweise werden während der intensivmedizinischen Behandlung **kontinuierliche** Nierenersatzverfahren genutzt, da sie eine **kreislaufschonende** Ultrafiltration durch langsame Veränderungen im Flüssigkeits- und Elektrolythaushalt, eine nahezu unbegrenzte Nährstoffzufuhr und eine besser objektivierbare Pharmakotherapie ermöglichen. **Nachteile der intermittierenden Verfahren** sind die üblicherweise notwendige **Antikoagulation** (z. B. Heparin, Fragmin D) mit entsprechendem Blutungsrisiko und oft eine erniedrigte Harnstoff- und Kreatininelimination. Als Verfahren bei Intensivpatienten werden kontinuierliche arteriovenöse oder venovenöse Dialyse-, Hämofiltrations- oder Hämodiafiltrationsverfahren genutzt.

Auch steigende Kaliumwerte (z. B. >6,5 mmol/l) machen ein Nierenersatzverfahren erforderlich. Eine medikamentöse Senkung des Kaliumwertes kann durch die Inhalation von Fenoterol (z. B. Berotec) oder die Applikation einer Glukose-Insulin-Lösung (Insulin bewirkt eine Verschiebung des Kaliums nach intrazellulär) versucht werden.

Eine der wichtigsten und vordringlichsten Maßnahmen **beim beginnenden Nierenversagen** stellt eine vorsichtige adäquate **Volumenexpansion** mit einer damit verbundenen Diuresesteigerung dar. Diese Maßnahme vermindert die Transportarbeit im gesamten Nephron und ist meist erfolgreich. Isotonische Kochsalzlösung (z. B. NaCl-Lösung 0,9 % 500 ml i. v. über 15–20 min) eignet sich besonders gut im Gegensatz zu hypotonen oder Vollelektrolytlösungen (*cave:* letztere enthalten Kalium!).

Prognose: Bei einem akuten Nierenversagen ist die Prognose in der Regel günstiger als bei einem chronischen. Nach überbrückender Nierenersatztherapie kommt es oft zu einer uneingeschränkten Funktionsaufnahme der Nieren.

→ **Fall 7** Seite 7

Die Prognose ist aber immer abhängig vom Einzelfall. So spielen Ursache und zeitliche Dauer des ANV sowie Begleit- und Vorerkrankungen des Patienten eine Rolle.

 ZUSATZTHEMEN FÜR LERNGRUPPEN
- Shuntanlage zur Dialyse
- Weitere Organersatzverfahren (Leber, Herz, Lunge)

8 Anästhesie bei intrakraniellen Eingriffen

8.1 **Welche relevanten Risiken bestehen im Rahmen des Eingriffs?**
- Zerebrale Ischämie durch Hypotonie
- Ödematöse Schwellung von Hirngewebe
- Blutungen (transfusionspflichtig bis vital bedrohlich)
- Luftembolie

8.2 **Welche Maßnahmen veranlassen Sie im Vorfeld des Eingriffs? Über welche anästhesiologischen Besonderheiten klären Sie den Patienten auf?**
- **Allgemeine Vorbereitungsmaßnahmen:** aufgrund der Größe des Eingriffs und der damit verbundenen Risiken sollte eine sehr umfassende präoperative Abklärung trotz des Fehlens von chronischen Erkrankungen erfolgen; dazu zählen
  - Anamnese und körperliche Untersuchung (s. Fall 1)
  - Aktuelles Labor: Blutbild, Blutgerinnung, klinische Chemie
  - Aktuelles 12-Kanal-EKG
  - Aktueller Röntgen-Thorax
  - Bestimmung der Blutgruppe, Bereitstellung von Erythrozytenkonzentraten (EK) in Absprache mit dem Operateur (hier: mindestens 4 EK sinnvoll)
  - Anmeldung auf der Intensivstation (Begründung, s. Antwort zur Frage 8.4)
- **Aufklärung des Patienten über:**
  - Narkoseablauf/-komplikationen
  - Anlage von arterieller Kanüle und zentralem Venenkatheter
  - Möglichkeit der Transfusion mit Transfusionsreaktions- und Infektionsrisiken
  - Postoperative Überwachung auf der Intensivstation, Möglichkeit der Nachbeatmung
  - Möglichkeit medikamentöser Prämedikation zur Anxiolyse

8.3 **Welche Besonderheiten sollten Sie bei der Durchführung einer Narkose für den geplanten intrakraniellen Eingriff beachten?**
- **Kreislaufstabilität gewährleisten:** Hypotonie und Hypertonie vermeiden (invasive Blutdruckmessung über arterielle Kanüle), Anlage eines zentralvenösen Katheters (ZVK) erlaubt die zuverlässige Applikation von Medikamenten
- **Tiefe Narkose** und Überwachung der Relaxierung (Relaxometer): um Spontanbewegungen des Patienten sicher zu verhindern (wesentliche Anteile des Eingriffs erfolgen unter Einsatz eines Mikroskops)
- **Hirnödemprophylaxe:**
  - Zurückhaltende Volumentherapie
  - Diuretikagabe (z. B. Mannitol-Infusionslösung vor Kraniotomie)
  - ggf. Einsatz von Glukokortikoiden (z. B. Dexamethason 1,5 mg/kg KG)
  - Überwachung der Ausscheidung (Blasenkatheter)
- **Verzicht auf Lachgas (N_2O):** Lachgas erhöht Hirndurchblutung und Hirndruck
- **Zurückhaltende Dosierung** bzw. Verzicht auf **Inhalationsanästhetika** wie Isofluran: Gefahr der Vasodilatation zerebraler Gefäße und damit Anstieg des Hirndrucks
- **Hb-Kontrollen**, **Blutgasanalyse** über arterielle Kanüle in Abhängigkeit vom OP-Verlauf (z. B. stündlich bei akuten Blutverlusten, noch häufiger bei respiratorischen Störungen)
- **Überwachung der Lagerung**
- **Temperaturmonitoring** (Wärmeerhalt bei langer Eingriffsdauer)

8.4 **Ist die fehlende postoperative Überwachungsmöglichkeit auf der Intensivstation ein Grund, den Eingriff zu verschieben?**
Ja, denn:
- es besteht keine vitale Indikation zur Operation (keine neurologischen Ausfallerscheinungen, elektiver Eingriff).

- eine postoperative intensivmedizinische Überwachung ist wegen der Größe des Tumors, der Nähe zu großen Hirnarterien und der langen Operationsdauer indiziert.
- die Möglichkeit zur Nachbeatmung muss gewährleistet sein.

8.5 Beschreiben Sie Ihr Vorgehen, falls der Patient nach dem Eingriff auf der Intensivstation eintrübt und die rechte Pupille fraglich größer als die linke erscheint!

- Adäquate Oxygenierung sicherstellen, ggf. Reintubation
- Verständigung des Neurochirurgen
- Umgehend kraniales Computertomogramm (CCT) zum Ausschluss von Hirnblutung, Hirnödem veranlassen
- Abhängig vom CCT-Befund ggf. Indikationsstellung zur umgehenden Trepanation mit den neurochirurgischen Kollegen besprechen

Kommentar

Physiologische Grundlagen: Der Anteil des Gehirns an der Körpermasse beträgt etwa 2 %, der Anteil am Gesamtsauerstoffverbrauch macht allerdings etwa 20 % aus. Der hohe Sauerstoffverbrauch erklärt sich aus der fehlenden Möglichkeit des Gehirns, Substrate (Sauerstoff, Glukose) zu speichern. Hieraus resultiert die geringe Ischämietoleranz (3–5 Minuten) der Hirnzellen im Vergleich zu anderen Körpergeweben. Um seinen Sauerstoffverbrauch zu decken, beansprucht das Gehirn etwa 15 % des Herzzeitvolumens. Wesentlicher Faktor für eine adäquate Perfusion des Hirngewebes ist der **zerebrale Perfusionsdruck** (CPP, cerebral perfusion pressure), der sich aus der Differenz von mittlerem arteriellen Blutdruck (MAP) und intrakraniellem Druck (ICP, intracranial pressure) berechnet: **CPP = MAP − ICP.**

Der intrakranielle Druck wird durch das Größenverhältnis von intrakraniellem Inhalt (Blut, Liquor, Hirngewebe, evtl. Raumforderungen wie Tumor, Hämatom, Abszess) und der ihn umgebenden starren Hüllen bestimmt. Im Bereich eines mittleren arteriellen Blutdrucks von 50–150 mmHg wird die Hirndurchblutung durch Konstriktion und Dilatation der Hirngefäße konstant gehalten (= **zerebrovaskuläre Autoregulation**). Diese Autoregulation ist sehr anfällig gegenüber Veränderungen des physiologischen Milieus durch zerebrale Ischämie, arterielle Hypoxie, Hypo- und Hyperkapnie (CO_2-Reaktivität der Hirngefäße), Hirntrauma und zerebral vasoaktive Pharmaka (z. B. Inhalationsanästhetika).

Anästhesiologisches Vorgehen: Die **allgemeinen Vorbereitungsmaßnahmen** zu intrakraniellen Eingriffen entsprechen dem üblichen anästhesiologischen Vorgehen (s. Fall 1) und werden durch weitere Befunde ergänzt (s. Antwort zur Frage 8.2). Der Patient sollte über Narkoseablauf und weiterführende Maßnahmen wie die Anlage eines zentralvenösen Katheters zur zuverlässigen Gabe von Narkotika und Substanzen wie Mannitol sowie arterielle Punktion zur kontinuierlichen Blutdrucküberwachung informiert werden. Die Blutgruppenbestimmung sowie die Bereitstellung von mindestens 4 Erythrozytenkonzentraten wegen der Nähe des Tumors zu großen zerebralen Gefäßen sind Bestandteil einer vollständigen OP-Vorbereitung. Die mögliche Notwendigkeit der Transfusion mit den Risiken von Unverträglichkeitsreaktionen, Verwechslung und Infektion sollte mit dem Patienten besprochen werden.

Während der Narkose müssen verschiedene Faktoren berücksichtigt werden, um eine ausreichende Sauerstoffversorgung der Gehirnzellen zu sichern. **Blutdruckabfälle** sollten **vermieden** werden, um eine kontinuierliche und ausreichende Durchblutung des Gehirns zu gewährleisten. Gleichzeitig gilt es, durch Hirnödemprophylaxe einen **Anstieg des intrazerebralen Drucks** zu **verhindern**. Bei relevanten Blutverlusten kann auch eine **Transfusion von Erythrozytenkonzentraten** notwendig werden, um ausreichend Sauerstoffträger zur Verfügung zu stellen. Der Einsatz der maschinellen Autotransfusion stellt bei manchen neurochirurgischen Eingriffen wie Operationen an Gefäßmalformationen eine wichtige Option dar, scheidet bei Tumoroperationen aber aus. Die **Vermeidung von Blutdruckanstiegen** (intraoperativ, bei Narkoseausleitung, auf der Intensivstation) soll das Blutungsrisiko reduzieren.

Um eine **postoperative Überwachung** der respiratorischen, kardiozirkulatorischen und

→ Fall 8   Seite 8

neurologischen Situation des Patienten auf der Intensivstation zu gewährleisten, sollte dort rechtzeitig (am Vortag des Eingriffs) ein Bett reserviert werden. Vor Narkoseeinleitung sollte man sich vergewissern, dass es nicht durch akut aufgenommene Patienten kurzfristig nicht verfügbar ist. Gegebenenfalls muss sonst der Eingriff verschoben werden, denn trotz der Größe des Tumors handelt es sich im beschriebenen Fall bei fehlender ausgeprägter neurologischer Symptomatik um einen elektiven Eingriff.

Medikamente: Die Anforderung bei intrakraniellem Eingriffen **stabile Kreislaufverhältnisse** (systolischer Blutdruck 120–140 mmHg) und damit eine kontinuierliche Durchblutung des Hirngewebes bei gleichzeitig **ausreichender Narkosetiefe** und **zurückhaltender Volumentherapie** zu gewährleisten, stellt den Anästhesisten vor eine große Herausforderung. In der Regel werden **kurzwirksame**, **gut steuerbare Narkotika** wie Propofol kontinuierlich über einen Perfusor gegeben und durch **Opioid-Boli** (z. B. Fentanyl) oder die kontinuierliche Applikation von Remifentanil ergänzt. **Nichtdepolarisierende Muskelrelaxanzien** wie Rocuronium können ergänzend verabreicht werden. Zur Volumentherapie bei intrakraniellen Eingriffen können **kristalline** und **kolloidale Lösungen**, sowie **Blutprodukte** eingesetzt werden. Laktat- und glukosehaltige Lösungen sind wegen der ungünstigen Beeinflussung des Hirnstoffwechsels nicht geeignet. Um einer Schwellung des Gehirns entgegenzuwirken, sollte rechtzeitig vor der Kraniotomie **Mannitol** infundiert werden. Repetitionsdosen können in Abhängigkeit vom intraoperativen Befund notwendig sein, um einen Verschluss der Schädeldecke am Ende des Eingriffs zu ermöglichen. Die Gabe von **Glukokortikoiden** wird unterschiedlich gehandhabt und sollte mit dem Operateur besprochen werden. **Inhalationsanästhetika** sind potente Vasodilatatoren, die durch Erhöhung des zerebralen Blutflusses die Ödementstehung begünstigen können. In niedriger Konzentration (MAC < 1) können Inhalationsanästhetika eingesetzt werden. Die Auswirkungen auf den zerebralen Blutfluss sind in Verbindung mit Lachgas erheblich ausgeprägter, weshalb bei intrakraniellen Eingriffen in der Regel auf den Einsatz von Lachgas verzichtet wird (s. Antwort zur Frage 8.3). Eine **Normoventilation** ist neben der Sicherstellung einer adäquaten Oxygenierung auch wegen der zerebralen CO_2-Vasoreaktivität wichtig. Hypo- und Hyperventilation sind zu vermeiden.

Komplikationen: Im Verlauf können ein **Hirnödem** oder eine **Blutung** nach Resektion des großen Tumors auftreten, die einen **intrakraniellen Druckanstieg** verursachen. Ein erhöhter Hirndruck kann zur Abnahme des zerebralen Perfusionsdrucks, zu zerebraler Ischämie und unbehandelt bis zur **Herniation** (= Einklemmung) von Hirnteilen führen. Eine obere Einklemmung (Temporallappen im Tentoriumschlitz) führt u. a. zur Kompression des N. oculomotorius, eine untere (Kleinhirntonsillen im Foramen magnum) zur Hirnstammkompression. Klinische Zeichen der Einklemmung sind Bewusstlosigkeit, Atemstillstand und Kreislaufversagen, maximale Miosis oder Mydriasis bei Kompression des N. oculomotorius sowie Streckstellung der Extremitäten beim nichtrelaxierten Patienten. Eine Hirndrucksonde (**ICP-Sonde**) erlaubt ein kontinuierliches Monitoring der intrakraniellen Druckverhältnisse in der postoperativen Phase. Postoperative **neurologische Ausfallerscheinungen** wie Bewusstseinsstörungen sollten im Zusammenhang mit intrakraniellen Eingriffen immer Anlass zu einer umgehenden Abklärung geben (s. Antwort zur Frage 8.5). Unabhängig von Tages- oder Nachtzeit müssen bildgebende Verfahren (CCT) eingesetzt werden, um entsprechende Veränderungen frühzeitig bewerten und ggf. therapieren zu können.

 ZUSATZTHEMEN FÜR LERNGRUPPEN

- **Einfluss verschiedener Anästhetika auf den zerebralen Sauerstoffverbrauch**
- **Neuroprotektiver Effekt der milden Hypothermie**
- **Therapie des erhöhten Hirndrucks**

→ Fall 8   Seite 8

9.1 Welche Erstmaßnahmen führen Sie durch?

- **Atmung** sichern/überwachen:
  - Sauerstoffgabe (6–8 l/min)
  - Pulsoxymetrie
- **Kreislauf** sichern/überwachen:
  - EKG-Monitoring, Blutdruck-Messung
  - Venöser Zugang, um Medikamente applizieren zu können

9.2 Wie lautet Ihre Verdachtsdiagnose? Begründen Sie diese!

- **Hypoglykämie**; Begründung: Tachykardie, Schweißausbruch, Bewusstlosigkeit; insulinpflichtiger Diabetes mellitus
- Differenzialdiagnosen: Intoxikationen, akute zerebrovaskuläre Ereignisse

9.3 Welche einfache Untersuchung sollten Sie bei jedem Patienten mit Bewusstseinsstörung durchführen?

- **Blutzuckerbestimmung:** Diagnosesicherung oder -ausschluss einer Hypoglykämie (häufige Ursache für Bewusstseinsstörung)

9.4 Wie behandeln Sie die Patientin, wenn sich Ihre Verdachtsdiagnose bestätigt?

- **i. v.-Glukosegabe** (0,5 g/kg KG bzw. nach Wirkung): Glukose 40 % oder 50 % (venenreizend!, daher verdünnen, z. B. mit der laufenden Infusionslösung im Verhältnis 1:5)
- Nach Wiedererlangen des Bewusstseins:
  - Patienten trinken (Apfelsaft, Cola) und essen lassen (Brot), um ein längerfristiges Glukoseangebot sicherzustellen
  - Patienten selbst Blutzuckerkontrolle durchführen lassen (= gleichzeitig neurologische Kontrolle)
- Auslöser der Hypoglykämie mit Patient besprechen (Ziel: Wiederauftreten vermeiden, Compliance/Einsicht des Patienten abschätzen)

9.5 Unter welchen Voraussetzungen können Sie zustimmen?

- Patient nach Glukosegabe vollständig neurologisch unauffällig
- Keine sonstigen Beschwerden (z. B. kardial, pulmonal)
- Patient isst und trinkt, adäquate Betreuung des Patienten gewährleistet
- Dokumentation: Ausgangsbefunde, Therapie, Aufklärung/Information des Patienten (Notrufnummer, Betreuungsperson und Zeugen benennen), Aufsuchen des Hausarztes zum nächstmöglichen Zeitpunkt vereinbaren

121

Fall

9

Kommentar

Allgemeines: Die **Hypoglykämie** (Plasmaglukosewert <3,3 mmol/l bzw. <60 mg/dl) stellt eine **häufige Ursache für Bewusstseinsstörungen** dar. Die rasche Abklärung dieser wichtigen Differenzialdiagnose erlaubt bei einer Bestätigung des Verdachts die umgehende Therapie einer lebensbedrohlichen endokrinologischen Störung, im Ausschlussfall kann zügig nach anderen Gründen für den veränderten Bewusstseinszustand des Patienten gesucht werden.

Diabetes mellitus: Der **Diabetes mellitus Typ I** („juveniler Diabetes") resultiert aus einer Antikörperreaktion gegen die insulinproduzierenden B-Zellen der Langerhans-Inseln im Pankreas und führt zum Ausfall der Insulinproduktion (**absoluter Insulinmangel**). Ein **Diabetes mellitus Typ II** („Altersdiabetes") findet sich in der Regel in höherem Lebensalter oder bei adipösen Patienten. Grundmechanismus ist eine verringerte Insulinempfindlichkeit zellulärer Rezeptoren, die durch eine vermehrte Insulinproduktion ausgeglichen werden soll (**relativer Insulinmangel**). Im Verlauf kann es zur Erschöpfung der B-Zellen und damit zum Erliegen der Insulinproduktion kommen. Hypoglykämien treten bei beiden Gruppen auf. Bei Patienten mit Typ-II-Diabetes sind sie zwar relativ betrachtet seltener, durch die größere Zahl von Diabetikern in dieser Gruppe spielen sie aber notfallmedizinisch eine größere Rolle.

Ursachen einer Hypoglykämie: Am häufigsten treten Hypoglykämien im Rahmen einer intensivierten **Insulintherapie** auf. Gerechnet wird mit einem Auftreten von etwa 1-mal pro 1,5

→ Fall 9   Seite 9

Jahren, unter oralen Antidiabetika (z. B. Sulfonylharnstoffe, Glinide) 1-mal alle 3 Jahre. Eine **Überdosierung von Insulin** kann dabei viele Gründe haben: Neben einem Fehler bei der Dosierung mit dem Insulin-Pen muss auch immer an eine absichtliche Überdosierung (suizidal oder fremdverschuldet) gedacht werden. Eine wichtige Rolle spielen **Diätfehler** wie im beschriebenen Fall: Der Patient vergisst nach Insulingabe zu essen oder wartet zu lange mit dem Essen. Auch ein **Infekt mit verringerter Appetenz** oder ein **erhöhter Energieumsatz** (z. B. bei Fieber, körperlicher Belastung) können durch nicht ausreichende Nahrungszufuhr bzw. nicht adaptierte Insulinmenge zu einer Hypoglykämie führen. Manchmal liegt die Ursache aber auch in einer **unzureichenden Schulung oder Einsichtsfähigkeit des Patienten**.

Seltenere Auslöser von Hypoglykämien sind Alkoholexzesse, die zu einer Hemmung der Glukoneogenese führen können, oder Wechselwirkungen mit anderen Medikamenten (z. B. Salicylate). Ein Leberversagen oder insulinproduzierende Tumore (z. B. Insulinom) sind sehr selten.

Klinik: Warnsymptome für den Diabetiker sind **Unruhe**, **Schweißausbruch**, **Tachykardie** und **Heißhunger**, die häufig den Patienten selbst bereits zur Zufuhr von Kohlenhydraten und der Vermeidung einer Hypoglykämie veranlassen. **Verwirrtheit**, **Bewusstseinsverlust** und **Krampfanfälle** sind die dramatischsten Manifestationsformen einer Hypoglykämie, die häufig zum Notarztruf führen und den vital bedrohlichen Charakter dieser akuten endokrinologischen Störung unterstreichen. Während Störungen des Bewusstseins bereits bei Blutzuckerwerten von 60 mg/dl (3,3 mmol/l) auftreten (Normbereich 70–115 mg/dl bzw. 3,9–6,4 mmol/l), liegen die Werte bei komatösen Patienten in der Regel unter 40 mg/dl (2,2 mmol/l). Gerade in der Gruppe der Typ-I-Diabetiker finden sich im Rahmen einer Adaptation teilweise aber auch sehr niedrige Werte ohne wesentliche Ausfallserscheinungen. Umgekehrt können trotz annähernd „normaler" Werte bereits erhebliche Bewusstseinsstörungen vorliegen, weil der Normbereich des Patienten bei langjähriger Erkrankung nach oben verschoben sein kann.

Diagnostik und Therapie: Durch **Blutzuckerbestimmung** gelingt die Diagnosesicherung auch unter notfallmedizinischen Bedingungen in der Regel innerhalb kurzer Zeit. Ergeben sich aus der Anamnese Hinweise wie im vorliegenden Fall, so kann die Glukosegabe bereits parallel zur Blutzuckerbestimmung vorbereitet werden. Ist eine Blutzuckerbestimmung bei einem bewusstlosen Patienten nicht möglich, so sollte – falls sich der Verdacht auf eine Hypoglykämie anamnestisch nicht sicher ausschließen lässt – eine Glukosegabe durchgeführt werden. Tritt ein **Verwirrtheitszustand** auf, reagiert das Umfeld in der Regel abhängig von der Vorerfahrung und Schulung durch **Gabe von Traubenzucker**, gesüßten Getränken oder Glukagoninjektion (1 mg i.m.). Problematisch ist dabei, dass häufig der Kooperationswille des Patienten mit sinkendem Blutzuckerspiegel ebenfalls erheblich abnimmt und oft ein sehr aggressives Verhalten auftritt. Dies kann auch das hinzugerufene Notfallteam vor Probleme stellen, denn ein **venöser Zugang** ist unter diesen Umständen (motorisch unruhiger Patient, schweißige Haut) nicht ganz einfach zu legen. Ist der **Patient mit einer Insulinpumpe** versorgt (Anamnese, körperliche Untersuchung), so muss die **weitere Zufuhr des Insulins selbstverständlich umgehend gestoppt werden**. **Bei bewusstlosen Patienten** muss die **Glukosegabe intravenös** erfolgen, wobei darauf zu achten ist, dass ausreichend Glukose verabreicht wird. Wegen der starken Venenreizung durch die hyperosmolaren Glukoselösungen sollten diese zusätzlich verdünnt und über einen Dreiwegehahn in Kombination mit einer gut laufenden Infusion verabreicht werden. Bei noch oder wieder **wachen Patienten** sollte **oral Glukose** (Monosaccharide) zugeführt werden. Die orale Gabe verbietet sich bei allen bewusstseinsgetrübten Patienten wegen des Risikos einer Aspiration. Um die häufig lange Halbwertszeit der Mischinsuline oder Sulfonylharnstoffe zu kompensieren, sollte der Patient zusätzlich essen, um einer erneuten Hypoglykämie nach Abbau der rasch verfügbaren Glukose vorzubeugen. Die **anschließende Blutzuckerkontrolle** kann man den Patienten selbst durchführen lassen. Dies bietet mehrere Vorteile: Neben der Dokumentation der Blutzuckernormalisierung kann quasi nebenbei der Umgang des Diabetikers mit seinem Blutzuckermessgerät sowie der körperliche, mentale und neurologische Status des Patienten überprüft werden.

➜ Fall 9   Seite 9

Klinikeinweisung: Ein häufiges „Problem" im Umgang mit Patienten, deren Hypoglykämie erfolgreich therapiert wurde, stellt der Unwille, eine Klinik aufzusuchen, dar. In vielen Fällen ist dies aber auch nicht zwingend notwendig, vorausgesetzt die o.g. Vorgaben (s. Antwort zur Frage 9.5) sind erfüllt. Keinesfalls kann das von einzelnen Notärzten propagierte Konzept gutgeheißen werden, dem Patienten gerade soviel Glukose zu geben, dass er stabil genug, aber noch nicht wach genug ist, um der Klinikaufnahme zu wiedersprechen. Dieses Vorgehen gefährdet Patienten! In der Klinik wird nach einer erfolgreichen Therapie der Patient nach Hypoglykämie lediglich für einige Stunden überwacht und dann nach Hause entlassen. Wegen des möglichen Wiederauftretens einer Hypoglykämie ist aber unbedingt die weitere Überwachung des Patienten durch Angehörige und ggf. den Hausarzt sicherzustellen – dies gilt für den Notarzt wie für den Klinikarzt.

ZUSATZTHEMEN FÜR LERNGRUPPEN
- Symptome Hypo-/Hyperglykämie
- Insulinarten
- Ursachen für Bewusstseinsstörungen

10   Lungenembolie

10.1   Welche Verdachtsdiagnose stellen Sie? Begründen Sie Ihren Verdacht!
Lungenembolie; Begründung: Patientin mit Risikofaktoren in der Anamnese: Raucherin, Einnahme eines oralen Kontrazeptivums (→ erhöhtes Thromboembolierisiko!), Langstreckenflug (lange Immobilisation [Sitzen] im Flugzeug fördert die Bildung venöser Thrombosen – „Economy Class Syndrome"); Klinik: akuter Thoraxschmerz mit starker Dyspnoe, erniedrigte Sauerstoffsättigung

10.2   Befunden Sie die Röntgenaufnahme! Was müssen Sie nun veranlassen?
- **Befundung Röntgen-Thorax:** kein pathologischer Befund; *cave:* bei Lungenembolie finden sich nur in 40 % der Fälle Hinweise in der Röntgenaufnahme (z. B. pathologischer Zwerchfellhochstand, prominente zentrale Pulmonalarterien, keilförmiges Infiltrat oder Plattenatelektase), daher müssen zusätzlich folgende Untersuchungsmethoden zur Diagnosestellung hinzugezogen werden (Reihenfolge entspricht der zunehmenden diagnostischen Sicherheit, typische Befunde bei Lungenembolie sind angegeben; Angaben, die **fettgedruckt** sind, werden **zuerst** veranlasst):
- **Genaue Anamnese und körperliche Untersuchung (unsicher):** Dyspnoe, Tachypnoe, Husten, Hämoptysen, atemabhängiger Thoraxschmerz, obere Einflussstauung, Angst, Schwitzen, Zyanose, Tachykardie; feuchte Rasselgeräusche, gespaltener 2. Herzton, Anstieg des zentralen Venendrucks; Inspektion der Beine (Thrombose)
- **Blutgasanalyse (unsicher):** Hypoxie, Hypokapnie; ein normales paO_2 (>80 mmHg) schließt nur eine schwere Lungenembolie aus
- Kapnographie (unsicher): Abfall des endexspiratorischen CO_2
- **Labor (unsicher):** D-Dimere positiv (Fibrinogen-Fibrin-Spaltprodukte, die sich in Folge einer Spontanfibrinolyse nachweisen lassen)
- **EKG (unsicher):** S_IQ_{III}-Typ (tiefes S in Ableitung I, tiefes Q in Ableitung III), Rechtsdrehung des Lagetyps, neu aufgetretener Rechtsschenkelblock, P-pulmonale
- Echokardiographie (unsicher): Zeichen der Rechtsherzbelastung (Dilatation des rechten Ventrikels, Dilatation der Pulmonalarterie)
- Spiral-CT (Standard): Darstellung des Thrombus
- **Zusätzlich: Suche der Emboliequelle** (z. B. Duplexsonographie der Beine zum Nachweis einer tiefen Beinvenenthrombose)

10.3   Welche Therapiemaßnahmen ergreifen Sie?
- **Allgemeine Therapie:**
  - Strikte Bettruhe, Oberkörperhochlagerung
  - Sauerstoffgabe (4–6 l/min)
  - Analgosedierung (z. B. Morphin 2,5–5 mg i. v. + Dormicum 5 mg i. v.)
  - Antikoagulation mit Heparin (5000–10 000 IE im Bolus; anschließend ca. 1000–2000 IE/h, Ziel-PTT: 2–3-fache des Ausgangswertes) und überlappende Kumarin-

→ Fall 10   Seite 10

therapie; *cave:* Kontraindikationen beachten (z. B. hämorrhagische Diathese, manifeste Blutungen, erhöhtes Blutungsrisiko [z. B. postoperativ <10 d, floride Magen-Darm-Ulzera, Malignome])!

- **Kausale Therapie:** nur bei hämodynamisch relevanter Lungenembolie
  - Systemische Thrombolyse (z. B. mit rt-PA 20 mg i. v. als Bolus, dann 100 mg i. v. über 2 h); *cave:* Kontraindikationen s. o.!

- Katheterfragmentation des Thrombus
- Ultima ratio: Thorakotomie und pulmonale Embolektomie

10.4 **Erachten Sie eine Aufnahme auf die Intensivstation für erforderlich?**
Eine stationäre Aufnahme der Patientin sowie Überwachung (Monitoring) und Behandlung auf der Intensivstation ist **unbedingt** erforderlich. Es besteht **akute Lebensgefahr!**

Kommentar

Definition: Bei der Lungenembolie handelt es sich um einen akuten **Verschluss** einer **Lungenarterie** durch einen Embolus (Thrombus, Blutkoagel, Fett, Luft, Fremdkörper, Tumor, Fruchtwasser).

Ätiologie: In mehr als 90 % aller Fälle ist die Ursache die Einschwemmung eines losgelösten Thrombus aus dem **Einstromgebiet der V. cava inferior** in eine Lungenarterie. Die Entstehung der tiefen (Bein-)Venenthrombose wird deutlich begünstigt, wenn thromboseförderende Umstände vorliegen: längere Immobilisation (z. B. postoperativ, Langstreckenflüge), weibliches Geschlecht, Östrogene, Rauchen, höheres Lebensalter, Adipositas, Schwangerschaft, internistische Grundkrankheiten (Herzinsuffizienz, Malignome, Thrombozytosen). Die **Virchow-Trias** fasst die Ursachen für die Entstehung einer Venenthrombose zusammen: **verlangsamte Blutströmung** (z. B. bei Varikosis, Immobilisation), **Veränderung der Blutzusammensetzung** (z. B. Protein-C- oder Protein-S-Mangel, erhöhte Viskosität) und **Gefäßwandveränderungen** (Endothelläsion).

Klinik: Viele Lungenembolien werden klinisch nicht erkannt, weil **keine eindeutigen Symptome** vorliegen. Häufig sind jedoch die folgenden Zeichen in unterschiedlicher Ausprägung und wechselnder Kombination vorhanden: **Dyspnoe** und **Tachypnoe** (85 % der Fälle), neu aufgetretene atemabhängige **Thoraxschmerzen** (85 %), **Tachykardie** (60 %), **Angst** (60 %), **Husten** (50 %), Zyanose, Einflussstauung, Synkope, Schock, Herz-Kreislauf-Stillstand.

Diagnostik: s. Antwort zur Frage 10.2.

Differenzialdiagnosen: **Akutes Koronarsyndrom** (instabile Angina pectoris, Myokardinfarkt), **Pneumothorax**, Pneumonie, akute Atemwegsobstruktion (z. B. schwerer Asthmaanfall, bei chronischer Bronchitis), akute Aortendissektion, psychogene Hyperventilation.

Therapie: s. auch Antwort zur Frage 10.3. Wird eine Lungenembolie bewiesen oder besteht ein begründeter Verdacht, ist **unbedingt** eine **stationäre Aufnahme** und die Behandlung und Überwachung auf der (Intensiv-)Station erforderlich. Allgemeinmaßnahmen bestehen initial aus **Sauerstoffgabe** (ausreichende Oxygenierung), **strikter Bettruhe** und **Sedierung**. Bei kleinen, hämodynamisch nicht relevanten Lungenembolien genügt eine **konservative Therapie**, die aus **Antikoagulation** (mit Heparin) und **Rezidivprophylaxe** (Kumarintherapie über 6 Monate) besteht. Bei größeren Lungenembolien ist hingegen eine **spezifische Therapie** erforderlich, um die pulmonale Zirkulation wiederherzustellen. Mittels Rechtsherzkatheter kann eine **Katheterfragmentation** des Thrombus versucht werden. Weniger aufwändig ist die **Thrombolysetherapie** mittels Fibrinolytikum (z. B. rt-PA, Streptokinase). Die Fibrinolyse ist bei ausgeprägter Lungenembolie mit gravierender Einschränkung der Hämodynamik (z. B. Herz-Kreislauf-Stillstand) häufig nicht ausreichend wirksam. Mit einer **operativen Thorakotomie** und **pulmonaler Thromboembolektomie** unter extrakorporaler Zirkulation kann die Rekanalisation des betroffenen Gefäßes erfolgen. Dieses Vorgehen ist nur bei Versagen anderer Therapiemethoden indiziert, denn die perioperative **Mortalität** liegt bei etwa **50 %**.

Fall

10

➔ Fall 10   Seite 10

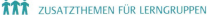
11 Anästhesie bei Schilddrüsenoperationen

11.1 Wie stellen Sie sicher, dass die Ventilation während des Eingriffs nicht gestört wird?

- Verwendung eines flexiblen, verstärkten Woodbridge-Tubus (s. Kommentar)
- Ausleitung der Beatmungsschläuche nach kranial
- Verkleben aller Konnektionsstellen

11.2 Worauf sollten Sie bei der geplanten Lagerung für den Eingriff zusätzlich achten?

- Polsterung im Gesichts-/Stirnbereich zur Vermeidung von Druckstellen (ein Operateur arbeitet vom Kopfende aus)
- Augenschutz (Augensalbe, Augen zukleben/polstern), um Austrocknen der Kornea zu vermeiden

11.3 Mit welchen Problemen müssen Sie aufgrund der Schilddrüsenvergrößerung bei der Intubation rechnen?

- Erschwerte Intubation durch
- Verlagerung des Kehlkopfeingangs
- Einengung von Larynx und Trachea
- Tracheomalazie

11.4 Woran müssen Sie denken, und was müssen Sie tun?

- Verdachtsdiagnose: **thyreotoxische Krise**; Begründung: trotz präoperativ euthyreoter Stoffwechsellage kann es durch chirurgische Manipulationen intra- oder postoperativ zur verstärkten Ausschüttung von Schilddrüsenhormonen kommen. Klinik: Tachykardie, Schweißausbruch, Hyperkapnie, Anstieg der Körpertemperatur; weitere Symptome: Arrhythmien, Hypertonie, Sauerstoffverbrauch ↑, Bewusstseinseintrübung bis Koma; cave: Es besteht **akute Lebensgefahr!**
- **Zu ergreifende Maßnahmen:**
  - Narkosevertiefung
  - β-Blocker (z. B. Metropolol 5–10 mg i. v.): Senkung von Herzfrequenz/Blutdruck
  - Thyreostatika, Glukokortikoide, Volumentherapie, Ausgleich von Elektrolytstörungen
  - An maligne Hyperthermie als wichtige Differenzialdiagnose denken (s. Fall 24)!

125

Fall

11

Kommentar

Vorbereitungen zur Strumektomie: Indikationen zur Entfernung der Schilddrüse sind eu-, hypo- oder hyperthyreote Schilddrüsenvergrößerungen, „kalte" Knoten und Schilddrüsenkarzinome. Bei allen Eingriffen an der Schilddrüse (wie auch bei allen anderen elektiven Eingriffen) sollte eine euthyreote Stoffwechsellage vorliegen, da andernfalls mit erheblichen perioperativen Komplikationen gerechnet werden muss: bei einer Hyperthyreose v. a. mit einer lebensbedrohlichen thyreotoxischen Krise (s. Antwort zur Frage 11.4), bei einer Hypothyreose v. a. mit Hypothermie, Hypoventilation und gesteigerter Empfindlichkeit gegenüber Medika-

menten (z. B. gegenüber Anästhetika, dies kann z. B. zu ausgeprägten Bradykardien und Hypotonie intraoperativ führen). Die Kontrolle der Schilddrüsenwerte (TSH, T_3, T_4) vor dem Eingriff bzw. das Vorliegen aktueller Werte (nicht älter als 4 Wochen) ist bei allen Patienten mit Beeinträchtigung der Schilddrüsenfunktion notwendig. Eine hormonelle Substitutionstherapie sollte nicht unterbrochen werden.

Sicherung der Atemwege: Bei Vergrößerung der Schilddrüse kann es zur Einengung und Verlagerung von Larynx und Trachea kommen. Daher muss immer mit Intubationsschwierig-

→ Fall 11 Seite 11

keiten gerechnet werden und zusätzliche Intubationsmaterialen müssen verfügbar sein (s. auch Fall 17, Atemwegsmanagement). Bei allen Eingriffen, bei denen ein direkter Zugriff des Anästhesisten auf den Kopf des Patienten und damit auf den Endotrachealtubus nicht möglich ist, muss besonders auf eine entsprechende Sicherung der Atemwege geachtet werden. Um ein Abknicken des Tubus zu verhindern, bietet sich die Verwendung eines Woodbridge-Tubus (s. Abb.) an. Dieser ist sehr flexibel und besitzt eine eingearbeitete Metallspirale, die eine Verlegung des Tubuslumens durch Kompression weitgehend verhindert. Alle Konnektionsstellen sollten durch Pflaster zusätzlich gesichert werden: der Übergang von Tubus und Konnektor, von Konnektor zu Partikelfilter, von Filter zu den Beatmungsschläuchen. Eine Dekonnektion an einer dieser Stellen während des Eingriffs führt unweigerlich zur Unmöglichkeit der Beatmung. Dies kann durch entsprechendes Monitoring (Kapnometrie, Volumetrie) zwar rasch erkannt werden, erfordert aber die Unterbrechung der Operation und ggf. das Entfernen der OP-Tücher.

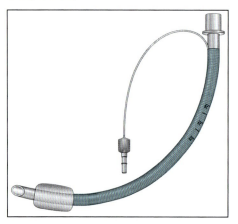

Woodbridge-Tubus

Lagerungsschäden: Auf den Schutz des Patienten vor Lagerungsschäden durch Druck auf empfindliche Körperstellen sollte immer geachtet werden. Dies beinhaltet neben dem Schutz der Augenpartie auch eine sorgfältige Lagerung und Polsterung der Extremitäten, um Druckschäden an peripheren Nerven zu vermeiden. Zusätzlich muss darauf geachtet werden, dass keine Schäden durch eine Überdehnung der Nervenplexen, z. B. durch übermäßige Abduktion des Armes und nachfolgenden Zug auf den Plexus brachialis, entstehen. Hier tragen Anästhesist und Operateur gemeinsam Verantwortung.

Postoperative Komplikation: Die Schädigung des N. recurrens (Rekurrensparese) ist eine typische Komplikation der Schilddrüsenchirurgie. Die Rekurrensparese hat einerseits Bedeutung für die Phonation, andererseits können schwere respiratorische Probleme auftreten. Bei einer beidseitigen Lähmung kommt es zum Verschluss der Glottis, der eine Reintubation und langfristig eine chirurgische Atemwegssicherung (Tracheotomie) notwendig macht. Die einseitige Lähmung des N. recurrens verursacht einen inspiratorischen Stridor. Die Symptome können auch verzögert auftreten, daher muss im Aufwachraum eine postoperative Überwachung der respiratorischen Situation erfolgen. Vor Verlegung sollten die Patienten zum Sprechen aufgefordert werden. Das postoperative Vorliegen von Heiserkeit bzw. Stridor muss dokumentiert werden. Eine HNO-ärztliche Abklärung sollte immer erfolgen, wenn der Verdacht auf eine Schädigung des N. recurrens besteht.

 ZUSATZTHEMEN FÜR LERNGRUPPEN
- **Schilddrüsenhormonsynthese und Funktionstests**
- **Erkrankungen der Schilddrüse**

---

12 Schweres Schädel-Hirn-Trauma

12.1 **Welche Diagnose stellen Sie aufgrund der postoperativen kranialen Computertomographie (s. Abb.)?**
Offenes Schädel-Hirn-Trauma; Begründung: Zerstörung von Haut, Knochen, Dura mater und Hirnmassenaustritt

12.2 **Welche Primär- und Sekundärschäden erwarten Sie?**
- **Primärschäden:** als unmittelbare Verletzungsfolge des Gehirns
  – direkte Gewebezerstörung des Gehirns
  – zerebrale Einblutungen

→ Fall 12 Seite 12

- **Sekundärschäden:**
  - Hirnödem: Störung der Blut-Hirn-Schranke führt zu einem vasogenen Ödem im Bereich des Kontusionsherdes
  - Hirndruckerhöhung (durch Hirnödem, Mehrperfusion, Hyperkapnie, Blutungen): Abnahme der zerebralen Perfusion führt zur zerebralen Hypoxie (konsekutiv Nervenzellschäden); Gefahr der Einklemmung von Hirnteilen
  - Infektionen: Abszess, Meningitis, Enzephalitis
  - Fettembolie: v. a. nach Polytrauma

12.3 **Welche Komplikation müssen Sie befürchten und welche Untersuchungen nehmen Sie vor?**
- Komplikation: **Intrakranieller Druckanstieg** (Begründung: Bradykardie, Ateminsuffizienz) → Folgen: Einklemmung von Hirnteilen; zerebraler Perfusionsdruck ↓ (s. Fall 8) → zerebrale Ischämie (bis Hirninfarkt)
- Untersuchungen:
  - Bewusstseinszustand (Glasgow Coma Scale, s. Kommentar)
  - Hirnnerven-/Hirnstammreflexe: Pupillen (Größe, Seitenvergleich, Lichtreaktion), Korneal-, Lidschlussreflex
  - Periphere Motorik: Beweglichkeit, Kraft, Sensibilität
  - Pyramidenbahnzeichen (Babinski-Reflex)
  - CCT erwägen (Blutung? Infarkt? Hirnödem/-schwellung?)

12.4 **Welche Maßnahmen müssen Sie nun sofort ergreifen, falls sie noch nicht geschehen sind?**
- **Diagnose:** Verdacht auf Einklemmung des Hirnstammes (beidseits weite Pupillen)
- **Ziel:** Verhinderung von Sekundärschäden
- **Analgosedierung** (s. Kommentar): Babituratdauerapplikation über Perfusor (z. B. Metohexital [z. B. Brevimytal] Dosierung nach

gewünschter Narkosetiefe; ggf. Monitoring mit Bispektral-Index)
- **Oxygenierung** (Ziel: paO_2 100 mmHg), kontrollierte Beatmung (PCV, IPPV, SIMV oder BiPAP)
- **Oberkörperhochlagerung um 30°** bei neutraler Kopf-Hals-Position (keine Kopfreklination/-rotation): verbessert den venösen Blutabfluss
- **Normovolämie herstellen** (z. B. Infusion von Ringer-Laktat-Lösung oder HAES)
- **Blutzuckermessung** (Verhinderung von Blutzuckerentgleisungen)
- **Temperaturmessung** (Verhinderung von Temperaturabweichungen, v. a. Hyperthermie)
- **Kreislaufstabilisierung** (Ziel: arterieller Mitteldruck >80 mmHg), ggf. Katecholaminapplikation (z. B. Noradrenalin)
- **Moderate Hyperventilation** (Ziel: $paCO_2$ 35–38 mmHg): s. Kommentar
- Infusion von 125 ml Mannitol 10 % und/oder hypertoner Kochsalzlösung (7,5 %) zur Reduktion des Hirndruckes/Hirnödems
- Information des zuständigen neurochirurgischen Kollegen (ICP-Messsonde?, Doppleruntersuchung?, Entlastungstrepanation?)

12.5 **Wie schätzen Sie die Gesamtprognose (Outcome) ein?**
Im günstigsten Fall ist eine bleibende Funktionsbeeinträchtigung (z. B. Plegie, Vigilanzminderung) möglich. Der Genesungszeitrahmen kann jedoch mehrere Monate umfassen. Aufgrund des hohen Alters ist es jedoch wesentlich wahrscheinlicher, dass der Patient an seinen schweren Kopfverletzungen versterben wird – auch auf diese Möglichkeit sollten Sie die Ehefrau vorbereiten. Betonen Sie aber, dass es noch zu früh ist, eine genauere Prognose zu stellen, da der Krankheitsverlauf sehr variabel ist.

Kommentar

Definition und Einteilung: Als Schädel-Hirn-Trauma (SHT) werden Verletzungen von Kopfschwarte, Schädel und Gehirn durch äußere Gewalteinwirkung bezeichnet. SHT werden in **offene** (Verbindung des Gehirns zur Außenwelt) und **geschlossene**/gedeckte (intakte Dura

mater) unterteilt. Mit der Glasgow Coma Scale (s. u.) wird der Schweregrad des SHT bestimmt.

Epidemiologie: Das SHT zählt in allen industrialisierten Ländern zu den häufigsten Krankheits- und Todesursachen. In Europa liegt die

→ Fall 12   Seite 12

jährliche Inzidenz von SHT bei etwa **350 Fällen pro 100 000 Einwohner im Jahr**, d. h., dass in Deutschland etwa 200 000 Patienten pro Jahr ein SHT erleiden. Häufig sind jüngere männliche Personen betroffen.

Ätiologie: Geschlossene SHT entstehen durch stumpfe Gewalt (Sturz, Schlag, Aufprall), häufig bei Verkehrsunfällen, offene durch perforierende Verletzungen (Schuss, Pfählung, extrem starker Aufprall mit Frakturen im Schädelbereich).

Pathophysiologie: s. auch Antwort zur Frage 12.2. Der **Primärschaden** beim SHT entsteht durch die direkte **Gewalteinwirkung** auf die weiße und graue Substanz, Schädel sowie Gefäße. Hieraus resultieren direkt **Gewebedefekte** (z. B. Gefäßzerreißung mit Blutung, diffuser axonaler Schaden, Hirngewebezerstörung). Der Sekundärschaden entsteht infolge **intrakranieller Druckerhöhungen** durch ein sekundäres Hirnödem, (intrazerebrale, sub-/epidurale, subarachnoidale) Blutungen oder posttraumatischer Infektion (v. a. bei offenen SHT). Ein erhöhter Hirndruck führt zu **perifokaler, regionaler** oder **globaler zerebraler Hypoxie** mit konsekutivem Untergang von Hirngewebe. Hypoxämie, Hyperkapnie, Anämie, Hypotension, Hyperthermie (erhöht den Hirnstoffwechsel und damit den zerebralen Sauerstoffbedarf), Hyper- und Hypoglykämie sowie Hyponatriämie sind als ungünstige Begleitfaktoren zu nennen. In mehr als 50 % der Fälle sind neben dem SHT noch weitere Organsysteme geschädigt (= Polytrauma), so dass die primäre Hirnschädigung durch komplizierende Faktoren wie **akuten Blutverlust** (= Mangel an Sauerstoffträgern), arterielle **Hypotension** (Schock) oder **Hypoxie** verschlimmert wird.

Klinik: Die klinische Symptomatik ist abhängig vom Ausmaß der Schädigung. Bei leichten SHT kann die klinische Symptomatik vollständig fehlen oder nur durch Kopfschmerzen oder eine minimale Vigilanzveränderung gekennzeichnet sein. Mittelschwere SHT gehen meist mit einer deutlichen temporären Vigilanzminderung oder -verlust (z. B. initiale Bewusstlosigkeit) einher. Schwere SHT (GCS <9 Punkte, s. u.) sind durch Bewusstlosigkeit mit neurologischer Symptomatik (Paresen, pathologische Reflexe/Pupillomotorik) gekennzeichnet.

Notfalltherapie: Die Erstversorgung von Patienten mit SHT besteht in einer **Sicherung der Vitalfunktionen** (Basismaßnahmen!). Hierzu gehören die Sicherung der **Atemwege**, um eine ausreichende **Oxygenierung** und **Ventilation** sicher zu stellen und eine globale Hypoxie zu vermeiden. Patienten mit einem schweren SHT (GCS < 9 Punkte, s. u.) sollten endotracheal intubiert werden, um einer Aspiration vorzubeugen (cave: Begleitverletzungen der Wirbelsäule sind beim SHT häufig, durch übermäßige Bewegungen [Reklination] bei der Intubation droht bei frakturierter Wirbelsäule ein Querschnitt, daher muss bei der Intubation entsprechend vorsichtig vorgegangen werden, evtl. Anlage einer Zervikalstütze erwägen!). Danach erfolgt eine **hämodynamische Stabilisierung** (z. B. Volumengabe, Katecholamintherapie).

Diagnostik: Während bzw. nach Sicherung der Vitalfunktionen erfolgte die Erhebung einer (Fremd-) Anamnese sowie eine klinisch-neurologische Untersuchung (Suche nach Polytraumatisierung!, Reflexstatus, Bewusstseinslage) des Patienten. Die **Glasgow Coma Scale (GCS)** erlaubt eine schnelle Einschätzung des Schweregrads des SHT. Beurteilt wird das Vermögen, die **Augen zu öffnen, adäquat auf Ansprache zu reagieren** und die **Extremitäten zu bewegen** (s. Tab.).

Eine **kranielle Computertomographie** (CCT) sollte immer bei Bewusstseinseintrübungen und knöchernen Verletzungen im Bereich des Schädels durchgeführt werden, um zerebrale Blutungen und Schädigungen der Hirnsubstanz (z. B. Kontusionen, Ischämie, Ödem) als Ursache auszuschließen. Brillen- oder Monokelhämatome können Hinweise auf eine Schädelbasisfraktur geben, dann sollte ein Röntgen des Schädels veranlasst werden. Sichere Zeichen für das Vorliegen eines offenen SHT sind **Liquor-** oder **Hirnmassenaustritt** aus der Wunde. Beim geschlossenen SHT ist die Dura mater noch intakt, die Verletzung des Gehirns muss deshalb aber nicht geringer sein!

Monitoring: In der ersten Phase des Krankheitsverlaufs ist die Entwicklung eines erhöhten Hirndrucks von besonderer therapeutischer und prognostischer Bedeutung. Daher sollten in regelmäßigen Abständen die sog. Hirndruckzeichen (s. Fall 69) und hier v. a. **Bewusstseinslage** und **Pupillomotorik** überprüft werden. Pu-

→ Fall 12 Seite 12

Augenöffnen (1–4 Punkte)		Verbale Reaktion auf Ansprache (1–5 Punkte)		Motorische Reaktion (1–6 Punkte)	
Spontan	4 Punkte	Orientiert	5 Punkte	Auf Aufforderung	6 Punkte
Auf Aufforderung	3 Punkte	Desorientiert	4 Punkte	Gezielte Abwehr auf Schmerzreiz	5 Punkte
Auf Schmerzreiz	2 Punkte	Inadäquate Äußerung	3 Punkte	Beugeabwehr auf Schmerzreiz	4 Punkte
Keine	1 Punkt	Unverständliche Laute	2 Punkte	Beugesynergismen auf Schmerzreiz	3 Punkte
		Keine	1 Punkt	Strecksynergismen auf Schmerzreiz	2 Punkte
				Keine	1 Punkt
3–8 Punkte: schweres SHT; 9–12 Punkte: mittelschweres SHT; 13–15 Punkte: leichtes SHT					

pillengröße, Änderungen der Pupillengröße im Seitenvergleich sowie Pupillenreaktion auf Licht können Hinweise auf einen **Anstieg des Hirndrucks** und eine beginnende **Einklemmung von Hirnteilen** geben. Bei jeder neurologischen Verschlechterung (z. B. Bewusstseinseintrübung), sonst etwa alle 5 Tage, sollte daher eine CCT erfolgen. Durch die Implantation von **Hirndrucksonden** (z. B. EVD = externe Ventrikel-Drainage, Ventrikeldruckmessung mit der Möglichkeit zur Liquordrainage) **mit kontinuierlicher Messung des Hirndrucks** können Anstiege des intrakraniellen Drucks bereits frühzeitig erkannt werden. Die intensivmedizinische Überwachung eines Patienten mit einem schweren SHT umfasst weiterhin eine Überwachung der respiratorischen und Herz-Kreislauf-Funktion mittels **EKG**, kontinuierlicher **arterieller Blutdruckmessung** und **Pulsoxymetrie**. Aus der Differenz von mittlerem arteriellem Druck (MAP) und dem intrakraniellen Druck (ICP) kann der zerebrale **Perfusionsdruck** (CPP; CPP = MAP - ICP) errechnet werden (s. Fall 8). Er gilt als indirektes Maß für die zerebrale Durchblutung. So ist z. B. bei einem Patienten mit einem schweren SHT und einem CPP <70 mmHg eine zerebrale **Minderperfusion** wahrscheinlich. Die Abschätzung der zerebralen Flussgeschwindigkeit durch eine **transkranielle Doppleruntersuchung** (TCD) liefert ebenfalls Hinweise auf die Blutversorgung des Gehirns. Ist ein Patient analgosediert, können EEG (Elektroenzephalogramm) oder BIS-Monitoring des Gehirns (Bispektral-Index) wichtige Hinweise auf die Narkosetiefe geben. Die engmaschige Messung von Körperkerntemperatur (Vermeidung einer Hypo- oder Hyperthermie)

und Plasmaglukosekonzentration (Normoglykämie, Vermeidung von Hypo- und Hyperglykämie) ist obligat.

Therapie: Der Primärschaden ist therapeutisch nicht beeinflussbar, da es sich hierbei um eine irreversible Gewebezerstörung handelt. Ziel aller Maßnahmen ist es daher, **sekundäre Hirnschäden** (s. o.) zu **vermeiden** und ggf. zu behandeln. Hierzu gehört ein intensives Monitoring (s. o.) und die Senkung des Hirndrucks bei intrakranieller Druckerhöhung. **Analgosedierung** und **kontrollierte Beatmung** bilden die Basis der Therapie. Der neuronale Schaden des Patienten mit SHT korreliert mit der zentralen Sympatikusaktivität. Durch eine pharmakologische „Stressabschirmung" (= Analgosedierung, z. B. mit Fentanyl + Midazolam) soll ein erhöhter Sympathikotonus gesenkt und die maschinelle Beatmung besser toleriert werden. Eine **adäquate Ventilation und Oxygenierung** (Ziel: paO_2 >100 mmHg, Normokapnie) ist Voraussetzung zur Vermeidung einer globalen und regionalen zerebralen Hypoxie. Bei krisenhaftem Anstieg des Hirndrucks führt eine kontrollierte leichte bis moderate **Hyperventilation** (Ziel: $paCO_2$ ~ 35 mmHg) zu einer zerebralen Hypokapnie mit einer Reduktion des arteriellen Blutvolumens durch zerebrale Vasokonstriktion und letztendlich zur Senkung des Hirndrucks. *Cave:* Eine routinemäßige und kontinuierliche Hyperventilation hat dagegen keinen positiven Effekt. Durch eine langandauernde zerebrale Vasokonstriktion kann eine zerebrale Ischämie mit weiterer Drucksteigerung ausgelöst werden! Um eine adäquate Perfusion zu gewährleisten, müssen **Hypovolämie** und **Hy-**

129

Fall

12

→ Fall 12 Seite 12

potonie unbedingt **vermieden werden**. Bei einer Hypotonie erfolgt zuerst ein Volumenersatz mit isoosmolaren kristallinen oder kolloidalen Lösungen. Bei persistierender Hypotonie können Katecholamine (z. B. Noradrenalin) über einen Perfusor appliziert werden, um einen CPP >70 mmHg zu erzielen. In Hirnarealen mit einer erhöhten **Plasmaglukosekonzentration** (Ziel: Glukosekonzentration 80–110 mg/dl) führt die Hyperglykämie zu einer verstärkten anaeroben Glykolyse, die den Zelluntergang begünstigt. Deshalb ist eine engmaschige Blutzuckerüberwachung erforderlich, im Bedarfsfall kann ein schnellwirksames Insulinanalogon (z. B. Actrapid) appliziert werden. Die **Oberkörperhochlagerung um bis zu 30°** bei neutraler Kopf-Hals-Position verbessert den Abstrom von venösem Blut aus dem Gehirn. **Hyperthermie** (Fieber) führt zu einem gesteigerten zerebralen Stoffwechsel und muss deshalb effizient verhindert werden. Normothermie (oder leichte Hypothermie, Körperkerntemperatur 36-37°C) sollte angestrebt werden. Bei einer therapieresistenten Hirndruckerhöhung stehen die Anlage eines **Ventrikelkatheters** zur **Liquordrainage** (z. B. EVD), sowie die **Osmotherapie** zur Verfügung. Die Bolusapplikation von Osmodiuretika (z. B. Mannitol 10 % 125–250 ml i. v.) steigert kurzfristig die Serumosmolarität und bewirkt in Regionen mit intakter Blut-Hirn-Schranke eine osmotische Rückresorption von Wasser in das Gefäßsystem. Die Abnahme des intrakraniellen Drucks führt durch Dekompression der Kapillaren zu einer Verbesserung der

Mikrozirkulation in den minderperfundierten Arealen. Sind auch diese Maßnahmen bei einem krisenhaften Anstieg des Hirndrucks nicht mehr erfolgreich, stehen zusätzlich 3 weitere therapeutische Möglichkeiten zur Verfügung: Durch ein **pharmakologisch induziertes Koma** („burst-suppression-EEG", z. B. mit Metohexital) kann der zerebrale Funktionsstoffwechsel und damit der zerebrale Sauerstoffverbrauch deutlich reduziert werden. Zusätzlich kommt die Bolusapplikation von **Barbituraten** (z. B. Thiopental) oder anderer Hypnotika (z. B. Propofol, Etomidat) in Betracht. Durch eine **Entlastungstrepanation** kann auf chirurgischem Wege die intrakranielle Druckerhöhung vermindert werden. **Hypertone Kochsalzlösung** (z. B. 7,5 % NaCl) appliziert als Bolus (z. B. 125 ml innerhalb von 5 min) senkt den erhöhten Hirndruck ebenfalls. Indikationen für eine **neurochirurgische Intervention** sind Frakturen, wenn das Fragment um Kalottendicke disloziert ist, Dura-Verletzungen und Entlastung von intrakraniellen Blutungen. Eine Antibiotikatherapie nach Antibiogramm ist v. a. bei offenen SHTs erforderlich.

Prognose: s. Antwort zur Frage 12.5.

 ZUSATZTHEMEN FÜR LERNGRUPPEN
- **Intrazerebrale Blutungen**
- **Hirntod (Kriterien)**
- **Polytrauma**

13   Asthmaanfall

13.1   **Welche Diagnosen kommen für die geschilderte Symptomatik bei der Patientin in Frage?**
Asthmaanfall, Lungenembolie, Pneumonie, Lungenödem, akutes Lungenversagen, (Spannungs-) Pneumothorax, Fremdkörperaspiration, Lähmung der Atemmuskulatur (z. B. Multiple Sklerose), Trauma (Bronchusabriss), Malignom (Blutaspiration)

13.2   **Was sollten Sie unbedingt in Ihrem Notfallrucksack mit sich führen?**
Der Notfallkoffer bzw. -rucksack zur innerklinischen Versorgung sollte analog zur präklinischen Notfallmedizin alle medizinisch notwendi-

gen Utensilien enthalten, die für eine adäquate Notfalltherapie erforderlich sein können:
- Sauerstoffflasche, Pulsoxymeter
- Spritzen, Infusionen, Kanülen, periphervenöse Zugänge
- Material für Atemwegsmanagement (Intubationsbesteck, unterschiedliche Endotrachealtuben, Laryngoskop, Absaugpumpe)
- Stethoskop, Blutdruckmanschette
- Medikamente für die häufigsten Notfälle (z. B. Benzodiazepine [Diazepam], Opioid-Analgetika [Morphin], Kalziumkanal-Blocker [Nifedipin], Nitrate [Nitroglycerin], Methylxanthine [Theophyllin], Katecholamine [Adrenalin])

→ Fall 13   Seite 13

- Sonstige medizinische Utensilien (z. B. Untersuchungshandschuhe, Pflaster, Verbandsmaterial)

13.3 Welche Diagnose stellen Sie?

Asthmaanfall; Begründung: Patientin mit Allergieanamnese, Öffnen des Fensters löste wahrscheinlich Anfall aus (evtl. durch Pollen); Dyspnoe, Einsatz der Atemhilfsmuskulatur (sitzende Position), Tachykardie, Hypoxie, exspiratorisches Giemen

13.4 Wie können Sie der Patientin akut helfen?

- **Sauerstoffgabe** (4–8 l/min über O$_2$-Maske)
- **Beruhigung** der Patientin (z. B. sich vorstellen, „ich werde Ihnen helfen")
- **β$_2$-Sympathomimetikum:**
  - inhalativ: z. B. Fenoterol (z. B. Berotec 2–4 Hübe, ggf. Wiederholung alle 5–10 min)

- in schweren Fällen systemisch-subkutan: z. B. Terbutalin 0,25–0,5 mg s.c.
- Periphervenösen Zugang legen (18G)
- **Glukokortikoide i. v.** (z. B. Solu-Decortin H 250 mg i. v. als Bolus); inhalative Glukokortikoide sind im Anfall wirkungslos!
- ggf. Methylxanthine (z. B. Theophyllin 200–400 mg i. v. fraktioniert; *cave:* Dosisreduktion bei Dauermedikation auf 50–150 mg!)
- ggf. leichte Sedierung, z. B. mit Neuroleptika wie Triflupromazin (z. B. Psyquil); *cave:* keine Benzodiazepine, da sie muskelrelaxierend wirken!
- Infusionstherapie, z. B. Ringerlösung 500–1000 ml i. v. zur Sekretverflüssigung

13.5 Welche weitere Möglichkeit haben Sie, wenn keine Besserung eintritt?

Narkoseinduktion und endotracheale Intubation

Kommentar

Definition: Das **Asthma bronchiale** ist eine **chronisch-entzündliche Erkrankung**, die mit einer unspezifischen **Hyperreagibilität** der Atemwege und **Atemwegsobstruktion** einhergeht. Ein **Asthmaanfall** ist eine akute, ggf. lebensbedrohliche, jedoch prinzipiell reversible Atemwegsobstruktion. Ein **schwerer Asthmaanfall** (früher „Status asthmaticus") ist dadurch gekennzeichnet, dass die Atemwegsobstruktion länger als 24 Stunden andauert und nicht zu unterbrechen ist.

Ätiopathogenese: Das Asthma bronchiale gehört in den Formenkreis der atopischen Erkrankungen. Die Entstehung von atopischen Erkrankungen wird auf eine **genetische Prädisposition** und **Umwelteinflüsse** zurückgeführt. In mehr als 90 % der Fälle ist Asthma mit Allergien assoziiert. Häufige Allergene sind Pollen, Tierepithelien und Hausstaubmilben. Weitere Auslöser sind physischer (z. B. beim Sport) und psychischer (z. B. bei Aufregung) Stress sowie unspezifische Reize (z. B. kalte Luft, Staub), Medikamente (z. B. Analgetika, Antibiotika) und endokrine Ursachen (z. B. Hyperthyreose, Menstruation). Das überempfindliche Bronchialsystem reagiert auf diese Stimuli mit einer **Atemwegsentzündung** (Freisetzung von Zytokinen, Histamin), **Atemwegsverengung** (Bronchospastik, Bronchialschleimhautödem, Bildung von zähem Bronchialsekret) und **Oxygenierungsstörung** (Ventilations-Perfusion-Störung). Durch die Atemwegsverengung kommt es v. a. zur Zunahme des **exspiratorischen Atemwegswiderstandes**, so dass eine Überblähung der Lunge resultiert. Hierdurch werden kleine Lungengefäße komprimiert, das Ergebnis ist eine pulmonale Hypertonie.

Klinik: Leitsymptom des Asthmaanfalls ist die **ausgeprägte Atemnot** (Dyspnoe), so dass die **Atemhilfsmuskulatur** (sitzende Position, Orthopnoe) eingesetzt wird. Zusätzlich können quälender Husten, Tachykardie, Tachypnoe und exspiratorisches Giemen (sog. Distanzgiemen, auch ohne Stethoskop hörbar) auftreten. Der Patient ist oft ängstlich, blass oder zyanotisch.

Diagnostik: Die Diagnose des Asthmaanfalls wird immer **klinisch** gestellt: Atemnot, Einsatz der Atemhilfsmuskulatur, verlängertes Exspirium, Tachypnoe, Tachykardie, Zyanose. Auskunft über die Oxygenierung und den gesamten Gasaustausch liefert eine (arterielle) Blutgasanalyse. Eine Röntgenaufnahme des Thorax ist meist unspezifisch, kann aber andere Ursachen (z. B. Spontanpneumothorax) ausschließen.

→ Fall 13 Seite 13

Therapie: s. auch Antwort zur Frage 13.4. Das „Basismedikament" zur Versorgung eines Patienten mit Asthmaanfall ist – so einfach es auch klingen mag – **Sauerstoff**. Oft reichen niedrige Flüsse (z. B. 2–4 l/min) aus, um die angestrebte Sauerstoffsättigung von über 90 % zu erreichen, höhere Dosierungen sind aber problemlos möglich. Der Mythos, dass Patienten mit Asthma keinen Sauerstoff erhalten dürfen, hält sich leider hartnäckig. Im akuten Anfall besteht aber auf jeden Fall ein Oxygenierungsproblem, das mit Sauerstoffgabe behandelt werden muss. Die medikamentöse Therapie basiert im Wesentlichen auf der Anwendung von **Bronchodilatoren** und **antiödematös-antiinflammatorisch** wirksamen Medikamenten. **Glukokortikoide** besitzen beide Wirkungen und sind deshalb zur Therapie des akuten Asthmaanfalls unverzichtbar – allerdings tritt die Wirkung erst mit einer zeitlichen Verzögerung ein. Sie werden **systemisch** appliziert, die inhalative Anwendung eignet sich nur zur Dauertherapie. β_2-**Sympathomimetika** wirken bronchodilatativ und können wiederholt **inhalativ** (z. B. Salbutamol, Fenoterol), aber auch **systemisch-subkutan** (z. B. Terbutalin) angewendet werden. Dabei besitzt die inhalative Anwendung gegenüber der systemischen deutliche Vorteile: β_2-Agonisten sind meist unspezifisch wirksam und führen bei systemischer Applikation neben einer Bronchodilatation oftmals zu ausgeprägter Tachykardie. **Methylxanthine** wie Theophyllline werden im Akutfall nur noch selten eingesetzt. Sie haben nur einen engen therapeutischen Bereich, daher muss der Plasmaspiegel engmaschig überwacht werden, was im Akutfall nicht immer möglich ist. Gelegentlich haben sich lebensbedrohliche Zwischenfälle bei einer hohen Dosierung ereignet. Droht trotz medikamentöser Therapie eine **Hypoxie**, muss eine **Narkoseinduktion** und **endotracheale Intubation** erfolgen. Als Hypnotikum eignet sich wegen seiner bronchodilatatorischen Wirkung besonders Ketamin (z. B. in Kombination mit Midazolam). Im Schockraum können Inhalationsanästhetika (z. B. Sevofluran) aufgrund ihrer bronchodilatatorischen Eigenschaften zur Behandlung von Patienten genutzt werden, die aufgrund eines schweren Asthmaanfalls intubiert und beatmet eingeliefert werden.

👬 ZUSATZTHEMEN FÜR LERNGRUPPEN
- Allergische Reaktionen nach Coombs und Gell
- Antiallergische medikamentöse Therapie
- Medikamentöse Dauertherapie des Asthma bronchiale
- Intoxikation mit Theophyllin (Klinik, Therapie)

14 Prämedikation bei Patienten mit terminaler Niereninsuffizienz

14.1 Ist eine hochgradig eingeschränkte Nierenfunktion für die Versorgung der Patientin und die Narkoseführung relevant? Begründen Sie Ihre Entscheidung!
Ja, denn Folgendes muss berücksichtigt werden:
- häufig Störungen des Wasser-, Säure-Basen- und Elektrolyt-Haushaltes (z. B. Ödeme, metabolische Azidose, Hyperkaliämie [→ Herzrhythmusstörungen!], Hypokalzämie, Hyponatriämie)
- häufig renaler arterieller Hypertonus
- häufig renale Anämie
- Störungen der Blutgerinnung (v. a. gestörte Thrombozytenfunktion)
- urämische Polyneuropathie

- Veränderung der Exkretion/des Metabolismus zahlreicher Medikamente: die meisten (Narkose-)Medikamente werden zumindest anteilig renal eliminiert (→ Plasma-Clearance von Muskelrelaxanzien ↓, Akkumulation von Morphinmetaboliten)
- Infusionsmengen müssen eingeschränkt werden (→ Gefahr der Volumenüberladung)
- Möglichkeit zur Akutdialyse sollte vorhanden sein.

14.2 Welche Informationen sind für Sie als Anästhesisten wichtig, um Dialysepatienten adäquat behandeln zu können?

→ Fall 14 Seite 14

- Anamnese: Begleiterkrankungen (z. B. arterieller Hypertonus, Herzrhythmusstörungen, Diabetes mellitus), Dauermedikation?
- Beurteilung der Nierenfunktionsstörung
  - Art, Dauer und Zeitpunkt der Dialysetherapie: letzte/nächste Dialyse?, zuständiges Dialysezentrum?
  - Restausscheidung? Trinkmenge? Gewichtsschwankungen?
- Aktuelles Labor: Elektrolyte, kleines Blutbild, Nierenfunktionsparameter (Kreatinin, Harnstoff)

14.3 Was sollten Sie beachten, wenn Sie einen Dialysepatienten für eine Operation vorbereiten?
- Shuntarm:
  - Kein i. v.-Zugang
  - Keine Blutdruckmessung
  - Sorgfältige Lagerung (Polsterung, Watteverband)
- Isotonische Kochsalzlösung (NaCl 0,9 %) als Trägerlösung (Infusionslösungen beim niereninsuffizienten Patienten sollten kein Kalium enthalten → Gefahr der Hyperkaliämie!)
- Geringe Infusionsmengen (*cave:* Volumenüberladung), ggf. nach Medikamentengaben mit einigen Millilitern Kochsalzlösung nachspülen

! 14.4 Wodurch erklären Sie sich, dass bei Dialysepatienten Blutdruckabfälle häufig gravierend sind? Wie können Sie diese Blutdruckabfälle behandeln?
- Die sympathikotone Gegenregulation ist durch eine urämiebedingte **Polyneuropathie** bei absolutem oder relativem Volumenmangel häufig eingeschränkt.
- **Therapie bei Blutdruckabfall:**
  - Trendelenburg-Lagerung (Ganzkörperschräglagerung, s. Abb.)
  - Vasopressoren-Gabe, z. B. Cafedrin/Theodrenalin (z. B. Akrinor) oder Noradrenalin (z. B. Arterenol) fraktioniert nach Wirkung
  - Zurückhaltende Volumentherapie, so lange der Patient nicht vital bedroht ist
  - Wird die Gabe großer Infusionsvolumina notwendig, sollte frühzeitig die Möglichkeit einer Akutdialyse geklärt werden!

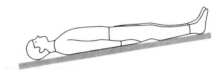

Trendelenburg-Lagerung

Kommentar

Problematik: Die Zahl der Dialysepatienten ist seit Jahren steigend. In Deutschland geht man derzeit von etwa 50 Fällen je 100 000 Einwohnern aus. Dialysepatienten sind für den Anästhesisten in vielerlei Hinsicht besondere Patienten: Die ursächliche Erkrankung (z. B. diabetische Nephropathie, Glomerulonephritis, arterielle Hypertonie, Analgetikanephropathie), die zur Einschränkung der Nierenfunktion geführt hat, muss beachtet werden. Daneben finden sich häufig zahlreiche Begleit- und Folgeerkrankungen (s. Tab.), welche eine umfangreiche Dauermedikation bedingen. Die Vielzahl von weiteren Erkrankungen erhöht das Risiko für perioperative Komplikationen. Zusätzlich ist häufig die Compliance der Dialysepatienten nicht optimal. Im Vorfeld einer Narkose sind daher umfangreichere Vorbereitungen bei einem niereninsuffizienten Patienten notwendig, um einer Verschlechterung des Allgemeinzustandes vorzubeugen.

Prämedikationsvisite: s. Antwort zur Frage 14.2 und auch Fall 1. Wie bei allen Patienten ist eine sorgfältige Anamneseerhebung bei der Vorbereitung der anästhesiologischen Maßnahmen wichtig. Spezifische Fragen zur Dialyse beinhalten neben der Dauer der Dialysetherapie den Zeitpunkt der letzten und der nächsten geplanten Dialyse, den zuständigen Nephrologen, aktuelle Laborwerte nach der letzten Dialyse (Elektrolyte [v. a. Kalium!], Hb, Nierenfunktionsparameter) sowie das Vorhandensein einer Restausscheidung. Beim Umgang mit dem Shuntarm ist darauf zu achten, dass am betreffenden Arm keine venösen Zugänge gelegt werden (v. a. nicht am Shunt!). Eine Blutdruckmessung sollte ebenfalls nicht an diesem Arm erfolgen.

Perioperatives anästhesiologisches Management: Bei der Wahl der **Narkosemedikamente** sollte darauf geachtet werden, dass möglichst

→ Fall 14   Seite 14

Organ- bzw. systembezogene Veränderungen durch chronische Niereninsuffizienz

Organ/System	Störung
Herz-Kreislauf-System	Arterielle Hypertonie, koronare Herzkrankheit, Kardiomyopathie, Herzrhythmusstörungen
Lunge	Lungenödem, Pleuritis, Pneumonie
Wasser- und Elektrolythaushalt	Hypervolämie, Hyperkaliämie, Hyperphosphatämie, Hyponatriämie, Hypokalzämie
Blut	Anämie, Thrombozytopathie/-penie (→ gestörte Blutgerinnung), eingeschränkte Phagozytose (→ eingeschränkte Immunabwehr)
Nervensystem	Bewusstseinsveränderungen (bis hin zum Koma), Wesensveränderungen, Polyneuropathie
Gastrointestinaltrakt	Urämische Gastritis (Polyneuropathie → verzögerte Magenentleerung → Übelkeit, Erbrechen)

Medikamente mit **nur geringer oder gar keiner renalen Elimination** verwendet werden. Andernfalls kann es zur Wirkstoffkumulation kommen, ggf. muss eine Dosisanpassung bei Medikamenten, die renal eliminiert werden, erfolgen. Geeignet ist z. B. das nicht-depolarisierende Muskelrelaxans Atracurium (z. B. Tracrium), welches nierenunabhängig eliminiert wird. Der Abbau erfolgt über die Hofmann-Eliminierung (nicht Enzym-vermittelt) und Esterhydrolyse (Katalyse durch unspezifische Plasmaesterasen) im Gewebe. Wegen der geringen renalen Elimination eignen sich gut bei den Opioiden Alfentanil (z. B. Rapifen) und Remifentanil (z. B. Ultiva), bei den Inhalationsanästhetika Isofluran und Desfluran.

Zur **Infusionstherapie** sollten möglichst **Kalium-freie Infusionslösungen** verwendet werden (isotonische Kochsalzlösung, NaCl 0,9%), um das Risiko des Auftretens von potenziell lebensbedrohlichen Herzrhythmusstörungen zu reduzieren. Weiterhin muss die **Infusionsmenge reduziert** werden, da durch die fehlende oder hochgradig eingeschränkte Flüssigkeitsausscheidung rasch eine Hypervolämie mit konsekutivem Lungenödem auftreten kann. Hier muss dann sofort eine Akutdialyse erfolgen. Um die Infusionsmenge gering zu halten, kann die Trägerlösung zum Offenhalten des venösen Zugangs ganz langsam laufen und bei Medikamentengabe mit einigen Millilitern Kochsalzlösung nachgespült werden. In der Regel weisen wache Dialysepatienten von sich aus darauf hin, dass möglichst wenig Infusionen gegeben werden sollen, da sie sonst ihre Trinkmenge bis zur nächsten Dialyse reduzieren müssen.

Im Rahmen der Dialysetherapie stellt die **Hypotonie** durch Volumenmangel eine der häufigsten Komplikationen dar. Durch die urämiebedingte Polyneuropathie ist die sympathikotone Gegenregulation eingeschränkt oder aufgehoben, sodass eine Kompensation nicht ausreichend erfolgen kann. Auch für die Anästhesieführung ist dieser Mechanismus relevant, da es durch anästhesiologische Maßnahmen (Vollnarkose, Regionalanästhesie) und chirurgische Interventionen zu Blutdruckabfällen kommen kann. Zur Therapie des akuten Blutdruckabfalls s. Antwort zur Frage 14.4.

Planung der postoperativen Betreuung: Bei der postoperativen Überwachung der Patienten im Aufwachraum und auf der Allgemeinstation müssen dieselben Gesichtspunkte berücksichtigt werden wie prä- und intraoperativ: begrenzte Infusionsmenge (kein Kalium!), Schmerztherapie mit Medikamenten, die nur zu einem geringen Grad renal eliminiert werden (z. B. Pethidin [Dolantin], Piritramid [Dipidolor]) und engmaschige Kontrollen der respiratorischen Funktion. Sollten Hinweise auf eine Volumenüberladung bestehen (Dyspnoe, Ödeme), muss der nächste reguläre Dialysetermin vorgezogen werden.

ZUSATZTHEMEN FÜR LERNGRUPPEN
- **Renale Eliminationsmechanismen**
- **Eliminationswege der Narkotika und Muskelrelaxanzien**
- **Störungen des Wasser- und Elektrolythaushaltes**

134

Fall
14

→ Fall 14   Seite 14

15.1 Erachten Sie das verabreichte Medikament als adäquat? Was würden Sie verwenden?

Nein, Acetylsalicylsäure (ASS) führt bei „Knochenschmerzen" zu keiner suffizienten Schmerzlinderung. Als bessere Alternativen bieten sich an:

- Diclofenac (z. B. Voltaren 100 mg p. o. oder rectal)
- Ibuprofen (600 mg p. o.)
- Paracetamol (1 g p. o. oder i. v.)
- Metamizol (z. B. Novalgin 2 g i. v.).

15.2 Erläutern Sie das WHO-Stufenschema zur Schmerztherapie!

Gemäß **WHO-Stufenschema** werden unterschiedlich starke chronische Schmerzzustände mit unterschiedlichen Medikamenten oder deren Kombination behandelt:

- **Stufe 1**, leichte bis mäßige Schmerzen: nichtsteroidale Antiphlogistika (NSAID) bzw. **Nichtopioidanalgetikum** = peripheres Analgetikum, z. B. Acetylsalicylsäure, Metamizol, Diclofenac, Ibuprofen
- **Stufe 2**, mäßig starke Schmerzen: **Nichtopioidanalgetikum** (s. o.) + **niedrigpotentes Opioidanalgetikum** (partieller Antagonist), z. B. Tramadol (z. B. Tramal), Codein, Tilidin/Naloxon (z. B. Valoron N), Dextropropoxyphen
- **Stufe 3**, starke Schmerzen: **Nichtopioidanalgetikum** (s. o.) + **hochpotentes Opioidanalgetikum** (reiner Agonist), z. B. Morphin, Fentanyl, Buprenorphin, Oxycodon, Hydromorphon.

Um eine weitere Schmerzlinderung und -modulation zu erreichen, können **auf jeder Stufe ergänzende Maßnahmen** durchgeführt werden:

- **Physiotherapie**, z. B. Wärme-, Kältebehandlung, Massage, transkutane elektrische Nervenstimulation (TENS)
- **Psychotherapie**
- **Koanalgetika**: Medikamente, die nicht zur Gruppe der Analgetika gehören, aber in speziellen Situationen zu einer Schmerzreduktion führen können; z. B. Antidepressiva, Antikonvulsiva, Kortikosteroide, Bisphosphonate, Calcitonin, Neuroleptika

- **Adjuvante Medikation**, z. B. Laxanzien, Antiemetika, Antihistaminika
- **Bestrahlung**
- **Chemotherapie**
- **Akupunktur**
- **Interventionelle Verfahren**, z. B. rückenmarknahe Analgesieverfahren, Nervenblockaden.

WHO-Stufenschema zur Schmerztherapie

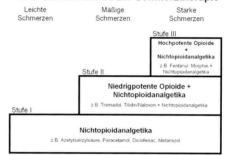

15.3 Welche Möglichkeiten kennen Sie zur weiteren suffizienten Analgesie in der Akutsituation?

- Intravenöse Injektion von:
  - Piritramid (z. B. Dipidolor 3,75–7,5 mg)
  - Fentanyl (0,05–0,1 mg)
  - Morphin (2–10 mg)
- Zusätzlich peripheres Analgetikum i. v. (z. B. Metamizol, Paracetamol).
- Entsprechend Stufe 3 des WHO-Stufenschemas (s. Antwort zur Frage 15.2).

15.4 Welche Alternative bietet sich an?

- Transdermale Applikation eines Opioids (z. B. Fentanyl) mittels Pflaster (z. B. Durogesic); Begründung: kontinuierliche Applikation → Vermeidung von Konzentrationspeaks → weniger Übelkeit

135

Fall

15

→ Fall 15 Seite 15

Neben der Analgesie zur Ausschaltung von **perioperativen Schmerzen** gewinnt die **Schmerztherapie bei chronisch kranken Patienten** zunehmend an Bedeutung. In größeren Kliniken wurden in den letzten Jahren spezielle „**Schmerzambulanzen**" eingerichtet, in denen Anästhesisten meist chronische Schmerzpatienten suffizient mit Analgetika einstellen. Neben dem **Tumorschmerz** werden auch Patienten mit **Kopfschmerzen** (z. B. Migräne), **Skelett- und Muskelschmerzen** (z. B. Fibromyalgie, Rückenschmerzen), **somatoformen Schmerzen** oder **Phantomschmerz** therapiert.

Schmerz (Grundlagen): Schmerz ist eine **emotional unangenehme Sinneserfahrung**, welche mit einer **aktuellen oder möglichen Gewebeschädigung** verknüpft wird. Er ist Folge einer Aktivierung von Schmerzrezeptoren (Nozizeptoren, **nozizeptive Schmerzen**) oder nozizeptiver Nervenfasern (**neuropathische Schmerzen**) durch mechanische (z. B. Schnitt, Druck), physikalische (z. B. Hitze, Kälte) oder biochemische (z. B. körpereigene Entzündungsmediatoren) Reize. **Somatische Schmerzen** entstehen durch Reizung von Nozizeptoren der Haut, des Bindegewebes, der Muskulatur und Knochen. **Viszerale Schmerzen** werden durch Aktivierung von Nozizeptoren infolge von Kompression, Infiltration, Obstruktion, Distension, Entzündung oder Nekrose innerer Organe ausgelöst. Unterschieden wird weiterhin zwischen akuten und chronischen Schmerzen, wobei die Zeitdauer des Schmerzes und die verursachende Erkrankung in Relation gesetzt werden. Ein genauer Zeitpunkt, wann akuter in chronischen Schmerz übergeht, kann nicht angegeben werden, die Übergänge sind meist fließend. **Akute Schmerzen** werden durch eine aktuelle bzw. drohende Gewebeschädigung ausgelöst und dauern nur wenige Sekunden bis Tage an. Sie haben **physiologische Schutzfunktionen**, da sie Gewebeschädigungen verhindern bzw. bei aufgetretener Schädigung die Heilung durch Ruhigstellung fördern sollen. Wird die auslösende Schmerzursache nicht (adäquat) behandelt oder persistieren die Schmerzen trotz Beseitigung der Ursache, können sich **chronische Schmerzen** entwickeln. Als Ursache werden psychosoziale Faktoren und die Sensibilisierung verschiedener Stufen des nozizeptiven Systems angenommen. Chronische Schmerzen haben keine physiologische Aufgabe, sondern werden als **eigenständige Erkrankung** angesehen, welche den Körper weiter schädigen kann. Die Wahrnehmung von Schmerzen führt zu einer Sympathikusaktivierung. Klinisch äußert sich dies meist in einem Anstieg der Herzfrequenz und des Blutdrucks.

Schmerzdiagnostik: Eine **sorgfältige Schmerzanamnese vor Beginn einer Schmerztherapie** ist unabdingbar und sollte folgende Fragen umfassen:

- Lokalisation und Lokalisierbarkeit der Schmerzen (**Wo?**)
- Beginn, Dauer und zeitlicher Verlauf der Schmerzen (**Wann?**)
- Qualität und Intensität der Schmerzen (**Wie?**)
- Beeinflussbarkeit/Auslösbarkeit der Schmerzen (**Wodurch?**)
- Begleitsymptomatik der Schmerzen
- **Lebenssituation** (z. B. psychosoziales Umfeld, Arbeitsplatzsituation)
- Vorerkrankungen
- subjektives Krankheitskonzept und Therapieerwartung.

Eine genaue **körperliche Untersuchung** schließt sich an. **Eventuell** ist eine **weiterführende Diagnostik**, z. B. eine kraniale Computertomographie (CCT) bei persistierenden Kopfschmerzen zum Ausschluss einer kraniellen Raumforderung oder eine konsiliarische Untersuchung, z. B. beim Zahn- oder HNO-Arzt bei atypischen Gesichtsschmerzen, erforderlich.

Schmerztherapie: Ziel der Schmerztherapie ist die Bekämpfung von Schmerzzuständen, ggf. Verhinderung einer Chronifizierung, Reduktion schmerzbedingter Stressreaktionen (z. B. gesteigerter Sauerstoffverbrauch, Hypertonie, Tachykardie) und Vermeidung schmerzbedingter Schonatmung bei thorakalen und abdominellen Schmerzen (Gefahr der Sekretretention, Dys-/Atelektasenbildung). Die chronische Schmerztherapie erfolgt nach dem **WHO-Stu-**

fenschema (s. Antwort zur Frage 15.2). Die Medikation erfolgt dabei nach einem Schmerzplan zur „Basistherapie" der Schmerzen; Schmerzspitzen werden zusätzlich mit potenten Analgetika (z. B. Sevredol p.o.) kupiert.

 ZUSATZTHEMEN FÜR LERNGRUPPEN

- Umgang mit Betäubungsmitteln (z. B. Betäubungsmittelverschreibungsverordnung = BtmVV)
- Wirkweise/-spektrum von Analgetika
- Spezielle Schmerzdiagnostik/-therapie bei verschiedenen Krankheitsbildern (z. B. Phantomschmerz, Migräne)
- Perioperative Schmerztherapie
- Schmerzleitung und -verarbeitung im Körper

---

16 Postoperatives Delir/Parenterale Ernährung

16.1 Welche Verdachtsdiagnose stellen Sie? Welche Differenzialdiagnosen kommen in Frage?

- Verdachtsdiagnose: **postoperatives Delir** oder postoperatives Durchgangssyndrom in der hyperaktiven Form; Begründung: postoperativ agitierter und desorientierter Patient, Patient reagiert nicht adäquat, V.a. beginnende Sepsis (Entzündungsparameter ↑) als Auslöser
- **Differenzialdiagnosen:** Sepsis, medikamenteninduziertes Delir, drogeninduziertes Delir, Alkoholentzugsdelir, Hypoxämie, Hypovolämie, metabolische Störungen (z. B. Elektrolytentgleisungen)

16.2 Mit welchen Medikamenten können Sie die Symptomatik mildern?

- Antipsychotische Therapie: Haloperidol (z. B. Haldol 4 × 2,5–5 mg i. v.)
- Dämpfung der Delirsymptomatik:
  - Clonidin (z. B. Paracefan 1,5 mg/12 h über Perfusor)
  - Diazepam (z. B. Valium 4 × 5–10 mg/d i. v.)

16.3 Was müssen sie bei einer parenteralen Ernährung berücksichtigen?

- Parenterale Ernährung über **zentralen Venenkatheter**
- Dauerapplikation über Infusomat
- **Dosisanpassung** an Energiebedarf (abhängig von Körpergewicht, Körperlänge, Alter, Geschlecht, Tätigkeit/Situation)
- **Nebenwirkungen** (z. B. Hyperglykämie, Hypertriglyzeridämie, Elektrolytstörungen) und **Komplikationen** (z. B. Katheter-assoziierte Infektionen!) beachten
- Parenterale Ernährungslösungen sind meist inkomplett (Vitaminmangel!)

16.4 Welche Vorteile hätte eine frühe enterale Ernährung?

- Vermeidung schwerer Hypertriglyzeridämien, Hyperglykämien oder Elektrolytstörungen
- Aufrechterhaltung der intestinalen Funktion: Vermeidung einer Dünndarmatrophie
- Einfache Applikation (oral = „via naturalis") oder über Magensonde)
- Stimulation des intestinalen Immunsystems
- Reduktion der Häufigkeit von Stressulzera

Kommentar

Postoperatives Delir: Delir bzw. Durchgangssyndrom ist eine Sammelbezeichnung für **organisch bedingte Psychosyndrome** mit örtlicher und zeitlicher **Desorientiertheit, Verkennung der Umgebung, Halluzinationen, affektiven und psychomotorischen Störungen.** Typisch ist die **fehlende Bewusstseinseintrübung** und die meist **vollständige Rückbildung der Symptomatik.** Die hyperaktive Form ist gekennzeichnet durch eine vermehrte psychomotorische Aktivität und Halluzinationen; die hypoaktive Form durch eine verminderte mentale Aktivität und reduzierte Aufmerksamkeit. Delirante Syndrome treten häufig bei intensivmedizinischen Patienten auf. Ältere Patienten (>65 Jahre) sind weitaus häufiger betroffen als junge Patienten. Die Ätiologie ist multifaktoriell. Eine individuelle Prädisposition und verschiedene exogene Auslöser kommen in Frage: Stress (z. B. schweres Trauma, Operation), Stoffwechselstörungen

→ Fall 16   Seite 16

(z. B. Hyper-/Hypoglykämie, Elektrolytentgleisung, hepatische/urämische Enzephalopathie), Hypoxie, Infektionen (z. B. Sepsis, Meningitis) sowie Alkohol-, Drogen- und Medikamentenabusus.

Typischerweise geben die Anamnese und der psychische Zustand (postoperativ inadäquat reagierender und desorientierter Patient) Hinweise auf die Diagnose. Mit psychiatrischen Tests kann diese verifiziert werden, ein organisches Korrelat existiert nicht. Nach der Beseitigung möglicher organischer Auslöser (z. B. Korrektur des Elektrolythaushalts, einer Hypoglykämie) kann eine symptomatische medikamentöse Therapie eingeleitet werden (s. Antwort zur Frage 16.2).

Parenterale Ernährung: Bei der parenteralen Ernährung werden die für den Körper notwendigen Substrate (Kohlenhydrate, Aminosäuren, Fette, Vitamine, Spurenelemente, Elektrolyte) meist über einen **zentralvenösen Zugang** appliziert. Sie ist nur dann indiziert, wenn eine enterale Ernährung bei einem Patienten nicht durchgeführt werden kann, der Patient die Nahrung verweigert oder die parenterale Ernährung wesentliche Vorteile gegenüber der enteralen Ernährung aufweist. Zur vollständigen parenteralen Ernährung (TPE, totale parenterale Ernährung) sind Komplettlösungen verfügbar. Sie enthalten unterschiedliche Anteile von Kohlenhydraten, Aminosäuren und Fetten. Zusätzlich müssen Spurenelemente und Vitamine verabreicht werden. Aufgrund der hohen Osmolarität dieser Infusionslösungen (venenreizend) ist die Applikation über eine zentrale Vene (ZVK!) unerlässlich. Eine parenterale Ernährung kann mit verschiedenen **Nebenwirkungen** (z. B. Hyperglykämie, Hypertriglizeridämie, Elektrolytstörungen, Dünndarmatrophie) verbunden sein, da eine parenterale Ernährung das intestinale Immunsystem nicht in dem Maße wie bei der enteralen Ernährung stimuliert. Wegen des Erfordernisses eines ZVKs sind Katheter-assoziierte Infektionen bei der TPE möglich. Eine enterale Ernährung sollte daher immer – falls irgend möglich – erfolgen, da sie entscheidende Vorteile bietet (s. Antwort zur Frage 16.4).

Die Dosierung der Ernährungslösungen muss an den Energiebedarf des Patienten angepasst werden. Im Mittel kann man von einem basalen Energiebedarf (Grundumsatz) von etwa 1 kcal/ kg KG (≈ 4,2 kJ/kg KG) und Stunde ausgehen. Entsprechend benötigt ein Standardpatient von 70 kg etwa 70 kg * 1 kcal/kg * 24 h = 1680 kcal (ca. 7100 kJ) pro Tag. Der Grundumsatz eines intensivmedizinischen Patienten ist höher und sollte etwa 25–45 kcal/kg KG und Tag betragen (etwa 1750–3150 kcal/d für den 70-kg-Patienten). Hinsichtlich der Enegergiebestandteile sollte die Ernährung grundsätzlich zu etwa 50–70 % der kcal aus Kohlehydraten, 30–50 % als Fettemulsionen und 10–20 % aus Aminosäuren bestehen. Beim intensivmedizinischen Patienten variiert die Zusammensetzung der Ernährungslösung – abhängig vom Krankheitsbild (z. B. Diabetes mellitus, Leberinsuffizienz, Nierenversagen) – oft enorm. Im Normalfall eignet sich eine Zusammensetzung aus: 20–40 % Kohlehydrate, 10–15 % Aminosäuren und 10–30 % Fettemulsionen. Zusätzlich müssen Spurenelemente, Vitamine und Elektrolyte appliziert werden.

Für Patienten mit einem guten Ernährungszustand reicht für eine kurzzeitige Nahrungskarenz (ca. 1–3 Tage) die Substitution von Wasser und Elektrolyten aus. Bei längerer Nahrungskarenz (z. B. 2–4 Tage) sollte eine periphervenöse Basisernährung (Aminosäuren + Kohlenhydrate) appliziert werden. Patienten mit einem schlechten Ernährungszustand oder einer voraussichtlichen Nahrungskarenz von mehr als 4 Tagen benötigen eine standardisierte totale parenterale Ernährung (Zufuhr aller notwendigen Nahrungsbestandteile). Bei noch längerer Nahrungskarenz (>7 Tage), schweren Erkrankungen oder nach großen Operationen muss eine bilanzierte totale parenterale Ernährung erfolgen.

Kalorische Äquivalente energetischer Substanzen

Nahrungsbestandteil	Energie
Kohlehydrate	4 kcal/g = 17 kJ/g
Proteine	4 kcal/g = 17 kJ/g
Fette	9 kcal/d = 38 kJ/g

 ZUSATZTHEMEN FÜR LERNGRUPPEN
- **Postaggressionsstoffwechsel**
- **Alkoholinduziertes Delir**
- **Sondenernährung**
- **Kostaufbau**

→ Fall 16 Seite 16

17.1 Welche Vorbereitungsmaßnahmen zur Atemwegssicherung halten Sie bei diesem Patienten für sinnvoll?

- Fortsetzung der Oxygenierung über Sauerstoffinhalationsmaske
- Überprüfen des dichten Sitzes der Gesichtsmaske beim wachen Patienten
- Präoxygenierung mit dicht sitzender Gesichtsmaske für mindestens 3 min
- Zweiter Anästhesist anwesend
- Führungsstab im Endotrachealtubus
- Bereitlegen eines dünneren Endotrachealtubus
- Vorbereitung einer supraglottischen Alternative zu Maskenbeatmung und endotrachealer Intubation (z. B. Larynxmaske, Larynx-Tubus)
- Bereitschaft zur Notkoniotomie (HNO-Arzt, OP-Personal anwesend)

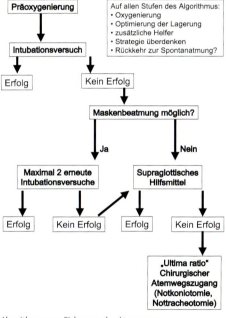

Algorithmus zur Sicherung der Atemwege

17.2 Mit welchen einfachen Untersuchungsmethoden versuchen Sie abzuschätzen, welche Schwierigkeiten bei der Laryngoskopie und Intubation auftreten können?

- **Test nach Mallampati:** Mund maximal weit öffnen, Zunge maximal weit herausstrecken

lassen (s. Abb.), keine Phonation (nicht „Aah" sagen lassen, s. Kommentar), Einteilung in 4 Klassen je nach Einsehbarkeit von Zungen und Rachenstrukturen (pharyngeale Engstellen, s. Abb./Tab.); weiterhin Beurteilung von Mundöffnung, Größe der Zunge, Zahnstatus
- Überprüfung der Halsbeweglichkeit (Reklination)

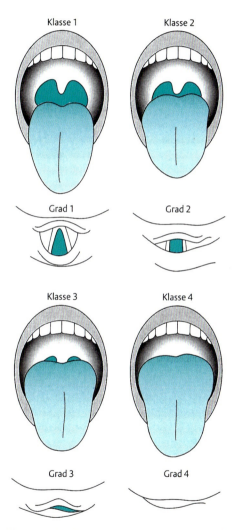

Mallampati-Klassifikation und Laryngoskopiebefunde nach Cormack & Lehane

139

Fall

17

→ Fall 17 Seite 17

Klasse bzw. Grad/ Intubationsschwierigkeit	Mallampati	Vermutlicher Befund nach Cormack & Lehane
1 keine	gesamter weicher Gaumen, Uvula, vordere und hintere seitliche Tonsillenbögen einsehbar	größter Teil der Glottis sichtbar
2 gering	Sicht wie bei Grad I ohne Einsehbarkeit der Tonsillenbögen	nur hintere Kommissur sichtbar
3 schwierig	nur Gaumen und ein Teil der Uvula einsehbar	kein Teil der Glottis sichtbar, nur Epiglottis
4 sehr schwierig	nur harter Gaumen einsehbar	Epiglottis nicht sichtbar

17.3 Stimmen Sie zu?

Nein, denn:

- die Auskultation gilt nicht als zuverlässiges Verfahren zur Überprüfung der Tubuslage.
- die Kapnometrie gilt als Standardverfahren zur Bestätigung der trachealen Tubuslage.
- Weitere sichere Verfahren zur Lagekotrolle: Inspektion des Larynx und Sicht auf den korrekt liegenden Tubus, fiberoptische Lagekontrolle

17.4 Was sollten Sie bei der Extubation des Patienten beachten?

- Extubation erst bei sicher ausreichender Spontanatmung (Atemfrequenz mindestens 10/min, Atemzugvolumen mindestens 6 ml/ kg KG)
- Extubation erst nach sicherer Rückkehr der Schutzreflexe
- Extubation erst bei wachem, kooperativem Patienten
- Applikation antiödematöser Pharmaka (Glukokortikoide, Diclofenac) erwägen

- Notwendigkeit der Nachbeatmung auf der Intensivstation klären
- Notwendigkeit der Tracheotomie durch HNO-Kollegen bei massiver Schwellung im Rachenbereich klären
- Material zur Reintubation (entsprechend der Intubation beim schwierigen Atemweg) vorhalten

17.5 Beeinflusst die Tatsache, dass der Patient nierentransplantiert ist, Ihr Handeln?

Ja, denn:

- Serum-Kreatinin ↑ → Nierenfunktion eingeschränkt
- Auswahl der Narkosemedikamente bezüglich geringer oder keiner renalen Elimination
- Abklärung einer möglicherweise notwendigen postoperativen Dialyse
- Sorgfältige Lagerung des Shuntarms
- s. auch Fall 14 (Prämedikationsvisite bei Patienten mit terminaler Niereninsuffizienz)

Kommentar

Probleme bei der Sicherung der Atemwege haben einen großen Anteil an der Anästhesie-bedingten Mortalität und Morbidität sowie den daraus resultierenden juristischen Auseinandersetzungen. Profunde Kenntnisse der Standardverfahren zur Sicherung der Atemwege und entsprechender Backup-Verfahren sind wichtiger Bestandteil des anästhesiologischen Know-hows. Erfahrungen am Modell und am Patienten bilden die Grundlage für die erfolgreiche Bewältigung schwieriger Situationen.

Definition: Bei der **schwierigen Gesichtsmaskenbeatmung** gelingt die Maskenbeatmung wegen nicht vermeidbarer Leckagen oder zu hohem Beatmungswiderstand nicht. Eine **schwierige Laryngoskopie** liegt vor, wenn auch nach mehreren Versuchen das Laryngoskop nicht so eingesetzt werden kann, dass die Stimmlippen sichtbar werden. Eine **schwierige Intubation** wird durch die Unmöglichkeit, den Tubus zu platzieren, trotz mindestens teilweiser Sicht auf die Stimmlippen, definiert.

Erkennen von Patienten mit „schwierigem Atemweg": Unterschieden werden müssen Patienten mit vorher nicht bekanntem schwierigen Atemweg von Patienten, bei denen Proble-

→ Fall 17 Seite 17

me mit der Atemwegssicherung zu erwarten oder bekannt sind. Es existiert eine große Zahl verschiedener Tests zur Vorhersage schwieriger Laryngoskopie und Intubation. Dabei reichen die Methoden von einfachen, ohne Hilfsmittel durchführbaren Verfahren wie dem **Test nach Mallampati** und der Kombination mehrerer Tests bis zu komplexen Scoresystemen. Der Vorteil der schnellen und einfachen Anwendbarkeit des Mallampati-Tests bei der während der präoperativen anästhesiologischen Visite ohnehin üblichen Inspektion des Mundraumes muss abgewogen werden gegen eine trügerische Sicherheit durch Einstufung in eine möglicherweise wenig aussagekräftige niedrige Mallampati-Klasse. Parameter, die den Mallampati-Test beeinflussen, sind neben der Sorgfalt bei der Untersuchung auch die Kooperation des Patienten, was außer einem ausreichenden Sprachverständnis unter anderem einen entsprechenden Bewusstseinszustand voraussetzt. Die willkürliche Phonation beeinflusst das Ergebnis signifikant, da es zu einer relevanten Verbesserung der Sicht auf die pharyngealen Strukturen und somit Einstufung in einer niedrigeren Mallampati-Klasse kommt. Lagerung und Position des Patienten werden von manchen Autoren als wichtiger Einflussfaktor benannt, von anderen wurde festgestellt, dass die Untersuchung ohne gravierende Unterschiede sowohl am sitzenden als auch am liegenden Patienten möglich ist. Da der Mallampati-Test unproblematisch durchzuführen ist, wird er vielfach verwendet, eignet sich aber möglicherweise lediglich als grob orientierender Test für die Prämedikationsvisite und als eine Art Gedankenstütze, das Thema „schwieriger Atemweg" bei der anästhesiologischen Vorbereitung nicht zu vergessen.

Die **Beweglichkeit der Halswirbelsäule** sollte ebenfalls überprüft werden, um die Möglichkeit einer Reklination zur Erleichterung der Laryngoskopie beurteilen zu können.

Vorgehen beim Atemwegsmanagement: Absprachen bezüglich des Vorgehens, auch mit den Kollegen der operativen Abteilungen, entsprechende Vorbereitungen sowie die Festlegung einer gemeinsamen Strategie (z. B. Etablierung eines Algorithmus) tragen dazu bei, auftretende Schwierigkeiten zu meistern. Wichtigster Grundgedanke ist der Vorrang der Oxygenierung vor der Intubation: **Der Patient**

stirbt nicht am fehlenden Tubus, sondern am fehlenden Sauerstoff! Die Oxygenierung des Patienten über die Sauerstoffinhalationsmaske wird zunächst fortgesetzt. Bei einer retropharyngealen Raumforderung muss bei einem Patienten wie im Fallbeispiel mit Schwierigkeiten bei der Laryngoskopie und damit der Visualisierung der Glottis gerechnet werden. Die Adipositas per magna trägt hierzu ebenfalls bei. **Bei allen Problemen** mit der endotrachealen Intubation und mit der Maskenbeatmung gilt der Grundsatz, dass **sofort Hilfe** gerufen werden sollte. Viele Probleme lassen sich im wahrsten Sinn des Wortes mit zwei Händen mehr besser bewältigen. Ein zweiter Anästhesist und ggf. zusätzliches Assistenzpersonal sollten im vorliegenden Fall anwesend sein, da mit Schwierigkeiten bei der Sicherung des Atemweges gerechnet werden muss. Wichtigste Rückfallebene bei Problemen mit der Laryngoskopie und Intubation ist die Beatmung mit der Gesichtsmaske. Der dichte Sitz der Maske sollte am wachen Patienten überprüft werden, ehe die Narkose eingeleitet wird. Die Voraussetzungen zur erfolgreichen endotrachealen Intubation sollten beispielsweise durch Patientenlagerung (optimierte Jackson-Position mit erhöhter Lagerung und leichter Überstreckung des Kopfes, s. Abb.), Einsatz eines Führungsstabes und gezielten Druck eines Helfers auf den Kehlkopf optimiert werden. So genannte supraglottische Alternativverfahren zur Oxygenierung des Patienten bei Schwierigkeiten mit der Maskenbeatmung und/oder der endotrachealen Intubation nach Narkoseeinleitung wie Larynxmaske oder -tubus sollten bereitliegen, eine Fiberoptik sollte vorbereitet werden. Die Wahl des Verfahrens sollte sich dabei an den Kenntnissen und der Erfahrung des Anwenders orientieren, ein gemeinsames Konzept ist wichtig (s. Algorithmus). In Absprache mit den Kollegen der HNO-

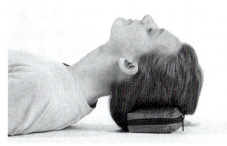

Jackson-Position

➜ **Fall 17** Seite 17

Abteilung sollte bei dem Patienten des Fallbeispiels die Bereitschaft zur chirurgischen Sicherung des Atemweges im Rahmen einer Notkoniotomie gewährleistet sein.

Probleme bei der Sicherung des Atemweges sowie die Strategien und Techniken, die zur erfolgreichen Bewältigung angewendet wurden, sollten im Anästhesieprotokoll dokumentiert werden. Der Patient sollte informiert werden und einen Anästhesieausweis erhalten, den er immer bei sich trägt.

Überprüfung der Tubuslage: Eines der besten Mittel, die korrekte Tubuslage zu beurteilen, ist die **Sicht auf die Stimmbänder** und die **eindeutige Identifikation der Position des Endotrachealtubus im Kehlkopfeingang.** Gerade die Visualisierung dieser Strukturen stellt aber beim schwierigen Atemweg das Problem dar. Die Auskultation gilt nicht als zuverlässiges Verfahren zur Überprüfung der Tubuslage, wird aber ebenso wie klinische Zeichen (Hautkolorit, seitengleiche Thoraxexkursionen) mit herangezogen. Der Einsatz der **Kapnometrie** muss als **Standardverfahren** zur Bestätigung der korrekten trachealen Tubuslage bei jeder Vollnarkose angesehen werden, dessen Einsatz gerade bei einem Patienten mit Intubationsschwierigkeiten unabdingbar ist. Die Narkoseeinleitung kann in dieser Situation beispielsweise auch im OP-Saal erfolgen, wenn ein funktionsfähiges Kapnometer im Einleitungsraum nicht zur Verfügung steht. Die fiberoptische Kontrolle der Tubusposition erlaubt ebenfalls eine eindeutige Beurteilung, da in der Trachea die markanten Knorpelspangen identifiziert werden können.

Extubation bei schwierigem Atemweg: Selbstverständlich muss bedacht werden, dass bei allen Oxygenierungs- und Ventilationsproblemen in der postoperativen Phase die Probleme bei der initialen Sicherung des Atemweges durch die vorangegangene Intubation und Operation zusätzlich verschärft werden können. Eine Reintubation wird bei einem Patienten mit schwierigem Atemweg sicher nicht einfacher sein als die erste Intubation. Der Patient sollte erst dann extubiert werden, wenn er sicher selbständig atmet, Schutzreflexe aufweist und adäquat reagiert. Die Gefahr einer Ödembildung im Pharynx- und Glottisbereich sollte abgeschätzt werden, um die Notwendigkeit einer Nachbeatmung oder chirurgischen Sicherung des Atemweges zu klären. Als antiödematöse Pharmaka können Glukokortikoide (z. B. 250 mg Methyprednisolon i. v.) und nichtsteroidale Antirheumatika (z. B. Diclofenac 100 mg Supp.) eingesetzt werden. Alle Maßnahmen, die für die Intubation getroffen wurden, gelten auch für die Extubation des Patienten mit schwierigem Atemweg: Die materiellen und personellen Ressourcen müssen für eine mögliche Reintubation in vollem Umfang zur Verfügung stehen. s. auch Antwort zur Frage 17.5.

Eingeschränkte Nierenfunktion: Die Nierentransplantation an sich ist nicht das wesentliche Kriterium zur Modifikation des anästhesiologischen Vorgehens, ein deutlich über die Norm **erhöhtes Serum-Kreatinin** weist allerdings auf eine eingeschränkte Nierenfunktion hin. Die Auswahl der Narkosemedikamente orientiert sich deshalb an den Eliminationswegen: Atracurium bietet sich z. B. als Muskelrelaxans an, da es unabhängig von renaler und hepatischer Funktion oder Aktivität der Plasmacholinesterase abgebaut wird. Der Shuntarm bedarf in Anbetracht der offensichtlich eingeschränkten Nierenfunktion und einer möglicherweise notwendigen Dialyse besonderer Aufmerksamkeit. Er sollte gepolstert und sorgfältig gelagert werden, Blutdruckmessung und die Anlage venöser Zugänge am betreffenden Arm sind zu vermeiden, eine Punktion des Shunts zur Anlage eines periphervenösen Zugangs darf nicht erfolgen. S. auch Fall 14.

ZUSATZTHEMEN FÜR LERNGRUPPEN
- **Weitere Verfahren zur Identifikation des schwierigen Atemwegs**
- **Inzidenz der schwierigen Intubation und der schwierigen Maskenbeatmung**
- **Supraglottische Hilfsmittel zur Sicherung des Atemweges**
- **Koniotomie/Tracheotomie**
- **Dialysepatienten in der Anästhesie (Problematik, Vorgehen)**

→ Fall 17 Seite 17

18.1 Welche spezifischen klinischen Symptome erwarten Sie bei dieser Motilitätsstörung des Darmes bei der körperlichen Untersuchung?

Am ehesten handelt es sich um einen paralytischen Ileus. Folgende klinische Befunde sind typisch:

- Hartes oder druckschmerzhaftes Abdomen
- Meteorismus
- Keine/geringe Darmgeräusche („Totenstille")
- Stuhlverhalt, ggf. atoner Stuhlgang (wässrig, unverdaute Bestandteile)
- Übelkeit, Erbrechen.

18.2 Wie können Sie die Funktion des Darmes zum Nahrungstransport anregen?

- Entlastung durch die liegende Magensonde und Darmrohr
- **Medikamentöse Stimulation** (Stufenschema) der Darmfunktion mit:
  - **1.** Neostigmin (z. B. Prostigmin 3 × 0,5 mg/d i. v.) + Metoclopramid (z. B. Paspertin 3 × 10 mg/d i. v.)
  - **2.** Natriumpicosulfat (z. B. Laxoberal 15 Trpf./d p.o./Magensonde)
  - **3.** Bisacodyl (z. B. Dulcolax 1–2×/d rektal)
  - **4.** Neostigmin (z. B. Prostigmin 2 × 1,5 mg/d als Kurzinfusion)
  - **5.** Ceruletid (z. B. Takus 2 × 40 μg/d als Kurzinfusion)
  - **6.** Gastrografin oral

- Einläufe rektal (z. B. alle 8 h)
- Ultima ratio: operative Anlage eines protektiven Ileostoma
- Supportiv:
  - Ballaststoffe wie Macrogol (z. B. Movicol) zur Sondenkost hinzufügen
  - Stuhlgang regulieren durch Lactulose (z. B. Bifiteral 3 × 10–20 ml p.o./Magensonde)
  - Darmbakterien wie Saccharomyces boulardii (z. B. Perenterol) zur Normalisierung der Darmflora
  - Volumensubstitution

18.3 Welche Probleme drohen bei mangelndem Abtransport der über die Magensonde verabreichten Sondenkost?

- Reflux durch Aufstau der Sondenkost
- Aspiration am Tubuscuff vorbei („stumme Aspiration")
- Aspirationspneumonie

18.4 Welches Medikament können sie jetzt zusätzlich einsetzen?

Erythromycin (z. B. 3 × 100 mg i. v.); Begründung: Erythromycin ist ein Motilinagonist → Förderung der Magenentleerung

143

Fall

18

Kommentar

Definition und Einteilung: Bei einem Ileus ist die **normale Transportfunktion** des Darmes aufgrund eines Darmverschlusses oder einer Darmatonie gestört. Es wird zwischen einem **mechanisch-obstruktiven Ileus**, der fast immer einer chirurgischen Therapie bedarf, und einem **paralytischen Ileus** unterschieden. Ein paralytischer Ileus ist eine häufige Komplikation während der intensivmedizinischen Behandlung von Patienten. Gelegentlich tritt auch ein **spastischer Ileus** durch Opioide, Bleivergiftung oder bei Porphyrien auf.

Ätiologie: Ein paralytischer Ileus kann primär und sekundär entstehen. Ursachen für einen primären sind der **Verschluss oder die Kompression von Mesenterialgefäßen**. Sekundär

kann er **reflektorisch** (z. B. nach Laparotomie, Wirbelkörperfrakturen, Peritonitis, Bauchtrauma, retroperitonealem Hämatom), bei **Störungen des Elektrolythaushalts und Stoffwechels** (z. B. Hypokaliämie, Diabetes mellitus, Urämie) und **toxisch** (Endstadium eines mechanischen Ileus) entstehen. Eine Ileus-Symptomatik kann durch die Gabe von Opiaten, Sedativa oder Katecholaminen selten verursacht, oft aber verstärkt werden.

Pathophysiologie: Ein paralytischer Ileus entsteht aufgrund einer **sympathikotonen Aktivierung von β-Rezeptoren des Auerbach-Plexus** (Plexus myentericus). Dadurch wird die **Peristaltik gehemmt**, es resultiert ein Funktionsverlust des Darmes. Es kommt zu einer intralumi-

→ Fall 18 Seite 18

nalen Stase mit Zunahme des Darminhalts. Hieraus resultieren eine **intraluminale Druckerhöhung** mit **Darmwandüberdehnung** und Hypoxie der Darmwand. Große Flüssigkeitsmengen werden in die Darmwand bzw. das Darmlumen sezerniert. Im Verlauf gelangen Bakterien durch die Darmwand in die Bauchhöhle, es kommt zur Peritonitis. Das Endstadium des paralytischen Ileus ist ein **hypovolämischer oder septischer Schock**.

Klinik: Hauptsymptome sind ein **hartes**, **geblähtes** und **druckschmerzhaftes Abdomen** sowie **Stuhlverhalt**, zusätzlich können intermittierend krampf- oder kolikartige Bauchschmerzen, Übelkeit und Erbrechen auftreten.

Diagnostik: **Darmgeräusche** können aufgrund der nicht vorhandenen Peristaltik oft nur in geringem Maße oder gar nicht auskultiert werden. Auf einer abdominellen Röntgenaufnahme können so genannte **Flüssigkeitsspiegel** sichtbar sein.

Therapie: s. auch Antwort zur Frage 18.2. Durch die Einlage einer **Magensonde** oder eines **Darmrohres** können Luft und Sekret aus dem geblähten Abdomen entweichen. Die **medikamentöse Therapie** zur Stimulation der Darmperistaltik erfolgt nach einem Stufenschema: Zur Anregung der Darmtätigkeit werden zunächst **Cholinesterasehemmer** (z. B. Neostigmin) und **Dopaminantagonisten** (z. B. Metoclopramid) in bestimmten Zeitabständen intravenös appliziert. Neostigmin wirkt vorwiegend am unteren Gastrointestinaltrakt, Metoclopramid steigert in erster Linie die Motilität des Magens. **Natriumpicosulfat** und **Bisacodyl** sind osmotisch aktive Laxanzien, die ebenfalls die Darmentleerung fördern. Zusätzlich können rektale Einläufe durchgeführt werden. Sind diese Maßnahmen nicht erfolgreich, können **Neo**stigmin und **Ceruletid** (Cholecystokinin-Analogon) als Kurzinfusion verabreicht werden. Beide Medikamente verursachen äußerst schmerzhafte Kontraktionen des Magen-Darm-Traktes, so dass diese Medikamente nur bei intubierten und analgosedierten Patienten Anwendung finden sollten und nicht die erste Wahl zur Behandlung von Motilitätsstörungen sind. Das Kontrastmittel Gastrografin eignet sich ebenfalls bei oraler Applikation hervorragend, um einen Patienten abzuführen. Zusätzlich können **Ballaststoffe** zur Sondenkost hinzugefügt werden, um das Stuhlvolumen zu erhöhen. Mit **Lactulose** kann der Stuhlgang ebenfalls reguliert werden. Zugleich hemmt Lactulose die Resorption von Ammoniak (Prophylaxe einer hepatischen Enzephalopathie). **Darmbakterien** (z. B. Saccharomyces boulardii) können zur Normalisierung der Darmflora eingesetzt werden. Aufgrund der vermehrten intraluminalen Flüssigkeitsretention beim paralytischen Ileus sollten keine zusätzlichen osmotisch wirksamen Medikamente gegeben werden. Als Ultima ratio kann bei therapierefraktärer Magen-Darm-Atonie operativ ein protektives Ileostoma angelegt werden.

Liegt eine Magenentleerungsstörung vor, kann intermittierend Erythromycin intravenös appliziert werden (s. Antwort zur Frage 18.4).

Prognose: Ein paralytischer Ileus kann sich vollständig zurückbilden. Dies ist jedoch abhängig vom Alter, Begleiterkrankungen und davon, wie frühzeitig spezifische Maßnahmen eingeleitet worden sind.

ZUSATZTHEMEN FÜR LERNGRUPPEN
- **Partenterale Ernährung**
- **Aminosäurestoffwechsel**
- **Mechanischer Ileus**

19 Akute Herzinsuffizienz

19.1 Wie lautet Ihre Verdachtsdiagnose?
Akute Linksherzinsuffizienz („kardiale Dekompensation"); Begründung: Dyspnoe, Auskultation (feuchte Rasselgeräusche), Tachyarrhythmia absoluta

19.2 Welche Therapieansätze bieten sich?
Ziel: Entlastung des Herzens und Verbesserung der myokardialen Pumpleistung
- Vorlastsenkung:
  - Lagerungsmaßnahmen: Oberkörperhochlagerung
  - Diuretikatherapie, z. B. Furosemid

→ Fall 19 Seite 19

- Nachlastsenkung: in Abhängigkeit vom systolischen Blutdruck (nicht unter 100 mmHg!), z. B. mit Glyceroltrinitat
- Antikoagulation (z. B. mit Heparin und Acetylsalicylsäure) zur Vermeidung kardialer Komplikationen wie thromboembolischer Ereignisse

19.3 Welche Erstmaßnahmen sind zu ergreifen?

- Fortführung der Sauerstofftherapie (mindestens 8–10 l/min)
- Oberkörperhochlagerung
- Kontinuierliches Monitoring: EKG, Pulsoxymetrie, Blutdruckmessung
- 12-Kanal-EKG
- Periphervenöser Zugang (Infusion langsam stellen, keine zusätzliche Volumenbelastung!)
- Medikamente:

– Schleifendiuretikum, z. B. Furosemid (z. B. Lasix 40–80 mg i. v.)
– Nitrate, z. B. Glyceroltrinitrat (z. B. Nitrolingual 2 Hübe sublingual)
– Morphin 3–10 mg i. v. (Sedierung, Vorlastsenkung)
– Heparin 5000 IE i. v.
– Acetylsalicylsäure 250–350 mg i. v.

19.4 Welche Therapiemaßnahmen sind indiziert, wenn sich der Zustand der Patientin weiter verschlechtert?

- Bei Zunahme der Dyspnoe und Oxygenierungsstörung: endotracheale Intubation und Beatmung mit PEEP (mindestens 5 mbar)
- Bei Blutdruckabfall (kardiogener Schock): Katecholamintherapie, z. B. mit Dopamin und Dobutamin (über Perfusor)

Kommentar

Die akute Atemnot stellt eine häufige Indikation für einen Notarzteinsatz dar. 2 wichtige Ursachen sind dabei zu differenzieren: kardial bedingte Beeinträchtigungen der Lungenfunktion (z. B. Herzinsuffizienz) und akute Exazerbationen chronisch-obstruktiver Lungenerkrankungen (s. Fall 33).

Definition: Bei der akuten Herzinsuffizienz kommt es entweder **plötzlich oder progredient** zu einer **Abnahme der myokardialen Pumpleistung** und damit des ausgeworfenen Schlagvolumens. Unterschieden werden eine **Linksherzinsuffizienz** und eine **Rechtsherzinsuffizienz**, je nachdem, welcher Ventrikel das Pumpversagen maßgeblich verursacht. Eine Beteiligung beider Ventrikel wird als **globale Herzinsuffizienz** bezeichnet.

Ätiologie: Es handelt sich bei der Herzinsuffizienz eigentlich um einen **Folgezustand verschiedener Erkrankungen** und nicht um eine eigenständige Diagnose. Die **akute Herzinsuffizienz** mit bedrohlichem kardialen Pumpversagen entsteht häufig **auf dem Boden einer chronischen Herzinsuffizienz** (s. u.), z. B. durch fehlende Compliance des Patienten bezüglich der Medikamenteneinnahme. Weitere wichtige Auslöser sind **Myokardinfarkt** und **Herzrhythmusstörungen** (z. B. Tachyarrhythmia absoluta, ventrikuläre Tachykardie [VT], AV-Blockierun-

gen höheren Grades). Eine isolierte Insuffizienz des rechten Ventrikels findet sich v. a. bei chronisch obstruktiven Lungenerkrankungen (COPD) und bei einer Lungenembolie.

Als häufigste Ursache der **chronischen Herzinsuffizienz** gilt die **koronare Herzkrankheit** (KHK), die in über zwei Drittel der Fälle vorliegt. Dilatative **Kardiomyopathien** und **hypertensive Herzerkrankungen** sind weitere wichtige Auslösefaktoren einer verminderten Pumpfunktion des Herzens. Zu den selteneren Ursachen zählen entzündliche Erkrankungen des Herzens (Myokarditis, Perikarditis), kongenitale Herzfehler, Erkrankungen des Herzklappenapparates, Herzrhythmusstörungen und pulmonale Hypertonie.

Pathophysiologie: Beim Linksherzversagen kommt es durch den Rückstau des Blutes zum Übertritt von Flüssigkeit in das Lungengewebe in die Lungenstrombahn und damit zur Lungenstauung bis hin zum **Lungenödem**. Bei der Rechtsherzinsuffizienz kommt es dagegen zum Rückstau in den Körperkreislauf (gestaute Halsvenen, prätibiale Ödeme). Bei einer globalen Herzinsuffizienz finden sich Symptome beider Pathomechanismen.

Klinik: Die Symptome können von einer leichten Beeinträchtigung (z. B. Belastungsdyspnoe) bis zum Lungenödem und Herz-Kreislauf-Still-

→ Fall 19 Seite 19

stand mit Organminderdurchblutung (kardiogener Schock) reichen. Die **Dyspnoe** ist das Leitsymptom der **akuten Linksherzinsuffizienz. Tachypnoe, Unruhe, Hustenreiz** und **Kaltschweißigkeit** sind weitere wichtige Symptome. In der Regel nehmen die Patienten selbständig eine sitzende Haltung ein und tolerieren eine Flachlagerung nicht (bei Transport im Treppenhaus, im Fahrzeug beachten).

Zeichen einer **akuten Rechtsherzinsuffizienz** sind **gestaute Halsvenen, Unterschenkelödeme** (Knöchel, prätibial) und **akuter Harndrang**. In der Regel ist die Rechtsherzinsuffizienz mit ihren Symptomen als Teil einer globalen Herzinsuffizienz wichtig für die Diagnosestellung: Beteiligung beider Ventrikel), die eigentliche Akutsymptomatik (Dyspnoe) geht aber von der Linksherzinsuffizienz aus.

Diagnostik: Anamnese und **körperliche Untersuchung mit Auskultation** (feuchte Rasselgeräusche) liefern die entscheidenden Hinweise. Das **12-Kanal-EKG** kann Hinweise auf auslösende Faktoren geben und sollte bei der Therapie von Herzrhythmusstörungen immer zur Dokumentation des Ausgangsbefundes durchgeführt werden. In der Klinik werden selbstverständlich **Echokardiographie** und **Röntgen-Thorax** durchgeführt. Mit der Echokardiographie können regionale oder globale Kontraktionsstörungen erkannt werden sowie die Funktionsfähigkeit des Klappenapparates und die kardialen Druck- und Volumenparameter beurteilt werden. In der Röntgenaufnahme des Thorax kann man eine Vergrößerung des Herzens, das Vorliegen einer Lungenstauung oder von Pleuraergüssen beurteilen. Im weiteren Verlauf kann sich eine **Herzkatheteruntersuchung** anschließen, die Hinweise auf Ursachen der Herzinsuffizienz liefern und gleichzeitig, z. B. bei Vorliegen einer KHK, Therapieansätze bieten kann.

Akuttherapie: Die Erstmaßnahme bei der Behandlung eines Patienten mit akuter Herzinsuffizienz unterscheiden sich nicht von der üblichen Basisversorgung von Notfallpatienten: **Sauerstoffgabe, Monitoring** (EKG, Blutdruck, Pulsoxymetrie) und die Anlage eines **periphervenösen Zugangs** sind Voraussetzungen für die weitere Behandlung. Die **aufrechte Position** des Patienten führt zu einer Entlastung des Herzens, indem der venöse Rückstrom vermindert

und somit die Volumenbelastung reduziert wird. Im Rettungswagen kann dieser Effekt noch verstärkt werden, indem man die Beine des Patienten seitlich an der Trage herunterhängen lässt. Diese **Vorlastsenkung** kann durch die Gabe eines Schleifendiuretikums (z. B. Furosemid) unterstützt werden. Mit der Gabe von Nitraten (z. B. Glyceroltrinitrat) lässt sich eine venöse Gefäßweitstellung erreichen, die ebenfalls zur Entlastung des Herzens beiträgt (Nachlastsenkung). Gleichzeitig wird die koronare Durchblutung verbessert. Eine Zufuhr von Flüssigkeit sollte nicht erfolgen, um die Symptomatik nicht noch zu verstärken. Eine Infusion sollte langsam, nur zum Offenhalten des venösen Zugangs, laufen.

Im **kardiogenen Schock** mit Blutdruckabfall, Kreislauf- und Multiorganversagen ist eine Nachlastsenkung nicht sinnvoll, da hierdurch die Minderperfusion der Organe verstärkt wird. Hier muss durch eine Therapie mit **Katecholaminen** eine Stabilisierung der Kreislauffunktion erreicht werden, nicht zuletzt, um die Durchblutung des Herzens selbst zu gewährleisten. Die adäquate Oxygenierung der Gewebe – vor allem auch des Myokards – ist im kardiogenen Schock durch Intubation und Beatmung mit 100 % Sauerstoff (FiO$_2$ 1,0) sicher zu stellen. Liegt ein akuter Myokardinfarkt als Ursache des kardiogenen Schocks vor, so ist die Rekanalisation durch eine Akut-PTCA ein vielversprechender Behandlungsansatz (s. Fall 92). Bei Vorliegen einer **Herzrhythmusstörung** ist nicht immer sicher zu differenzieren, ob sie Folge der Herzinsuffizienz (z. B. ausgelöst durch Myokardischämie) oder Ursache des Pumpversagens ist. Dementsprechend kann es notwendig sein, die Herzrhythmusstörung nach Befunddokumentation im 12-Kanal-EKG zu behandeln, um eine normale Pumpfunktion des Herzens wieder zu ermöglichen, z. B. durch **Kardioversion** bei ventrikulärer Tachykardie oder Tachyarrhytmia absoluta.

🏃🏃🏃 ZUSATZTHEMEN FÜR LERNGRUPPEN
- **Physiologie und Pathophysiologie des Herzens**
- **Herzrhythmusstörungen**
- **Chronische Herzinsuffizienz (z. B. NYHA-Klassifikation, Therapie)**

→ Fall 19   Seite 19

20.1 **Wie können Sie zunächst versuchen, die Oxygenierung zu verbessern?**

Nichtinvasives Beatmungsverfahren: CPAP-Gesichtsmaske (s. Abb.) oder CPAP-Helm; Verbesserung der Oxygenierung, da durch den positiven endexspiratorischen Druck Alveolen offen gehalten und Atelektasen vermindert/verhindert werden.

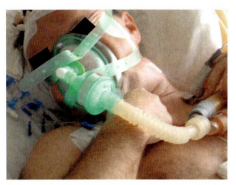

CPAP-Gesichtsmaske zur nichtinvasiven Beatmung

20.2 **Welche Tubusgröße erachten Sie als geeignet? Begründen Sie Ihre Antwort!**

Tubus mit Innendurchmesser (ID) 7,5 mm (bester Kompromiss):
- einerseits sollte der Tubus möglichst groß sein, um den Atemwegswiderstand zu mini-

mieren (Atemarbeit und Weaning [Entwöhnung vom Respirator] wird erleichtert)
- andererseits sollte der Tubus möglichst klein sein, um Traumatisierungen zu minimieren.

20.3 **Für welchen Beatmungsmodus entscheiden Sie sich bis zum nächsten Morgen?**

Kontrolliertes Beatmungsverfahren mit PEEP (positive endexspiratory pressure):
- druckkontrolliertes Verfahren (PCV = pressure controlled ventilation)
- volumenkontrolliertes Verfahren (VCV = volume controlled ventilation).

20.4 **Für welches Beatmungsverfahren entscheiden Sie sich jetzt?**

Assistiertes Beatmungsverfahren mit PEEP, da die Spontanatmung langsam wieder einsetzt:
- CPAP (continuous positive airway pressure), am einfachsten realisierbar
- SIMV (synchronized intermittent mandatory ventilation)
- BiPAP (biphasic positive airway pressure).

20.5 **Welche Einstellungen am Beatmungsgerät erachten Sie – neben intakten Schutzreflexen bei der Patientin – als erforderlich, um die Patientin zu extubieren?**

- Spontanatmung (z. B. im CPAP-Modus)
- FiO_2 <40 %
- PEEP <8 mbar

147

Fall

20

Maschinelle Beatmungstherapie: Ziel der maschinellen Beatmung ist es, eine ausreichende **Ventilation** (= **Oxygenierung** und **Eliminierung von Kohlendioxid**) bei einem Patienten mit respiratorischer Insuffizienz zu gewährleisten. Diese kann entweder „via naturalis" mit maschineller Unterstützung durch ein nicht-invasives Beatmungsverfahren (z. B. CPAP) oder alternativ über einen Endotrachealtubus oder eine Trachealkanüle sichergestellt werden.

Indikationen: Indikationen zur maschinellen Unterstützung der Atmung sind **reversible Einschränkungen des pulmonalen Gasaustauschs und/oder der Atemmechanik** (z. B. muskuläre Erschöpfung s. Fallbeispiel), wenn andere Maß-

nahmen, z. B. Sauerstoffgabe über Gesichtsmaske oder Physiotherapie, nicht erfolgreich oder erfolgversprechend sind. Eine **akute respiratorische Insuffizienz** (ARI) kann sich als **Partialinsuffizienz** (paO_2 <50 mmHg und $paCO_2$ im Normbereich) oder **Globalinsuffizienz** (paO_2 <50 mmHg und $paCO_2$ >55 mmHg) äußern (Normwerte: paO_2 bei Raumluftatmung 70–100 mmHg; $paCO_2$ 35–45 mmHg). Pulmonale Ursachen einer ARI sind z. B. Pneumonien und Atelektasen; extrapulmonale z. B. Lungenödem, Schock, Schädel-Hirn-Trauma oder Sepsis.

Die Entscheidung zur maschinellen Beatmungstherapie kann nicht an starren Grenzwerten festgemacht werden, sondern sollte immer im Einzelfall entschieden werden. So muss

→ Fall 20   Seite 20

z. B. ein Patient mit Schädel-Hirn-Trauma bei sehr viel niedrigeren $paCO_2$-Werten zur Vermeidung eines Hirndruckanstiegs beatmet werden als ein Patient mit chronisch obstruktiver Lungenerkrankung (COPD), bei dem von Vornherein eine chronische Hyperkapnie vorliegt. Klinische Zeichen einer zunehmenden respiratorischen Insuffizienz sind Dyspnoe, Tachy- oder Bradypnoe, zunehmende Zyanose und Hypoxämie (paO_2 <70 mmHg bei Sauerstoffgabe über Maske), Bewusstseinsstörungen, Hyperkapnie ($paCO_2$ >55 mmHg, bei Patienten mit chronischer Hyperkapnie gelten höhere Werte s. o.) und respiratorische Azidose.

Stufen der Beatmungstherapie: **Physiotherapeutische Maßnahmen** (Lagerungstherapie, Klopfen, Sekretmobilisation, Bronchialtoilette) können den Gasaustausch deutlich verbessern. Liegt eine **Spontanatmung** vor oder kann der Patient durch eigene Atemzüge das Beatmungsgerät triggern, können **unterstützende (= assistierte) Beatmungsmodi** gewählt werden (z. B. CPAP, ASB, SIMV). Bei **fehlender Spontanatmung** ist ein **kontrolliertes Beatmungsverfahren** erforderlich (z. B. IPPV, CMV, SIMV, volumenkontrolliert, druckkontrolliert). Bei fehlenden Schutzreflexen (Aspirationsgefahr), Bewusstlosigkeit oder einer Schwellung der oberen Atemwege muss der Patient intubiert werden, um die Atemwege zu sichern.

Parameter der Beatmungstherapie: Abhängig vom erreichten Sauerstoffpartialdruck im Blut kann die **inspiratorische Sauerstoffkonzentration** (FiO_2) am Beatmungsgerät verändert werden. Zielwert sollte ein paO_2 von etwa 80–100 mmHg sein, vorausgesetzt die Erkrankung macht keinen höheren oder niedrigeren Wert erforderlich (z. B. Schädel-Hirn-Ttrauma).

Ein positiver Atemwegsdruck am Ende der Ausatemphase (**PEEP** = positive endexspiratory pressure) verhindert ein Kollabieren von Alveolen und konsekutiv evtl. von ganzen Lungenarealen. Weiterhin können kollabierte Alveolen wiedereröffnet und damit die gasaustauschende Oberfläche vergrößert sowie ein pulmonaler Rechts-links-Shunt reduziert werden. V.a. bei pulmonal kompromittierten Patienten (z. B. durch Atelektase, Lungenödem, Pneumonie) kann durch einen PEEP eine bessere Oxygenierung erreicht werden. Ein PEEP kann prinzipiell bei jeder Beatmungsform eingesetzt werden.

Das **Atemminutenvolumen** (AMV) errechnet sich aus dem Produkt von **Atemfrequenz** (AF) und dem entsprechenden **Atemzugvolumen** (AZV) bei der In- und Exspiration. Die Werte AMV, AZV und AF werden in der Regel **anhand des $paCO_2$-Wertes eingestellt**, um eine Normokapnie zu erreichen (ca. 37–42 mmHg), sofern die Grunderkrankung keine anderen Werte erforderlich macht (z. B. Schädel-Hirn-Trauma, Hyperventilation). Bestimmte Grenzen sollten dabei aber nicht überschritten werden (z. B. AZV zu hoch → Volutrauma der Lunge, AZV zu niedrig → Atelektasen, AF zu hoch → ineffektiver Gasaustausch). Beim **Beatmungsdruck** wird zwischen einem maximalen („Peak-") Druck und einem Plateaudruck differenziert. Der Peakdruck ist der maximal während der Inspirationsphase vorhandene Atemwegsdruck. Der Plateaudruck ist regelhaft gleich oder niedriger als der Peakdruck.

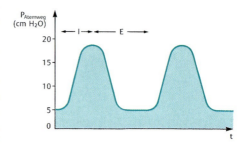

PEEP-Beatmung (mit normalem Inspirations- zu Exspirationsverhältnis von 1:2)

Assistierte Beatmungsverfahren: Assistierte Beatmungsverfahren **unterstützen** in einem bestimmten Maß die **Spontanatmung** des Patienten. Der **CPAP**-Modus (continuous positive airway pressure = PEEP + Spontanatmung) erlaubt eine **ungehinderte Spontanatmung** des Patienten und stellt einen kontinuierlichen positiven Atemwegsdruck sicher. CPAP-Atmung kann auch bei nicht-intubierten Patienten angewendet werden: Durch so genannte nichtinvasive Beatmungsformen (CPAP-Gesichtsmaske, CPAP-Helm) kann ein kontinuierlicher positiver Atemwegsdruck erreicht werden, ohne dass ein Endotrachealtubus notwendig wäre (Indikation: z. B. beim Schlafapnoesyndrom/OSAS).

Beim **ASB-Modus** (assisted spontaneous breathing) handelt es sich um eine durch das Beatmungsgerät unterstützte Spontanatmung. Dabei kann das Beatmungsgerät die Atemzüge

148

Fall

20

→ Fall 20 Seite 20

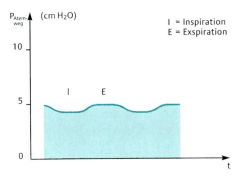

CPAP-Verfahren (verhindert einen Abfall des endexspiratorischen Druckniveaus auf Null beim spontan atmenden Patienten)

BiPAP-Beatmung (ermöglicht die Eigenatmung des Patienten auf unterschiedlichen CPAP-Druckniveaus, deren Höhe vom Anwender vorgegeben werden)

des Patienten durch einen zusätzlichen Flow oder zusätzlichen Atemwegsdruck unterstützen. Atmet der Patient nicht selbst, resultiert eine Apnoe.

Im **SIMV-Modus** (synchronized intermittent mandatory ventilation) kann der Patient Atemzüge in einem gewissen Umfang selbst triggern. Hierdurch wird eine bessere Toleranz gegenüber der maschinellen Beatmung erreicht. Atmet der Patient nicht oder nicht ausreichend selbst, wird er durch das Beatmungsgerät mit einer eingestellten Mindestfrequenz beatmet.

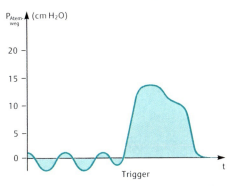

SIMV-Beatmung (ermöglicht eine Spontanatmung des Patienten mit Eigenfrequenz, bei der durch interponierte synchronisierte maschinelle Atemzüge ein bestimmtes Atemminutenvolumen garantiert wird)

Im **BiPAP-Modus** (biphasic positive airway pressure) existieren 2 unterschiedlich hohe PEEP-Niveaus, die abwechselnd vom Gerät generiert werden. Hierdurch entsteht quasi bei jedem Wechsel des Niveaus ein neuer Atemzug bzw. ein neues Atemzugvolumen. Die Frequenz des Wechsels entspricht der Beatmungsfrequenz. Auf beiden Druckniveaus kann der Pati-

ent spontan mitatmen, so dass sich dieses Beatmungsverfahren v. a. für das Weaning eignet, weil die Spontanatmung des Patienten dabei nicht beeinträchtigt wird.

Kontrollierte Beatmungsverfahren: Kontrollierte Beatmungsverfahren werden bei Patienten eingesetzt, bei denen die Spontanatmung – medikamentös (Relaxierung) oder erkrankungsbedingt – komplett ausgefallen ist. Die intermittierende positive Druckbeatmung **IPPV** (intermittent positive pressure ventilation) wurde früher meist **volumengesteuert** (VCV = volume controlled ventilation) durchgeführt. Dabei werden Atemfrequenz und Atemzugvolumen vorgegeben, so dass ein entsprechender Atemwegsdruck (P_{insp}) und ein entsprechendes Atemminutenvolumen resultieren. Zusätzlich kann eine **Druckbegrenzung** eingestellt werden, so dass der Atemwegsdruck diesen Maximalwert (P_{max}) nicht überschreitet. Diese Form wird als **volumenkontrollierte druckregulierte Beatmung** bezeichnet. Eine Variante, die **druckkontrollierte Beatmung** (PCV = pressure controlled ventilation) funktioniert analog: Neben der Atemfrequenz kann ein Druckniveau (DN = P_{max}) eingestellt werden, das bei der Inspiration gehalten wird. Hierdurch resultieren variabel große Atemzugvolumina mit einem dazugehörigen Atemminutenvolumen. Auch dieses Beatmungsverfahren kann zusätzlich mit einer **Volumenkontrolle** versehen werden, so dass eine **druckkontrollierte volumenregulierte** Beatmung entsteht. Aufgrund des vorgegebenen maximalen Drucks wird die Traumatisierung der Lunge (Scherkräfte, Barotrauma) gering gehalten.

→ Fall 20   Seite 20

Beatmungsinduzierte Komplikationen: Neben direkten Schädigungen der Lunge (**Baro-/Volutrauma**, s. auch Fall 91) ist die **respiratorassoziierte Pneumonie** die wichtigste und häufigste Komplikation während der maschinellen Beatmung. Bei der Spontanatmung „via naturalis" können Sekret und Bakterien durch tracheale Zilien effektiv eliminiert werden. Dies ist während der Beatmung mit einem Tubus (bzw. einer Trachealkanüle) nicht möglich, so dass sich häufig Pneumonien entwickeln.

Extubationskriterien: Zur Extubation müssen bestimmte Kriterien obligat erfüllt sein: Die Atemwege müssen frei sein, **Schutzreflexe** (Schlucken, Husten) und **Spontanatmung** (erwachsener „Standardpatient": AF >7/min, V_T >450 ml, SpO_2>95%, FiO_2 <50%) müssen aus-

reichen. Der Patient muss **Aufforderungen adäquat befolgen** können. Ist eine inspiratorische Sauerstofffraktion über 40% oder ein PEEP über 8 mbar erforderlich, sinkt die Wahrscheinlichkeit deutlich, dass ein Patient nach Extubation eine ausreichende Oxygenierung erreichen kann. Ist nach der Extubation keine adäquate Spontanatmung vorhanden, muss der Patient sofort endotracheal reintubiert werden.

👥 ZUSATZTHEMEN FÜR LERNGRUPPEN
- Lungenersatzverfahren (ECMO) und
- Hochfrequenzoszillationsventilation (HFOV)
- Weaning
- Probleme der Langzeitbeatmung

21 Inhalative Narkoseeinleitung bei Kindern

21.1 Welche weitere Möglichkeit zur Narkoseeinleitung gibt es außer der intravenösen Injektion von Narkotika?
- Inhalative Narkoseeinleitung mit Inhalationsanästhetikum (z. B. Sevofluran) über Gesichtsmaske

21.2 Beschreiben Sie Ihr Vorgehen!
- Geeignete Gesichtsmaske mit niedrigem Totraum wählen (z. B. Rendell-Baker-Maske)
- Gesichtsmaske dicht aufsetzen („C-Griff"; s. Abb. Abdichten der Gesichtsmaske mit dem „C-Griff")

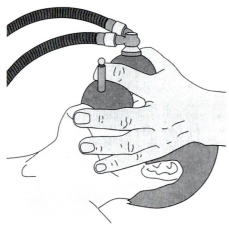

Abdichten der Gesichtsmaske mit dem „C-Griff" beim Kind – wegen der weichen Strukturen muss ein übermäßiger Druck vermieden werden

- Gasfluss, z. B.
  - Sauerstoff 4 l/min + Sevofluran 4–8Vol.-%
  - *oder* Sauerstoff 2 l/min + Lachgas 2 l/min + Sevofluran 4–8Vol.-%
- Inhalationsanästhetikum reduzieren, Lachgas ausschalten, wenn Kind eingeschlafen ist
- Fortsetzung der (assistierten) Maskenbeatmung, Anlage eines periphervenösen Zugangs
- Umstellung auf reinen Sauerstofffluss (FiO_2 1,0)
- Ergänzung der inhalativ erzielten Hypnose durch Analgetika- und Muskelrelaxanziengabe
- Intubation wie üblich

21.3 Kann auf einen periphervenösen Zugang verzichtet werden?
Der periphervenöse Zugang muss angelegt werden, sobald das Kind ausreichend tief schläft,
- da zusätzlich zum Inhalationsanästhetikum ein Analgetikum und Muskelrelaxans bei einer Intubationsnarkose verabreicht werden müssen.
- da die Möglichkeit zur Injektion von Notfallmedikamenten (z. B. Atropin bei Bradykardie) jederzeit gegeben sein muss.

→ Fall 21 Seite 21

Welche Punktionsstellen eignen sich bei Kindern am besten für die Anlage eines periphervenösen Zuganges?

- Handrücken (venöser Handplexus), Unterarmvenen, Ellbeuge (V. basilica, V. cubitalis)
- Fußrücken (venöser Fußrückenplexus), Sprunggelenk
- Kopf (V. temporalis superficialis, V. supratrochlearis)
- Hals (V. jugularis externa)
- Im Notfall: intraossäre Punktion erwägen (Tibia)

Kommentar

Venenpunktion beim Kind: Der periphervenöse Zugang gilt als Standardmaßnahme bei der Narkosevorbereitung. Nicht nur die Gabe der Narkotika, sondern auch die Applikation von Notfallmedikamenten soll jederzeit möglich sein. Einen venösen Zugang bei Kindern zu legen, stellt aber auch Erfahrene regelmäßig vor Probleme. Wichtige Voraussetzungen für eine erfolgreiche Punktion sind neben der Erfahrung des Anwenders eine entsprechende Vorbereitung der kleinen Patienten in erster Linie durch eine adäquate Prämedikation mit einer ausreichenden Menge eines Benzodiazepins (s. Fall 75). Durch Applikation einer Lokalanästhetikasalbe (z. B. EMLA-Pflaster) kann zwar der Punktionsschmerz verringert, jedoch nicht allen Kindern die Angst vor der Nadel genommen werden. Das Stauen der Vene durch einen Helfer (ein Stauschlauch ist beim Kind nicht erforderlich) und das damit verbundene Festhalten des Armes reicht bei manchen Kindern, um – trotz Prämedikation – hysterische Reaktionen auszulösen, die bei der insgesamt ungewohnten Situation im OP durchaus verständlich sind. Abhilfe kann eine nochmalige rektale Gabe eines Sedativums schaffen, doch wird auch diese Maßnahme nicht immer problemlos toleriert.

Inhalative Narkoseeinleitung: Prinzipiell ist eine inhalative Narkoseeinleitung bei Patienten jedes Lebensalters möglich. Sie wird jedoch in der Regel nur dann angewendet, wenn eine Punktion peripherer Venen nicht möglich ist bzw. nicht zumutbar erscheint, d.h. in erster Linie im pädiatrischen Bereich. Alle Inhalationsanästhetika sind theoretisch geeignet, doch hat sich **Sevofluran** in den letzten Jahren zunehmend durchgesetzt, weil es sehr schnell anflutet und so rasch eine angemessene Narkosetiefe erreicht werden kann. Voraussetzung zur Durchführung einer Inhalationsnarkose ist der dichte Abschluss der Gesichtsmaske, sodass der Auswahl einer passenden Maske und dem sicheren Beherrschen der Maskenbeatmung große Bedeutung zukommt. Spezielle Masken für Kinder, z.B. **Rendell-Baker-Masken**, zeichnen sich durch den geringeren Totraum aus (s. Abb. Rendell-Baker-Maske für Kinder).

Eine inhalative Narkoseeinleitung kann auf verschiedene Art durchgeführt werden. Ein mögliches Vorgehen soll kurz vorgestellt werden (s. auch Antwort zur Frage 21.2). Wichtig ist die kontinuierliche Überwachung des Kindes (präkordiales Stethoskop zur Überwachung von Atmung und Herzfrequenz, Pulsoxymetrie). Mit einem hohen Sauerstofffluss wird neben einer adäquaten Oxygenierung auch ein rasches Anfluten des Inhalationsanästhetikums erreicht. Als Trägergas kommt neben reinem Sauerstoff auch ein Sauerstoff-Lachgas-Gemisch in Frage. Die Konzentration des volatilen Anästhetikums muss hoch sein, um ein rasches

a

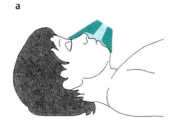

b

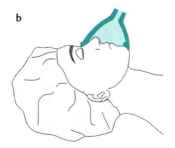

Rendell-Baker-Maske für Kinder (a) im Vergleich zur Gesichtsmaske für Erwachsene (b)

→ Fall 21 Seite 21

Einschlafen zu erreichen. Bei Sevofluran kann man entweder von Beginn an mit der maximalen Konzentration (4–8Vol.-%) arbeiten oder die Konzentration schrittweise erhöhen (0,5–1,0Vol.-% pro 5–10 Atemzüge). Sobald der Patient eingeschlafen ist, muss die Konzentration des Inhalationsanästhetikums soweit gesenkt werden, dass das Kind tief genug schläft, aber idealerweise noch spontan atmet. Eine assistierende und bei Bedarf kontrollierte Maskenbeatmung wird kontinuierlich durchgeführt. Lachgas wird abgestellt, wenn eine ausreichende Narkosetiefe erreicht ist. Es kann notwendig sein, das Kind während der ersten Atemzüge durch einen Helfer festhalten zu lassen. Manchmal gelingt es auch, kooperative Kinder mit dem Reservoirbeutel des Kreisteils zur tiefen Inhalation zu motivieren: Die Maske wird dicht aufgesetzt, und man zeigt den Beutel des Kreisteils. Dann wird das Kind aufgefordert, den „Luftballon" aufzupusten. Beim Luftholen wird dann ein entsprechend tiefer Atemzug genommen – eine mehrfache Wiederholung dieses kleinen Tricks führt zu einem raschen Anfluten des Narkosegases und damit Einschlafen des kleinen Patienten. Ein periphervenöser Zugang wird gelegt, sobald das Kind eingeschlafen ist. Ein Helfer muss dabei die Maskenbeatmung sicherstellen, während eine weitere Person in aller Ruhe eine geeignete Punktionsstelle sucht. Auch jetzt muss noch mit Abwehrbewegungen bei der Punktion gerechnet werden, eine sorg-

fältige Fixierung ist daher wichtig. War die Punktion erfolgreich, wird auf reinen Sauerstoff umgestellt. Die Narkose wird durch Analgetika- und Muskelrelaxanziengabe, wie bei einer regulären Intubationsnarkose (s. Fall 50), ggf. auch durch die Gabe eines Hypnotikums in geeigneter Dosierung vertieft und die Intubation kann wie gewohnt durchgeführt werden.

Nachteile der inhalativen Narkoseeinleitung: Der Hauptnachteil bei der inhalativen Einleitung ohne periphervenösen Zugang ist die fehlende Möglichkeit, in Notfallsituationen, z.B. bei einem Laryngospasmus, umgehend Medikamente intravenös zu applizieren. In einer sorgfältigen Nutzen-Risiko-Abwägung muss vorab entschieden werden, ob ein periphervenöser Zugang unabdingbar ist oder ob eine inhalative Narkoseeinleitung erfolgen kann. Bei unzureichender Abdichtung der Gesichtsmaske kann Narkosegas austreten, in hoher Konzentration in das Umfeld gelangen und von Anwesenden aufgenommen werden. Riecht es nach Narkosegas, muss unbedingt der Sitz der Gesichtsmaske überprüft werden!

 ZUSATZTHEMEN FÜR LERNGRUPPEN
- Inhalationsanästhetika
- Intraossäre Punktion
- Intravenöse Einleitung

22   Verbrennungen

22.1   Wie bewerten Sie die Kühlung der Patientin?
Eine sofortige Kühlung ist wichtig, aber die exzessive Kühlung über 1 Stunde mit kaltem Wasser ist zu lang, da eine Unterkühlung der Patientin droht. Außerdem kommt es zu einer Vasokonstriktion und damit möglicherweise zu einer Minderperfusion des verbrannten Gewebes. **Empfehlung:** maximal 10 min Kühlen mit Wasser (20–25°C)

22.2   Wie viel Prozent der Körperoberfläche ist verbrannt?
Wenn man die Neuner-Regel nach Wallace anwendet, sind 27% der Körperoberfläche I. Grades und 4,5% II. Grades verbrannt:

- 1. Grades: Gesicht (4,5%), Abdomen (9%), rechter Oberschenkel (4,5%), linker Arm (9%)
- 2. Grades: rechter Arm (4,5%)

22.3   Welche weiteren relevanten Störungen können vorliegen?
- Respiratorische Insuffizienz durch Lungenödembildung aufgrund eines möglichen Inhalationstraumas
- Volumenmangel → akute Niereninsuffizienz, hypovolämischer Schock
- SIRS (Systemic Inflammatory Response Syndrome)
- Kohlenmonoxidintoxikation

→ Fall 22   Seite 22

22.4 Mit wie viel Volumen und welchen Infusionslösungen therapieren Sie die Patientin?

- Parkland-Formel:
  - Infusionsvolumen/24 Stunden = 4 ml * % verbrannter Körperoberfläche * kg KG
  - Davon die Hälfte in den ersten 8 Stunden und je ein Viertel in den weiteren 8 Stunden
  - D.h. für die Patientin 4 ml * 31,5 % * 65 kg KG = 8190 ml
- Kristalline Infusionslösungen (Ringer-Laktat-, NaCl- oder Vollelektrolyt-Lösungen) sind zu bevorzugen!
- ZVD-Messungen durchführen

22.5 Welche Komplikationen erwarten Sie während des weiteren intensivmedizinischen Behandlungsverlaufs?

Verbrennungskrankheit:

- Organstörungen/-versagen: ARDS, Pneumonie, Niereninsuffizienz, hepatische Dysfunktion, Magen-/Duodenalulzera („Stressulzera"), paralytischer Ileus, Delir, disseminierte intravasale Gerinnung (DIC)
- Septische Komplikationen: Wundinfektionen, Sepsis
- Wundheilungsstörungen: Hautnekrosen, Narbenbildung
- Schmerzen

Kommentar

Definition und Ätiologie: Verbrennungen sind **thermische Schädigungen der Haut**, die durch direkte Hitzeeinwirkung (z. B. Feuer, Explosionen), durch Kontakt mit heißen Flüssigkeiten (= Verbrühungen, z. B. durch Fritteusenfett, Öle), heiße Gegenstände (= Kontaktverbrennung), chemische Substanzen (= chemische Verbrennung), elektrischen Strom (= Elektroverbrennung, z. B. Blitz, Hochspannungsunfall) oder Strahlung (z. B. Sonne, radioaktive Substanzen) hervorgerufen werden.

Epidemiologie: **Leichte Verbrennungen** treten mit einer Häufigkeit von etwa 600 Fällen pro 100 000 Einwohner/Jahr auf. **Schwere Verbrennungen** sind mit etwa 2–5 Fällen/100 000 Einwohner/Jahr vergleichsweise selten, sie zählen zu den schwersten Verletzungen des Menschen. Drei Viertel der Verbrennungen werden sich bei **Freizeitaktivitäten** zugezogen, lediglich ein Viertel der Fälle sind **Arbeitsunfälle**. Verbrennungen zählen zu den häufigsten Verletzungen bei Kindern.

Pathophysiologie, Einteilung und Klinik: Das Ausmaß der thermischen Schädigung wird durch **Temperatur** und **Dauer** der Hitzeeinwirkung bedingt. Bei Temperaturen um 45°C entstehen meist nur Erytheme, ab 55°C zusätzlich Blasen. Liegt die Temperatur über 60°C können durch Proteindenaturierung Gewebenekrosen entstehen.

Klinisch muss zwischen **Verbrennungsschock** (Frühphase) und **Verbrennungskrankheit** (Spätphase) unterschieden werden. In der Frühphase größerer Verbrennungen mit mehr als 10% der Körperoberfläche (KOF) kommt es zum Verbrennungsschock: Durch die thermische Schädigung werden vasoaktive **Mediatoren** (Histamine, Kinine, Prostaglandine) freigesetzt sowie Kapillaren geschädigt. Es kommt zu einer gesteigerten Kapillarpermeabilität mit Verlust von Wasser, Elektrolyten und Proteinen (Ödembildung, Perspiratio insensibilis, Exsudation). Letztendlich führt die Kombination von Volumenverlust, relativem Volumenmangel, Gewebeazidose und Mikrozirkulationsstörungen zum Schock. Die eigentliche Gefahr für den Patienten birgt die **Verbrennungskrankheit**, die meist am 2. oder 3. Tag nach dem Trauma auftritt und durch **generalisierte Organdysfunktionen** und **septische Komplikationen** gekennzeichnet ist (s. Antwort zur Frage 22.5).

Die **Schwere der Verbrennungen** und damit die Auswirkungen auf den Organismus kann anhand der **Tiefe** (**Schweregrad**, s. Tab.) und der **Oberflächenausdehnung** (**Neuner- bzw. Handflächenregel**, s. Abb.) abgeschätzt werden. Bei Kindern muss die Neuner-Regel modifiziert werden, da der Anteil des Kopfes größer und der Anteil Beine geringer an der Körperoberfläche ist als beim Erwachsenen. Als Faustregel gilt hier:

→ Fall 22 Seite 22

Grad	Schädigungstiefe	Klinik	Heilung
I	Epidermis	Erythem, Ödem	Restitutio ad integrum
IIa	+ obere Dermis	Blasenbildung, Erythem, Schmerz	Restitutio ad integrum
IIb	+ tiefe Dermis	Blasenbildung, Erythem, Schmerz	Abheilung unter Narbenbildung
III	+ Subkutis	Nekrosen, Schorf, kein Schmerz	Narben-/Keloidbildung
IV	+ Muskeln/Sehnen/ Knochen	Verkohlung, kein Schmerz	Amputation

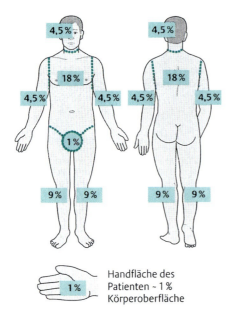

Handfläche des Patienten ~ 1 % Körperoberfläche

Neunerregel nach Wallace (Abschätzung der verbrannten Körperoberfläche beim Erwachsenen) und Handflächenregel

- Kinder/Jugendliche ≥10 Jahre: wie Erwachsene
- Kinder <10 Jahre: pro Lebensjahr zum Kopf 1 % hinzuzählen und 0,5 % von den Beinen abziehen.

Bei Kindern und Erwachsenen gilt gleichermaßen die Handflächenregel: Handfläche des Patienten inklusive Finger entsprechen etwa 1 % der Körperoberfläche.

Komplikation Inhalationstrauma: Bei der Inhalation von heißen und toxischen Gasen, wie sie bei der Verbrennung entstehen können, werden die Bronchien oder Alveolen geschädigt und dadurch ein toxisches Lungenödem mit **Husten**, **Dyspnoe** und **Bronchospastik** ausgelöst. Die Verbrennung von Kunststoffen oder biologischen Materialien führt zur Bildung von **Reizgasen** (z. B. Ammoniak, Salzsäure), die bei der Inhalation zu **Schleimhautschäden**, **Augentränen** oder **Husten** führen. Nitrosegase gelangen auch in die tieferen Atemwege. Nach einem meist unauffälligen symptomfreien Intervall treten Reizerscheinungen auf. Allein die Anamnese (Exposition) sollte Anlass zur Therapie geben. Glukokortikoidhaltige Sprays (z. B. Berodual) oder β-Sympathomimetikahaltige Sprays (z. B. Berotec) können appliziert werden, obwohl deren Wirkung beim Inhalationstrauma nicht eindeutig belegt ist.

Diagnostik: Die Diagnose wird anhand von **Anamnese** und **klinischer Untersuchung** gestellt. Dabei ist anfangs das Ausmaß der Schädigung noch nicht eindeutig zu bestimmen, da das Gewebe die gespeicherte Wärme langsam wieder abgibt (sog. **Nachbrennen**), was zu einer weiteren Schädigung im Verlauf führen kann.

Therapie: Die wichtigsten Erstmaßnahmen sind die **Entfernung der Kleidung**, um die Hitzeeinwirkung auf das Gewebe zu unterbrechen, sowie die **Kühlung** des verbrannten Körpergewebes (s. Antwort zur Frage 22.1), um eine **Schmerzlinderung** und Begrenzung des Sekundärschadens zu erreichen. Weiterhin ist aufgrund der akuten Hypovolämie und des potenziellen Verbrennungsschocks bei brandverletzten Patienten eine **Volumensubstitution** sehr wichtig. Hier eignen sich besonders **kristalline Infusionslösungen**. Kolloidale Volumenersatzmittel bergen das Risiko der Extravasation (Ablagerung der Makromoleküle im Interstitium durch gesteigerte Kapillarpermeabilität) und fördern möglicherweise die Bildung eines Verbrennungsödems. Für die Abschätzung des Flüssigkeitsbedarfs zur Volumensubstitution bei Brandverletzten eignet sich die **Parkland-Formel** (s. Antwort zur Frage 22.4). Mit dieser Volumentherapie sollte eine stündliche Urin-

→ Fall 22 Seite 22

ausscheidung von 1 ml/kg KG erreicht werden. Eine **(Analgo-)Sedierung**, z. B. mit Midazolam und Fentanyl, ist bei Patienten mit mittelschweren großflächigen Verbrennungen erforderlich, da diese Verbrennungen stärkste Schmerzen verursachen. Bei großflächigen Verbrennungen besteht immer ein erhöhtes Infektionsrisiko, so dass hier nach Möglichkeit gut gewebegängige, Erreger-spezifische Antibiotika eingesetzt werden sollten. **Bei jedem Verbrennungspatienten** muss eine **Tetanusprophylaxe** erfolgen. Bei Patienten mit manifestem Schock ist eine standardisierte Schocktherapie durchzuführen: Sicherung der Atemwege, Sauerstoffgabe, ggf. Intubation und Beatmung sowie Kreislaufstabilisierung (Volumensubstitution, Katecholamingabe). Ein Monitoring (Blutdruckmessung, EKG, Pulsoxymetrie und Blutgasanalyse) ist obligat durchzuführen.

Verbrennungen I. Grades können meist ambulant versorgt werden. Oftmals genügt nach einer adäquaten Kühlung das Aufbringen eines Salbenverbandes (z. B. Bepanthen, Betaisodonna, Flammazine). Oberflächliche Verbrennungen II. Grades (= IIa) werden in identischer Art und Weise versorgt. Zusätzlich ist ggf. eine Blasenabtragung erforderlich. Tiefe Verbrennungen II. Grades (= IIb) werden operativ durch Nekrosektomie und Spalthautdeckung versorgt. **Schwere Verbrennungen** müssen in einer **Spezialklinik** für Brandverletzte versorgt werden. Als Indikationen für die Aufnahme gelten: Verbrennung >30 % der KOF (bei Kindern 10–15 %) II. und III. Grades, Verbrennungen des Gesichts, Inhalationstrauma mit Hautverbrennungen, schwere elektrische oder chemische Verletzungen.

 ZUSATZTHEMEN FÜR LERNGRUPPEN
- Sofortmaßnahmen bei Verbrennungen
- Unterkühlung/Erfrierung

23 Innerklinischer Transport von Intensivpatienten

23.1 Können Sie die Patientin für die Zeit der Verlegung von der Intensivstation in den OP mit einem Beatmungsbeutel beatmen?
- Unterbrechung der differenzierten Beatmung sollte bei Intensivpatienten vermieden werden:
  - Idealerweise Intensivrespirator mit in den OP nehmen
  - Falls Gerätewechsel notwendig: Tubus in Inspirationsphase abklemmen („inspiratory hold"), um einen PEEP-Verlust zu vermeiden
- Beatmungsbeutel muss bei Transporten intubierter und beatmeter Patienten **immer** mitgeführt werden, falls es zum Geräteausfall kommt (Akku, Gasversorgung)
- Zur Beatmung ist der Beatmungsbeutel nur im Notfall geeignet, Oxygenierung mit Intensivrespirator erheblich besser

23.2 Stimmen Sie zu?
- Unterbrechung des (invasiven) Monitorings bei einem katecholaminpflichtigen, intubierten und beatmeten Patienten ist in keiner Weise gerechtfertigt, da jederzeit hämodynamische und respiratorische Komplikationen

(z. B. Hypo-/Hypertension, Arrhytmien, Hypoxämie) auftreten können. Diese müssen sofort erkannt und therapiert werden. Ein entsprechendes Transportmonitoring muss daher unbedingt mitgeführt werden.
- Paralleles Monitoring mehrerer Parameter (EKG, Pulsoxymetrie, arterielle Blutdruckmessung) führt zu größerer Sicherheit für den Patienten durch früheres Erkennen von Veränderungen und Störungen auch bei Ausfall eines Messparameters

23.3 Was unternehmen Sie?
- Sorgfältige Überprüfung der Tubuslage: Ausschluss einer **zu tiefen Lage des Endotrachealtubus**:
  - Abschätzung der Tubuslage anhand der Markierung am Tubus
  - ggf. Zurückziehen des Tubus nach Entblocken, erneute Kontrolle durch Auskultation
- Beurteilung des letzten Röntgenbild des Thorax: Ausschluss einer **Atelektase** eines Teils der linken Lunge (ggf. Rekrutierungsmanöver durchführen [Blähen der Lunge], danach erneute Auskultation)

→ Fall 23   Seite 23

23.4 **Schätzen Sie den Transport von Intensiv-patienten als gefährlich ein?**

- Transporte während des Aufenthaltes auf der Intensivstation stellen eine der fehlerträchtigsten Phasen während des stationären Aufenthaltes dar.
- Häufigkeit von „Missgeschicken" (versehentliche Unterbrechung von Monitoring und Therapie) bei innerklinischen Transporten beträgt bis zu 35%, Beispiele:
  - Diskonnektionen, Abknicken von Leitungen, Beatmungsschläuchen
  - Versehentliches Abschalten oder Nicht-Einschalten von Geräten
  - Akzidentelle Dislokation von Zuleitungen, Endotrachealtubus oder Trachealkanüle
  - Entfernen von venösen Zugängen oder Thoraxdrainagen
- Einzelereignisse sind häufig ohne unmittelbaren Einfluss auf den Patientenzustand, da sie – zufällig oder aufgrund etablierter Kontrollmechanismen – rechtzeitig bemerkt und behoben werden. Durch Kombination oder Summation mehrerer „Missgeschicke" kann es aber zu gravierenden Zwischenfällen kommen, die den Zustand des Patienten beeinträchtigen (Morbidität und Mortalität)
- Sorgfältige Vorbereitung und hohe Aufmerksamkeit bei innerklinischer Verlegung von Intensivpatienten (ebenso wie beim Interhospitaltransfer) notwendig

Kommentar

Zahlreiche Faktoren können eine Verschlechterung des Patientenzustandes durch den oder während des Transportes verursachen. Dabei muss unterschieden werden zwischen Beeinträchtigungen, die direkt aus Transportmaßnahmen oder der Unterlassung von entsprechenden Maßnahmen oder organisatorischen Versäumnissen resultieren und solchen, die aus der Erkrankung des Patienten erklärbar sind.

Monitoring auf dem Transport: Zur Transportbegleitung sollten immer mindestens 2 Personen – ein sachkundiger Arzt und eine Pflegekraft – eingesetzt werden. Dies erhöht zum einen die Wahrscheinlichkeit, dass Probleme frühzeitig erkannt werden, zum anderen kann immer eine Betreuung des Patienten erfolgen, während eine Person Hilfe holt.

Das Monitoring **hämodynamischer Parameter** ist beim Intensivpatienten in der Regel kontinuierlich notwendig. Lagerungsmaßnahmen führen bei Patienten häufig zu ausgeprägten Stressreaktionen mit Schwankungen der Herzfrequenz und des Blutdrucks. Daher können jederzeit Interventionen (z. B. Vertiefung der Analgosedierung, Anpassung der Katecholamindosis) erforderlich werden, die nur rechtzeitig erfolgen können, wenn Kreislaufveränderungen auch erkannt werden. Neben dem Standardmonitoring mit EKG und Pulsoxymetrie sollte auch der Blutdruck überwacht werden. Die arterielle Blutdruckmessung erlaubt eine

wesentlich genauere Überwachung der hämodynamischen Situation als die intermittierende nichtinvasive Messung unter Transportbedingungen. Die **Unterbrechung der arteriellen Blutdruckmessung** für den Transport ist **nicht sinnvoll**, denn sie wird als sicherste Methode der Überwachung eingestuft. Auch weitere Bestandteile des invasiven Monitorings, z. B. die Messung des intrakraniellen Drucks (ICP), sollten auf dem Transport fortgesetzt werden. Dies macht die Verfügbarkeit entsprechender Monitoren notwendig, die für die Verlegung von Intensivpatienten vorgehalten werden müssen. Der Anschluss des Transportmonitors (falls das Monitoring nicht komplett von der Intensivstation übernommen werden kann) sollte parallel zum laufenden Monitoring erfolgen. Der Vergleich der Werte nach dem Wechsel des Monitors erlaubt eine Einschätzung, ob die Messwerte plausibel sind.

Eine Sonderstellung nimmt die **Messung des pulmonalarteriellen Drucks** (PAP) ein: Dieses sollte unter Transportbedingungen nicht erfolgen. Der Pulmonaliskatheter sollte für Transporte unbedingt in den rechten Vorhof des Herzens zurückgezogen werden („ZVK-Position"), um eine Arretierung des Ballons in Wedge-Position (Blockade einer Lungenarterie) zu vermeiden, die zu einer Minderdurchblutung eines Teils der Lunge führt.

Medikamentöse Therapie auf dem Transport: Bei vielen Intensivpatienten ist eine **Katechol-**

➜ Fall 23 Seite 23

amintherapie notwendig, die auch während des Transportes ohne Unterbrechungen fortgeführt werden muss. Eine ausreichende Anzahl von Perfusoren, die so fixiert sind, dass keine Veränderung der Katecholamindosis durch ständige Höhenwechsel erfolgt, sollte mitgeführt werden. Zusätzlich müssen Perfusoren für die Fortführung der **Analgosedierung** vorhanden sein. Um bei Notfallsituationen sofort reagieren zu können, hat es sich bewährt, einen komplett ausgestatteten Notfallkoffer bei jedem Transport von Intensivpatienten mitzuführen.

Beatmungstherapie auf dem Transport: Eine differenzierte Beatmung von Intensivpatienten ist mit einfachen Beatmungsgeräten (z. B. Medumat, Oxylog) nicht möglich. Die Einstellmöglichkeiten einer Frequenz und eines Atemzugvolumens mit ungenauen Drehknöpfen und ohne Messmöglichkeit, bei Geräten älterer Bauart auch ohne jegliche Alarmfunktionen (Diskonnektion, Stenose), und ein aufgestecktes PEEP-Ventil erlauben in keinem Fall eine sichere und adäquate Beatmung eines Intensivpatienten auf dem Transport. Vor der Übernahme des Patienten sollten die eingestellten Beatmungsparameter genau überprüft und nach Möglichkeit beibehalten werden, wenn keine medizinischen Gründe für Änderungen sprechen. Die Alarmgrenzen des Beatmungsgeräts sollten entsprechend eng eingestellt werden, um Veränderungen frühzeitig erkennen zu können. Die Beatmung des Intensivpatienten mit einem Handbeatmungsbeutel auf dem Weg von der Station zum OP und umgekehrt muss abgelehnt werden. Die Oxygenierung ist schlechter, und die mechanische Beanspruchung der Lunge höher. Ein Beatmungsbeutel muss dennoch immer mitgeführt werden, wenn beatmete Patienten verlegt werden, um beim Ausfall des Beatmungsgerätes eine – wenn auch einfache – Beatmungsmöglichkeit zu haben. Ein entsprechender Gasvorrat (Sauerstoff, abhängig vom Beatmungsgerät ggf.

Druckluft) muss verfügbar sein. Wo immer möglich sollte die zentrale Gas- und Stromversorgung genutzt werden, um für unvorhergesehene Verzögerungen (z. B. Warten auf Fahrstuhl) Reserven zu haben.

Medizinproduktegesetz: Die gesamte apparative Ausstattung ist nutzlos, wenn das eingesetzte Personal nicht ausreichend in die Bedienung eingewiesen ist. Die rein formelle Einweisung nach Medizinproduktegesetz (MPG) ist zwar unabdingbar, letztlich aber nicht ausreichend, sondern muss durch aktiven Gebrauch der Medizingeräte ergänzt werden, um eine vernünftige Bediensicherheit zu erzielen. Nur so kann bei Problemen und Zwischenfällen adäquat reagiert werden.

Faktor „Mensch": Die komplexe intensivmedizinische Versorgung kritisch kranker Patienten gilt als einer der fehlerträchtigsten Bereiche der stationären Krankenversorgung. „Missgeschicke" und Zwischenfälle sind dabei – wie in anderen hochtechnisierten Bereichen – in einem hohen Anteil auf „menschliches Versagen" zurückzuführen. Zur Vermeidung von Zwischenfällen und „Missgeschicken" ist neben einem Problembewusstsein aller Beteiligten das Befolgen einfacher Grundsätze hilfreich: Ein wichtiges Grundprinzip beim Transport von Intensivpatienten ist die „Rückfallebene"(„Plan B"), für den Fall, das z. B. Geräte ausfallen. Dies betrifft z. B. die Versorgungssysteme wie Gas- und Energievorrat, das Mitführen von Beatmungsbeutel und die Anzahl der verfügbaren Perfusoren (Mindestzahl: aktueller Bedarf + 1).

👪 **ZUSATZTHEMEN FÜR LERNGRUPPEN**
- **Medizinproduktgesetz (MPG)**
- **Interhospitaltransfer**
- **Übergabe des Intensivpatienten am Zielort**

➜ Fall 23 Seite 23

24.1 Welche Verdachtsdiagnose müssen Sie stellen? Nennen Sie die wichtigen Symptome bei diesem Patienten!
- **Maligne Hyperthermie** (MH)
- Hinweisende Symptome: Masseterspasmus nach Succinylcholin, rascher Anstieg des CO_2-Partialdrucks, Tachykardie, ventrikuläre Extrasystolen, Abfall der Sauerstoffsättigung

24.2 Welche vordringlichen Maßnahmen müssen Sie einleiten?
- **Beendigung der Zufuhr von Triggersubstanzen**: Sevofluran abstellen, Narkosegasverdampfer vom Gerät entfernen
- Beatmung mit reinem Sauerstoff (>10 l/min)
- Hyperventilation (Ziel: Erreichen von normalen endtidalen $paCO_2$-Werten)
- Narkosevertiefung mit Fentanyl und Propofol (TIVA) zur Reduktion des Sauerstoffverbrauchs, Relaxierung mit nichtdepolarisierendem Muskelrelaxans
- Kontinuierliche Temperaturmessung
- Blutgasanalyse: Hypoxie?, Hyperkapnie?
- Blutentnahme (Kalium, Laktat, Myoglobin, ASAT [GOT], ALAT [GPT], CK): Verlaufsbeurteilung, Rhabdomyolyse?

24.3 Welches Medikament sollten Sie so schnell wie möglich applizieren?
Dantrolen: z. B. Dantrolen-Natrium 2,5 mg/kg KG i. v. als Bolus, anschließend 10 mg/kg KG über 24 Stunden; Dosiserhöhung und Wiederholung der Bolusgabe möglich, orientiert sich an Rückbildung der Symptome (s. auch Kommentar)

24.4 Kann die Operation problemlos durchgeführt werden?
- Verschiebung des Eingriffs muss unbedingt erwogen werden!
- Sorgfältiges Abwägen der OP-Dringlichkeit und der lebensbedrohlichen (Verdachts-)Diagnose „Maligne Hyperthermie"
- Abstimmung mit Operateur über weiteres Procedere

24.5 Welche Maßnahmen sollten Sie einleiten, wenn der Patient die akute Erkrankung überstanden hat?
- Aufklärung des Patienten und blutsverwandter Angehöriger (autosomal-dominanter Erbgang mit unterschiedlicher Expressivität wird als Ursache vermutet) zur Vermeidung weiterer Zwischenfälle
- Anästhesieausweis ausstellen
- Abklärung des MH-Verdachts durch ein geeignetes Zentrum (Untersuchung von Patient und Blutsverwandten, in-vitro-Kontrakturtest, Muskelbiopsie)

Kommentar

Definition und Ätiopathogenese: Die maligne Hyperthermie (MH) ist eine gefährliche Komplikation der Allgemeinanästhesie und führt unbehandelt in 70 bis 80 % der Fälle zum Tode. Sie wird als **Myopathie** klassifiziert, bei der es durch einen Gendefekt unter Einfluss bestimmter anästhesiologischer Triggersubstanzen (alle Inhalationsanästhetika [z. B. Isofluran, Sevofluran, Halothan], depolarisierende Muskelrelaxanzien) zu einer verstärkten intrazellulären Kalziumfreisetzung in der Skelettmuskulatur kommt. Der betroffene Kalziumkanal des sarkoplasmatischen Retikulums setzt Kalziumionen frei, die durch Erhöhung der kontraktilen Aktivität der Muskelzelle unter anderem einen erhöhten Energieverbrauch mit vermehrter Wärmeproduktion auslösen. Der zelluläre Energiehaushalt kann derart gestört sein, dass es zum Zelltod kommt.

Epidemiologie: Mit einem Auftreten der malignen Hyperthermie muss in Deutschland mit einer Häufigkeit von **1:60 000** gerechnet werden. Eine genetische Veranlagung wird bei einem von 10 000 Patienten gefunden. Ein gehäuftes Vorkommen bei Männern sowie im Kindes- und Jugendalter gilt als wahrscheinlich. Die maligne Hyperthermie konnte weltweit nachgewiesen werden, allerdings gibt es Regionen mit erhöhtem Auftreten.

Klinik: Über die Hälfte aller Fälle verläuft mild mit geringer Symptomatik. Bei der so genannten abortiven Verlaufsform findet sich ein leichter Masseterspasmus, der problemlos überwunden werden kann, sowie Fieber im postoperativen Verlauf. Bei etwa einem Fünftel der MH-Fälle tritt lediglich ein Masseterspasmus auf, ohne dass weitere Symptome nachgewiesen werden können. Ein typischer **fulminanter Verlauf** wie im beschriebenen Fall bietet wichtige **Frühsymptome** wie **tachykarde Herzrhythmusstörungen** (bis hin zum Herz-Kreislauf-Stillstand), **Kreislaufinstabilität** und einen **ausgeprägten Anstieg der exspiratorischen CO_2-Konzentration**. Der Absorber des Narkosekreisteils kann im Rahmen des starken Anstiegs der CO_2-Produktion stark erwärmt sein (Entstehung von Wärme durch die ablaufende chemische Reaktion). Ein **Masseterspasmus** und eine generalisierte **Muskelrigidität** (in etwa der Hälfte der Fälle) können zusätzliche Warnhinweise sein. Die eigentlich namensgebende Hyperthermie entwickelt sich erst verzögert, bei der Hälfte der Patienten bleibt die Körpertemperatur unter 39°C. Die Temperaturdifferenz, also das Ausmaß des Anstiegs der Temperatur, ist von wesentlich größerer Bedeutung als die absolute Körpertemperatur.

Erstmaßnahmen (Diagnostik und Therapie):
Aufgrund der hohen Variabilität des klinischen Erscheinungsbildes muss bereits **beim Verdacht** auf das Vorliegen einer MH eine **Therapie** eingeleitet werden, um prognoseverschlechternde Verzögerungen zu vermeiden. Eine **Erhöhung der Körpertemperatur** entwickelt sich erst allmählich und darf **auf keinen Fall abgewartet werden**, auch wenn sie die Diagnosestellung erheblich vereinfacht. Zur Einleitung einer effektiven Therapie der MH gehört unbedingt die **Absprache mit allen Beteiligten** und die Kommunikation bezüglich der potenziell lebensbedrohlichen Situation für den Patienten. Die **Zufuhr von Triggersubstanzen** (im beschriebenen Fall Gabe von Succinylcholin zur Einleitung und Sevofluran als Inhalationsanästhetikum) **muss sofort unterbrochen werden**. Der Narkosegasverdampfer sollte vom Narkosegerät entfernt werden. Ein Austausch des Narkosegerätes gilt wegen der Unterbrechung der Beatmung, möglicher Zeitverluste bei der Umsetzung nachfolgender Maßnahmen und der ohnehin weiter bestehenden Abatmung

von Narkosegas durch den Patienten als nicht indiziert. Die **Beatmung** wird **mit reinem Sauerstoff** fortgesetzt, der Frischgasfluss sollte **10 l/min** überschreiten. Es kann notwendig werden, das **Atemzugvolumen** auf ein Mehrfaches (3- bis 4faches) der Norm zu **erhöhen**, um endtidale Normwerte der CO_2-Konzentration zu erreichen. Die **Narkose** muss als totale intravenöse Anästhesie (**TIVA**) mit Propofol und einem Opioid fortgesetzt werden, zur Relaxierung können alle **nichtdepolarisierenden Muskelrelaxanzien** eingesetzt werden.

Die schnellstmögliche **Infusion von Dantrolen** (s. Antwort zur Frage 24.3) gilt als einzige **kausale Therapiemöglichkeit** und setzt die Aufbewahrung an einem allgemein bekannten, zentralen und jederzeit zugänglichen Ort im OP-Bereich voraus. Es handelt sich um eine Trockensubstanz, die erst aufgelöst werden muss. Eine Flasche enthält 20 mg Dantrolen-Natrium sowie 3 g Mannitol. Die Initialdosis von 2,5 mg/kg KG bedeutet bei einem 80 kg schweren Patienten, dass 10 Flaschen Dantrolen mit je 20 mg Wirkstoff zunächst vorbereitet und dann infundiert werden müssen. Dies beschäftigt einen Helfer vollständig, zumal bei fehlendem Erfolg eine Repetition nach jeweils 5 Minuten vorgesehen ist (bis zum Sistieren der MH-Symptome und der Normalisierung der hypermetabolen Stoffwechsellage). Wird eine Dosis von 20 mg/kg KG überschritten, muss die Diagnose MH überdacht werden. Differenzialdiagnosen können z. B. eine anaphylaktische Reaktion oder ein Phäochromozytom sein. Wenn die Ersttherapie erfolgreich war, soll die nachfolgende Gabe von 10 mg/kg KG über 24 Stunden ein Wiederauftreten von Symptomen der malignen Hyperthermie verhindern.

Zur **Pufferung einer metabolische Azidose** wird **Natriumbikarbonat** entsprechend der Blutgasanalyse verabreicht. Bessern sich aufgetretene **Herzrhythmusstörungen** nach Dantrolengabe nicht, kann die Gabe eines β-**Blockers** indiziert sein. Mit einer Glukose-Insulin-Infusion kann – zusätzlich zu einer Diuretikagabe (z. B. Furosemid) – die Hyperkaliämie therapiert werden.

Ein **kontinuierliches Monitoring der Beatmungs- und Kreislaufparameter** (Herzrhythmusstörungen!) sollte in der Anästhesie eine Selbstverständlichkeit sein. Eine ösophageale oder rektale **Temperaturüberwachung** kann rasch initiiert werden und erlaubt eine gute

→ Fall 24   Seite 24

Verlaufsbeurteilung. In der **Blutgasanalyse** findet sich in der Regel eine metabolische Azidose neben einer massiven Hyperkapnie und einer Hypoxämie. Um eine Rhabdomyolyse erkennen zu können und den Rückgang bzw. Fortbestand der Symptomatik besser einschätzen zu können, müssen Kalium, Laktat, Myoglobin, ALT (GPT), AST (GOT) und CK frühzeitig bestimmt und in 4- bis 6-stündigen Intervallen kontrolliert werden.

Durchführung/Abbruch der OP: s. Antwort zur Frage 24.4. Die Entscheidung zum weiteren operativen Vorgehen in Absprache mit dem Operateur ist wesentlich vom Zeitpunkt der Diagnosestellung der MH und der Dringlichkeit des Eingriffs abhängig: Wenn der Eingriff nicht begonnen wurde und keine vitale Indikation besteht, sollte er möglichst verschoben werden. Läuft die Operation, sollte eine rasche Beendigung angestrebt werden.

Sekundärmaßnahmen (Diagnostik und Therapie): Meist ist der Temperaturanstieg ein Spätsymptom und dessen Therapie daher zweitrangig, auch wenn der Name „maligne Hyperthermie" dieses Thema wichtiger erscheinen lässt als die oben genannten Erstmaßnahmen. Die **Kühlung** zur Senkung der Körpertemperatur gehört daher eher zu den Maßnahmen mit **geringerer Dringlichkeit**. Wenn eine Oberflächenkühlung (z. B. mit Kältekompressen) oder die Infusion kalter Lösungen durchgeführt wird, muss auf ein kontinuierliches Temperaturmonitoring geachtet werden. Die Anlage eines zusätzlichen großlumigen periphervenösen Zuganges, einer arteriellen Kanüle und eines zentralvenösen Zugangs sollten in dieser Phase durchgeführt werden, falls diese Maßnahmen nicht im Rahmen der allgemeinen OP-Vorbereitung durchgeführt wurden. Auch das Legen eines Blasenkatheters zur Überwachung der Nierenfunktion ist angezeigt.

Der Patient muss im Anschluss unbedingt **intensivmedizinisch** überwacht werden, um die begonnenen Maßnahmen adäquat fortsetzen zu können. So können die in der Frühphase aufgetretenen Herzrhythmusstörungen auf-

grund der Kalziumverschiebungen persistieren und machen ein durchgängiges EKG-Monitoring unabdingbar sowie ggf. eine Therapie erforderlich. Die intensivmedizinische Überwachung muss bis zur vollständigen Rückbildung der Symptomatik und Stabilisierung des Patienten fortgesetzt werden.

Prophylaxe: Die Durchführung von Anästhesien bei Patienten mit Verdacht auf oder gesicherter MH-Disposition berücksichtigt einige wenige Grundprinzipien: Eine Prämedikation mit Benzodiazepinen und ggf. einem β-Blocker ist sinnvoll. Wann immer möglich sollte auf eine Allgemeinanästhesie verzichtet und ein regionalanästhesiologisches Verfahren gewählt werden. Wird eine Vollnarkose durchgeführt, muss auf Triggersubstanzen verzichtet werden. Als sicher, d. h. ohne Triggereffekt, gelten Barbiturate, Propofol, Benzodiazepine, Opioide, Lachgas und nichtdepolarisierende Muskelrelaxanzien. Das Kreissystem des Narkosegeräts sollte keine Inhalationsanästhetika enthalten (Spülen mit reinem Sauerstoff, Alternative: Beatmungsgerät von der Intensivstation). Alle Narkosegasverdampfer sollten entfernt werden, um ein unbeabsichtigtes Aufdrehen zu verhindern. Dantrolen sollte bereitgestellt werden, eine prophylaktische Gabe wird nicht empfohlen. Bei den präoperativen Laborkontrollen sollten die Transaminasen (ALT, AST) und der CK-Spiegel als Ausgangsbefunde bestimmt werden.

Prognose: Die Letalität konnte in der jüngeren Vergangenheit durch die Sensibilisierung der Anästhesisten für die frühzeitige Erkennung von Warnsymptomen (Tachykardie, Hyperkapnie, Masseterspasmus, Sättigungsabfall) und die Einführung von Dantrolen auf deutlich unter 10 % gesenkt werden.

ZUSATZTHEMEN FÜR LERNGRUPPEN
- **Tests zur Erkennung der MH-Disposition**
- **Narkosezwischenfall: Anaphylaxie**

→ Fall 24 Seite 24

25.1 Mit welchen Verletzungen müssen Sie aufgrund des Unfallhergangs rechnen?

Rippen(serien)frakturen, Sternumfraktur, Lungenkontusion, Trachearuptur, Bronchusanriss/-abriss, Mediastinalemphysem, Hämatothorax, (Spannungs-)Pneumothorax, Herzkontusion, Perikardtamponade, Verletzung von Bauchorganen (z. B. Milzruptur, Leberruptur), Beckenringfraktur, Wirbelsäulen- und Extremitätenfrakturen, muskuläre Verletzungen, Hämatome

25.2 Wie überwachen Sie den Patienten adäquat auf der Intensivstation?

- Pulsoxymetrie (kontinuierlich): Sauerstoffsättigung
- EKG, Blutdruck (nichtinvasiv alle 5 min oder arteriell kontinuierlich), Puls: Überwachen der Herz-Kreislauf-Funktion
- Blutgasanalyse (alle 4 h): Hb-Kontrolle, Sauerstoffsättigung
- Labor: Blutbild alle 12–24 h, CK und Myoglobin im Serum (muskuläres Trauma → Rhabdomyolyse → Nierenversagen)
- Sonographie von Abdomen und Thorax (bei Aufnahme und nach 6 h): freie Flüssigkeit?
- Blasenkatheter: Überwachen der Diurese

25.3 Welche Komplikation ist am wahrscheinlichsten? Wie verifizieren Sie nun Ihre Vermutung?

- **Komplikation:** Pneumothorax (oder Hämatopneumothorax) rechts; Begründung: plötzlich einsetzende und rasch zunehmende Luftnot, Abfall der Sauerstoffsättigung, BGA (paO_2 ↓, $paCO_2$ ↑), Perkussion (hypersonorer Klopfschall), Auskultation (abgeschwächtes Atemgeräusch)
- **Diagnostik:**
  - Sonographie des Thorax: Erguss? Luft?
  - ggf. CT/Röntgen-Thorax: strukturfreier, luftleerer Raum zwischen kollabierten Lungengewebe und Thoraxwand?, Erguss?, Verlagerung des Mediastinums?
  - ggf. Punktion mit Venenverweilkanüle G14 in Monaldiposition (2. oder 3. ICR in der Medioklavikularlinie)

25.4 Befunden Sie den Röntgen-Thorax, den Sie wegen der Zustandsverschlechterung des Patienten veranlasst hatten!

- Pneumothorax rechts apikal
- Pleurakalzifikation rechts

25.5 Welches ist die kausale Therapie, und wie gehen Sie vor?

- Anlage einer Thoraxdrainage rechts: 4. ICR in der mittleren Axillarlinie (Bülau-Position)
- Procedere:
  - Patient in Rückenlage
  - Großflächige Desinfektion, mit sterilen Tüchern abkleben
  - Lokalanästhesie (möglichst mittlere Axillarlinie im 4. ICR), ggf. Sedierung und Intubation

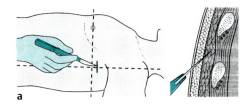

a

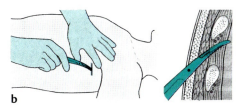

b

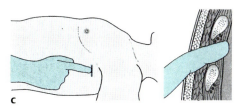

c

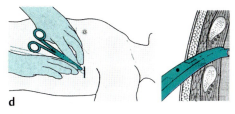

d

Anlage einer Thoraxdrainage

➜ Fall 25 Seite 25

- Hautinzision schräg entlang der Rippen (ca. 3–4 cm Länge)
- Stumpfe Präparation in die Tiefe (*cave:* Interkostalarterien/-venen/-nerven!)
- Durchtrennen der Interkostalmuskulatur und der Pleura
- Kurzes Austasten des Thorax mit einem Finger
- Einlage einer Drainage (26 Charriere [= Ch]) möglichst nach dorsal, ca. 15 cm

- ab Hautniveau unter digitaler Kontrolle (*cave:* keinen Trokar verwenden, wegen Verletzungsgefahr der Lunge!)
- Anschluss eines Ventils
- Drainage annähen
- Steriler Verband
- Röntgen-Thorax: Lagekontrolle der Thoraxdrainage; Überwachen des Therapieerfolges

Kommentar

Definition: Beim **Pneumothorax** befindet sich Luft im Pleuraspalt. Dadurch wird der normalerweise negative intrapleurale Druck aufgehoben; dies führt aufgrund des elastischen Lungengewebes zum Kollabieren der Lunge.

Einteilung und Ätiopathogenese: Beim Pneumothorax werden **offener** (Verbindung des Pleuraspalts mit der Außenluft durch Verletzungen der Thoraxwand) und **geschlossener Pneumothorax** (ohne Verbindungen des Pleuraspalts mit der Außenluft) unterschieden. Eine

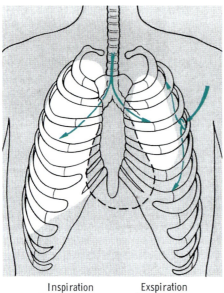

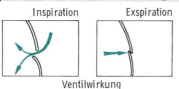

Inspiration   Exspiration

Ventilwirkung

Spannungspneumothorax

Sonderform des offenen Pneumothorax ist der **Spannungspneumothorax** bei dem durch einen Ventilmechanismus während der Inspiration Luft in den Pleuraspalt gelangt, die bei der Exspiration nicht mehr entweichen kann. Es kommt zu einer zunehmenden intrapleuralen Drucksteigerung, wobei sich das Mediastinum zur gesunden Seite verlagert. Es droht die Kompression von nichtkollabiertem Lungengewebe, Herz und großen Blutgefäßen mit einer deutlichen Verminderung des Herzzeitvolumens und des venösen Rückstroms (ausgeprägte Kreislaufdepression!). Ein Pneumothorax führt immer zur Atelektase von Lungenanteilen mit Verminderung der Gasaustauschfläche und erhöhtem Rechts-links-Shunt (Ventilationsversagen).

Ein Spontanpneumothorax tritt häufig idiopathisch bei jungen asthenischen Männern und sekundär bei Lungenerkrankungen auf. Einen traumatisch bzw. iatrogen entstandenen Pneumothorax findet man nach Verletzung der Pleura.

Klinik: Typische Symptome sind **zunehmende Atemnot**, **Thoraxschmerzen** und **Husten**, beim Spannungspneumothorax zusätzlich Tachykardie, Hypotonie, Zyanose und Einflussstauung.

Diagnostik: Die **klinische Untersuchung** – bestehend aus Inspektion und Palpation (Thoraxwand stabil?) sowie Auskultation und Perkussion (**abgeschwächtes Atemgeräusch?, Seitendifferenz?, hypersonorer Klopfschall**) – ist oft richtungsweisend. Ist der Pneumothorax durch Rippenfrakturen entstanden, kann oftmals ein instabiler Thorax (paradoxe Atmung und knöcherne Instabilität) mit Krepitationen bei der manuellen Untersuchung nachgewiesen werden. Durch eine **Röntgenaufnahme des Thorax** im Liegen oder Stehen können die knöchernen

➜ Fall 25 Seite 25

Strukturen gut beurteilt und ein Pneumo- oder Hämatothorax meist ausgeschlossen werden. Wesentlich besser können Pneumothoraces in der **thorakalen Computertomographie** dargestellt werden. Auch die Abdomensonographie erlaubt fast immer eine Mitbeurteilung der basalen Thoraxabschnitte (Erguss?). Die **arterielle Blutgasanalyse** zeigt beim Pneumothorax einen Abfall des arteriellen Sauerstoffpartialdrucks ($paO_2 \downarrow$) in Kombination mit einem langsam ansteigenden Kohlendioxidpartialdruck ($paCO_2 \uparrow$).

Monitoring: Basismonitoring mit Blutdruckkontrolle, EKG, Herzfrequenz und Pulsoxymetrie sowie die Anlage von mindestens 2 großlumigen Zugängen und Sauerstoffgabe sind für die intensivmedizinische Überwachung von Patienten mit Thoraxtrauma obligat.

Therapie: Die einzige und kausale Therapie beim (Spannungs-)Pneumothorax besteht in der **sofortigen Einlage einer Thoraxdrainage** über eine **Minithorakotomie** (stumpfe Vorpräparation!) auf der betroffenen Seite (s. Antwort zur Frage 25.5). Die Anlage von Thoraxdrainagen mittels Trokaren sollte wegen der großen Verletzungsgefahr intrathorakaler Organe nicht durchgeführt werden! Generell ist die Indikation zur Einlage einer Thoraxdrainage bei intubierten und beatmeten Patienten großzügig zu stellen, da unter Überdruckbeatmung aus geringfügigen Luftansammlungen im Pleuraspalt schnell ein vital bedrohlicher Spannungspneumothorax entstehen kann.

Prognose: Komplikationen, z. B. Parenchymverletzungen der Lunge, Infektionen, Pleuraempyeme oder lebensbedrohliche arterielle Blutungen aus einer A. intercostalis, treten bei sachgerechter Anlage einer Thoraxdrainage in etwa 1 % der Fälle auf.

👫👫 ZUSATZTHEMEN FÜR LERNGRUPPEN
- Traumatisches Aortenaneurysma
- Perikardtamponade
- Wirbelsäulenfrakturen
- Polytrauma

26 Kombinierte Spinal-/Epiduralanästhesie (CSE)

26.1 Beschreiben Sie das Vorgehen bei der Durchführung der CSE!
- Monitoring (EKG, Blutdruck, Pulsoxymetrie); sicherer periphervenöser Zugang
- Lagerung des Patienten in Seitenlage (zu operierende Seite oben) oder im Sitzen
- Spezielles CSE-Set (s. Kommentar): Tuohy-Nadel mit passender Spinalnadel bereitlegen
- Tasten der Beckenkämme (Processus spinosus LWK 4), Punktion typischerweise zwischen LWK 3 und 4
- Hautdesinfektion, steriles Abdecken
- Hautquaddel zur Lokalanästhesie, Infiltration Stichkanal
- Punktion mit Periduralnadel:
  - Vorgehen mit „Widerstandsverlust-Technik" („Loss of resistance") bis zum Erreichen des Periduralraums (Durchstechen der Ligg. supraspinale, interspinale, flavum)
  - Aspirationstest (Ausschluss intravasale oder intrathekale Lage)
- Punktion mit Spinalnadel:
  - Vorschieben, bis Spinalnadel bei passender Tuohynadel aus dem CSE-Set (abgestimmte Längenverhältnisse) vollständig eingeführt: Durapunktion und Liquoraustritt
  - Injektion eines Lokalanästhetikums, Dosis wie bei regulärer Spinalanästhesie; z. B. Bupivacain 0,5 % (z. B. Carbostesin 0,5 % isobar, 2–3 ml [10–15 mg])
- Einführen des Periduralkatheters, Entfernen der Nadel, Zurückziehen des Katheters, bis er ca. 5 cm unter dem Niveau des Widerstandsverlusts zu liegen kommt (cm-Markierungen am Katheter)
- Erneuter Aspirationstest
- Fixieren des Katheters

26.2 Mit welchen Medikamenten kann eine kontinuierliche Infusion zur postoperativen Analgesie über den Periduralkatheter erfolgen?
- Ropivacain 0,2 % (z. B. Naropin 2 mg/ml) + Sufentanil (z. B. Sufenta 0,5 μg/ml) 4–8 ml/h über Perfusor

→ Fall 26 Seite 26

- Bupivacain 0,125% (z. B. Carbostesin 1,25 mg/ml) mit Sufentanil (z. B. Sufenta 0,5 µg/ml) 4–8 ml/h über Perfusor
- Regelmäßige Kontrolle von Atmung und Kreislaufparameter muss gewährleistet sein

26.3 Wie gehen Sie vor?

- Abklingen der Spinalanästhesie wahrscheinlichste Ursache der Schmerzen: Nutzung des Periduralkatheters für die intraoperative Schmerzausschaltung, ggf. überbrückende Analgosedierung (z. B. mit Fentanyl und Midazolam)
- Aspiration über Periduralkatheter, erneut Ausschluss intravasale/intrathekale Lage
- Applikation eines Lokalanästhetikums in Konzentration für Periduralanästhesie, Dosisreduktion wegen Teilblockade durch Spinalanästhesie notwendig, z. B.
  - Ropivacain 0,5–0,75% (z. B. Naropin) 3–6 ml
  - Bupivacain 0,5% (z. B. Carbostesin) 3–6 ml
  - ggf. fraktionierte Nachinjektion

Kommentar

Ziel: Die Kombination von Spinal- und Epiduralanästhesie (CSE = „combined spinal epidural") soll die Vorteile des schnellen Wirkbeginns bei der Spinalanästhesie mit der Möglichkeit zur Nachinjektion über den liegenden Periduralkatheter bei längerer OP-Dauer oder zur postoperativen Analgesie kombinieren.

Anatomische Grundlagen: Sowohl bei der Spinal- als auch der Epiduralanästhesie müssen beim medianen Zugang die 3 Bänder Lig. supraspinale, Lig. interspinale und Lig. flavum durchstochen werden. Nach dem Durchstechen des Lig. flavum ist ein deutlicher Widerstandsverlust zu spüren, man befindet sich im Epibzw. Periduralraum. Dieser befindet sich zwischen der Dura mater und dem Ligamentum flavum und enthält Blutgefäße (v. a. Venengeflecht zur Versorgung der Wirbel), Fett und Bindegewebe. Durchsticht man die Dura mater, gelangt man in den Spinalraum, der das Rückenmark bzw. die Cauda equina enthält. Rückenmark und Cauda equina sind von der Arachnoidea und Pia mater umgeben und werden vom Liquor umspült.

Anästhesiologisches Vorgehen: Das Vorgehen entspricht im Wesentlichen dem bei der Durchführung der Einzelmethoden (Spinalanästhesie s. Fall 52, Epiduralanästhesie s. Fall 5). Spezielle CSE-Sets erlauben die problemlose Punktion des Spinalraums nach Erreichen des Periduralraums mit der Tuohy-Nadel. Die Spinalnadel ragt etwa einen Zentimeter über die Tuohy-Nadel hinaus. Durch Abstimmung der Längenverhältnisse kann die Durapunktion mit Liquoraustritt als zusätzliches Kriterium für die korrekte Identifikation des Periduralraums genutzt werden. 2 unterschiedliche Sets sind verfügbar, bei denen sich die Durchführung in einem Punkt unterscheidet: Bei einem Set wird die Spinalnadel durch das Lumen der Tuohy-Nadel eingeführt („Needle-trough-needle"-Technik), der Periduralkatheter wird nach Entfernen der Spinalnadel eingeführt. Bei dem anderen CSE-Set verfügt die Tuohy-Nadel über einen separaten Kanal für die Spinalnadel, sodass zuerst der Periduralkatheter platziert werden kann und dann die Punktion des Spinalraums bei liegendem Katheter erfolgt.

Hier fehlt die zusätzliche Möglichkeit zur Kontrolle der korrekten Identifikation des Periduralraums, aber dafür wird der Katheter nicht nach bereits erfolgter Spinalanästhesie eingeführt – das Auslösen von Parästhesien durch den Periduralkatheter kann zuverlässiger bemerkt werden.

Spinalraum (Cavum subdurale)
Epiduralraum (Periduralraum, Cavum epidurale)

Cauda equina mit Pia mater

Lig. supraspinale

Lig. interspinale

Lig. flavum

Dura mater

Arachnoidea

Anatomie des Wirbelkanals

→ Fall 26 Seite 26

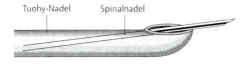

Spinalnadel wird durch das Lumen der Tuohy-Nadel eingeführt („Needle-through-needle"-Technik)

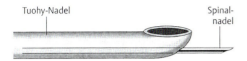

Tuohy-Nadel mit separatem Kanal für die Spinalnadel

Nachlassende Spinalanästhesie: Reicht die Dauer der Spinalanästhesie nicht für die Durchführung des operativen Eingriffs, kommt ein wichtiger Vorteil der CSE zum Tragen: Die Injektion eines Lokalanästhetikums kann über den liegenden Periduralkatheter erfolgen, eine Allgemeinanästhesie ist normalerweise nicht notwendig. Die Dosis muss gegenüber einer reinen Periduralanästhesie wegen der bereits vorhandenen Blockade im Rahmen der Spinalanästhesie reduziert werden. Kurzfristig kann die intravenöse Gabe eines Analgetikums notwendig sein, um eine insuffiziente Analgesie durch das rückenmarknahe Verfahren zu kupieren. Geeignet sind Ropivacain 0,5–0,75 % (z. B. Naropin) und Bupivacain 0,5 % (z. B. Carbostesin), die Wahl des Lokalanästhetikums sollte sich dabei an der Wahl der Substanz, die für die postoperative Analgesie über den Periduralkatheter vorgesehen ist, orientieren. Nach Aspiration zum Ausschluss einer intravasalen und intrathekalen Lage sollten 3 bis 6 ml injiziert werden, eine Nachinjektion kann bei ungenügender Analgesie jederzeit erfolgen.

Postoperative Lokalanästhetikaapplikation: Analog zum Vorgehen bei der intraoperativen Nachinjektion muss der Periduralkatheter vor der Einleitung einer postoperativen Lokalanästhetikagabe ebenfalls getestet werden. Bei dem beschriebenen Eingriff am Kniegelenk wird nach Absinken der Spinalanästhesieausbreitung unter Th 10 nach Aspiration die Injektion einer Testdosis, z. B. 3 ml einer 0,5–0,75 %igen Ropivacain- oder einer 0,5 %-igen Bupivacainlösung erfolgen. Danach sind 3 verschiedene Schemata zur postoperativen Analgesie mit einem Lokalanästhetikum in niedriger Konzentration möglich: **intermittierende Bolusgaben**, **kontinuierliche Applikation** über einen Perfusor oder eine **patientenkontrollierte Applikation** (PCA – „patient controlled analgesia") über geeignete Perfusoren oder Schmerzpumpen mit oder ohne kontinuierliche Basalrate. Geeignet sind z. B. Ropivacain 0,2 % oder Bupivacain 0,125 %, der Zusatz von Sufentanil in einer Dosierung von 0,5 μg/ml ist möglich. Die regelmäßige Kontrolle der Atmung und der Kreislaufparameter muss auf der Wach- oder Normalstation regelmäßig erfolgen (alle 4–6 Stunden, bei Problemen häufiger). Die Ausdehnung der sensomotorischen Blockade ist dabei ebenfalls zu überprüfen, um die Einstellungen der Perfusoren oder Schmerzpumpen anpassen zu können. In diesem Zusammenhang hat sich die Einrichtung spezieller Schmerzdienste bewährt, bei denen ein Anästhesist die Patienten mit liegenden Schmerzkathetern auf den Stationen visitiert. Das Entfernen der Katheter muss dokumentiert werden, ebenso alle neurologischen Auffälligkeiten während der Phase der Medikamentenapplikation über den Katheter und in der Phase nach dem Ziehen des Katheters. Eine Umstellung auf andere Analgetika muss rechtzeitig erfolgen, idealerweise bei noch liegendem Katheter aber gestoppter Lokalanästhetikazufuhr, um den Katheter ggf. nutzen zu können, falls die Schmerztherapie nicht ausreichend ist.

 ZUSATZTHEMEN FÜR LERNGRUPPEN
- **Patientenkontrollierte Analgesie (PCA)**
- **Postoperative Schmerztherapie**
- **Antikoagulanzientherapie und rückenmarknahe Punktionen**

→ Fall 26   Seite 26

27.1 **Welche Diagnose stellen Sie?**
Akuter Myokardinfarkt (Vorderwandinfarkt);
Begründung: Klinik (retrosternale Schmerzen
mit Ausstrahlung in die linke Schulter/linken
Arm, keine Besserung auf Gabe von Nitro-
Spray), EKG (Hebungen in den Ableitungen I, II,
V_2, V_3, V_4, Senkung in Ableitung III)

27.2 **Welche Maßnahmen führen Sie durch?**
- **Sauerstoff** über Gesichtsmaske applizieren
  (5–10 l/min)
- Nitrolingual 2 Hübe p.o. (*cave:* systolischer
  Blutdruck muss >100 mmHg sein!)
- Kontinuierliches Monitoring (EKG, Blutdruck
  [evtl. arterielle Messung], Puls, Sauerstoff-
  sättigung, Blutgasanalyse)
- Labor: Blutbild, Blutgerinnung (INR, aPTT),
  Herzenzyme (Gesamt-CK, CK-MB, Troponin T
  [TNT], Troponin I [TNI], LDH, GOT), Elektro-
  lyte
- Herzfrequenzsenkung: möglichst durch Gabe
  eines kardioselektiven β-Blockers, z. B. Meto-
  prolol (z. B. Beloc bis 15 mg fraktioniert i. v.;
  Zielfrequenz <80/min; Mindestblutdruck
  90 mmHg systolisch)
- Schmerztherapie, Sedierung und Anxiolyse
  (z. B. mit Morphin 2–10 mg i. v.)
- ggf. Antiemetika (z. B. Metoclopramid)
- Bettruhe, Oberkörperhochlagerung
- Internistisches (kardiologisches) Konsil: The-
  rapie (Akut-PTCA, kardiochirurgische
  Myokardrevaskularisation [„Notfall-ACVB"])?,
  Übernahme?)
- Möglichkeit einer Reperfusionstherapie mit
  dem orthopädischen Kollegen abklären: Gabe
  von ASS oder Heparin postoperativ möglich
  (s. auch Antwort zur Frage 27.3)
- Bei kardiogenem Schock: ABC-Maßnahmen,
  Katecholamintherapie (siehe Fälle 49 und 76)

27.3 **Eine Möglichkeit der Therapie bei diesem
Krankheitsbild ist die Antikoagulation und Reperfusionstherapie. Sind dies auch Therapieoptionen bei diesem Patienten? Begründen Sie Ihre
Meinung!**

Der Einsatz antikoagulatorisch wirksamer Medikamente (z. B. Heparin, ASS) muss mit den Kollegen der orthopädischen Klinik und der Inneren Medizin streng abgewogen werden, da hierdurch unstillbare, lebensbedrohliche Nachblutungen im Operationsgebiet ausgelöst werden
können. Auch eine Fibrinolyse kann wahrscheinlich aus dem gleichen Grund nicht durchgeführt
werden. Die einzige therapeutische Option ist
in diesem Fall die sofortige Reperfusionstherapie mittels **Katheterintervention** (PTCA), um
die verschlossene Koronararterie wieder zu
eröffnen. In Kliniken, in denen keine Katheterintervention möglich ist, muss bereits frühzeitig
an eine **Verlegung des Patienten** in ein Zentrum mit der Möglichkeit zur Katheterintervention gedacht werden, wenn – wie im vorliegenden Fall – Kontraindikationen für eine Fibrinolyse vorliegen.

27.4 **Welche Komplikationen gilt es zu ver-
hindern?**
- Akute Herzinsuffizienz und kardiogener
  Schock
- Herzrhythmusstörungen (z. B. **Kammerflim-
  mern,** AV-Block)
- Herz-Kreislauf-Stillstand

27.5 **Welche Ursache vermuten Sie für das
Auftreten dieser Erkrankung bei diesem Patienten?**
Perioperativer Stress (z. B. Angst, Schmerzen,
Hypoxämie) bewirkt eine Steigerung der sympathischen Aktivität. Hieraus können sich perioperativ kardiovaskuläre Komplikationen wie arterielle Hypertonie/Hypotension, Herzrhythmusstörungen, Herzinsuffizienz, Myokardischämie bis hin zum Herzinfarkt und Herz-
Kreislauf-Stillstand entwickeln. Bei Vorbestehen
einer Koronarstenose kann ein **Blutverlust** mit
konsekutiv erniedrigtem Hämoglobin (= „Sauerstoffträger") im Blut zusätzlich zu einer regionalen Sauerstoffunterversorgung des Myokards
führen.

→ Fall 27 Seite 27

Definition: Ein Myokardinfarkt entsteht infolge eines regionalen **myokardialen Zelluntergangs** durch regionale Durchblutungsstörungen, die durch den Verschluss eines Koronargefäßes hervorgerufen werden.

Epidemiologie: Erkrankungen des Herz-Kreislauf-Systems sind in Deutschland **Todesursache Nummer Eins**. Im Jahr 2000 registrierte das Statistische Bundesamt bei etwa 280 000 Menschen einen Myokardinfarkt, davon verstarben etwa 73 200 an den Folgen (v. a. kardiogener Schock, akute Herzrhythmusstörungen).

Ätiologie und Risikofaktoren: Die Hauptursache des akuten Myokardinfarkts ist die **koronare Herzkrankheit** (KHK). Risikofaktoren wie arterielle Hypertonie, Hyperlipidämie (Hypercholesterinämie), Diabetes mellitus und regelmäßiger Nikotinkonsum erhöhen die Wahrscheinlichkeit, dass ein Myokardinfarkt auftritt. Extreme körperliche Belastungen und psychische Stressreaktionen, wie ein großer operativer Eingriff (s. Fallbeispiel), sind häufig Auslöser für einen akuten Myokardinfarkt. Ein hohes Patientenalter und – v. a. kardiale – Begleiterkrankungen erhöhen die Wahrscheinlichkeit, dass ein Myokardinfarkt in der perioperativen Phase auftritt. Schmerzen, Blutdruckschwankungen, hoher Blutverlust und protrahierte Anämie (Hypoxämie) führen zu perioperativem Stress, der die Entwicklung eines Myokardinfarktes fördert (s. auch Antwort zur Frage 27.5).

Pathophysiologie: Der Myokardinfarkt wird durch Embolisation thrombotischen Materials nach Plaqueruptur in ein größeres Herzkranzgefäß ausgelöst. Es resultiert eine Ischämie des von der Herzkranzarterie versorgten Myokardareals.

Klinik: Leitsymptom ist der **retrosternale Brustschmerz** („Engegefühl") mit oder ohne Ausstrahlung in den Hals, Kiefer, Nacken, Schulter oder Arm. Charakteristisch ist der lang andauernde und v. a. **nitrorefraktäre Schmerz**. Als Begleitsymptome treten häufig Luftnot, Schweißausbruch, Übelkeit, Erbrechen und Todesangst auf.

Diagnostik: Die Diagnose wird anhand von **Anamnese** (kardiale Vorerkrankungen, z. B. KHK), **Klinik** (nitratrefraktäre retrosternale Schmerzen), **12-Kanal-EKG** und **Enzymdiagnostik** gestellt. Die Diagnosestellung ist sehr früh möglich, wenn im 12-Kanal-EKG **ST-Streckenhebungen** in mindestens 2 zusammenhängenden Extremitätenableitungen (≥ 0,1 mV) bzw. Brustwandableitungen (≥ 0,2 mV) oder ein neu aufgetretener **Linksschenkelblock** festzustellen sind (STEMI = Myokardinfarkt mit ST-Streckenhebung). Zeigt das EKG keine Veränderungen, kann ein Myokardinfarkt jedoch nicht ausge-

EKG-Veränderungen bei Myokardinfarkt

Stadium (Zeit nach Infarktbeginn)	Kennzeichen	typisches Bild
Initialstatium (Minuten bis wenige Stunden)	T-Überhöhung („Erstickungs-T")	
Stadium I (Stunden bis ca. 5 Tage)	ST-Hebung	
Zwischenstadium (1–7 Tage)	R klein, ST-Hebung abnehmend, T spitz, negativ	
Stadium II (1 Woche – 16 Monate)	Q pathologisch, R klein, keine ST-Hebung, T spitz, negativ	
Stadium III (Endstadium) (> 6 Monate)	Q pathologisch, R klein bzw. R-Verlust, keine ST-Hebung, T positiv	

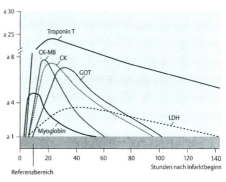

Enzymverlauf bei Myokardinfarkt

➔ Fall 27 Seite 27

schlossen werden! Laborchemisch findet sich meist 1 bis 2 Stunden nach dem Zelluntergang eine Erhöhung des **Troponin I** (auch Troponin T, CK, CK-MB, GOT, LDH), dies bestätigt die Diagnose „Myokardinfarkt". Finden sich hier signifikant erhöhte Troponinwerte bei normalem EKG, handelt es sich um einen Myokardinfarkt ohne ST-Streckenhebung (Non-STEMI).

Therapie: Die Akuttherapie zielt auf die **Begrenzung der Infarktgröße** ab. Dies kann **durch Senkung des myokardialen Sauerstoffverbrauchs** und/oder eine möglichst schnelle **Wiedereröffnung des verschlossenen Koronargefäßes** erreicht werden. Die Basistherapie besteht aus Sauerstoffgabe, Sedierung, Anxiolyse, Analgesie, Antikoagulation, Reperfusionstherapie und körperlicher Schonung (Bettruhe) (s. Antwort zur Frage 27.2 und Fall 92). Durch Gabe eines β-Blockers ist es möglich, neben der Herzfrequenz auch den **Sauerstoffverbrauch des Herzens** zu **senken**. Konsekutiv können hierdurch die Mortalität reduziert und die Infarktgröße begrenzt werden. Die Applikation eines β-Blockers ist bei tachykarden Herzrhythmusveränderungen immer in Erwägung zu ziehen. Zur **Antikoagulation** sollten Acetylsalicylsäure (z. B. Aspisol 150–300 mg) und Heparin (z. B. 4000 IE) appliziert werden, wenn keine Kontraindikationen (z. B. Gefahr der postoperativen Nachblutung! s. Antwort zur Frage 27.3; akute gastrointestinale Blutungen, postpartal) vorliegen. Eine Fibrinolyse (z. B. mit Tenecteplase) kann – vorausgesetzt, es liegen ebenfalls keine Kontraindikationen vor – bereits schon präklinisch oder frühklinisch durchgeführt werden. In großen Zentren kann zusätzlich oder primär eine perkutane Koronarintervention (= PTCA, z. B. Dilatation, Stent) durchgeführt werden, bei der direkt die verschlossene Koronararterie wiedereröffnet wird. Bei lebensbedrohlichen Verschlüssen von Koronararterien kann bei entsprechender Indikation eine notfallmäßige Bypassanlage erfolgen („Notfall-ACVB"). Da das perioperative Risiko sehr hoch ist, muss jedoch die Indikation streng gestellt werden.

Verlegung: Die Verlegung eines Patienten mit Myokardinfarkt von der Intensiv- auf die Normalstation kann erst dann erfolgen, wenn sich sein Zustand stabilisiert hat. Generell ist eine Verlegung auf eine internistische Intensiv- bzw. Normalstation empfehlenswert. Ist eine Koronarintervention erfolgt, der Patient beschwerdefrei und sind die Enzymwerte (z. B. TNI, TNT, CK, CK-MB u. a.) rückläufig, kann eine Verlegung nach etwa weiteren 24 Stunden erfolgen. Aufgrund der Schwere der Grunderkrankung (Myokardinfarkt + großer operativer Eingriff) sollte eine Anschlussheilbehandlung erfolgen.

Komplikationen: Komplikationen sind letale Rhythmusstörungen wie **Kammerflimmern**, **Asystolie** sowie andere **bradykarde und tachykarde Herzrhythmusstörungen**. Die **meisten Todesfälle** ereignen sich **in der ersten Stunde** nach einem Myokardinfarkt (Kammerflimmern!). Eine weitere häufige Komplikation ist die Störung der linksventrikulären Funktion ([Links-] Herzinsuffizienz) bis hin zum **kardiogenen Schock**. Er entsteht, wenn große Areale von Herzmuskelgewebe zugrunde gegangen sind, so dass die **myokardiale Pumpfunktion** deutlich reduziert ist. Ein kardiogener Schock wird definitionsgemäß dann angenommen, wenn die folgenden Bedingungen erfüllt sind: systemische Hypotonie (Blutdruck < 90 mmHg systolisch) über mehr als 1 Stunde in Kombination mit einer Oligo- oder Anurie aufgrund eines stark reduzierten Herzzeitvolumens.

ZUSATZTHEMEN FÜR LERNGRUPPEN
- **EKG-Veränderungen in Abhängigkeit von der Infarktausdehnung**
- **Präklinische Fibrinolyse beim Myokardinfarkt**
- **Myokardinfarktprävention**
- **Differenzialdiagnosen des Thoraxschmerzes**

→ Fall 27 Seite 27

28.1 Beschreiben Sie Besonderheiten bei der Durchführung einer Vollnarkose bei Patienten mit chronisch obstruktiven Atemwegserkrankungen!

- **Vorbereitung:**
  - Sorgfältige Anamnese (v. a. zur pulmonalen Situation)
  - Röntgen-Thorax, Lungenfunktionsprüfung, Blutgasanalyse: Einschätzung des Schweregrades der COPD
  - ggf. Abklären, ob Zustand des Patienten vor elektiven Eingriffen zu verbessern ist
- **Wahl des Anästhesieverfahrens:** wenn möglich Regionalanästhesie (geringere Rate respiratorischer Beeinträchtigungen)
- **Auswahl der Medikamente:**
  - Hypnotika: alle außer Barbituraten geeignet (Histaminausschüttung)
  - Opioide: alle geeignet
  - Muskelrelaxanzien: Succinylcholin vermeiden (Histaminausschüttung), nichtdepolarisierende Substanzen ohne Histaminausschüttung bevorzugen wie Rocuronium (z. B. Esmeron)
  - Inhalationsanästhetika: Isofluran besonders geeignet (bronchodilatatorischer Effekt)
- Bei Intubation auf ausreichende Narkosetiefe achten (Auslösung von Bronchospasmus vermeiden)

28.2 Welche Verdachtsdiagnose stellen Sie? Begründen Sie Ihre Entscheidung!

Spannungspneumothorax; Begründung: Anamnese (Patientin mit chronisch obstruktiver Atemwegserkrankung und Lungenemphysem), Klinik (Hypotonie, Abfall der Sauerstoffsättigung)

28.3 Wie können Sie Ihre Verdachtsdiagnose erhärten?

- Auskultation: einseitig aufgehobenes oder abgeschwächtes Atemgeräusch
- Perkussion: hypersonorer Klopfschall
- Klinische Diagnose: akute Ventilationsstörung, Kreislaufdepression und passende Befunde bei Auskultation/Perkussion müssen an einen Spannungspneumothorax denken lassen!

28.4 Wie behandeln Sie die lebensbedrohliche Situation?

- Umgehende Punktion mit großlumiger Venenverweilkanüle (G14) in Monaldi-Position (s. Kommentar)
- Anschließend definitive Versorgung mit Thoraxsaugdrainage
- Stabilisierung und Überwachung auf der Intensivstation

169

Fall

28

Kommentar

Patienten mit bronchopulmonalen Vorerkrankungen haben ein erhöhtes Risiko für intra- und postoperative pulmonale Komplikationen wie Bronchospasmus und Ateminsuffizienz. Eine sorgfältige präoperative Anamnese und Untersuchung sowie ein adäquates intra- und postoperatives anästhesiologisches Management sind unabdingbar, um das Risiko für eine Ateminsuffizienz so gering wie möglich zu halten.

Anästhesiologisches Vorgehen: Bei Patienten mit chronisch obstruktiven Atemwegserkrankungen (COPD) sollte vor der Durchführung einer Narkose eine **sorgfältige Anamnese** bezüglich der pulmonalen Situation erhoben werden (Belastbarkeit?, Husten?, Auswurf?). Chroni

sche Bronchitis und Lungenemphysem sind häufig eine Folge des Rauchens, aber auch Umweltfaktoren und rezidivierende Infekte spielen eine Rolle bei der Entstehung und Progredienz. Nicht immer sind die Patienten mit einer adäquaten Dauermedikation eingestellt. Teil der präoperativen Abklärung sind die Durchführung eines **Röntgen-Thorax** und eine **Lungenfunktionsuntersuchung** zur Abschätzung des Ausmaßes der pulmonalen Beeinträchtigung. Die Durchführung eines 12-Kanal-EKGs orientiert sich an den in Fall 1 beschriebenen Kriterien. Die **Auskultation** liefert wichtige Hinweise: Sind bereits in Ruhe Brummen und Giemen oder ein verlängertes Exspirium wahrnehmbar? Die weitere Abklärung mit **Blutgasanalyse** und **Echokardiographie** zur Beurteilung der Rechtsherzbe

→ Fall 28   Seite 28

lastung sowie ggf. die Initialisierung oder Optimierung einer antiobstruktiven Therapie durch einen Fachkollegen sollten bei entsprechender klinischer Symptomatik vor elektiven Eingriffen erfolgen. Die antiobstruktive Medikation sollte keinesfalls abgesetzt werden, die Prämedikation mit sedierenden Substanzen (Benzodiazepinen) sollte zurückhaltend erfolgen, um eine Beeinträchtigung der Atemfunktion zu vermeiden. Möglichst lange vor dem operativen Eingriff sollten die Patienten das Rauchen einstellen (s. Fall 77) – gerade bei Patienten, die einen langjährigen Niktoinabusus betreiben, sollte man sich bezüglich der Compliance aber keinen Illusionen hingeben.

Wann immer möglich sollten **regionalanästhesiologische Verfahren** zum Einsatz kommen, um die Belastung der Lunge durch eine mechanische Beatmung zu vermeiden – Spontanatmung ist die beste Atmungsform! Als Narkotika eignen sich prinzipiell alle Substanzen außer Barbituraten (Nebenwirkung: Histaminausschüttung). Muskelrelaxanzien sollten zurückhaltend eingesetzt werden, um eine sichere Rückkehr zur Spontanatmung zu erreichen. Nichtdepolarisierende Substanzen mit geringer Histaminfreisetzung, z. B. Rocuronium, sollten bevorzugt werden (wenn möglich keine Succinylcholingabe!). Isofluran eignet sich wegen seiner bronchodilatatorischen Wirkung besonders gut als Inhalationsanästhetika. Bei der Intubation sollten Husten und Pressen vermieden werden, um respiratorische Komplikationen wie Bronchospasmus oder Pneumothorax zu verhindern, eine ausreichende Narkosetiefe ist deshalb wichtig.

Das **intraoperative Monitoring** beinhaltet die **Standardüberwachung** mit EKG, Blutdruck, Pulsoxymetrie und Kapnometrie und sollte bei Patienten mit entsprechender pulmonaler und/oder kardialer Symptomatik um eine **arterielle Blutdruckmessung** und **intermittierende Blutgasanalysen** ergänzt werden. Der inspiratorische Spitzendruck sollte überwacht werden, Werte über 30 mmHg sind zu vermeiden. Hierzu kann es sinnvoll sein, das Atemzugvolumen zu reduzieren und erhöhte endexspiratorische CO_2-Werte zu tolerieren.

Die **Extubation** sollte zur Vermeidung respiratorischer Komplikationen entweder **in tiefer Narkose** mit nachfolgender Maskenbeatmung bei nüchternen Patienten nach elektiven Eingriffen erfolgen oder reizarm, d. h. ohne endotracheales Absaugen, zu einem frühen Zeitpunkt nach Rückkehr der Schluckreflexe.

Komplikation Spannungspneumothorax:
Durch eine – manuelle oder maschinelle – Überdruckbeatmung kann bei bereits vorliegender Schädigung der Lunge ein Pneumothorax entstehen. Tritt bei Inspiration Luft in den Pleuraraum, die bei Exspiration nicht entweichen kann, liegt ein Ventilmechanismus vor. Es kommt zum Spannungspneumothorax: Der Druck im Pleuraspalt steigt rapide an, die gegenüberliegende Lunge und die Organe im Mediastinum werden verdängt. Aufgrund der Kompression des Herzens, des verminderten venösen Rückstroms durch den hohen intrathorakalen Druck und der oberen Einflussstauung kommt es zur Hypotension und schwerer Gasaustauschstörung (initial v. a. Oxygenierungsstörung, Abfall der Sauerstoffsättigung). Wegen der **akuten Lebensgefahr** kann die **Diagnose** nur aufgrund der **klinischen** Symptomatik gestellt werden (**Hypotension, obere Einflussstauung, aufgehobenes oder abgeschwächtes Atemgeräusch auf einer Seite**)! Es bleibt keine Zeit für den Einsatz langdauernder bildgebender Verfahren. Die Behandlung besteht in der **umgehenden Druckentlastung** durch Punktion mit einer großlumigen Venenverweilkanüle (G14-Nadel mit aufgesetzter Spritze, Punktion unter Aspiration). Typischer Punktionsort ist die Monaldi-Position (2. Interkostalraum in der Medioklavikularlinie, s. Abb.). Lässt sich Luft aspirieren, wird die Spritze abgenommen, woraufhin sich zischend Luft entleert. Die klinische Symptomatik kann sich danach rasch bessern. Dennoch muss eine definitive Versorgung mit einer Thoraxsaugdrainage erfolgen, da das Pleuraleck weiter besteht (s. Fall 25).

→ Fall 28   Seite 28

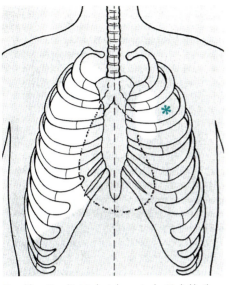

Monaldiposition (2. Interkostalraum in der Medioklaviku-larlinie)

29 Contusio cordis mit kardiogenem Schock

29.1 Mit welchen Verletzungen müssen Sie rechnen?
- Innere Verletzungen/Organverletzungen („Contusio intestini") durch Aufprall auf das Lenkrad oder durch den Gurt:
- Leber, Niere, Milz (z. B. Blutung, Ruptur)
- Ösophagus, Magen, Darm (z. B. Hohlorganruptur)
- Lunge (z. B. [Spannungs-]Pneumothorax, Tracheaverletzung, Kontusion)
- Herz (z. B. Kontusion, Papillarmuskelruptur, Klappenvitien, Herzbeuteltamponade)

! 29.2 Wie lange müssen Sie den Patienten mindestens überwachen? Begründen Sie Ihre Entscheidung!
Patienten mit Verdacht auf Contusio cordis müssen nach Stabilisierung für **mindestens 24 Stunden** überwacht werden; Begründung: Gefahr für das plötzliche Auftreten schwerer Herzrhythmusstörungen ist in den ersten 24 Stunden am größten.

29.3 Welche Verdachtsdiagnose stellen Sie? Welche Differenzialdiagnosen müssen Sie in Erwägung ziehen?

- **Contusio cordis mit kardiogenem Schock**; Begründung: Unfall mit stumpfen Thoraxtrauma; Schocksymptomatik (Abfall des systolischen Blutdrucks, Anstieg der Herzfrequenz), Herzrhythmusstörungen (Rechtsschenkelblock, Bigemini)
- **Differenzialdiagnosen:** Myokardinfarkt, Herzbeuteltamponade, Lungenembolie, dekompensierende Herzinsuffizienz, Spannungspneumothorax

29.4 Wie können Sie Ihre Verdachtsdiagnose verifizieren?
- **Bestimmung der Muskel- und Herzmuskelspezifischen Enzyme** (nur als Verlaufsparameter geeignet): Myoglobin, Troponin I oder T, CK (unspezifisch bei muskulärem Trauma), CK-MB
- **Echokardiographie** (TEE, TTE): Veränderung der myokardialen Kontraktion, Wandbewegungsstörungen
- **EKG:** Herzrhythmusstörungen, z. B. Tachykardie, intermittierende Arrhythmie (absolute Arrhythmie [AA], Vorhofflimmern [VHF], Extrasystolen), ST-Veränderungen, Überleitungsstörungen (Schenkelblöcke)

→ Fall 29 Seite 29

- **Zentralvenöser Druck (ZVD):** Erhöhung bei Rechtsherzinsuffizienz; Verlaufsparameter, Absolutwert ist wenig aussagekräftig
- **Abdomen-Sonographie:** Ausschluss einer Blutung (eines hämorrhagischen Schocks) durch primär nicht erkannte Organschädigungen

29.5 Wie therapieren Sie den Patienten, wenn sich Ihre Verdachtsdiagnose bestätigt und sich der Zustand des Patienten verschlechtert?

- Eine **kausale Therapie** ist bei Contusio cordis **nicht möglich!**
- Allgemeine intensivmedizinische Therapie: Atemwegssicherung, Sauerstoffgabe/Beatmung, Kreislaufstabilisierung, Analgesie
- Symptomatische Therapie der akuten Herzinsuffizienz:
  - Positiv inotrope Medikamente zur Verbesserung der myokardialen Kontraktilität, z. B. Dobutamin (z. B. Dobutrex), Noradrenalin (z. B. Arterenol), Dosierung nach Blutdruck über Perfusor
    - Vasodilatation und Vor- und Nachlastsenkung, z. B. Natrium-Nitroprussid (z. B. NNP)
    - „Digitalisierung"zur Steigerung der myokardialen Kontraktilität, z. B. mit Digoxin (z. B. Lanicor 0,25 mg)
    - Diuretika zur Erhöhung der Wasserausscheidung und damit Vorlastsenkung (nur bei intakter Nierenfunktion!), z. B. Furosemid (z. B. Lasix), Torasemid (z. B. Unat)
    - Intraaortale Ballonpumpe (IABP) bei Pumpversagen zur passageren mechanischen Kreislaufunterstützung
- Symptomatische Therapie der Herzrhythmusstörungen: Antiarrhythmika, z. B. Amiodaron (z. B. Cordarex)
- Symptomatische Therapie der Myokardischämie: Nitrate
- Symptomatische Therapie des kardiogenen Schocks: positiv inotrope Medikamente, Nitrate, Diuretika (s. o.), Flach- oder Oberkörperhochlagerung

Kommentar

Ätiopathogenese: Bei etwa 15 % der Patienten mit einem stumpfen Thoraxtrauma kommt es zur **Contusio cordis** (Herzkontusion, „Herzquetschung"). Es handelt sich damit um die **häufigste Verletzung beim stumpfen Thoraxtrauma**. Pathophysiologisch entsteht eine **Druckschädigung des Herzmuskels** mit **Beeinträchtigung der Herzfüllung und Auswurfleistung**. Die Contusio cordis ist meist reversibel; schwerste Herzverletzungen führen jedoch zu myokardialem Pumpversagen, kardiogenem Schock und Tod des Patienten.

Dem **kardiogenen Schock** liegt **kein absoluter oder relativer Volumenmangel**, wie bei den anderen Schockformen, zu Grunde, sondern eine **myokardiale Funktionsstörung** mit einer deutlich reduzierten Pumpfunktion des Herzens. Zur Pathophysiologie des Schocks s. Fall 39.

Klinik: Die Symptomatik der Contusio cordis ist sehr variabel. Eine Contusio cordis kann klinisch völlig **unauffällig** sein, wenn nur leichte regionale myokardiale Funktionsstörungen vorliegen; es können jedoch auch schwere **Herzrhythmusstörungen** (z. B. Kammerflimmern), **Herzinsuffizienz**, **myokardiale Ischämie**, **Schock** und **Tod** auftreten.

Diagnostik: Herzkontusionen werden häufig nicht diagnostiziert, da oft keine besonders eindrucksvolle klinische Symptomatik vorliegt. **Anamnese** (stumpfes Thoraxtrauma) und klinische **Symptomatik** (Schock, EKG-Veränderungen) können Hinweise auf eine Contusio cordis mit kardiogenem Schock geben. Innere Verletzungen mit Blutungen kommen als Ursachen für eine Schocksymptomatik ebenfalls in Frage, wurden aber im Fallbeispiel weitestgehend ausgeschlossen. Eine Kontrolle (Sonographie, CT) muss immer erfolgen, wenn der Patient instabil wird. **Elektrokardiographische Veränderungen** (EKG) werden bei Patienten mit einer Contusio cordis in bis zu 80 % der Fälle beschrieben. Häufig werden dabei unspezifische **Erregungsrückbildungs-** und **Erregungsüberleitungsstörungen** gefunden, in einzelnen Fällen zeigt sich auch das EKG-Bild eines Myokardinfarktes. Ursache sind dann nicht eine Infarzierung des Herzmuskels sondern ausgedehnte **transmurale Hämorrhagien** (Hämatome). Auch **Koronararterienspasmen** oder -thrombosen werden als Ursache von EKG-Veränderungen diskutiert. Die transthorakale (**TTE**) und transösophageale (**TEE**) Echokardiographie geben Auskunft über die Pumpfunktion des Myokards

172

Fall

29

und **Kontraktilitätsstörungen** der Herzwände und können eine Herzkontusion am ehesten beweisen bzw. ausschließen. Weitere Diagnostik s. Antwort zur Frage 29.4.

Differenzialdiagnosen: s. Antwort zur Frage 29.3.

Therapie: Die **Überwachung** eines asymptomatischen **Patienten mit Verdacht auf Contusio cordis** muss für **mindestens 24 Stunden** erfolgen, weil in diesem Zeitraum die Gefahr plötzlich auftretender maligner Arrhythmien (z. B. Kammerflimmern) mit Todesfolge am größten ist. Eine **kausale Therapie** der Contusio cordis ist **nicht möglich**, daher können nur **allgemeine intensivmedizinische** (z. B. Intubation, Beat-

mung, Kreislaufstabilisierung, Analgesie) sowie ggf. symptomatische Maßnahmen zur Behandlung von Herzinsuffizienz, Rhythmusstörungen, myokardialen Ischämien und des kardiogenen Schocks ergriffen werden (s. Antwort zur Frage 29.5).

ZUSATZTHEMEN FÜR LERNGRUPPEN

- **Diagnostik zum Ausschluss der Differenzialdiagnosen**
- **Thoraxtrauma (Klinik, Diagnostik, Therapie)**
- **Schock (Arten, Genese und deren Therapie)**
- **Kardiopulmonale Reanimation**

30 Zerebraler Krampfanfall

30.1 Welche Verdachtsdiagnose stellen Sie?
Erstmaliger **zerebraler Krampfanfall**; Begründung: Fremdanamnese (Sturz des Patienten, „Zuckungen" am gesamten Körper), postiktaler Dämmerzustand

30.2 Welche Maßnahmen führen Sie bei dem Patienten durch?
- Sauerstoffgabe über Gesichtsmaske (4–8 l/min)
- Monitoring: EKG, Blutdruck, Puls, Sauerstoffsättigung
- Periphervenöser Zugang (18G), Infusion einer kristallinen Infusionslösung (z. B. Ringerlösung 500 ml)
- Blutzuckerbestimmung: Hypoglykämie als Ursache eines Krampfanfalls?
- Orientierende körperliche Untersuchung: Verletzungen durch Sturz?, typische Krampffolgen: Zungenbiss?, Speichelfluss?, Einkoten?, Einnässen?
- Orientierende neurologische Untersuchung: Reflexe? Paresen? Motorik? Sensorik?
- Möglichst genaue (Fremd-)Anamnese
- Temperaturmessung (Ausschluss Fieber, Hypothermie)
- Transport in ein Krankenhaus: erstmaliges Auftreten dieses Ereignisses

30.3 Welche Maßnahmen ergreifen Sie?
- Krampfanfall durchbrechen, z. B. mit Midazolam (Dormicum 5 mg i. v.)
- Atemwegssicherung durch endotracheale Intubation (Patient ist durch Hypoxie wegen Apnoe/Atemwegsverlegung/Aspiration gefährdet)
- Patient nach Möglichkeit vor Verletzungen schützen (Anschlagen des Patienten an Gegenständen vermeiden)
- Erneute Blutzuckerbestimmung
- Monitoring fortsetzen

30.4 Befunden Sie das CCT! Welche Ursachen können einen zerebralen Krampfanfall auslösen?
- **CCT-Befund:** zerebraler Tumor links
- **Zerebrale Ursachen:** hereditäre Epilepsie, Hirntumoren, zerebrovaskuläre Erkrankungen (z. B. Schlaganfall), Narbenbildung im Gehirn (nach Trauma/Operation/Ischämie/Blutung), Meningitis, Enzephalitis
- **Extrazerebrale Ursachen:** Hypoglykämie, Alkoholabusus, Drogenkonsum/-intoxikationen (z. B. mit Amphetaminen), Medikamentenintoxikation (z. B. β-Blocker), zentrales anticholinerges Syndrom, Entzugssyndrome (z. B. Alkohol, Drogen), Eklampsie bzw. Präeklampsie (Schwangerschaft), Fieber (v. a. bei Kindern, s. Fall 94), Hydrozephalus

→ Fall 30   Seite 30

Definition und Epidemiologie: Ein **zerebraler Krampfanfall** (Syn.: epileptischer Krampfanfall) stellt eine **pathologische Reaktionsform des zentralen Nervensystems** dar, bei der es zu abnormen, exzessiven Entladungen von Neuronengruppen im Gehirn kommt. Er dauert in der Regel nur wenige Minuten, danach folgt typischerweise eine postiktale Phase mit Koma und Dämmerzustand. Treten mehrere zerebrale Anfälle in Folge auf, ohne dass der Patient zwischenzeitlich das Bewusstsein wiedererlangt, spricht man vom **Status epilepticus**.

2 bis 5 % der Gesamtbevölkerung erleiden mindestens einmal in ihrem Leben einen zerebralen Krampfanfall.

Formen und Ätiologie: Man grenzt **Gelegenheitskrämpfe** von der **Epilepsie** ab. Gelegenheitskrämpfe sind epileptische Reaktionen die im Rahmen akuter entzündlicher (z. B. Meningitis, Enzephalitis), toxischer (z. B. Alkohol, Medikamente), metabolischer (z. B. Hypoglykämie, Elektrolytstörungen) oder traumatischer Erkrankungen bzw. Schädigungen des Gehirns (z. B. Schlaganfall, Ischämie, Tumor) auftreten. Man unterscheidet weiterhin zwischen **zerebralen** und **extrazerebralen Ursachen** (s. Antwort zur Frage 30.4). Eine **Epilepsie** liegt erst dann vor, wenn mindestens 2 epileptische Anfälle aufgetreten sind, die nicht durch eine unmittelbare Ursache provoziert wurden.

Bei Krampfanfällen wird zwischen **generalisierten** Anfällen („**Grand Mal**") und **fokalen** (nichtgeneralisierten) Anfällen („**Petit Mal**") differenziert. Grand-Mal-Anfälle präsentieren sich meist als generalisierte **tonisch-klonische Anfälle**. Sie kommen in jedem Lebensalter vor und sind häufig Indikationen für Notarzteinsätze. Fokale Petit-Mal-Anfälle sind wesentlich seltener und haben meist eine deutlich weniger ausgeprägte Symptomatik – teilweise fehlen sogar wesentliche Krampfzeichen. Ihr Vorkommen ist oft altersgebunden bzw. an bestimmte Hirnreifungsstufen gekoppelt. Zu den Petit-Mal-Anfällen gehören myoklonische Anfälle, Absencen, impulsive Anfälle, propulsive Petit-Mal-Anfälle (z. B. West-Syndrom) und myoklonisch-astatische Anfälle (z. B. Lennox-Syndrom).

Klinik: In der **präkonvulsiven Phase** können Kopfschmerzen, Müdigkeit oder Halluzinationen (sog. Aura) den Krampfanfällen vorausgehen. Viele Patienten können auch Sekunden vor dem Auftreten den beginnenden Krampfanfall erahnen. Der präkonvulsiven Phase schließt sich das **tonische Stadium** (konvulsive Phase) an. Oft stürzen die Patienten hierbei hin (Initialschrei!), verlieren ihr Bewusstsein, beißen sich auf die Zunge und präsentieren einen generalisierten Strecktonus (Ophistotonus). Das darauffolgende **klonische Stadium** ist durch rhythmische Kontraktionen der Muskulatur gekennzeichnet. Dabei nässen und koten viele Patienten ein. Die Zeitdauer nach dem Krampfanfall wird als **postkonvulsive** (**postiktale**) **Phase** bezeichnet. Zunächst sind die Patienten noch bewusstlos, danach aber erweckbar, sehr schläfrig und befinden sich in einem Dämmerzustand.

Differenzialdiagnosen: Anfall bei kardialen Erkrankungen (z. B. Long-QT-Syndrom), Synkopen bei Kreislaufregulationsstörungen, Narkolepsie, psychogene Anfälle, Intoxikationen, Hypoglykämie.

Präklinische Diagnostik: Die Diagnostik des Notarztes umfasst neben einer genauen **(Fremd-) Anamneseerhebung**, einer orientierenden **neurologischen Untersuchung** auch die **körperliche Untersuchung auf Krampffolgen**: Zungenbiss, Speichelfluss, Einkoten, Einnässen, Verletzungen, Frakturen. Eine **Blutzuckerbestimmung** zum Ausschluss einer Hypoglykämie als Ursache ist bei einem Krampfanfall immer obligat!

Präklinische Therapie: Eine kausale Therapie des Krampfanfalls ist präklinisch meist nicht möglich (Ausnahmen: hypoglykämische Krampfanfälle s. Fall 9, Fieberkrämpfe s. Fall 94), so dass die therapeutischen Bemühungen v. a. **symptomatisch** sind. Ziel ist es, den **Krampfanfall zu durchbrechen** und krampfassoziierte Komplikationen (z. B. Verletzungen durch Anschlagen an Gegenständen im Krampfanfall) zu verhindern. Zur Verbesserung der Oxygenierung und zur Verhinderung einer Hypoxie sollten **4 bis 8 Liter Sauerstoff** über

➜ **Fall 30** Seite 30

174

Fall

30

eine Gesichtsmaske appliziert werden. Ist eine Atemwegssicherung erforderlich, muss eine **endotracheale Intubation** durchgeführt werden. Zur Krampfdurchbrechung eignet sich das kurzwirksame Benzodiazepin Midazolam (z. B. Dormicum 0,1 mg/kg KG i. v., ca. 5–10 mg i. v. beim Erwachsenen; *cave*: atemdepressive Wirkung!). Sistiert der Krampfanfall nicht, muss der Krampf durch Narkoseinduktion, Intubation und Beatmung unterbrochen werden. Hierzu eignet sich insbesondere Thiopental (z. B. Trapanal 3–5 mg/kg KG i. v., ca. 300–500 mg i. v. beim Erwachsenen) in Kombination mit Fentanyl (z. B. Fentanyl 0,2–0,3 mg i. v.) und Succinylcholin (z. B. Lysthenon 100 mg i. v.).

Krampfanfälle in der Schwangerschaft werden als **Eklampsie** bezeichnet. Sie treten meist nach der 30. Schwangerschaftswoche (SSW) auf. Bei Schwangeren mit epileptischen Anfällen sollte Magnesiumsulfat in einer Dosierung von 2–4 g i. v. über 5–10 Minuten und anschließend 1–2 g/h verabreicht werden. Magnesiumsulfat ist bei der Therapie der Eklampsie das Medikament der Wahl und effektiver als Benzodiazepine. Uterusrelaxation, Blutdrucksenkung, Vasodilatation und antiarrhythmische Wirkung sind hierbei erwünschte Effekte des Magnesiums. Ist kein Magnesiumsulfat verfügbar, kann auch hier Midazolam appliziert werden.

Klinikeinweisung: Patienten, bei denen **erstmalig ein Krampfanfall** auftrat, müssen zur Diagnostik **immer** in einer **Klinik** vorgestellt werden. Gleiches gilt auch für Patienten mit bekannten Anfällen, die zu Hause nicht ausreichend überwacht werden können oder für Patienten, die mit einer nicht ausreichenden Anfallsprophylaxe dauerhaft therapiert werden. Nur Patienten, die trotz guter medikamentöser Dauertherapie **gelegentliche rezidivierende Anfälle** haben (Anfälle bekannt), können auf eigenen Wunsch zu Hause bleiben, wenn eine adäquate Überwachung gewährleistet werden kann. Dies muss entsprechend dokumentiert werden!

Logistik: Als Zielkrankenhaus ist bei Patienten mit zerebralen Krampfanfällen eine **Klinik mit Neurologischer Abteilung** zu bevorzugen. Ist dies nicht möglich, kann der Patient auch in einer Abteilung für Innere Medizin aufgenommen werden. Kinder mit Fieberkrämpfen sollten nach Möglichkeit in eine Klinik mit pädiatrischer Abteilung begleitet werden (s. Fall 94), Schwangere in eine Klinik mit gynäkologischer Abteilung.

Klinische Diagnostik und Therapie: Bei der Erstdiagnostik in der Zielklinik werden ein **Elektroenzephalogramm** (EEG) und eine **kraniale Computertomographie** (CCT) durchgeführt. Manchmal ist im CCT ein Tumor als mögliche Ursache des Krampfanfalles sichtbar (s. Abb. Fallbeispiel), häufig erbringt die Diagnostik jedoch keinen richtungsweisenden Befund. Entzündliche, toxische oder metabolische Ursachen können sich in Veränderungen laborchemischer Parameter widerspiegeln.

In der Klinik kann ggf. eine kontrollierte Therapie mit antiepileptisch wirksamen Medikamenten (z. B. Phenytoin, Carbamazepin, Valproinsäure) eingeleitet oder eine Intoxikation behandelt werden oder – wie im vorliegenden Fall – eine chirurgische Tumorentfernung erfolgen. Zur Abklärung der Operationsindikation muss der Patient einem Neurochirurgen vorgestellt werden.

Krampfanfallrezidive können meist gut mit Benzodiazepinen (s. o.) kupiert werden.

👨‍👦‍👦 ZUSATZTHEMEN FÜR LERNGRUPPEN
- **Medikamentöse Dauertherapie bei Krampfanfällen**
- **Komplikationen durch Krampfanfälle**
- **Fieberkrämpfe bei Kindern**
- **Klinische Diagnostik und Therapie bei Krampfanfällen**
- **Krampfanfälle durch Hypoglykämie**

➔ Fall 30   Seite 30

31.1 Welche Ursachen ziehen Sie für die rezidivierenden Fieberschübe in Betracht?
Kathetersepsis, Wiederauftreten der Urosepsis, Pneumonie, Darminfektion, Sinusitis, Wundinfektion, Meningitis

31.2 Welche Maßnahmen führen Sie zur Bestätigung oder zum Ausschluss Ihres Verdachts durch?
- Allgemein (regelmäßige Kontrolle):
  - **Klinische Untersuchung:** Auskultation von Herz/Lunge, Palpation der Lymphknotenstationen, Inspektion der Haut, Temperatur messen
  - **Labor:** Blutbild, Entzündungsparameter (Leukozyten, CRP, BSG, Procalcitonin, Linksverschiebung), Blutkulturen (sterile Abnahme durch venöse oder arterielle Punktion möglichst **im Fieberanstieg**)
- **Kathetersepsis:** Blutkulturen steril über Vene/Arterie/ZVK abnehmen, mikrobiologische Aufarbeitung der Katheterspitze
- **Urosepsis:** Urinstatus/-kultur/-sediment
- **Pneumonie:** Auskultation, Röntgen-Thorax, mikrobiologische Untersuchung des Trachealsekrets
- **Darminfektion:** mikrobiologische Untersuchung des Stuhls
- **Sinusitis:** HNO-Untersuchung, ggf. Nasenabstrich, Röntgen/CT-Schädel
- **Wundinfektion:** Suche nach Wunden; ggf. Wundabstrich/-punktat, Sonographie/CT des Wundbereichs

- **Meningitis:** mikrobiologische Untersuchung des Liquors

31.3 Welche Infektionsquelle müssen sie nun in Betracht ziehen?
Zentralvenöser Katheter (ZVK), Shaldon-Katheter oder arterielle Verweilkanüle → **Kathetersepsis** (Ausschlussdiagnose)

31.4 Welches ist dann die einzige therapeutische Option?
- Wechsel **aller** Katheter (ZVK, Arterie-Verweilkanüle und Shaldon)
- evtl. spezifische Antibiotikatherapie nach mikrobiologischer Aufarbeitung der Katheterspitzen
- evtl. Blasenkatheterwechsel

31.5 Wie können Sie den Verdacht, dass die Infektionsquelle Auslöser der Fieberschübe ist, erhärten?
- Abnahme von Blutkulturen im Fieberanstieg über
  - eine sterile venöse oder arterielle Punktion
  - und die liegenden Katheter
- Wundabstriche von den Kathetereinstichstellen
- Katheterspitzen in Nährmedien zur mikrobiologischen Untersuchung
- Entzündungsparameter im Blut und Körpertemperaturen nach Katheterwechsel beobachten

Kommentar

Indikationen zur Katheteranlage: Die Behandlung von schwerkranken Patienten auf einer Intensivstation erfordert fast immer einen oder mehrere Katheter. So ist z. B. die Anlage von Kathetern für die intensivmedizinische Überwachung, die parenterale Ernährung, für hämatologisch-onkologische Therapien, für die Applikation von Infusionslösungen und vieler Antibiotika sowie zur Hämodialyse erforderlich (s. Tab.). Das Anlegen von intravasalen Kathetern ist im Krankenhaus die häufigste invasive Maßnahme. In Deutschland haben etwa 5 % aller Krankenhauspatienten

einen zentralvenösen Katheter, auf Intensivstationen ist der Anteil mit knapp 61 % aller Patienten am höchsten.

Katheterassozierte Komplikationen: Nicht nur die Anlage von transkutanen Kathetern kann mit Komplikationen verbunden sein (z. B. Pneumothorax bei ZVK-Anlage), sondern auch eine längere Verweildauer von Kathetern (z. B. Infektionen). Zu den wichtigsten katheterassoziierten Komplikationen zählen die **septische Thrombophlebitis**, die **Endokarditis**, die Blutstrominfektion („**Kathetersepsis**") und

→ Fall 31 Seite 31

Katheterart	Indikation
Zentraler Venenkatheter (ZVK)	**Monitoring:** Zentralvenöser Druck (ZVD), Blutentnahme **Therapie:** Applikation von Infusionen und Medikamenten (z. B. Katecholamine, Antibiotika)
Periphere arterielle Verweilkanüle („Arterie")	**Monitoring:** Invasive Messung des arteriellen Blutdrucks, Blutgasanalyse, Blutentnahme
Periphervenöse/r Verweilkanüle/Zugang (z. B. Braunüle)	**Monitoring:** Blutabnahme **Therapie:** Applikation von Medikamenten und Infusionen
Zentralvenöse Hämodialysekatheter (z. B. Shaldon-Katheter, Demers-Katheter)	**Therapie:** extrakorporale Nierenersatzverfahren
7,5 Fr. oder 8,5 Fr. Schleuse (Schockkatheter, venös; percutaneous sheath Set)	**Therapie:** Volumensubstitution, Medikamentengabe
Thoraxdrainage	**Therapie:** Luftevakuation bei Pneumothorax, Erguss- oder Empyemdrainage
Blasenkatheter	**Monitoring:** Bilanzierung
Spinalkatheter, Periduralkatheter	**Therapie:** Analgesie, Liquordrainage
Externe Ventrikeldrainage (EVD)	**Monitoring:** Hirndruck **Therapie:** Reduzierung des Hirndruckes durch Liquordrainage
Pulmonalarterienkatheter („Pulmonalis-Katheter")	**Monitoring:** Hämodynamische Parameter
PiCCO-Katheter (Arterienkatheter)	**Monitoring:** Hämodynamische Parameter
Untertunnelte Vorhofkatheter für Kinder (z. B. Hickman- oder Broviac-Katheter)	**Therapie:** Chemotherapie bei Kindern

metastatische Infektionen (z. B. Lungenabszess, Osteomyelitis). Von diesen ist die **Kathetersepsis** die gefährlichste Komplikation.

Epidemiologie: Auf europäischen Intensivstationen machen katheterassoziierte Infektionen etwa 12 % aller nosokomialen Infektionen aus. Etwa 90 % aller katheterassoziierten Infektionen sind auf zentrale Venenkatheter zurück zu führen. Katheterseptikämien treten mit einer Häufigkeit von 1 bis 14 Fälle pro 1000 Kathetertage auf. Sie hängt einerseits von der zugrunde liegenden Erkrankung des Patienten (z. B. reduzierte Infektabwehrlage bei Diabetes mellitus, Kachexie, Immunsuppression) ab, andererseits jedoch sehr stark von Präventionsmaßnahmen (s. u.).

Infektionsquellen: Prinzipiell müssen die Begriffe **Kolonisation** und **Infektion** streng voneinander abgegrenzt werden. Die **Kolonisation** bezeichnet lediglich die **mikrobielle Besiedelung** (z. B. eines Katheters), **ohne** dass dabei **Infektionszeichen** vorliegen. Sie geht einer möglichen Infektionsreaktion immer voraus und kann auf 3 verschiedenen Wege entstehen: 1. Mikroorganismen der Haut gelangen entlang der Katheteroberfläche nach intravasal (**extra-**

luminale Kolonisation). 2. Eine Ausbreitung der Erreger (z. B. durch kontaminierte Infusionslösungen) entlang des inneren Katheterlumens führt zu einer **intraluminalen Kolonisation**. 3. Gelangen Mikroorganismen hingegen sekundär-hämatogen zum Katheter wird die Besiedelung als **hämatogene Kolonisation** bezeichnet. Beträgt die Liegezeit des Katheters mehr als 30 Tage, kommt dem extraluminalen Zugangsweg der Keimflora entlang des Katheters nur noch eine untergeordnete Bedeutung zu. Vielmehr spielt bei lange einliegenden Kathetern die Besiedelung entlang des inneren Lumens eine zunehmende Rolle. Eine Kolonisation des Katheters kann nicht nur durch die patienteneigene Hautflora entstehen. Die Hände der Ärzte und des Pflegepersonals kommen als wichtige Infektionsquelle ebenfalls in Betracht („**Kreuzinfektion**").

Eine Kolonisation per se führt nicht zu Infektionszeichen beim Patienten und wird daher meist nur zufällig (z. B. durch regelmäßige Abstriche) entdeckt. Auch in diesem Fall muss aber der Katheter zügig gewechselt werden.

Eine **Infektion** ruft hingegen immer eine lokale oder systemische Entzündungsreaktionen hervor.

→ Fall 31   Seite 31

Erreger: Das **Keimspektrum** umfasst bei katheterassoziierten Infektionen vor allem Hautkeime wie **Staphylokokken**, dabei sind Koagulase negative Staphylokokken (KNS) am häufigsten. Staphylokokken haben die Fähigkeit Schleim z. B. auf Plastikkathetern zu bilden. Unter diesem bilden sich Mikrokolonien (s. Abb. Katheterinfektion). Diese sind durch den Schleim vor der körpereigenen Abwehr und Antibiotika geschützt. Im Hals- und Schulterbereich liegen meist Infektionen mit Staphylococcus aureus oder Candida-Spezies vor. In der Leistenregion treten zusätzlich – aufgrund der räumlichen Nähe zu Genitalien und Anus – Infektionen mit Enterokokken, Enterobacteriacae und Pseudomonaden auf.

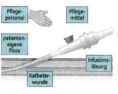 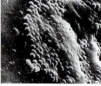

a **Infektionswege katheterinduzierter Infektionen.**

b **Schleimproduzierende Staph. epidermidis auf der Innenseite eines Plastikkatheters (Biofilm).**

Katheterinfektion

Klinik: Die klinische Symptomatik bei einer Katheterinfektion ähnelt der von anderen Infektionen. **Rezidivierende Fieberschübe** treten häufig nach Injektion von Medikamenten über den Katheter auf, können aber auch ohne Manipulation auftreten.

Diagnostik: Temperaturanstiege, für die sich sonst kein Fokus finden lässt, sollten immer an eine Katheterinfektion denken lassen (= **Ausschlussdiagnose**). Die Diagnose einer Katheterassoziierten Infektion kann durch mehrere Verfahren gesichert werden: **Blutkulturen**, die zeitgleich aus einem suspekten Katheter und durch sterile venöse oder arterielle Punktion gewonnen werden, können einen wichtigen Hinweis auf die Infektion des Katheters geben. Zusätzlich muss die Katheterspitze mikrobiologisch auf Keime untersucht werden. Ein **Antibiogramm** sollte erstellt werden. Die Entzündungsparameter im Blut (Leukozytose, Linksverschiebung, CRP ↑, BSG ↑, Procalcitonin/PCT) sind, wie bei anderen Infektionen, erhöht.

Therapie: Bei dringendem Verdacht auf eine Katheter-assoziierte Infektion sollte auf jeden Fall ein **Katheterwechsel** erfolgen. Dabei sollte nicht nur der suspekte Katheter entfernt, sondern ein kompletter Wechsel aller Katheter durchgeführt werden. Hierdurch kann die potenzielle Infektionsquelle zuverlässig eliminiert und mikrobiologisch untersucht werden. Kommt es innerhalb kurzer Zeit (mehrere Stunden) nach Entfernen des Katheters zu einem Fieberabfall, ist die Erregerquelle höchst wahrscheinlich eliminiert und eine antibiotische Therapie nicht erforderlich. Tritt nach kurzer Zeit keine klinische Besserung des Zustandes auf (Fieber und Entzündungsparameter nicht rückläufig) kann in der Regel auf eine **antibiotische Therapie** nicht verzichtet werden. In den meisten Fällen muss die Antibiotikatherapie kalkuliert beginnen, da nur in den seltensten Fällen bereits ein Erregernachweis vorliegt. Aufgrund des zu erwartenden Keimspektrums (s. o.) müssen Gram-positive Erreger sicher erfasst werden. Zur Therapie eignen sich z. B. Penicilline, Oxacillin und Flucloxacillin. Bei klinisch schwerem Verlauf ist gerade auf Intensivstationen immer an eine Infektion mit multiresistenten Keimen (z. B. MRSA; Therapie: Vancomycin, Teicoplanin, s. Fall 67) bzw. Gram-negativen Keimen (z. B. Enterobacter; Therapie: Cephalosporine der 3. Generation, z. B. Ceftazidim) zu denken.

Prävention von Katheterinfektionen: Die wichtigste Präventionsmaßnahme zur Vermeidung einer Katheterinfektion ist die **strenge Indikationsstellung** zur Kathetereinlage und die Auswahl des richtigen Katheters. So haben **einlumige Katheter** ein niedrigeres Infektionsrisiko als mehrlumige Katheter. Diese sollten daher nur dann eingelegt werden, wenn sie unbedingt erforderlich sind. Eine wichtige Infektionsquelle ist die Keimverschleppung bei der Katheteranlage, d. h. der **Katheter** muss unter **sterilen** (Mundschutz, Haube, Kittel, sterile Handschuhe, antiseptische Lösungen), **atraumatischen Bedingungen gelegt werden**. Grundsätzlich gilt, dass jeder Katheter nur so lange belassen werden sollte, wie er unbedingt erforderlich ist! Auch die Auswahl einer geeigneten **Stelle für die Katheteranlage** spielt für die Infektionsprävention eine bedeutende Rolle. Die niedrigste Infektionsrate ist bei der Anlage eines Katheters in die Vena subclavia zu erwarten

→ Fall 31   Seite 31

(keine Hautfalten, s. Abb. Zentralvenöser Katheter). Deshalb sollte zur Vermeidung einer Infektion die Vena subclavia anstelle der Vena jugularis interna oder der Vena femoralis bevorzugt werden. Hinsichtlich der iatrogenen Komplikationsrate ist die Einlage eines ZVK in die Vena jugularis interna zu bevorzugen, da die Thromboserate und die Gefahr eines Pneumothorax am niedrigsten sind. Daher ist die Wahl des Punktionsortes immer eine Einzelfallentscheidung.

Gerade bei Kathetern in der Vena femoralis besteht ein hohes Infektionsrisiko aufgrund der räumlichen Nähe zu keimbesiedelten Arealen wie Hautfalten, Genital- und Analregion. Die langstreckige **Tunnelung** von Kathetern vermag ebenfalls die Inzidenz von Infektionen zu reduzieren. Sie kommt aber nur dann in Frage, wenn der Katheter über einen längeren Zeitraum (>15–20 Tage) liegen bleiben soll. Das **Blocken** des Katheters **mit Antibiotika** („Vancomycinblock", *cave:* Resistenzentwicklung ist möglich) kann eine endoluminale Kolonisationen reduzieren, wird allerdings nicht mehr angewandt. Weiterhin kommt einem möglichst **sterilen Verband zur Abdeckung** der Kathetereintrittsstelle eine wichtige Bedeutung zu. Durch regelmäßige Inspektion der Kathetereintrittsstelle, durch gründliche Pflege des Katheters (Reinigung, Desinfektion) und regelmäßige Verbandswechsel kann die Infektionsrate minimiert werden. Ein routinemäßiger Wechsel von Kathetern ist jedoch nicht indiziert. Die **regelmäßige und gründliche Händedesinfektion** nach Patientenkontakt kann die Inzidenz von katheterassoziierten Infektionen auf der Intensivstation deutlich reduzieren und muss daher immer vor und nach dem Kontakt mit einem Katheter durchgeführt werden. Das Tragen von Handschuhen kann die Händehygiene nicht ersetzen.

In den letzten Jahren sind zunehmend beschichtete Katheter (z. B. ZVK) verfügbar. Auf ihrer Oberfläche sind bakteriostatisch oder bakterizid wirkende Substanzen aufgetragen. Hierdurch soll die Kolonisation des Katheters verzögert und die Infektionsrate vermindert werden.

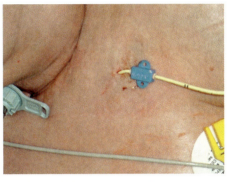

Zentralvenöser Katheter in der Vena subclavia

👪 ZUSATZTHEMEN FÜR LERNGRUPPEN
- **Typische nosokomiale Infektionen (z. B. Pneumonie) und deren Erreger**
- **Sepsisquellen: Diagnostik und Therapie**
- **Infektion mit methicillinresistenten Staphylokokken (MRSA)**

! | **32 Antikoagulanzientherapie und rückenmarknahe Regionalanästhesie**

32.1 Kann eine Regionalanästhesie unter den genannten Voraussetzungen bei dieser Patientin mit ausreichender Sicherheit durchgeführt werden? Begründen Sie dies!
- Die Normalisierung der Gerinnungssituation ist vor dem operativen Eingriff notwendig, da andernfalls eine Blutung im Bereich der Punktionsstelle mit Ausbildung eines epiduralen Hämatoms resultieren kann (Gefahr bleibender Lähmungen bis Querschnittparese) → Umstellung der Antikoagulanzientherapie (s. u.); zeitlicher Abstand dafür ausreichend (OP ist in 4 Wochen geplant)
- Rechtzeitige überlappende Umstellung (14 d vor dem Eingriff) auf ein niedermolekulares Heparin, z. B. Dalteparin (z. B. Fragmin P forte 1 × 5000IE/d s.c.), da wegen des Vorhofflimmerns eine adäquate Antikoagulation gewährleistet werden muss
- Erforderliche Laborwerte bei Aufnahme: INR <1,4; auch aPTT und Thrombozytenzahl sollten im Normbereich liegen

→ Fall 32 Seite 32

32.2 Welchen Mindestabstand halten Sie zwischen der Gabe eines niedermolekularen Heparin und der Durchführung eines rückenmarknahen Anästhesieverfahrens für angemessen?

- Niedermolekulare (= fraktionierte) Heparine (z. B. Fraxiparin, Mono Embolex) in niedriger (prophylaktischer = low-dose) Dosierung (1 × 5000 IE s.c.) zur postoperativen Thromboembolieprophylaxe: 10–12 h vor Punktion
- Niedermolekulare Heparine in hoher (therapeutischer = high-dose) Dosierung (> 5000 IE/d) bei erhöhtem Thromboembolierisiko: 24 h vor Punktion

32.3 Welchen zeitlichen Abstand zum operativen Eingriff erachten Sie bei einer Therapie mit Acetylsalicylsäure als notwendig?

- Mindestens 2 Tage
  - Blutungsanamnese beachten: Neigung zu Hämatombildung?, verstärkte Blutung bei kleinen Verletzungen?
  - Ggf. Thrombozytenfunktionstest (z. B. PFA-100 Test)
  - Blutungszeit (ungenau)

- Bei Kombinationstherapie mit anderen gerinnungshemmenden Substanzen:
  - Blutungsrisiko erhöht
  - Längerer zeitlicher Abstand notwendig

32.4 Müssen Sie beim Entfernen eines Periduralkatheters eine antikoagulatorische Therapie mit Heparin berücksichtigen?

Ja, denn auch beim Entfernen eines Periduralkatheters besteht ein erhöhtes Blutungsrisiko. Aus diesem Grund muss die **Heparingabe unterbrochen** werden. Folgende **Mindestabstände** zwischen der Katheterentfernung und der prophylaktischen Heparingabe müssen eingehalten werden:

	Vor Katheterentfernung	Nach Katheterentfernung
Unfraktioniertes Heparin	4 h	1 h
Niedermolekulares Heparin (low dose)	10–12 h	2–4 h
Niedermolekulares Heparin (high dose)	24 h	2–4 h

Kommentar

Problematik: Neben den allgemeinen präoperativen Vorbereitungen (z. B. Anamnese, Untersuchungen, Nüchternheitsgebot) muss vor einer rückenmarknahen Anästhesie eine Therapie mit antikoagulatorischen Substanzen besonders berücksichtigt werden. Ziel ist die **Vermeidung eines spinalen oder epiduralen Hämatoms**, durch das es zu vorübergehenden oder bleibenden neurologischen Ausfallserscheinungen (z. B. Lähmungen, Sensibilitätsstörungen, Störungen der Blasen- und Darmfunktion) kommen kann. Probleme bereitet in diesem Zusammenhang auch die **Vielzahl der gerinnungshemmenden Substanzen**, die mittlerweile als Dauermedikation (z. B. bei Vorhofflimmern, nach Phlebothrombose) oder zur Senkung des perioperativen Thromboembolierisikos zum Einsatz kommen. Vielfach ist die Kontrolle herkömmlicher Laborparameter (Quick, aPTT, Thrombozytenzahl) wenig aussagekräftig, da diese bei den neueren Pharmaka häufig unverändert bleiben. **Empfehlungen zum zeitlichen Abstand** zwischen der Therapie mit verschiedenen Antikoagulanzien und dem

Eingriff basieren auf der Grundregel, dass das Risiko am geringsten ist, je länger die letzte Anwendung zurückliegt. Die Pharmakodynamik und -kinetik sowie die Dosierung spielen ebenfalls eine Rolle bei der Festlegung des Mindestabstandes. Die Kombinationstherapie mit verschiedenen gerinnungshemmenden Substanzen oder das Vorliegen anamnestischer Besonderheiten (z. B. Erkrankungen mit Störungen eines Teils der Gerinnungskaskade, Leberfunktionsstörungen) erschwert die Abschätzung des (potenziellen) Blutungsrisikos dabei erheblich.

Epidemiologie spinaler/epiduraler Hämatome: Die Wahrscheinlichkeit für ein spinales oder epidurales Hämatom wird nach Spinalanästhesien mit 1:220 000, nach Periduralanästhesien mit 1:150 000 angegeben. Das Risiko des spontanen Auftretens wird als mindestens ebenso hoch betrachtet.

Risikofaktoren: Begleitende **Gerinnungsstörungen – pathologisch** (z. B. Thrombozytenman-

➜ Fall 32 Seite 32

gel/ -funktionsstörung, Mangel an Gerinnungs-faktoren) oder **medikamentös** (z. B. Therapie mit Kumarin, Heparin) bedingt – gelten als wichtigster Risikofaktor für das Auftreten eines spinalen oder epiduralen Hämatoms. Aber auch **anatomische Veränderungen** (z. B. beim Morbus Bechterew) und **traumatische, blutige Punktionen** sind begünstigende Faktoren. Letzteres wird auch dadurch belegt, dass das Risiko für eine Blutung nach einer Spinalanästhesie weitaus geringer ist als nach einer Periduralanästhesie, da bei der Spinalanästhesie erheblich dünnere Nadeln verwendet werden. Das **Entfernen eines Periduralkatheters** ist ebenfalls mit einem Blutungsrisiko vergesellschaftet.

Kumarine: Kumarine **hemmen** als **Vitamin-K-Antagonisten** die Synthese der Vitamin-K-abhängigen Gerinnungsfaktoren (Prothrombinkomplex = Faktoren II, VII, IX und X). **Unter einer laufenden Therapie mit Kumarinen** wie Phenprocoumon (z. B. Marcumar, Falithrom) gilt ein **Regionalanästhesieverfahren ebenso wie ein elektiver operativer Eingriff als kontraindiziert**. Nach Absetzen der Kumarine dauert es in der Regel mehrere Tage, bis sich durch körpereigene Neubildung der Gerinnungsfaktoren die Gerinnungsparameter (Quick [Prothrombinzeit] bzw. INR) wieder normalisiert haben. Die **große interindividuelle Schwankungsbreite** zwischen einzelnen Patienten macht eine laborchemische Kontrolle unabdingbar und erlaubt keine Aussagen zu einem sicheren Zeitintervall. Soll eine **schnellere Normalisierung** der Gerinnungssituation erfolgen (bei dringlichen Eingriffen), kann dies durch **Vitamin-K-Gabe** (z. B. Konakion), die **Transfusion von Frischplasmen** in ausreichender Menge oder durch **Substitution von PPSB** (Prothrombinkomplexpräparate) erreicht werden. Als Grenzwert für die Durchführung eines rückenmarknahen Regionalanästhesieverfahrens bzw. operativen Eingriffs unter elektiven Bedingungen gilt eine INR <1,4. Um eine angemessene Reduktion des erhöhten Thromboembolierisikos, dem Grund für die Kumarintherapie, auch nach dem Absetzen zu gewährleisten, ist eine rechtzeitige **überlappende Umstellung auf andere gerinnungshemmende Substanzen** notwendig. Hier kommen in erster Linie **niedermolekulare Heparine** in Betracht, die sich der Patient vor der Operation zu Hause selbst spritzen kann.

Heparine: Heparine beschleunigen in Anwesenheit von Antithrombin III (AT III) die Inaktivierung von Thrombin und anderen aktivierten Gerinnungsfaktoren und führen in hoher Dosierung zur Hemmung der Thrombozytenaggregation und -adhäsion. Es gibt **unfraktionierte und niedermolekulare (= fraktionierte) Heparine**. Diese unterscheiden sich erheblich bezüglich ihrer Pharmakokinetik und -dynamik, aber auch bezüglich der Indikationen. Beiden gemeinsam ist eine dosisabhängige Rate von Blutungskomplikationen. Niedermolekulare Heparine werden routinemäßig im Rahmen der perioperativen Thromboembolieprophylaxe (= low-dose-Heparinisierung, z. B. Mono Embolex 1 × 5000 IE s.c.) eingesetzt. Eine Gerinnungshemmung mit unfraktioniertem Heparin (kontinuierliche Gabe über Perfusor, Dosis abhängig von angestrebter aPTT) erfolgt z. B. nach Gefäßeingriffen oder einem akuten Myokardinfarkt.

Zwischen der Gabe eines **unfraktionierten Heparins** und einer rückenmarknahen Punktion bzw. Entfernen eines rückenmarknahen Katheters gilt ein Abstand von **4 Stunden** als ausreichend. Für **niedermolekulare Heparine** werden aufgrund der langen Halbwertszeit längere Mindestabstände gefordert: Werden die Substanzen in niedriger Dosierung rein **prophylaktisch** eingesetzt, sollten **10 bis 12 Stunden** zwischen letzter Applikation und rückenmarknaher Punktion liegen, bei **therapeutischer** Dosierung (= high-dose-Heparinisierung) sogar **24 Stunden**. Beachtet werden muss die Akkumulation der niedermolekularen Heparine bei eingeschränkter Nierenfunktion. Hier sind noch größere Zeitintervalle sinnvoll. Im Rahmen der perioperativen Thromboembolieprophylaxe hat es sich bewährt, die einmalige subkutane Gabe abends (z. B. 19:00 Uhr) durchzuführen, weil so die geforderten zeitlichen Abstände problemlos eingehalten werden können. **Nach Punktion bzw. nach Entfernen eines rückenmarknahen Katheters** gilt für **unfraktioniertes Heparin** ein Abstand von **1 Stunde** als ausreichend vor einer erneuten Gabe, bei **niedermolekularen Heparinen** sollten **2 bis 4 Stunden** verstreichen. Ziel ist die Reduktion des Risikos von Blutungskomplikationen durch ein ausreichend großes Intervall zwischen Katheterentfernung und Erreichen des maximalen Wirkspiegels. Ein liegender rückenmarknaher Katheter stellt keine Kontraindikation für

➜ Fall 32 Seite 32

eine Thromboembolieprophylaxe mit niedermolekularen Heparinen dar – die Mindestabstände gelten für die Punktion und Katheteranlage sowie das Entfernen des Katheters.

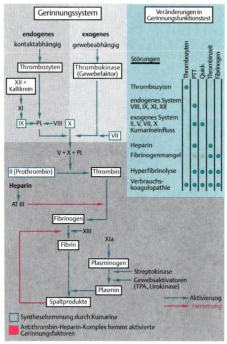

Gerinnungskaskade und pharmakologischer Einfluss von Kumarin und Heparin

Als absolute Grenzwerte für die Durchführung einer Spinalanästhesie gelten Thrombozytenwerte von mindestens 50000/µl, für die Periduralanästhesie von mindestens 80000/µl.

Acetylsalicylsäure: Bereits in niedrigen Dosierungen (z. B. 100 mg/d) führt Acetylsalicylsäure zu einer **irreversiblen Beeinträchtigung der Thrombozytenfunktion**. Die inhibierte Cyclooxygenase kann von den zellkernfreien Thrombozyten nicht neu gebildet werden, der Effekt hält entsprechend der Lebensdauer der Blut-

plättchen 7 bis 10 Tage an. Bereits nach 3 Tagen kann jedoch bei ungestörter Produktion im Knochenmark die Hälfte der Thrombozyten ersetzt werden, wodurch der Effekt gemindert wird. Ist die Thrombozytenzahl im Normbereich, kann eine normale Thrombozytenaggregation bereits 2 Tage nach Absetzen der Acetylsalicylsäure erwartet werden.

Thienopyridine: Moderne Thrombozytenaggregationshemmer aus der Gruppe der Thienopyridine wie Ticlopidin und Clopidogrel wirken über die irreversible Antagonisierung der ADP-Wirkung an den Purinrezeptoren der Thrombozyten. Die Substanzen sind der Acetylsalicylsäure bezüglich der Vermeidung von ischämischen Schlaganfällen und Herzinfarkten überlegen, weshalb sie zunehmend bei Patienten mit entsprechendem Risikoprofil zum Einsatz kommen. Ticlopidin erreicht seinen maximalen Effekt nach etwa 10 Tagen, Clopidogrel nach 7 Tagen. Diese Zeitintervalle entsprechen auch der Zeit, die diese Medikamente vor Durchführung eines rückenmarknahen Regionalanästhesieverfahrens oder vor Katheterentfernung zur Normalisierung der Thrombozytenfunktion abgesetzt werden sollten.

Weitere Substanzen mit antikoagulatorischer Wirkung: Neben den genannten Substanzgruppen kommen weitere Pharmaka wie **Thrombininhibitoren** aus der Gruppe der **Hirudine** und **Glykoprotein-IIb/IIIa-Inhibitoren** zur Thromboembolieprophylaxe bei verschiedenen Krankheitsbildern zum Einsatz. Zu den empfohlenen Zeitabständen zwischen Antikoagulanzientherapie und rückenmarknaher Punktion bzw. dem Entfernen rückenmarknaher Katheter s. Tab. Generell gilt auch hier wie bei allen anderen Substanzen: Die empfohlenen Zeitabstände stellen Mindestempfehlungen dar. Durch einen größeren Abstand ist eine weitere Reduktion des Risikos von Blutungskomplikationen zu erwarten.

➜ Fall 32 Seite 32

Empfohlene Zeitabstände zwischen Antikoagulanziengabe und rückenmarknahen Punktionen bzw. Entfernen rückenmarknaher Katheter

Substanzgruppe	Vor Punktion/Katheterentfernung	Nach Punktion/Katheterentfernung
Niedermolekulares Heparin	prophylaktisch: 10–12 h therapeutisch: 24 h	prophylaktisch: 2–4 h therapeutisch: 2–4 h
Unfraktioniertes Heparin	prophylaktisch: 4 h therapeutisch: 4 h	prophylaktisch: 1 h therapeutisch: 1 h
Acetylsalicylsäure	>2 d	unmittelbar danach
Thienopyridine	Ticlopidin: >10 d; Clopidogrel: >7 d	unmittelbar danach
Kumarin	INR <1,4	unmittelbar danach
Hirudine	8–10 h	2–4 h
GP-IIb/IIIa-Inhibitoren	unklar	unklar

👨‍👨‍👦 ZUSATZTHEMEN FÜR LERNGRUPPEN
- Periduralanästhesie, Spinalanästhesie
- Physiologischer Ablauf der Blutgerinnung
- Kontrollparameter der Gerinnungsfunktion (Quick/INR, aPTT, Thrombozytenzahl)
- Wirkmechanismen von Antikoagulanzien

33 Akut exazerbierte chronisch obstruktive Lungenerkrankung (COPD)

33.1 Können Sie die Befürchtung der Schwesternschülerin nachvollziehen? Wenn ja, wie rechtfertigen Sie Ihre Maßnahme?
- Die Schwesternschülerin hat nur bedingt recht: Der Atemantrieb bei Patienten mit COPD wird durch den **Sauerstoffpartialdruck** geregelt, da die Regelung über den Kohlendioxidpartialdruck – wie beim gesunden Menschen – aufgrund der **chronischen Hyperkapnie** nicht mehr ausreichend funktioniert.
- Dies darf aber nicht zu der falschen Annahme führen, dass man diesen Patienten keinen Sauerstoff anbieten darf. Eine Hypoxie muss in jedem Fall verhindert werden. Selbst eine hochdosierte Sauerstoffgabe ist in der Akutsituation und unter einer adäquaten Überwachung auf der Intensivstation (s. Antwort zur Frage 33.2) problemlos zu realisieren. Außerdem befolgt der Patient Aufforderungen, so dass er ggf. auch zum Luftholen aufgefordert werden kann.

33.2 Welches Monitoring erachten Sie aufgrund der Vorerkrankung als erforderlich?
- Kontinuierlich: EKG und Pulsoxymetrie
- Blutdruck messen (ca. alle 10 min)
- Auskultation der Lungen (ca. alle 15–30 min)
- Blutgasanalyse: Messung von $paO_2/paCO_2$ (z. B. alle 4 h)

33.3 Welche Medikamente setzen Sie ein?
- **Inhalative β_2-Sympathomimetika**, z. B. Fenoterol (z. B. Berotec-Spray 2–4 Hübe)
- **Glukokortikoide** (z. B. Budesonid-Spray 2 Hübe, ggf. Solu-Decortin-H 250 mg i. v.)
- Vernebelung von Mikronephrin über eine Gesichtsmaske (wirkt vasokonstriktiv und dadurch antiödematös)
- ggf. Methylxanthine (z. B. Theophyllin 400 mg fraktioniert i. v.)

→ Fall 33 Seite 33

33.4 Begründen Sie, warum Methylxanthine bei diesem Patienten nicht Mittel der ersten Wahl sind!

Methylxanthine (z. B. Theophyllin) wirken **bronchospasmolytisch**, provozieren aber bei einem ausreichenden Plasmaspiegel auch **Tachykardien**. Nicht selten können Tachykardien bei Patienten mit einer KHK zu gravierenden Problemen (erhöhter myokardialer Sauerstoffverbrauch!) führen.

33.5 Darf ein β-Blocker bei Patienten mit COPD überhaupt angewendet werden?

Eine vorsichtige fraktionierte Gabe eines **kardioselektiven** β-Blockers provoziert nur äußerst selten eine Bronchospastik. Vorsicht ist geboten, wenn ein Patient bisher keinen β-Blocker eingenommen hat. Beim geschilderten Fall sind keine ernsthaften Probleme zu erwarten.

Kommentar

Definition: Unter dem Begriff COPD (chronic obstructive pulmonary disease) werden alle **chronisch obstruktiven Atemwegserkrankungen** zusammengefasst, die nicht als „Asthma bronchiale" bezeichnet werden; v. a. gehören hierzu das **Lungenemphysem** und die **chronische Bronchitis**. Die COPD ist gekennzeichnet durch eine **chronische Hypoxämie**, ein **Ventilations-Perfusions-Missverhältnis**, sowie eine **Hypoxie** mit **Hyperkapnie**.

Die COPD ist eine der häufigsten pulmonalen Erkrankungen, die bei akuter Exazerbation Anlass zur intensivmedizinischen Behandlung gibt.

Pathophysiologie: Bei der COPD kommt es durch Inhalationsnoxen (v. a. Zigarettenrauch), rezidivierende Atemwegsinfekte oder durch eine gestörte muköziliäre Clearance zu irreversiblen Veränderung im Bereich der Bronchialschleimhaut und des Lungenparenchyms. Ein hyperreagibles Bronchialsystem mit der Neigung zur **Bronchospastik, zähes Bronchialsekret** und ein **Abbau des funktionsfähigen Lungenparenchyms** (Endstadium Lungenemphysem) führen zu einer intermittierenden Oxygenierungsstörung. Durch die begleitende Reduktion des Lungengefäßsystems entsteht ein chronisches Cor pulmonale.

Klinik: Chronischer **Husten** und **Auswurf** sind die Hauptsymptome der COPD. Das Lungenemphysem („pink puffer") ist durch starke Dyspnoe, gesteigerte Atemarbeit, selten Hyperkapnie oder Hypoxie gekennzeichnet. Bei der chronischen Bronchitis („blue bloater") tritt häufig eine Hyperkapnie in Kombination mit einer Hypoxie und Zyanose, jedoch nur selten eine Dyspnoe auf. Das **perakute** Einsetzen der Beschwerden äußert sich durch **Atemnot**, **Einsatz der Atemhilfsmuskulatur**, **Tachypnoe**, **Tachykardie** und **Zyanose**.

Diagnostik: In der Blutgasanalyse ist die latente Hypoxie und Hyperkapnie zu erkennen. Beim Emphysem findet sich in der Röntgenaufnahme des Thorax eine vermehrte Strahlentransparenz der Lunge mit tiefstehendem Zwerchfell.

Therapie: Ziel der therapeutischen Bemühungen ist v. a. die **Verhinderung einer Hypoxie**. Primär werden hierzu wiederholt topisch **Bronchodilatoren** (β₂-Sympathomimetika als Spray) zur Verbesserung der Ventilation eingesetzt. Supportiv kann ein **Glukokortikoid** (z. B. Solu-Decortin H) zur antiinflammatorischen Therapie intravenös appliziert werden (s. Antwort zur Frage 33.3). Die Gabe von **Methylxanthinen** (z. B. Theophyllin) muss streng abgewogen werden, da hierdurch Tachykardien provoziert werden können (s. Antwort zur Frage 33.4). Die therapeutische Breite ist v. a. bei Patienten mit chronischer Einnahme gering, ggf. sind Spiegelkontrollen notwendig. Sekretolytika (z. B. Ambroxol) oder Mukolytika (z. B. Acetylcystein) sind ohne nachgewiesenen Therapieeffekt. Der Einsatz von unspezifischen β-Blockern kann zu einer Bronchospastik führen und sollte daher vermieden werden. Ist ein Patient mit kardioselektiven β-Blockern eingestellt – z. B. wegen einer kardialen Vorerkrankung (s. Fallbeispiel) – können diese notfalls auch vorsichtig intravenös fraktioniert appliziert werden, wenn eine ausreichende Überwachung gewährleistet ist. Ist durch eine medikamentöse Therapie keine ausreichende Oxygenierung zu erzielen, muss der Patient en-

➜ Fall 33 Seite 33

dotracheal intubiert und mechanisch beatmet werden. Ein Auslöser für die akute Exazerbation muss – wenn möglich – therapiert werden (z. B. Antibiotika bei Infektion). Eine sitzende Lagerung erlaubt den Einsatz der Atemhilfsmuskulatur, so dass die Dyspnoe oftmals gut beseitigt werden kann. Generell sollte jeder Patient postoperativ ausreichend oxygeniert werden. Ziel sollte eine pulsoxymetrisch gemessene Sauerstoffsättigung von mindestens 90 % sein. Sauerstoff in niedrigen Dosierungen ist oftmals schon ausreichend.

ZUSATZTHEMEN FÜR LERNGRUPPEN
- **Asthma bronchiale (Klinik, Therapie)**
- **Lungenemphysem**
- **Akutes/Chronisches Cor pulmonale (Unterschiede, Therapie)**

34   Anästhesie bei Myasthenia gravis

34.1   Welche neuromuskuläre Störung vermuten Sie aufgrund der vorliegenden Angaben?
Myasthenia gravis; Begründung: Klinik (unter Belastung und im Tagesverlauf zunehmende Schwäche der Muskulatur im Schulter-Nacken-Bereich, Besserung über Nacht) und Therapie (Mestinon → Wirkstoff: Pyridostigmin, ein Cholinesterasehemmer; Glukokortikoid; geplante Thymektomie)

34.2   Hat diese Störung Bedeutung für Ihr anästhesiologisches Vorgehen?
Ja,
- folgende **Komplikationen** sind möglich:
  – postoperative Ateminsuffizienz durch Muskelschwäche (Notwendigkeit der Nachbeatmung)
  – Bronchospasmus (Nebenwirkung der Cholinesterasehemmer)
  – Myasthenische Krise (s. Kommentar)
  – Cholinerge Krise (s. Kommentar)
- beim **anästhesiologischen Vorgehen** sollte Folgendes berücksichtigt werden:
  – Durchführung des Eingriffs möglichst am Morgen (Ausprägung der Symptome am geringsten)

– Perioperative Therapie mit Glukokortikoid (z. B. Hydrocortison 100 mg) als „Stressprophylaxe" wegen der im Rahmen operativer Eingriffe gesteigerten Cortisolproduktion
– keine Prämedikation mit atemdepressiven Medikamenten (z. B. Benzodiazepine), ggf. Dosisreduktion; Alternative: Penothiazine wie Promethazin (z. B. Atosil 25 mg als Kurzinfusion)

34.3   Müssen Sie die üblichen präoperativen Untersuchungsmaßnahmen ergänzen? Wenn ja, um welche Maßnahmen?
- Lungenfunktion (Abklärung der pulmonalen Situation)
- Einholen der neurologischen Vorbefunde

34.4   Worüber sollten Sie die Patientin aufklären?
- Postoperativ evtl. Aufnahme auf eine Wachstation erforderlich
- Postoperativ evtl. Nachbeatmung notwendig

185

Fall
34

Kommentar

Myasthenia gravis: Bei der Myasthenia gravis handelt es sich um eine **Autoimmunerkrankung**, bei der die **Erregungsübertragung an der motorischen Endplatte gestört** ist. Häufig können im Thymus gebildete Antikörper gegen Acetylcholin-Rezeptoren an der postsynaptischen Membran nachgewiesen werden. Es resultiert eine **belastungsabhängige und im** **Tagesverlauf zunehmende Schwäche der quergestreiften Muskulatur,** welche sich typischerweise nach Ruhepausen (z. B. über Nacht) bessert. Man unterscheidet eine okuläre Myasthenie, bei der lediglich die Augenmuskulatur betroffen ist, von einer generalisierten Myasthenie. Hier finden sich sehr unterschiedliche Verläufe, sowohl was die betroffenen Muskel-

→ Fall 34   Seite 34

gruppen betrifft (Schluck- und Kaustörungen, Beeinträchtigung der Atmung) als auch im Hinblick auf den zeitlichen Verlauf vom Auftreten der ersten Symptome bis zur vollen Ausprägung (wenige Monate bis mehrere Jahre).

Der wesentliche Behandlungsansatz besteht in der Gabe von **Cholinesterasehemmern** (z. B. Pyridostigmin [Mestinon]), um die Acetylcholinkonzentration im synaptischen Spalt zu erhöhen. Probleme ergeben sich hierbei häufig bei der korrekten Dosierung: Eine **Unterdosierung** kann zur **myasthenischen Krise** führen (Klinik: Muskelschwäche bis zur akuten Ateminsuffizienz durch Lähmungen des Zwerchfells und der Interkostalmuskulatur, Mydriasis), eine **Überdosierung** zur **cholinergen Krise** (Klinik: Muskelschwäche, cholinerge und muskarinerge Symptome, z. B. Bradykardie, Miosis). Die myasthenische Krise wird mit Cholinesterasehemmern, ggf. zusätzlich mit Glukokortikoiden therapiert. Bei muskarinergen Symptomen wirkt Atropin (Parasympatholytikum) als kompetitiver Agonist am postsynaptischen Spalt. Durch eine Thymektomie kann bei der Mehrzahl der Patienten eine erhebliche Besserung der Symptome der Myasthenia gravis erzielt werden.

Anästhesiologisches Vorgehen: **Präoperativ** muss bei Patienten mit Myasthenia gravis ein besonderes Augenmerk auf die **pulmonale Situation** gelegt werden. Die Routinevorbereitung sollte daher um eine **Lungenfunktiondiagnostik** ergänzt werden.

Die **Therapie mit Cholinesterasehemmern** sollte perioperativ fortgesetzt werden. Auch die **Glukokortikoidgabe** sollte nicht unterbrochen werden. Vielmehr sollte wegen der durch den perioperativen Stress und das operative Trauma gesteigerten Cortisolproduktion eine zusätzliche Glukokortikoidgabe erfolgen, um einer Nebenniereninsuffizienz vorzubeugen. Bei der **Prämedikation** sollte beachtet werden, dass Benzodiazepine wegen ihrer muskelrelaxierenden und atemdepressiven Wirkung nicht oder nur dosisreduziert eingesetzt werden dürfen. Als Alternative eignen sich z. B. Neuroleptika wie Penothiazine. Auch andere Medikamente, z. B. Narkotika (z. B. Ketamin), Lokalanästhetika vom Estertyp (z. B. Procain), Aminoglykoside oder Kalziumantagonisten, können die myasthene Symptomatik verstär-

ken bzw. auslösen. Dies sollte bei der Anästhesie bzw. deren Vorbereitung berücksichtigt werden.

Der Patient sollte über eine **evtl. notwendige postoperative Nachbeatmung** aufgeklärt werden. Die **Möglichkeit zur postoperativen Aufnahme auf die Intensivstation** (Überwachung oder Beatmung) muss gegeben sein.

Elektive Eingriffe sollten möglichst **am Morgen** (geringste Ausprägung der Symptomatik) und nach adäquater Einstellung mit einem Cholinesterasehemmer durchgeführt werden. Alle Substanzen mit Hemmung der neuromuskulären Übertragung sollten bei Patienten mit Myasthenia gravis vermieden bzw. entsprechend vorsichtig dosiert werden. Als Muskelrelaxanzien eignen sich Atracurium (z. B. Tracrium) und Cis-Atracurium (z. B. Nimbex) mit mittellanger Wirkdauer besser als andere nichtdepolarisierende Substanzen (z. B. Pancuronium), die vermehrt kumulieren und dementsprechend zu verlängerter Ateminsuffizienz führen können. Mit einem Relaxometer sollte das Ausmaß der Relaxierung sorgfältig überwacht werden. Die benötigten Dosierungen können die Hälfte und weniger der regulären Dosis bei Patienten ohne gestörte neuromuskuläre Überleitung betragen.

Postoperativ sollte die **Extubation rasch angestrebt** werden (vermehrte Rate pulmonaler Infektionen bei längerer Intubation), allerdings in strikter Abhängigkeit von einer ausreichenden respiratorischen Funktion. Der Patient muss wach sein. Schutzreflexe, ein kräftiger Hustenstoß und ein ausreichendes Atemzugvolumen müssen vorhanden sein.

Die **postoperative Überwachung** im Aufwachraum sollte für **mindestens 2 Stunden** erfolgen, nach Gabe von Opioiden zur postoperativen Schmerztherapie entsprechend länger, da Störungen der Atemfunktion mit erheblicher Latenz auftreten können. Soll bei einer Atemdepression die intravenöse Gabe von Cholinesterasehemmern erfolgen, so muss darauf geachtet werden, dass ein Bruchteil der üblichen oralen Dosis notwendig ist. Die reguläre Dauermedikation sollte so früh wie möglich fortgesetzt werden. Zeichnet sich ab, dass der Patient länger überwacht werden muss, sollte eine Verlegung auf die Wach- oder Intensivstation erfolgen.

→ Fall 34 Seite 34

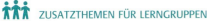
- Anästhesie bei neuromuskulären Erkrankungen
- Postoperative Überwachung
- Muskelrelaxanzien
- Autonomes Nervensystem

35 Erstversorgung eines Neugeborenen/Reanimation bei Kindern

35.1 Müssen Sie dieses Kind intubieren oder ergreifen Sie andere Maßnahmen? Wenn ja, welche? Begründen Sie Ihre Entscheidung!
- Nein, keine Intubation, denn
  - die Sauerstoffsättigung ist gut, das Kind atmet spontan, die Atmung ist normofrequent
  - eine unregelmäßige Atmung und periphere Zyanose unmittelbar nach Entbindung sind nicht ungewöhnlich.
- Zu ergreifende Maßnahmen:
  - Kopf des Kindes in Neutralposition bringen, Absaugen des Nasen-Rachenraums, Sauerstoffinsufflation, Esmarch-Handgriff (Unterkiefer anheben)
  - Wird das Kind nicht rosig: zunächst Maskenbeatmung

35.2 Welchen APGAR-Score erheben Sie?
- APGAR 7 (nach 1 Minute), s. auch Tab.:
- **A**tmung unregelmäßig = 1 Punkt
- **P**uls >100/min = 2 Punkte

Asphyxie-Score für Neugeborene nach Virginia Apgar (1953); Erhebung 1, 5 und 10 Minuten nach Entbindung

Punkte	0	1	2
Atmung	Keine	Unregelmäßig, Schnapp-atmung	Regelmäßig
Puls	Kein	<100/min	>100/min
Grundtonus	Schlaff	Mittel, träge Bewegungen	Aktive Bewegung
Aussehen	Blau, blass-grau	Stamm rosig, Peripherie zyanotisch	Rosig
Reflexe beim Absaugen	Keine	Grimassieren	Husten, Niesen, Schreien

Bewertung: 7–10 Punkte lebensfrisch, 4–6 Punkte leichte Depression, 0–3 Punkte schwere Depression

- **G**rundtonus: aktive Bewegung = 2 Punkte
- **A**ussehen: rosig am Stamm, periphere Zyanose = 1 Punkt
- **R**eflexe: Grimassieren beim Absaugen = 1 Punkt

35.3 Beschreiben Sie das Vorgehen bei der Reanimation eines Neugeborenen!
- **ABC-Basismaßnahmen:**
  - **A**irway: Atemwege freimachen (Absaugen erst Mund, dann Nase; kurz und effektiv, um Bradykardien durch Vagusreizung zu vermeiden)
  - **B**reathing: 5 blähende Beatmungen mit der Maske mit 100 % Sauerstoff, Druck 30–35 cmH$_2$O, danach weitere Beatmung regulär (Ziel: sichtbares Heben des Thorax)
  - **C**irculation: Thoraxkompression beim Neugeborenen bereits, wenn die Herzfrequenz <60/min

- Beatmung und Thoraxkompression (Verhältnis **1:3**):
  - Beatmung mit der Gesichtsmaske (Sauerstoffanschluss, maximaler Flow, Sauerstoffreservoir am Beatmungsbeutel)
  - Thoraxkompression (Kompressionstiefe $^1/_3$ des Thoraxdurchmessers, Frequenz 120/min)
- Kind vor Wärmeverlusten schützen (beheizte Reanimationseinheit, warme Tücher)
- Im Verlauf:
  - Endotracheale Intubation und Beatmung
  - Nabelvenenkatheter, venöser oder intraossärer Zugang
  - ggf. Adrenalingabe: 10 µg/kg KG i. v./i. o. (bei Repetitionsgaben alle 3–5 min Dosiserhöhung bis 100 µg/kg KG möglich)

187

Fall
35

→ Fall 35 Seite 35

35.4 Wie gehen Sie bei der Reanimation eines Säuglings vor?

- **ABC-Basismaßnahmen:**
  - **A**irway: Atemwege freimachen
  - **B**reathing: Beatmung (2 **effektive** Beatmungen, Ziel: sichtbares Heben des Thorax)
  - **C**irculation: Thoraxkompression (bei schlechter Perfusion Beginn der Thoraxkompression auch im Säuglingsalter bei Herzfrequenz <60/min)
- Beatmung und Thoraxkompression (Verhältnis **30:2**, professionelle Helfer **15:2**)

- Beatmung mit der Gesichtsmaske (Sauerstoffanschluss, maximaler Flow, Sauerstoffreservoir am Beatmungsbeutel)
- Thoraxkompression (Kompressionstiefe $^1/_3$ bis $^1/_2$ des Thoraxdurchmessers, Frequenz 100/min)
- Auf Wärmeerhalt achten!
- Im Verlauf:
  - Endotracheale Intubation
  - Venöser oder intraossärer Zugang
  - ggf. Adrenalingabe: 10μg/kg KG i. v./i.o. alle 3–5 min

Kommentar

Erstversorgung von Neugeborenen: In den ersten Minuten nach Entbindung muss sich die Lunge des Neugeborenen entfalten und ihre Tätigkeit aufnehmen. Wesentlicher Punkt bei der Versorgung Neugeborener ist daher zu überprüfen, ob eine **suffiziente Spontanatmung** eingesetzt hat. Atmet ein Neugeborenes nicht oder nur unzureichend, sollten 5 blähende Beatmungen mit der Gesichtsmaske durchgeführt werden, um intraalveoläre Flüssigkeit in das pulmonale Gefäßsystem zu pressen und damit den Gasaustausch zu verbessern. **Hypothermie** des Neugeborenen führt zu einem erhöhten Energiebedarf, zudem wird die Sauerstoffabgabe im Gewebe erschwert; es droht eine Gewebehypoxie. Um das Neugeborene **vor Wärmeverlusten** zu **schützen**, muss es zunächst in warme Tücher gehüllt und abgetrocknet werden. Die Versorgung Neugeborener findet unter einer Wärmelampe statt. Im OP-Bereich ist diese in der Regel in geeignete Versorgungseinheiten integriert, die zusätzlich eine Absaugeinheit, die Möglichkeit zur Sauerstoffinsufflation, Pulsoxymeter und EKG beinhalten.

Der Asphyxie-Index nach Virgina Apgar (**APGAR-Score**) dient in diesem Zusammenhang der strukturierten Beurteilung der **postnatalen Adaptation des reifen Neugeborenen** und wird 1, 5 und 10 Minuten post partum durchgeführt. Bei der ersten Beurteilung nach 1 Minute wird in der Regel der Maximalwert von 10 nie festzustellen sein.

Kardiopulmonale Reanimation bei Kindern: Die Empfehlungen des European Resuscitation Council (ERC, vgl. Fälle 49 und 76) enthalten auch Empfehlungen zur Wiederbelebung von Kindern verschiedenen Alters.

Als Neugeborene gelten alle Kinder bis zum 28. Lebenstag, Säuglinge sind zwischen 28 Tage und 1 Jahr alt. Ob es sich beim Patienten um ein Kind oder einen Erwachsenen handelt, soll wegen der häufig nicht vorhandenen Informationen zum Alter und der erheblichen Entwicklungsunterschiede gemäß ERC daran festgemacht werden, ob nach Ansicht des Helfers schon Pubertätszeichen vorliegen. Dann soll die Behandlung wie bei einem Erwachsenen erfolgen (s. Fälle 49 und 76). Die Empfehlungen für Säuglinge (s. Antwort zur Frage 35.4) und Kinder unterscheiden sich nicht wesentlich voneinander, aber es gibt Unterschiede bei der Reanimation zwischen Kindern und Erwachsenen. Im Vordergrund stehen bei Kindern respiratorische Probleme (z.B. durch Fremdkörperaspiration). Bei Neugeborenen kann es bei der Umstellung von der Oxygenierung über die Nabelschnur zur eigenen Spontanatmung nach Entfaltung der Lunge zu respiratorischen Problemen kommen. Die Wiederbelebung eines Kindes ist für alle Beteiligten eine belastende Situation. Einige wichtige Zahlen sollte man sich merken, um bei der Reanimation mit größerer Sicherheit vorgehen zu können. Umfassendere Informationen bieten z.B. die Richtlinien des ERC, die differenzierte Empfehlungen für die Wiederbelebung in allen Altersstufen geben. **Bradykardien im Kindesalter** sind meist Ausdruck einer **Hypoxie**! Deshalb lassen sich die meisten Bradykardien durch eine **suffiziente Oxygenierung** beseitigen. Bleibt das Kind apnoisch und bradykard, müssen umgehend

Beatmung und eine Intubation (s. u.) erfolgen. Steigt die Herzfrequenz unter suffizienter Beatmung in den nächsten 30 Sekunden nicht auf 60–80/min, muss zusätzlich mit der Herzdruckmassage begonnen werden, denn anders als beim Erwachsenen wird bei Neugeborenen und Säuglingen bereits bei einer Herzfrequenz unter 60/min mit der Thoraxkompression begonnen. Wegen der großen Bedeutung freier Atemwege und der Beatmung bei Neugeborenen und Kindern wird das Verhältnis von Thoraxkompression und Beatmung beim Erwachsenen (30:2) zugunsten der Beatmung verändert: 3:1 beim Neugeborenen (bis erster Lebensmonat) und 15:2 bei Säuglingen und Kindern, wenn 2 professionelle Helfer die Maßnahmen durchführen (sonst 30:2). Die Kompressionstiefe orientiert sich am Thoraxdurchmesser des Kindes, komprimiert wird mit den Daumen der um das Kind gelegten Hände (professionelle Helfer) oder einzelnen Fingern (einzelner Helfer/Laien), bei größeren Kindern auch mit dem Handballen einer Hand (s. Abb.).

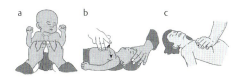

Technik der Thoraxkompression (a + b bei Säuglingen, Klein- und Vorschulkindern, c bei Schulkindern)

Intubation Neugeborener: Die Auswahl der Tubusgröße bei Neugeborenen orientiert sich am (geschätzten) Geburtsgewicht (s. Tab. Tubusgröße).

Zur Berechnung der Tubusgröße (ID) bei älteren Kindern eignet sich die einfache Formel „4 + Lebensjahre/4“. Aufgrund der sehr weichen laryngealen Strukturen muss bei der Laryngoskopie mit größter Vorsicht vorgegangen werden. Die engste Stelle der kindlichen Atemwege liegt unterhalb der Stimmbänder! Um die korrekte Tiefe der Tubusposition zu beurteilen, muss auf das Verschwinden der schwarzen Markierung am unteren Ende der Kindertuben zwischen den Stimmbändern geachtet und durch sorgfältige Auskultation die Belüftung aller Lungenanteile beurteilt werden. Nach jeder Lagerungsmaßnahme muss die korrekte Tubusposition erneut überprüft werden (vgl. Fall 76).

Intraossäre Punktion: Die venöse Punktion bei Neugeborenen und Säuglingen stellt auch Erfahrene häufig vor Probleme. Im Rahmen der Reanimationssituation oder anderer lebensbedrohlicher Notfälle sollte daher (wie bei Erwachsenen auch) frühzeitig ein intraossärer Zugang erwogen werden. Das Knochenmark ist gut durchblutet, eine schnelle Medikamentenapplikation ist so problemlos möglich. Der typische Punktionsort liegt medial ca. 2 cm unterhalb der Tuberositas tibiae. Für die Punktion sollten spezielle Intraossärnadeln verwendet werden. Prinzipiell können alle notwendigen Medikamente und Infusionen über einen intraossären Zugang appliziert werden.

 ZUSATZTHEMEN FÜR LERNGRUPPEN

- **Fetaler Kreislauf**
- **Referenzwerte von Blutdruck, Herz- und Atemfrequenz von Neugeborenen, Säuglingen, Klein- und Schulkindern**
- **Reanimation bei Erwachsenen**

189

Fall
35

Tubusgröße in Abhängigkeit vom Geburtsgewicht des Kindes

Körpergewicht in g	<1000	1000–2000	2000–3000	>3000
Tubusinnendurchmesser (ID in mm)	2,5	3,0	3,5	>3,5–4,0

→ Fall 35 Seite 35

36.1 Teilen Sie die Meinung des chirurgischen Oberarztes?

Mehrere typische Faktoren sprechen für postspinalen Kopfschmerz:

- Auftreten meist ab dem 2. postoperativen Tag
- Lageabhängiger Kopfschmerz: Beschwerdeverstärkung im Sitzen/Stehen; Besserung im Liegen
- Erhöhte Inzidenz bei jungen Patienten und Frauen
- Starke Kopfschmerzen, okzipital betont

36.2 Welche Ursachen werden als Auslöser eines postspinalen Kopfschmerzes diskutiert?

- Liquorverlust:
  - kompensatorische zerebrale Vasodilatation → Gefäßdehnungsschmerz
  - mechanische Belastung der Meningen
- Irritation der Dura durch die Punktion
- Dicke der verwendeten Nadel: bei Verwendung von dickeren Nadeln (z. B. G22) höhere Inzidenz als bei dünneren Nadel (G25, G27); Inzidenz bei akzidenteller Duraperforation im Rahmen einer Periduralanästhesie (G17) am höchsten
- Schliff der verwendeten Nadel: geringere Inzidenz bei konischer Spitze der Nadel, z. B. Sprotte- oder Whitacre-Nadeln (umstritten), Durchmesser vermutlich wichtiger

36.3 Wie kann der Entstehung von Kopfschmerzen nach Punktion vorgebeugt werden?

- Spinalanästhesie: Verwendung möglichst dünne Nadeln, atraumatisches Vorgehen (wiederholte Punktionsversuche vermeiden: sorgfältige Lagerung und Orientierung)

- Periduralanästhesie: sorgfältiges Vorgehen bei der Identifikation des Periduralraumes ("Widerstandsverlusttechnik" – "Loss of resistance", s. Fall 5)
- Generelle Bettruhe nach rückenmarknahen Anästhesieverfahren ist ohne bewiesenen Nutzen

36.4 Welche Therapiemöglichkeiten gibt es?

- Bettruhe, Flachlagerung (wichtigste Therapiemaßnahmen!)
- Flüssigkeitsgabe: reichlich Trinken, ggf. Infusion von 2–3 l kristalliner Infusionslösung über periphervenösen Zugang
- Koffein (oral [Kaffee, Koffeinkompretten] oder parenteral)
- Analgetikagabe: nichtsteroidale Antiphlogistika, z. B.
  - Paracetamol (z. B. Perfalgan 2–3 × 1 g/d als Kurzinfusion, p.o. oder Supp.)
  - Diclofenac (z. B. Voltaren 3 × 100 mg/d p.o.)
- Bei starken, persistierenden Beschwerden: Anlage eines "Blood patch" ("epidurales Blutpflaster") zum Verschluss des Duralecks: Injektion von 10–20 ml Blut des Patienten (alternativ HAES 10 %) im Bereich der Injektionsstelle in den Epiduralraum (cave: Risiko einer erneuten Duraperforation!); Erfolgsrate liegt bei etwa 60 %

36.5 Wie ist die Prognose bezüglich der Chronifizierung der Kopfschmerzen einzuschätzen?

Postspinale Kopfschmerzen halten in der Regel nur wenige Tage (<1 Woche) an, wenn die genannten Therapiemaßnahmen ergriffen werden.

Kommentar

Epidemiologie: Zu den häufigsten Beschwerden nach rückenmarknahen Anästhesieverfahren zählt der postspinale Kopfschmerz (Syn. postpunktioneller Kopfschmerz). Die Rate nach Spinalanästhesien ist seit der Verwendung sehr dünner Spinalnadeln (G25 oder G27) erheblich zurückgegangen, wird aber immer noch mit etwa 2 % angegeben. Die Inzidenz bei jungen Patienten ist höher, Frauen sind häufiger betroffen als Männer. Nach akzidenteller Duraperforation bei Periduralanästhesie muss, v. a. bei jungen Frauen (Geburtshilfe!), mit einer Kopfschmerzrate von über 50 % gerechnet werden. Die Aufklärung über mögliche Kopfschmerzen sollte daher fester Bestandteil der anästhesiologischen Aufklärung für Spinal- und Periduralanästhesien sein.

Ätiologie: s. Antwort zur Frage 36.2.

➜ Fall 36 Seite 36

Klinik: Typischerweise treten postspinale Kopfschmerzen ab dem 2. postoperativen Tag auf. Die Beschwerden sind stark lageabhängig: Sie nehmen im Sitzen oder Stehen deutlich zu; bei Flachlagerung sind die Patienten weitgehend beschwerdefrei. Die starken Schmerzen werden meist okzipital lokalisiert, können aber auch frontal betont oder diffus sein.

Differenzialdiagnosen: Folgende Erkrankungen müssen in Erwägung gezogen und ausgeschlossen werden: Infektionen (Entzündungsparameter erhöht?, Meningismus?), chronische Kopfschmerzen (Kopfschmerzanamnese?) und akute Ereignisse (zerebrale Erkrankungen, z. B. Subarachnoidalblutung).

Diagnostik: Eine postoperative anästhesiologische Visite macht die Früherkennung wahrscheinlicher. Die Kollegen der operativen Fächer sollten bei allen neurologischen Auffälligkeiten nach Regionalanästhesien und beim Auftreten postspinaler Kopfschmerzen umgehend die Anästhesiekollegen verständigen.

Therapie: s. Antwort zur Frage 36.4.

Prophylaxe: s. auch Antwort zur Frage 36.3. Die korrekte, sorgfältige Durchführung rückenmarknaher Anästhesieverfahren ist die wichtigste Maßnahme zur Vorbeugung. Wiederholte Punktionsversuche bei einer Spinalanästhesie können zu mehreren Duraperforationen, bei einer Periduralanästhesie zu einer akzidentellen Punktion führen. Die bereits erwähnte Verwendung möglichst dünner Spinalnadeln hat dazu beigetragen, dass der Kopfschmerz nach Spinalanästhesie eine Ausnahme darstellt. Bettruhe bzw. Flachlagerung des Patienten für die ersten 12 bis 24 Stunden nach Durchführung eines rückenmarknahen Anästhesieverfahrens hat dagegen keinen protektiven Effekt.

Prognose: Die Prognose ist sehr günstig. In der Regel klingen die Beschwerden unter den genannten Therapiemaßnahmen innerhalb weniger Tage ab; eine Chronifizierung ist selten. Eine klare Kommunikation mit dem betroffenen Patienten ist sehr wichtig, um beispielsweise die Compliance bezüglich der Bettruhe zu steigern (Raucher!). Die präoperative Aufklärung über das mögliche Auftreten von Kopfschmerzen nach Spinal- oder Periduralanästhesien entbindet nicht von der Verpflichtung, den Patienten angemessen über seinen Zustand und die ergriffenen Maßnahmen zu informieren.

 ZUSATZTHEMEN FÜR LERNGRUPPEN
- **Aufbau Zentralnervensystems**
- **Liquorproduktion**

37 Disseminierte intravasale Gerinnung (DIC)

37.1 Welche Komplikation einer Sepsis vermuten Sie? Begründen Sie Ihre Aussage!
DIC (Syn. „disseminated intravascular coagulopathie", Disseminierte intravasale Gerinnung, Verbrauchskoagulopathie, Defibrinationssyndrom); Begründung: Sepsis als Auslöser der DIC, plötzlich einsetzende Gerinnungsstörung mit (Schleimhaut-)Blutungen; Labor (aPTT ↓, Thrombozyten ↓, Fibrinogen ↓)

37.2 Welche Laborparameter können Sie zusätzlich bestimmen, um Ihre Verdachtsdiagnose zu bekräftigen?
- Marker der aktivierten Gerinnung: D-Dimer, Thrombin-Antithrombin-III-Komplex, Prothrombinfragment 1 und 2
- Entzündungsparameter: CRP, Faktor VIII, von-Willebrand-Faktor, Gewebeplasminogenaktivator
- Bestimmung aller genannten Parameter ist kostenintensiv und nicht immer zielführend! Welche Parameter bestimmt werden sollten, muss immer individuell entschieden werden.

37.3 Welche Differenzialdiagnosen ziehen Sie aufgrund der Thrombozytopenie in Erwägung?
- Heparininduzierte Thrombozytopenie Typ II (häufig bei Sepsis)
- Immunthrombopenie (Thrombozytenantikörper)
- Sequestrierung von Thrombozyten durch Hämofiltration (Thrombozytenverbrauch)
- Metabolische oder toxische Prozesse (thrombozytäre Bildungsstörung)

→ Fall 37 Seite 37

! | 37.4 **Halten Sie eine Substitution mit ATIII für sinnvoll?**

Nein. In einigen Krankenhäusern wird die Verabreichung routinemäßig durchgeführt, ein positiver Effekt auf den Krankheitsverlauf konnte bisher jedoch nicht nachgewiesen werden (keine Evidenz). Die Applikation ist kostenintensiv und birgt ein Infektionsrisiko (z. B. HIV, HBC, HCV) für den Patienten, da ATIII aus humanem Plasma gewonnen wird.

Kommentar

Definition: Bei der disseminierten intravasalen Gerinnung (DIC) handelt es sich um eine **pathologische Aktivierung der intravasalen Gerinnung** mit Verbrauch von Gerinnungsfaktoren und Thrombozyten mit konsekutiv verstärkter Blutungsneigung.

Ätiologie: Eine DIC ist immer eine **sekundäre Erkrankung** und wird durch verschiedene Erkrankungen ausgelöst: Schock jeglicher Genese, Verletzungen oder Operationen an thrombokinasereichen Organen („4 P" = Pulmo, Pankreas, Prostata, Plazenta), ausgeprägte Thrombosen, Sepsis (Bakterien, Pilze), Polytrauma, schwere Verbrennungen, Tumorzerfall, akute Pankreatitis, Hämolysen (z. B. Transfusionszwischenfall), extrakorporaler Kreislauf.

Pathophysiologie: Durch die pathologische Aktivierung der intravasalen Gerinnung kommt es zu gesteigerter Thrombin- und Plasminbildung. Reicht das inhibitorische Potenzial nicht aus, überwiegt die Gerinnungsaktivierung mit **Bildung von Mikrothromben** und **Mikrozirkulationsstörungen**. Der Verbrauch von Thrombozyten und Gerinnungsfaktoren führt zu einer **verstärkten Blutungsneigung**. Um die intravasalen Thromben aufzulösen, entwickelt sich sekundär eine **Hyperfibrinolyse**. Gleichzeitig liegt somit eine Hypo- und Hyperkoagulabilität vor. Diese können im Sinne eines **Circulus vitiosus** zu unbeherrschbaren Blutungen und Mikrothromben in verschiedenen Organen (z. B. ARDS, akutes Nierenversagen, intrazerebrale Blutungen) und letztendlich zum Organversagen führen.

Klinik: Symptome wie petechiale oder flächenhafte (Schleimhaut-)Blutungen sowie innere Blutungen finden sich nur bei schwerer DIC.

Differenzialdiagnosen: s. Antwort zur Frage 37.3.

Diagnostik: Die Diagnose wird anhand ausgedehnter Blutungen und Laborveränderungen (**gleichzeitiger Abfall von Fibrinogen und Thrombozyten!**, AT III ↓, Auftreten von Fibrin-Spaltprodukten) gestellt.

Therapie: Eine konsequente **Antikoagulation** während einer intensivmedizinischen Behandlung kann die Entwicklung einer DIC verhindern. In der **Frühphase** der DIC (lediglich Thrombozytenabfall) sollte eine **prophylaktische intravenöse Heparinisierung mit 10000–15000 IE/d** erfolgen. Ist die **DIC manifest**, müssen akute Blutungen durch **Gabe von Erythrozytenkonzentraten** (EK), die Blutgerinnung durch die **Gabe von Fresh Frozen Plasma** (FFP) und der Thrombozytenabfall durch **Gabe von Thrombozytenkonzentraten** (TK) behandelt werden.

Liegt eine Sepsis als Auslöser der DIC vor, sollte eine chirurgische **Sanierung des Fokus** und eine **antibiotische Therapie** erfolgen, auch die Gabe von **aktiviertem Protein C** (Drotrecogin Alpha, z. B. Xigris) kann die Prognose verbessern.

 ZUSATZTHEMEN FÜR LERNGRUPPEN

- **Ablauf der Blutgerinnung, Gerinnungsfaktoren**
- **Aktiviertes Protein C**

→ Fall 37   Seite 37

38.1 Bestimmen Sie die Blutgruppe der Patientin anhand des Bedside-Tests!

Blutgruppe A; Begründung: Koagulationsreaktion mit Anti-A, keine Reaktion mit Anti-B

Blut-gruppe	Anti-A	Anti-B
AB		
A		
B		
0		

Ergebnisse des Bedside-Testes (Antikoagulationsreaktion, keine Reaktion)

38.2 Welche Maßnahmen müssen Sie vor der Transfusion der bereitgestellten Blutkonserven durchführen?

- Identifizierung der Patientin (Patientenname, Geburtsdatum)
- Überprüfung der Blutgruppe der Patientin (d. h. **Sie müssen selbst einen Bedside-Test durchführen!**), Befunddokumentation
- Überprüfung der Übereinstimmung von Blutkonserve und Konservenbegleitschein
- Überprüfung der Übereinstimmung von Blutgruppe der Blutkonserve und Bedside-Test
- Verfallsdatum der Blutkonserve, Gültigkeit der Kreuzprobe
- Unversehrtheit der Blutkonserve (Beschädigung, Gerinnselbildung, Hämolysezeichen, Verfärbung)
- Gültigkeit der serologischen Verträglichkeitsprobe (= Kreuzprobe des Labors): max. 72 Stunden seit der Blutabnahme.

38.3 Müssen Sie von den beiden Blutkonserven jeweils einen eigenen Bedside-Test durchführen, um sich von der Übereinstimmung mit der Blutgruppe der Patientin zu überzeugen?

Nein, denn Blutpräparate gelten als Fertigarzneimittel.

38.4 Welche wichtigen Risiken beinhaltet die Transfusion von Blut?

- Verwechslung mit nachfolgender Fehltransfusion
- Unverträglichkeitsreaktionen (Plasmabestandteile, Leukozyten, Thrombozyten)
  - Nichthämolytisch
  - Hämolytisch
- Übertragung von Infektionskrankheiten
  - Virale Erkrankungen (z. B. Hepatitis B/C, HIV, CMV)
  - Bakterielle Kontamination

! 38.5 Ab welchem Hb-Wert ist die Transfusion von Blut bei dieser Patientin indiziert? Begründen Sie Ihre Angabe!

- 8,0 g/dl (vgl. Tab.)
- Bei bekannter koronarer Eingefäßerkrankung sollte beim vorliegenden Hb-Wert (7,4 g/dl) transfundiert werden.

38.6 Was ist Ihre Verdachtsdiagnose, und wie gehen Sie vor?

- Unverträglichkeitsreaktion während/nach Transfusion
  - Allgemeinsymptome: Übelkeit, Erbrechen, Hitzegefühl, Juckreiz, kalter Schweiß, Blässe, Schüttelfrost, Dyspnoe
  - Zeichen höheren Schweregrades: Urtikaria, Bronchospasmus, Tachykardie und Hypotonie bis Schock, Nierenversagen, Verbrauchskoagulapathie
- Bei laufender Transfusion: sofortiger Abbruch
- Blutentnahme des Empfängers der Blutkonserve (zusammen mit der Konserve sofort ins Labor)
- Kontinuierliche Überwachung bis zum Abklingen der Symptome (Pulsoxymetrie, EKG, Blutdruck)
- ggf. Behandlung von Schockzuständen: s. Fall 40

193

Fall

38

→ Fall 38   Seite 38

Klinische Bewertung einer akuten Anämie

Hb-Wert	Klinische Situation	Transfusion
<7 g/dl (4,3 mmol/l)	(in Ausnahmefällen können Werte unter 7 g/dl toleriert werden)	Ja
7–8 g/dl (4,3–5 mmol/l)	Adaptationsmechanismen adäquat, keine Risikofaktoren	Nein
	Adaptationsmechanismen eingeschränkt und/oder Risikofaktoren (z. B. KHK, Herzinsuffizienz, COPD, zerebrovaskuläre Insuffizienz)	Ja
	Klinischer Verdacht auf anämische Hypoxie (z. B. Tachykardie, Hypotension, ischämische EKG-Veränderungen, Laktatazidose)	Ja
8–10 g/dl (5–6,2 mmol/l)	Klinischer Verdacht auf anämische Hypoxie	Ja
>10 g/dl (>6,2 mmol/l)		Nein

Kommentar

Die Therapie mit Blutkomponenten wirft in allen Fachdisziplinen immer wieder Probleme auf. Unsicherheit im Umgang mit den Blutprodukten, aber auch mit den gängigen Richtlinien und Empfehlungen führen zu Schwierigkeiten im klinischen Ablauf. Sorgfalt bei der Transfusion trägt zur Sicherheit von Patienten bei und bewahrt die Mediziner vor Regressansprüchen. Gerade in der Anästhesie müssen bei der Versorgung von Patienten im OP, auf der Intensivstation oder im Schockraum Blutprodukte häufig unter zeitlichem Druck angewendet werden – umso wichtiger sind profunde Kenntnisse zu Risiken und Komplikationen, um diese ausschalten oder anhand bestimmter Symptome frühzeitig erkennen zu können.

Indikation zur Bluttransfusion: s. auch Antwort zur Frage 38.5. Eine Bluttransfusion ist indiziert, wenn durch einen Blutverlust eine **Hypoxie der Organe** droht. Ziel der Bluttransfusion ist es, den Verlust von Sauerstoffträgern zu kompensieren. Die Entscheidung zur Transfusion muss den **Ausgangs-Hämoglobinwert** ebenso berücksichtigen wie die **Begleiterkrankungen des Patienten** (s. Tab.) und ist daher – oberhalb gewisser Absolutwerte – immer eine **individuelle Entscheidung**. Die Grenzwerte zur Durchführung einer Transfusion variieren häufig von Klinik zu Klinik, liegen in der Regel mittlerweile aber erheblich unter den physiologischen Normwerten des Hämoglobins (Hb) im Bereich von **8 bis 10 g/dl**. Gerade bei Patienten mit kardialen (s. Fallbeispiel) oder pulmonalen Vorerkrankungen ist eine Transfusion bei höheren Hb-Werten sinnvoll als bei einem gesunden 20-Jährigen. Bei einem jungen Patienten ohne Vorerkrankungen kann unter klinisch kontrollierten Bedingungen auch eine Halbierung des Ausgangswertes toleriert werden, solange keine Anzeichen von Hypovolämie, Hypoxie und Hypothermie vorliegen. Um akute Blutverluste kurzfristig zu kompensieren, kann beim Erwachsenen durch die Gabe reinen Sauerstoffs ein Defizit von etwa 1,5 g/dl ausgeglichen werden. Dies entspricht etwa der Gabe von 2 Erythrozytenkonzentraten.

Transfusionsvorbereitung und -durchführung: Blut und Blutbestandteile sind **verschreibungspflichtige Arzneimittel**. Fehltransfusionen können lebensbedrohliche Folgen für den Patienten haben, deshalb darf die **Transfusion nur von einem Arzt eingeleitet** werden. Mitarbeiter des Krankenpflegedienstes können lediglich zur Mitwirkung bei der technischen Durchführung herangezogen werden und eine laufende Bluttransfusion überwachen. Der transfundierende Arzt kontrolliert neben der kritischen Indikationsstellung die korrekte Zuordnung von Erythrozyten-Konzentraten (EK) und Begleitschein mit serologischen Ergebnissen zum Patienten (Name, Vorname, Geburtsdatum), die Übereinstimmung der Blutgruppe auf dem EK mit der Blutgruppe des Patienten sowie die Übereinstimmung der EK-Nummer mit der Angabe auf dem Begleitschein (s. auch Antwort zur Frage 38.2). Anschließend erfolgt der Bedside-Test (s. u.). Während jeder Transfusion muss die Überwachung des Patienten sichergestellt werden. Nach Beginn der Transfusion muss eine qualifizierte Pflegekraft den Patienten betreuen und in Rufweite bleiben, ein Arzt muss erreichbar sein. Im Abstand von 20 bis 30 Minuten sollten mögliche Zeichen einer Unverträglich-

→ Fall 38   Seite 38

keitsreaktion (s. Antwort zur Frage 38.6) überprüft werden, Spätreaktionen können auch 2 bis 3 Stunden nach Transfusion auftreten. Nach Beendigung der Transfusion verbleibt das Transfusionsbesteck am Präparatbeutel, wird abgeklemmt und zusammen mit dem Beutel 24 Stunden in einem Blutkühlschrank bei 2 bis 6 °C aufbewahrt, um bei Auftreten von Transfusionsreaktionen serologische und bakteriologische Kontrollen durchführen zu können.

Bedside-Test: Der Identitäts-Test ist mit einer frisch entnommenen Blutprobe des betreffenden Patienten **direkt vor einer Transfusion von Blutkomponenten** (auch bei Notfalltransfusionen!) vom **transfundierenden Arzt** oder unter seiner direkten Aufsicht vorzunehmen. Der Identitäts-Test überprüft die **ABO-Eigenschaften der Patienten-Erythrozyten**. Das Ergebnis wird mit dem Präparate-Begleitschein und dem Blutpräparat (Etikett) verglichen. Das **Ergebnis** ist schriftlich in der Krankenakte zu **dokumentieren**. Bei unklaren Ergebnissen des ABO-Identitäts-Testes sind zunächst technische Mängel auszuschließen und ggf. eine Blutgruppenüberprüfung durch die Blutbank zu veranlassen. Als transfundierender Arzt sind Sie nach dem Transfusionsgesetz verpflichtet, sich von der Blutgruppe des Patienten **selbst** zu vergewissern und dürfen einen in Ihrer Abwesenheit durchgeführten Bedside-Test nicht akzeptieren (s. Fallbeispiel). Eine erneute Blutentnahme und ein erneuter Bedside-Test sind unabdingbar!

Erwärmen von Erythrozyten-Konzentraten: Im Regelfall ist ein Erwärmen von EK nicht erforderlich. Ausnahmen sind Massivtransfusionen, hypotherme Patienten und Patienten mit Kälteagglutininkrankheit oder Patienten, die auf Kältereiz mit einem Vasospasmus reagieren. Eine Erwärmung im Wasserbad ist wegen der Gefahr einer Kontamination mit Keimen nicht gestattet; Wärmesysteme mit Warmluft sind zulässig.

Risiken der Bluttransfusion: Eines der wichtigsten Risiken ist die **Fehltransfusion** von gruppenungleichem, unverträglichem Blut, die **schwerste hämolytische Transfusionsreaktionen** auslösen kann und durch die oben genannten Bestimmungen ausgeschlossen werden soll. Bei jeder Transfusion kann es zu **Unverträglichkeitsreaktionen** kommen, die durch Antigen-Antikörper-Reaktionen mit Plasmabestandteilen, Leukozyten oder Thrombozyten im Spenderblut verursacht werden. In der Regel handelt es sich um nichthämolytische Transfusionsreaktionen. Die im Fallbeispiel geschilderten Allgemeinsymptome weisen auf eine Unverträglichkeitsreaktion hin. Nach erfolgter Transfusion muss deshalb nach Abnahme einer Blutprobe des Empfängers zur Abklärung einer Hämolyse eine engmaschige Überwachung mit kontinuierlicher Überwachung der Sauerstoffsättigung (Pulsoxymetrie) und der kardialen Tätigkeit (EKG, Blutdruckkontrollen) erfolgen. Schwere Transfusionsreaktionen sind wie Schockzustände zu behandeln (s. Fall 40). Das Risiko für die **Übertragung von Infektionskrankheiten** ist zwar gering, aber dennoch immer gegeben. Die sorgfältige Untersuchung der Spender, des Spenderblutes, der Einsatz von Einzelkomponenten, aber auch die enge Indikationsstellung tragen zur Reduktion des Risikos bei. Für Hepatitis B und C muss von einem Risiko von etwa 1:300 000 Fälle ausgegangen werden, für HIV von 1:1 Million Fälle.

 ZUSATZTHEMEN FÜR LERNGRUPPEN
- Transfusion von ABO-ungleichen Erythrozytenkonzentraten
- Rhesus- und Kellfaktoren, irreguläre Antikörper
- Blutzubereitungen und Blutkomponenten (z. B. Erythrozyten-, Thrombozytenkonzentrat, Plasma) und deren Transfusionsindikationen
- Eigenblutspende
- Massivtransfusion (Probleme)
- Maschinelle Autotransfusion (Cell Saver)

→ Fall 38 Seite 38

39.1 Welche Diagnosen stellen Sie?

- **Beckenringfraktur** mit Symphysensprengung und Weichteiltrauma, Begründung: Klinik (starke Schmerzen im Becken, Beckenschaufeln federn auf seitlichen Druck), Röntgenübersichtsaufnahme (Symphysensprengung, Sprengung des Ileo-Sakral-Gelenks links > rechts)
- Verdacht auf Thorax- und Unterschenkelprellung; Begründung: auf den anderen Röntgenaufnahmen sind keine weiteren pathologischen Befunde zu sehen, der Patient klagt über Schmerzen im Thorax/in den Unterschenkeln; aufgrund des Traumas sind Prellungen sehr wahrscheinlich

39.2 Wie überwachen sie den Patienten adäquat? Welche weiteren Maßnahmen veranlassen Sie?

- Notfalllabor: Blutbild, Gerinnungsparameter, Elektrolyte, Kreuzblut; mindestens 4 Erythrozytenkonzentrate bestellen
- Sauerstoffapplikation über Gesichtsmaske (5–10 l/min)
- Hämodynamisches Monitoring: Blutdruck (alle 5–10 min), Puls, EKG (kontinuierlich), kontinuierlich Sauerstoffsättigung mittels Pulsoxymeter, Vitalparameter (Atmung, Bewusstsein prüfen)
- Patient nüchtern lassen (wegen dringlicher OP)
- Volumentherapie: kristalline Infusionslösungen über einen großlumigen periphervenösen Zugang (16G). *Faustregel:* bei kreislaufstabilen Patienten: 2 ml/kg KG/h. (Anpassung bei Kreislaufinstabilität)
- Zweiter großlumiger periphervenöser Zugang (mindestens 16G)
- Laborkontrollen (mindestens alle 6 Stunden): Hb, Blutgerinnung (INR, aPTT); bei verstärkter Blutung ggf. INR anheben

- Überwachen der Diurese: Urinstundenportionen als „Hypovolämiemarker" (nur bei ausreichendem intravasalem Volumen → adäquate Diurese)
- ZVD (z. B. alle 4–6 Stunden)

39.3 Welche Diagnose stellen Sie jetzt, und was müssen Sie nun unbedingt veranlassen?

- **Traumatisch-hämorrhagischer Schock** aufgrund des protrahierten großen Blutverlustes (am wahrscheinlichsten Einblutung in Weichteile/Retroperitoneum)
- Schocklagerung (falls möglich)
- Sofortige Wiederherstellung des zirkulierenden Blutvolumens:
  - Infusionslösungen mit hohem Volumeneffekt (kolloidale Infusionslösungen, z. B. HAES 10 % nach Bedarf oder HyperHAES 4 ml/kg KG als Bolus i. v.)
  - Erythrozytenkonzentrate (bei weiterem Hb-Abfall, Ziel: Hb-Werte >7 g/dl)
- Dringliche Abklärung der operativen Versorgung (Identifikation der Blutungsquelle)
- ggf. Katecholamingabe, z. B. Noradrenalin (z. B. Arterenol), bei Kreislaufinsuffizienz trotz adäquater Volumensubstitution
- ggf. Schmerztherapie, z. B. Piritramid (z. B. Dipidolor)

39.4 Was erwidern Sie hierauf?

In der Akutsituation verliert der Patient Blut, was zunächst zu einer Verminderung des zirkulierenden Volumens führt. Der Hb-Wert bleibt dabei – trotz Blutverlust – zunächst annähernd unverändert (30–60 min). Erst mit Verzögerung strömt Plasma aus dem Interstitium nach Intravasal und führt durch Verdünnung zu einem reduzierten Hb-Wert.

Kommentar

Definition: Definiert ist der Schock als ein **Missverhältnis von Sauerstoffangebot und Sauerstoffbedarf,** meist ausgelöst durch ein akut einsetzendes Kreislaufversagen, in dessen Folge **Makro- und Mikrozirkulation** gestört sind.

Ätiologie und Pathophysiologie: Unter dem Oberbegriff Schock werden nach Ätiologie und Pathophysiologie verschiedene Schockformen zusammengefasst (s. Tab. Schockformen). Allen gemeinsam ist ein absoluter oder relativer **intravasaler Volumenmangel** bzw. ein **verringer-**

→ Fall 39   Seite 39

Schockform	Ätiologie und Pathophysiologie
Hypovolämischer Schock	Verlust von Wasser/Elektrolyten/Blut ohne wesentliches Trauma (z. B. Erbrechen, Diarrhoe, gastrointestinale Blutungen, Ileus, Aszites, perioperative Blutverluste) → absoluter Volumenmangel
Traumatisch-hämorrhagischer Schock	Blutverlust durch schweres Trauma (z. B. Verletzung innerer Organe, Polytrauma, Frakturen des Beckens oder großer Röhrenknochen, Gefäßverletzungen, Aneurysmarupturen) → absoluter Volumenmangel
Verbrennungsschock	Verbrennungen (2./3. Grades > 15–20 % der Körperoberfläche) → Plasmaverlust → absoluter Volumenmangel
Septischer Schock	Infektionen mit Mikroorganismen/Schädigung des Gewebes führen zur Bildung vasoaktiver und zytotoxischer Mediatoren → ausgeprägte Vasodilatation und Extravasation von Flüssigkeit → relativer Volumenmangel
Anaphylaktischer Schock	Insektengifte, Medikamente, Proteine (Blutprodukte), Röntgenkontrastmittel → Freisetzung von Histamin, Serotonin, Bradykinin → Permeabilitätserhöhung der Kapillaren und Vasodilatation → relativer Volumenmangel
Kardiogener Schock	Pumpversagen des Herzens durch kardiale (z. B. Myokardinfarkt, Herzrhythmusstörungen) und extrakardiale Ursachen (z. B. Lungenembolie, Perikardtamponade) → Herzminutenvolumen ↓

tes **Herzzeitvolumen**. Eine Ausnahme bildet der septische Schock in dessen Folge es anfänglich auch zu einem gesteigerten Herzzeitvolumen kommen kann (hyperdyname Phase). Eine Abnahme des zirkulierenden Blutvolumens bis zu 20 % wird bei Gesunden durch entsprechende Gegenregulationsmechanismen (Gefäßengstellung, Herzfrequenzsteigerung, Katecholaminausschüttung) ausgeglichen und führt zu keinen schwerwiegenden hämodynamischen Auswirkungen. Bei Volumenverlusten von mehr als 20 % kommt es zunächst zur Reduktion des Herzzeitvolumens und erst danach zu einem Blutdruckabfall. Die verzögerte Abnahme des Blutdrucks beruht auf einer kompensatorischen Zunahme des peripheren Gefäßwiderstands im Verlauf der **sympathikoadrenergen Reaktion**. Diese basiert auf der Stimulation des sympathischen Kreislaufzentrums in der Medulla oblongata über Afferenzen aus den Barorezeptoren. Durch eine vermehrte Freisetzung von Katecholaminen und Aktivierung des Renin-Angiotensin-Aldosteron-Systems (RAAS) wird eine Zunahme der Herzfrequenz, der Myokardkontraktilität und des peripheren Gefäßwiderstands erreicht. Es kann daher trotz Volumendefizit eine arterielle Normotonie oder – bedingt durch gleichzeitig vorhandene starke Schmerzen – sogar eine passagere Hypertonie vorliegen. Erst im Spätstadium nach hämodynamischer Dekompensation resultiert eine Abnahme des arteriellen systolischen Blutdrucks. Durch die sympathikoadrenerge Gegenregulation kommt es weiterhin zur **Umverteilung des verbleibenden Blutes** von Muskulatur, Splachnikusgebiet, Haut und Nieren zugunsten von Herz und Gehirn (**Makrozirkulationsstörung**, Stadium der Zentralisation). In der Folge tritt eine periphere Gewebehypoxie und -azidose auf. Ohne adäquate Therapie geht die erste in die zweite Schockphase, das Stadium der **Mikrozirkulationsstörung** über. Die Gewebeazidose bedingt eine **präkapilläre Vasodilatation** sowie eine erhöhte Gefäßpermeabilität mit konsekutivem Verlust von Flüssigkeit, Proteinen und Elektrolyten in das Interstitium (Gewebeödem). Dies führt zur Verstärkung der Zellhypoxie und Hypovolämie (**Circulus vitiosus**) mit Blutdruckabfall, Herzinsuffizienz, Bewusstseinsstörungen und gestörter Nierenfunktion. Es entwickelt sich eine Schocklunge (ARDS) mit Lungenödem und respiratorischer Insuffizienz. Unbehandelt entsteht hieraus die dritte und irreversible Schockphase mit **Multiorganversagen**. Vor allem im Gastrointestinaltrakt kommt es zu einer überproportional starken Perfusionsminderung aufgrund der Freisetzung von vasoaktiven Substanzen. Durch lokale Ischämie wird das Übertreten von Bakterien aus dem Darm in die Blutbahn ermöglicht. Dies ist im weiteren Verlauf der Intensivtherapie nach Überleben des Schocks ein wichtiger Grund für die **hohe Mortalität** der Patienten.

Beckenringfraktur (Komplikationen): Beckenfrakturen sind nach Verkehrsunfällen, nach Sturz aus großer Höhe und in Kombination mit Polytraumen häufig. **Der Blutverlust kann**

→ Fall 39   Seite 39

beträchtlich sein. Theoretisch können bis zu 5 Liter Blut in die Weichteile oder das Retroperitoneum einbluten. Meist wird dabei der **Blutverlust unterschätzt** (s. Antwort zur Frage 39.4). Durch den protrahierten Blutverlust besteht die Gefahr eines hämorrhagischen Schocks (s. o.), welcher sofort und effektiv therapiert werden muss. An Begleitverletzung der umliegenden Strukturen (Beckengefäße, Ureter, Urethra, Penis, Nerven u. a.) muss gedacht werden.

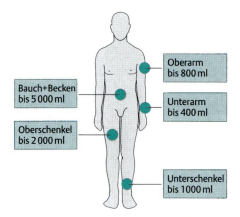

Blutverluste in Abhängigkeit von der Blutungslokalisation (unberücksichtigt bleiben offene Verletzungen)

Klinik und Diagnostik: Leicht erkennbare Symptome einer ausgeprägten Makrozirkulationsstörung sind **schwache** periphere und zentrale **Pulse** sowie eine ausgeprägte **Tachykardie** und **Hypotension** (s. Tab. Symptome der Makro- und Mikrozirkulationsstörung). Ihr Vorhandensein allein jedoch definiert nicht den Schock, ebenso wenig wie ihre Abwesenheit einen Schockzustand sicher ausschließen lässt. So treten diese Symptome bei bestimmten Patientengruppen (z. B. junge Menschen mit ausgeprägten Kompensationsmechanismen, alte Menschen mit entsprechender Dauermedikation [z. B. β-Blocker]) stark verzögert, dann aber schlagartig auf. Die Messung des systolischen Blutdrucks ist aus diesem Grund ein höchst unzuverlässiger Parameter für die Bestimmung des Ausmaßes eines Volumendefizits und für die frühzeitige Diagnose eines Schockzustandes. Relevanter kann der „**Pulsdruck**", die Differenz zwischen systolischem und diastolischem Blutdruck sein, da es durch die Katecholaminausschüttung zur Vasokonstriktion und damit

frühzeitig zum Anstieg des diastolischen Drukkes kommt.

Symptome von Makro- und Mikrozirkulationsstörung

Symptome der Makrozirkulationsstörung	Symptome der Mikrozirkulationsstörung
Tachykardie Hypotension Schwache Pulse	Schlechte Kapillarfüllung, periphere Zyanose Kalte, blasse oder schweißige Haut Erniedrigter Hautturgor Olig-/Anurie Kalte Extremitäten, Temperaturstufe (Temperaturdifferenz zwischen proximal und distal an einer Extremität) Motorische Unruhe, Bewusstseinsstörungen (zerebrale Hypoxie)

Monitoring: s. Antwort zur Frage 39.2.

Therapie: Wichtigster Schritt bei der Schocktherapie ist die **frühzeitige Diagnosestellung!** Ziel ist die Wiederherstellung einer ausreichenden Sauerstoffversorgung des Gewebes und die Beseitigung der Schockursache. Die **symptomatische Therapie** ist bei den verschiedenen Schockformen identisch und besteht aus **Sauerstoffapplikation**, ggf. Intubation und Beatmung, **Kreislaufstabilisierung** (Volumentherapie, Katecholamingabe) und **Schmerztherapie**. Wichtige Voraussetzung der Volumentherapie ist die Anlage mehrerer großer periphervenöser Zugänge. Kleine Flüssigkeitsverluste bis 300 ml ohne nennenswerte Beeinflussung der Kreislauffunktion können durch alleinige Gabe kristalliner Infusionslösungen ausgeglichen werden. Der Volumeneffekt beträgt nur etwa 30 % des infundierten Volumens, die intravasale Halbwertszeit etwa 20 Minuten. Größere Volumenverluste bis 1000 ml müssen zusätzlich mit kolloidalen Volumenersatzmitteln wie HAES (Hydroxyethylstärke), Dextranen oder Gelatinepräparaten behandelt werden. Der Volumeneffekt und die intravasale Halbwertszeit liegen über denen der kristallinen Lösungen. Ein Substitutionsverhältnis von 2:1 (kristallin : kolloidal) bis 1:1 gilt als optimal. HAES ist aufgrund der besseren Verträglichkeit anderen kolloidalen Infusionslösungen (häufige Nebenwirkungen von Dextranen: allergische Reaktionen) vorzuziehen. Zum Ausgleich großer Volumenverluste über 1500 ml ist die konventionelle

→ Fall 39 Seite 39

Volumentherapie aus einer Kombination von kristallinen und kolloidalen Volumenersatzmitteln häufig nicht ausreichend effektiv, so dass zusätzlich Erythrozytenkonzentrate transfundiert werden müssen. Persistieren hypotensive Blutdruckwerte trotz adäquater Flüssigkeitssubstitution, können zusätzlich Katecholamine (z. B. Noradrenalin/Arterenol) appliziert werden. Gibt der Patient Schmerzen an, können diese durch die intermittierende Gabe eines potenten Opioids (z. B. Piritramid) therapiert werden.

Die **kausale Therapie** richtet sich nach der Schockursache. Beim traumatisch-hämorrhagischen Schock muss die Blutungsursache identifiziert und versorgt werden.

Prognose: Für die Prognose eines Patienten im Schock ist neben der Ätiologie auch das Vorhandensein von Vorerkrankungen, das Ausmaß der Makrozirkulationsstörung, v. a. aber die **Zeitdauer des Schockzustandes** und damit der Mikrozirkulationsstörung entscheidend. Ein manifester Schock ist mit einer hohen Letalität verbunden. Eine frühe Diagnosestellung und somit ein möglichst früher Therapiebeginn ist notwendig, um das Ausmaß der Störung durch symptomatische und kausale Therapie einzuschränken.

👫👫 ZUSATZTHEMEN FÜR LERNGRUPPEN
- **Schockformen und deren Therapie**
- **Seltene Schockformen (z. B. neurogener, endokriner Schock)**
- **Indikationen und Durchführung einer Transfusion von Blutprodukten**
- **Frank-Starling-Mechanismus**
- **Polytrauma**

40 Anaphylaktische Reaktion (Anaphylaxie)

40.1 Welche Erstmaßnahmen führen Sie durch?
- Patientin hinlegen
- Atmung überwachen und sichern:
  - Sauerstoffgabe (6–8 l/min über Sauerstoffinhalationsmaske)
  - Pulsoxymetrie
- Kreislauf überwachen und sichern:
  - EKG-Monitoring, Blutdruckkontrolle
  - Venöse Zugänge (mindestens eine Kanüle G16)

40.2 Welche erweiterten Therapiemaßnahmen führen Sie bei der vorliegenden anaphylaktischen Reaktion durch?
- **Volumensubstitution:** kristalline und kolloidale Lösungen (z. B. Ringer- und HAES-Lösung) bis zur Kreislaufstabilisierung
- **Gabe von Antihistaminika:**
  - H_1-Antagonisten, z. B. Dimetinden (z. B. Fenistil 1 mg/kg KG) oder Clemastin (z. B. Tavegil 2 mg i. v.)
  - ggf. zusätzlich H_2-Antagonisten, z. B. Cimetidin (z. B. Tagamet 300 mg) oder Ranitidin (z. B. Zantic 50 mg i. v.)
- **Gabe von Glukokortikoiden**, z. B. Prednisolon (z. B. Solu-Decortin H 250–500 mg i. v.)
- **Adrenalin aufziehen lassen** (1 Ampulle zu 1 mg verdünnt auf 10 ml)

40.3 Welche Symptome können zusätzlich zu den vorliegenden auftreten?
- Sehr variable Kombination von Symptomen möglich!
- Hautmanifestation: Erythem (fleckförmig oder am ganzen Körper), Urtikaria, Juckreiz
- Herz-Kreislauf-Reaktionen: Hypotonie, Tachykardie, Schock, Herz-Kreislauf-Stillstand
- Respiratorische Symptome: Atemnot durch Schwellung (Pharynx, Larynx) und/oder Bronchospastik (Asthma-artige Beschwerden)
- Bewusstseinsstörungen bis zur Bewusstlosigkeit
- Gastrointestinale Symptome: Übelkeit, Erbrechen

40.4 Wie behandeln Sie die Patientin?
- Falls noch nicht geschehen: Schocklage (Beine hoch)
- Intensivierung der Volumensubstitution (Dosierung nach Wirkung)
  - Kristaline Lösung: mindestens 2000 ml
  - Kolloidale Lösung: mindestens 1000 ml
- Katecholamintherapie: Adrenalin nach Wirkung, zunächst 0,1 mg (1 ml der verdünnten Lösung)

➜ Fall 40 Seite 40

Definition: Als Anaphylaxie wird eine **allergische Sofortreaktion** – eine erworbene Überempfindlichkeitsreaktion gegen exogene Substanzen (= Antigen) mit Ausbildung von Antikörpern – bezeichnet (auch: Typ-I-Reaktion nach der Einteilung von Coombs und Gell der immunologischen Reaktionstypen). In ihrer schwersten Ausprägung, dem **anaphylaktischen Schock**, kann sie den Tod des Patienten verursachen.

Pathophysiologie: Durch Erstkontakt mit einem Allergen – hier kommt **jede exogene Substanz** in Frage – kommt es zur Ausbildung von Antikörpern (= Sensibilisierungsphase). Bei erneuter Allergenexposition kommt es durch eine Antigen-Antikörper-Reaktion zu einer **IgE-vermittelten Mastzelldegranulation**. Wichtigster freigesetzter Mediator ist hierbei **Histamin**, aber auch Prostaglandine und Leukotriene spielen eine Rolle. Histamin führt zu einer **peripheren Vasodilatation** und **Steigerung der Gefäßpermeabilität** und damit zum Verlust von Wasser in das Interstitium (= Ödembildung). Es resultiert ein **relativer Volumenmangel**. Weiterhin kommt es zur **Kontraktion der glatten Muskulatur**, die u. a. einen Bronchospasmus auslösen kann. Weitere Symptome sind Hypersekretion der Schleimhäute (z. B. Rhinitis) und Juckreiz.

Klinik: s. Antwort zur Frage 40.3. Die Symptomatik der Anaphylaxie ist **sehr variabel**, setzt aber in der Regel **innerhalb von wenigen Minuten nach Allergenexposition** ein. Je schneller die Symptome auftreten, desto schwerer ist in der Regel auch der Verlauf. Am bedrohlichsten sind die respiratorischen und hämodynamischen Störungen. Hypotonie und (Reflex-)Tachykardie können sich bis zum Schock und Herz-Kreislauf-Stillstand entwickeln. Die respiratorischen Störungen bei der anaphylaktischen Reaktion reichen von leichter Dyspnoe bis zu massiver Atemnot, bedingt durch Schwellungen im Rachen- und Kehlkopfbereich sowie ausgeprägte Bronchospastik. Bewusstseinsstörungen sind in der Regel durch eine fehlende zerebrale Perfusion im Rahmen der hämodynamischen Störungen oder durch eine Hypoxämie aufgrund der gestörten Sauerstoffaufnahme bedingt.

Diagnostik: Eine Urtikaria ist hilfreich bei der Diagnosestellung. Ihre Ausprägung ist aber nicht geeignet, um die Schwere der Reaktion einzuschätzen. Die Notfalldiagnose basiert auf **Anamnese und Klinik** (Dyspnoe, Hypotonie).

Therapie: Grundsätzlich sollte – falls möglich – die **Allergenexposition sofort beendet** werden. Zur symptomatischen Therapie schwerer kardiozirkulatorischer Symptome eignen sich **Schocklagerung, großzügige Volumengabe** sowie die **Gabe von Katecholaminen**, in erster Linie von Adrenalin. Adrenalin bewirkt über eine Stimulation von α-Rezeptoren eine periphere Vasokonstriktion und führt über eine β-Rezeptorenstimulation zusätzlich zu einer Bronchodilatation. Wegen der kardialen Nebenwirkungen (z. B. Herzrhythmusstörungen, erhöhter myokardialer Sauerstoffverbrauch) sollte Adrenalin jedoch nur vorsichtig und verdünnt verabreicht werden! Bei einem Herz-Kreislauf-Stillstand entspricht das Vorgehen den in Fall 49 und Fall 76 beschriebenen Reanimationsmaßnahmen. Eine **Sauerstoffgabe** ist immer erforderlich; abhängig von der Schwere der Symptomatik können eine endotracheale Intubation und die Beatmung des Patienten notwendig werden. Die Therapie der kardiopulmonalen Symptomatik führt in der Regel auch zur Stabilisierung der neurologischen Situation.

Neben der symptomatischen Therapie ist es möglich, durch die rechtzeitige Gabe von **Histamin-Antagonisten** die Ausprägung der anaphylaktischen Reaktion zu mildern. H_1-Antagonisten wirken bronchodilatatorisch und mindern den Juckreiz, eine kardiovaskuläre positive Wirkung ist nicht nachweisbar. Die Wirksamkeit von H_2-Antagonisten ist umstritten, eine Besserung der Symptomatik wird beschrieben. Die **intravenöse Gabe von Glukokortikoiden** ist zusätzlich sinnvoll, da sie bronchodilatatorisch und unspezifisch membranstabilisierend wirken sowie die Histaminfreisetzung hemmen. Diese Effekte treten aber erst zeitverzögert auf, daher sollte die Injektion so früh wie möglich erfolgen. Eine ausgeprägte Bronchospastik wird – wie ein Asthmaanfall – mit inhalativen (z. B. β_2-Sympathomimetika [z. B. Fenoterol, Salbutamol 2–4 Hübe]) oder intravenösen

➔ Fall 40   Seite 40

200

Fall
40

(z. B. Theophyllin 5 mg/kg KG) Bronchodilatatoren und der bereits erwähnten Gukokortikoidgabe behandelt.

Klinikeinweisung: Eine stationäre Überwachung bei Patienten mit anaphylaktischen Reaktionen sollte nach Primärtherapie immer erfolgen, da der klinische Verlauf häufig nicht abzuschätzen ist. Selbst leichte Reaktionen können das Vorstadium eines lebensbedrohlichen anaphylaktischen Schocks sein.

 ZUSATZTHEMEN FÜR LERNGRUPPEN
- **Desensibilisierung**
- **Schwerer Asthmaanfall, Status asthmaticus**
- **Schockformen**

41   Perioperativer Wärmeerhalt

41.1 Akzeptieren Sie die eingestellte Raumtemperatur?
Nein!
- Die niedrige Raumtemperatur begünstigt ein Auskühlen der Patientin. Eine perioperative Hypothermie kann zu einer Reihe von Komplikationen führen (s. Antwort zur Frage 41.2).
- Eine Erhöhung der Raumtemperatur über 24°C ist beim Erwachsenen zwar nicht notwendig, aber ein Kühlen des OPs wenig sinnvoll.

41.2 Welche Probleme können durch eine perioperative Hypothermie der Patientin entstehen?
- Kardiovaskuläre Komplikationen ↑
- Intraoperativer Blutverlust ↑
- Wundinfektionen ↑
- Dauer des Krankenhausaufenthalts ↑
- Beeinträchtigung des Wohlbefindens der Patientin
- Zu den einzelnen Pathomechanismen s. Kommentar

41.3 Welche Gegenmaßnahmen können Sie ergreifen?
- Generell:
  – Kurzer Zeitabstand zwischen Narkoseeinleitung und OP-Beginn
  – möglichst kurze OP-Dauer
- Gezielt:
  – Patient gut zudecken, Wärmematten (Warmwasser/Warmluft) nutzen
  – Warme Infusionen, Infusionswärmesysteme, warme Spüllösungen
  – Vollnarkose: niedriger Frischgasfluss, Anfeuchten der Atemluft
- Bei Kindern: Erhöhung der Raumtemperatur

41.4 Stellt die Hypothermie bei Eingriffen in Regionalanästhesie ein relevantes Problem dar?
Ja, denn:
- Sympathikolyse in den betreffenden Gebieten begünstigt Wärmeabgabe durch Vasodilatation
- Muskelzittern ist in den betroffenen Körperregionen nicht möglich, dadurch ist die Möglichkeit zur Wärmeproduktion vermindert.

Kommentar

Allgemeinanästhesien oder rückenmarknahe Anästhesien führen zu einer Störung bzw. Aufhebung der physiologischen Wärmeregulation (Kälteempfinden, Wärmeproduktion, Sollwerteinstellung), so dass die Körpertemperatur wesentlich stärker von der Umgebungstemperatur abhängig wird. Probleme, die durch Auskühlen des Patienten perioperativ entstehen, werden häufig unterschätzt. Erst in den letzten Jahren hat sich die Erkenntnis durchgesetzt, dass eine perioperative Hypothermie Auswirkungen auf das Wohlbefinden des Patienten und auf die Rate der Komplikationen hat. Gemeinsames Ziel von Operateur und Anästhesist ist es daher, eine Normothermie beim Patienten zu erhalten. Ein Temperaturmonitoring sollte dementsprechend bei jedem Eingriff, der länger als 1 Stunde dauert, erfolgen.

Physiologische Kompensationsmechanismen: Die zentrale Temperaturregulation durch den Hypothalamus bewirkt bei einer Unterschreitung des Sollwertes eine Vasokonstriktion. Zu-

→ Fall 41   Seite 41

sätzlich wird durch Muskelzittern die körpereigene Wärmeproduktion gesteigert. Bei Neugeborenen wird im braunen Fettgewebe Wärme erzeugt.

Perioperative Mechanismen: **Perioperativ** können verschiedene Ursachen und Mechanismen zu einer Hypothermie führen. Durch die **Narkose** ist die **Wärmeproduktion vermindert**. Gleichzeitig wird die hypothalamische Temperaturregulation durch zentral wirksame Narkotika und Narkosegase gestört. Es resultiert eine **periphere Vasodilatation mit vermehrter Wärmeabgabe**. Die Gabe von Muskelrelaxanzien **unterdrückt** die **Wärmeproduktion durch Muskelzittern**. Bei Eingriffen in Regionalanästhesie kommt es durch die Sympathikolyse im betroffenen Gebiet ebenfalls zu **einer Vasodilatation mit vermehrter Wärmeabgabe**. Gleichzeitig ist die Temperaturwahrnehmung und damit die **Thermoregulation gestört**. Zusätzlich steht die Muskulatur in den betreffenden Körperregionen nicht zur Wärmeproduktion zur Verfügung. Bei einer Kombination von Allgemein- und Regionalanästhesie addieren sich diese Effekte, sodass die Abnahme der Körpertemperatur noch ausgeprägter sein kann. Zusätzlich kann dem Körper Wärme über die **Atemluft** entzogen werden. **Kalte Infusionslösungen** oder **Spüllösungen** (z. B. bei großen abdominellen Eingriffen) müssen vom Körper erwärmt werden und verbrauchen dadurch Wärme. Die **Hautdesinfektion mit alkoholhaltigen Lösungen** bewirkt eine Abkühlung. Die **Eröffnung großer Körperhöhlen** (Thorax, Abdomen) und **große Wundflächen** vergrößern die Austauschfläche, führen zum Flüssigkeitsverlust und begünstigen dadurch ebenso einen Wärmeverlust. Eine **niedrige Raumtemperatur**, die **unzureichende Isolation des Patienten**, ein **kalter Operationstisch** und **ausgeprägte Luftbewegungen** (z. B. durch eine Klimaanlage) begünstigen die Wärmeabgabe.

Bei Kindern muss mit einer noch stärkeren Auskühlung gerechnet werden, da sie im Verhältnis zum Gewicht eine größere Körperoberfläche haben und dadurch im gleichen Zeitraum mehr Wärme abgeben können.

Auswirkungen einer Hypothermie: Postoperativ kommt es durch die wiedereinsetzende Thermoregulation zu einer **Katecholaminausschüttung**, um eine Vasokonstriktion zu errei-

chen. Diese führt zu Hypertonie, peripherer Minderperfusion, metabolischer Azidose und Maskierung einer Hypovolämie. Gleichzeitig wird durch **Muskelzittern** der Energieumsatz und damit der **Sauerstoffverbrauch gesteigert**. **Kardiovaskuläre Komplikationen** wie Angina pectoris, Myokardinfarkt und Herz-Kreislauf-Stillstand treten durch diese beiden Mechanismen postoperativ vermehrt auf, wenn der Patient intraoperativ ausgekühlt war. Besonders gefährdet sind Patienten mit kardiovaskulären Vorerkrankungen! Der **intraoperative Blutverlust steigt** durch Hypothermie ebenfalls. In Vergleichsstudien konnte bei hypothermen Patienten ein erhöhter Transfusionsbedarf nachgewiesen werden. Die Enzymreaktionen im Rahmen der Gerinnungskaskade sind temperaturabhängig und werden durch eine verminderte Körpertemperatur gehemmt. Eine gestörte Thrombozytenfunktion wird als zusätzlicher Mechanismus diskutiert. Als weitere ungünstige Folge einer intraoperativen Hypothermie konnte eine **erhöhte Rate postoperativer Infektionen** im OP-Gebiet identifiziert werden. Durch die postoperative Vasokonstriktion zur Normalisierung der Körpertemperatur kommt es zur Minderperfusion. Auch die Granulozyten- und Leukozytenaktivierung ist durch Hypothermie vermindert. Eine Hypothermie kann durch einen verzögerten Abbau der Medikamente (verminderte renale und hepatische Elimination) zu einem **Narkoseüberhang** mit verzögertem Aufwachen und gestörter Atemfunktion führen. **Postoperatives Kältezittern** wird als sehr unangenehm empfunden und gehört neben Übelkeit und Erbrechen zu den Begleiterscheinungen einer Narkose, die Patienten postoperativ sehr beeinträchtigen. Alle Faktoren können die **Dauer des Krankenhausaufenthaltes** verlängern und somit – unabhängig von der Beeinträchtigung des Patientenzustandes – nicht unerhebliche Folgekosten verursachen.

Maßnahmen zum Wärmeerhalt: **Kurze Abstände** zwischen Narkoseeinleitung und Beginn des Eingriffs sowie eine kurze OP-Dauer vermindern die Phase, in der ein Patient auskühlen kann. Bei Kindern ist wegen der verhältnismäßig größeren Körperoberfläche eine Erhöhung der Raumtemperatur (>24°C) üblich, beim Erwachsenen ist keine wesentliche Verminderung der Auskühlung durch diese Maßnahme zu erwarten. Ein Absenken der Raumtempera-

→ Fall 41   Seite 41

tur unter 20–22 °C ist jedoch nicht sinnvoll, da hierdurch eine Hypothermie begünstigt wird. Der Patient sollte sorgfältig mit **warmen Tüchern** zugedeckt werden. Für das Abwaschen sollten nur die notwendigen Körperareale abgedeckt werden, und zwar erst unmittelbar vor Beginn der Hautdesinfektion. Durch **Anfeuchten der Atemluft** beim beatmeten Patienten und eine **Narkose mit niedrigem Frischgasfluss** kann der Verdunstungseffekt und somit der Wärmeverlust über die Lunge reduziert werden. Gezielte Maßnahmen zur aktiven Wärmezufuhr beinhalten die Verwendung **vorgewärmter Infusionen** und **Infusionswärmersysteme**, den Einsatz von **beheizten Warmwassermatten** auf dem OP-Tisch oder auf dem Patienten sowie die Verwendung von **Warmluftgebläsen** mit passenden Wärmedecken. Ist eine intraoperative Hypothermie mit einer Körpertemperatur von weniger als 35°C aufgetreten, sollte die Narkose verlängert und der Patient erst nach Wiedererwärmung extu-

biert werden. Postoperativ müssen Patienten mit intraoperativer Hypothermie wegen des erhöhten Risikos für kardiale Komplikationen (s. o.) entsprechend überwacht werden. Die o.g. Maßnahmen eignen sich auch zur postoperativen Erwärmung des Patienten – allerdings ist die Vermeidung der Hypothermie das bessere Konzept! Zur Behandlung des postoperativen Muskelzitterns (das auch bei Normothermie auftreten kann) eignen sich Pethidin (Dolantin 25–50 mg i. v.) und Clonidin (Catapresan 0,075–0,150 mg i. v.).

👪 ZUSATZTHEMEN FÜR LERNGRUPPEN
- **Temperaturregulation**
- **Kontrollierte Hypothermie (Indikationen)**
- **Postoperative Übelkeit und Erbrechen (PONV)**
- **Postoperative Überwachung im Aufwachraum**

| 42 Allgemeinanästhesie zur Sectio caesarea

|42.1| Mit welchen Problemen müssen Sie bei Schwangeren bei der Durchführung einer Allgemeinanästhesie generell rechnen?
- Erhöhtes Aspirationsrisiko (ab 16. Schwangerschaftswoche):
  - Verlagerte Magenachse
  - Reduzierter Tonus von Magen und Ösophagussphinkter
  - Erhöhter intragastraler und intraabdomineller Druck
- Erhöhte Rate von Intubationsschwierigkeiten (bis zu 5 % der Fälle):
  - Ödematöse Veränderungen der Schleimhaut des Respirationstrakts
  - Zwerchfellhochstand, dadurch verringerte funktionelle Residualkapazität (FRC) = kürzere Apnoetoleranz auch nach Präoxygenierung

|42.2| Beschreiben Sie die Durchführung der Narkose bei dieser dringlichen Indikation!
- **Ileuseinleitung** (s. auch Fall 47) wegen des erhöhten Aspirationsrisikos und der Dringlichkeit (fetale Depression)
- OP-Tisch nach **links** kippen lassen: Vermeidung eines Vena-cava-Kompressionssyndroms (s. Kommentar)

- Präoxygenierung mit dichtsitzender Maske so lange Patientin noch spontan atmet, nach Narkoseeinleitung keine Maskenbeatmung!
- Leistungsfähige Absaugeinheit mit großlumigem Absaugkatheter muss verfügbar und eingeschaltet sein
- „Präcurarisierung": geringe, subparalytische Dosis eines nichtdepolarisierenden Muskelrelaxans, z. B. Rocuronium (z. B. Esmeron 5 mg i. v.), um die Faszikulationen nach Succinylcholingabe zu reduzieren
- Applikation eines schnellwirkenden Hypnotikums, z. B. Thiopental (z. B. Trapanal 3–5 mg/ kg KG i. v.), alternativ: S-Ketamin (z. B. Ketanest-S 0,5–1 mg/kg KG i. v.), Kombination beider Substanzen möglich
- Succinylcholin (z. B. Lysthenon 1–1,5 mg/kg KG i. v.)
- Cricoiddruck (Sellick-Manöver) durch eine Hilfsperson: Kehlkopf wird nach hinten gedrückt, dadurch Verschluss des Ösophagus (Aspirationsprophylaxe)
- Endotrachealtubus mit Führungsstab, Intubation unter Fortsetzung des Cricoiddrucks
- Umgehende Lagekontrolle mit Rückmeldung an die Operateure, damit sofort mit dem Eingriff begonnen werden kann

→ Fall 42 Seite 42

- Beatmung mit einem Sauerstoff-Lachgas-Gemisch (FiO$_2$ ≥0,5), Inhalationsanästhetikum – wenn notwendig – nur in niedriger Dosierung (z. B. Isofluran <0,75Vol.-%)
- Magensonde legen, absaugen
- Bei Eröffnung der Fruchtblase: FiO$_2$ auf 1,0 (zur Vermeidung einer fetalen Depression durch Lachgas)
- Nach Abnabelung:
  - Fentanyl 1–2 µg/kg KG i. v.
  - Relaxierung z. B. mit Rocuronium (z. B. Esmeron 0,2–0,3 mg/kg KG i. v.)
  - Reduktion der FiO$_2$ auf 0,3–0,5; Inhalationsanästhetikum (z. B. Sevofluran, Isofluran) jetzt in regulärer Dosierung (cave: Uterusrelaxierung bei zu hoher Dosis)
  - Oxytocin (z. B. Syntocinon 3–10IE i. v.) zur Förderung der Uteruskontraktion, ggf. weitere 30IE als Kurzinfusion (Rücksprache mit Operateur)
  - Bei Uterusatonie sind gravierende lebensbedrohliche Blutungen möglich, enge Kommunikation mit dem Operateur unabdingbar
- Fortführung der Narkose, Extubation erst nach vollständiger Rückkehr der Schutzreflexe

| 42.3 | Welche Maßnahmen sollten Sie ergreifen, wenn bei dieser Patientin Intubationsschwierigkeiten auftreten?

- Generelle Maßnahmen zur Erleichterung der Intubation:
  - Maximale Tubusgröße 7,0–7,5
  - Immer Führungsstab verwenden, wenn mit Intubationsschwierigkeiten zu rechnen ist
  - Alternativen zur endotrachealen Intubation bereithalten (z. B. Larynxmaske/-tubus)
- Bei schwieriger Intubation:
  - Zunächst Maskenbeatmung mit Cricoiddruck (Sicherstellung der Oxygenierung von Mutter und Kind)
  - 2. Intubationsversuch sinnvoll? (abhängig von Oxygenierung und Laryngoskopiebefund beim 1. Versuch)
  - Mehrere Intubationsversuche führen zu einem erhöhten Risiko von Blutungen und Schwellungen im Rachenbereich sowie Oxygenierungsproblemen
  - Alternativen zur endotrachealen Intubation erwägen, am besten geeignet sind Larynxmaske/-tubus mit Möglichkeit zur Platzierung einer Magensonde (Reduktion des Aspirationsrisikos)

| 42.4 | Warum kann die Sectio caesarea im vorliegenden Fall nicht in Spinalanästhesie durchgeführt werden?

- Notsectio aus kindlicher Indikation, Ziel: schnellstmögliche Entbindung
- Bei Spinalanästhesie Wirkungseintritt der Medikamente erst nach einigen Minuten, Hautschnitt entsprechend erst später als bei Allgemeinanästhesie möglich, daher bei Notsectio immer Intubationsnarkose

| Kommentar

Physiologische Veränderungen in der Schwangerschaft und deren Bedeutung für eine Intubationsnarkose: Zahlreiche Umstellungsvorgänge finden während der Schwangerschaft statt, die teilweise erheblichen Einfluss auf die Durchführung einer Allgemeinanästhesie bei Eingriffen während der Schwangerschaft oder zur Kaiserschnittentbindung haben. **Atemzugvolumen** und **Atemfrequenz** der Schwangeren sind **gesteigert**, um den zusätzlichen Sauerstoffverbrauch zu decken. Die **funktionelle Residualkapazität** ist durch den zunehmenden Zwerchfellhochstand im Verlauf der Schwangerschaft **eingeschränkt** und verursacht eine geringere Sauerstoffreserve. Bei einer Apnoe (z. B. bei Intubation) sinkt daher die arterielle Sauerstoffsättigung rascher ab als bei Nichtschwangeren. Die **hormonell bedingte Flüssigkeitseinlagerung** betrifft auch den Respirationstrakt: **Schleimhautödeme** führen zu einer erhöhten Rate **schwieriger Intubationen** und einer **gesteigerten Blutungsneigung.** Herzzeitvolumen und Blutvolumen sind gesteigert. Ab der 20. Schwangerschaftswoche kann ein **Vena-cava-Kompressionssyndrom** ausgelöst werden: In Rückenlage drückt der vergrößerte Uterus auf die Vena cava inferior. Dies führt zu einem verminderten venösen Rückstrom mit Blutdruckabfall bis hin zur Schocksymptomatik und fetalen Asphyxie. Um dies zu vermeiden, sollten Schwangere in **leichter Linksseitenlage** gelagert werden. Durch **gesteigerte Aktivität von Gerinnungsfaktoren** (v. a. Fakto-

→ Fall 42 Seite 42

ren VII, VIII, X) besteht ein erhöhtes Risiko für **thromboembolische Komplikationen**. Die **Verringerung des Cholinesterasespiegels** kann zu einer **verlängerten Wirkung der Muskelrelaxanzien** führen; meist treten jedoch keine Probleme auf. Durch die **Veränderung der Magenposition** bei Größenzunahme des Uterus steigt das Risiko für eine **Regurgitation** mit nachfolgender **Aspiration** ab der 12. Schwangerschaftswoche. Der intragastrale Druck nimmt zu, gleichzeitig ist der Tonus der Ösophagussphinkter reduziert. Stress und Angst führen zu einer verzögerten Magenentleerung, wodurch das Aspirationsrisiko weiter ansteigt. Die Durchblutung des Uterus ist direkt vom mütterlichen Blutdruck abhängig, d. h. eine Hypotonie oder Kreislaufzentralisation im Schock schränkt die Uterusperfusion erheblich ein und führt somit zu einer kindlichen Asphyxie: Das Blut im intervillösen Raum enthält Sauerstoff für maximal 1 bis 2 Minuten, gelingt es in dieser Zeit nicht, die Durchblutung wiederherzustellen (= den Blutdruck der Mutter zu stabilisieren), bekommt der Fetus danach keinen Sauerstoff mehr.

Narkotikawirkung auf den Fetus: Bei Auswahl der Narkosemedikamente für eine Allgemeinanästhesie während der Schwangerschaft wird besonders auf eine geringe oder **fehlende Toxizität für den Fetus** geachtet. Bei einer Sectio caesarea in Intubationsnarkose sollten die verwendeten Medikamente zusätzlich die einsetzende Spontanatmung des Fetus nach der Entbindung möglichst wenig beeinflussen. **Thiopental** tritt zwar rasch in die Plazenta über, aufgrund der kurzen Wirkdauer und des Abbaus in der kindlichen Leber finden sich jedoch nur niedrige fetale Blutspiegel. **Ketamin** passiert die Plazentaschranke rasch, weshalb bei Dosierungen über 1 mg/kg KG eine fetale Depression (z. B. Bradypnoe) auftritt. **Opioide** verursachen durch ihren raschen Plazentaübertritt eine fetale Depression, weshalb bei einer Sectio caesarea die Opioidgabe – anders als bei sonstigen Allgemeinanästhesien – erst nach Abnabelung des Kindes erfolgt. Um eine Analgesie zu erzielen, kann entweder Ketamin (als Einzelsubstanz oder in Kombination mit Thiopental) eingesetzt oder die Beatmung initial mit Lachgas (N_2O) durchgeführt werden. Wegen der raschen Plazentapassage und der resultierenden fetalen Depression muss die Lachgaszufuhr etwa 2 Minuten vor Abnabelung – ungefähr zum Zeitpunkt der Eröffnung der Fruchtblase – beendet werden. Inhalationsanästhetika sollten bis zur Entbindung des Kindes nur in niedriger Dosierung (z. B. Isofluran bis 0,75 Vol.-%) eingesetzt werden. **Muskelrelaxanzien** zeichnen sich durch einen geringen Plazentaübertritt aus, sodass bei üblicher Dosierung keine wesentliche Relaxierung des Feten eintritt (Ausnahme: atypische Cholinesterase – Relaxation durch Succinycholin, das von der Mutter verzögert abgebaut wird und in höherer Menge die Plazenta passiert). **Lokalanästhetika** sind sehr gut plazentagängig, führen aber nur in hoher Konzentration zu einer fetalen Bradykardie und neurologischen Beeinträchtigungen.

Auswahl des Anästhesieverfahrens: Indikationen für eine Allgemeinanästhesie zur Sectio caesarea sind neben **Notsectio wegen einer fetalen Depression** oder anderen **geburtshilflichen Notfällen** (z. B. Plazentalösung) auch die üblichen **Kontraindikationen für Regionalanästhesieverfahren** wie Gerinnungsstörungen, anatomische Veränderungen der Lendenwirbelsäule, entzündliche Prozesse im Punktionsbereich oder die Ablehnung der Regionalanästhesie durch die Patientin. Wegen der erhöhten Rate **schwieriger Intubationen** und des **erhöhten Aspirationsrisikos** sollten bei Fehlen einer zwingenden Indikation für eine Vollnarkose wenn möglich Spinal- und Periduralanästhesie erwogen werden. Diese Anästhesieverfahren erlauben es den Müttern (und Vätern), die Entbindung mitzuerleben. Gleichzeitig ist das Aspirationsrisiko vermindert (häufigste Ursache mütterlicher Morbidität und Mortalität) und die potenziell nachteiligen Wirkungen der Narkotika zur Allgemeinanästhesie auf den Fetus spielen keine Rolle. Beachtet werden muss der mögliche Blutdruckabfall bei den rückenmarknahen Verfahren, der unbehandelt zu einer Minderdurchblutung des Uterus führt.

➜ **Fall 42** Seite 42

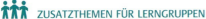
- Physiologische und pathophysiologische Veränderungen in der Schwangerschaft
- Fetotoxizität von Medikamenten
- Periduralanästhesie zur Entbindung
- Reanimation von Neugeborenen
- Vorgehen bei Aspiration; Aspirationsprophylaxe

43 Ambulant erworbene Pneumonie

43.1 Welche Verdachtsdiagnose stellen Sie?
Pneumonie (am ehesten bakteriell); Begründung: akuter Beginn mit hohem Fieber, Husten, eitrigem Auswurf, Atemnot; Blutgasanalyse (Hypoxie, Hyperkapnie, Azidose)

43.2 Welche Maßnahmen führen Sie durch, um Ihren Verdacht zu bestätigen oder auszuschließen?
- **Klinische Untersuchung:** Perkussion (umschriebene Dämpfung), Auskultation (feinblasige Rasselgeräusche)
- **Labor:** Entzündungsparameter ↑ (Leukozyten, CRP, BSG, Procalcitonin, Linksverschiebung); mikrobiologische Untersuchung des Sputums (ggf. Bronchoskopie zur Gewinnung von Trachealsekret); Blutkulturen
- **Röntgen-Thorax:** Transparenzminderung, diffuse fleckige Verschattungen = „Infiltrate"

43.3 Welches Beatmungskonzept wählen Sie?
Lungenprotektive Beatmung („baby lung concept", s. Fall 91):
- Relativ niedrige Tidalvolumina (4–7 ml/kg KG)
- Möglichst niedrige Spitzendrücke (P_{max} <30 mbar)
- Relativ hohe Atemfrequenz (CO_2-adaptiert, 12–15/min)
- PEEP (5–10 mbar; verhindert den Kollaps von Alveolen und verbessert die Oxygenierung)

- Möglichst druckkontrollierter volumenregulierter Modus, dadurch wird der höchste eingestellte Beatmungsdruck zugunsten der Atemzugvolumina nicht überschritten
- Ggf. permissive Hyperkapnie (in Kauf nehmen einer moderaten Hypoventilation zugunsten von möglichst niedrigen [lungenprotektiven] Atemzugvolumina).

43.4 Welche Komplikationen erwarten Sie beim vorliegenden Krankheitsbild?
Globale Ateminsuffizienz (Hypoxie, Hyperkapnie), Lungenversagen (ARDS), Sepsis, Multiorganversagen, Einschmelzung und Abszedierung

43.5 Was können Sie auf dieser Aufnahme erkennen?
- Röntgen-Thorax des liegenden Patienten, Thorax vollständig zu erkennen
- Trachea mit liegendem Endotrachealtubus, Spitze des Tubus liegt ca. 2 cm vor der Trachealbifurkation
- Rechte Lunge: Totalverschattung („weiße Lunge")
- Linke Lunge: Infiltrate
- Kein Hinweis auf eine Fraktur oder Mediastinalverziehung auf eine Seite (Ausschluss Totalatelektase der rechten Lunge)
- ZVK-Lage rechts lateral in Höhe der Trachealbifurkation (regelrechte Position)

→ Fall 43   Seite 43

Definition und Einteilung: Die Pneumonie ist eine **bakterielle** oder **virale** Entzündung des **Lungenparenchyms** (aleoläre Strukturen) oder **Interstitiums**. Pneumonien können eingeteilt werden nach

- dem Auslöser (Viren, Bakterien, Pilze)
- dem klinischem Verlauf (akut, chronisch)
- der Pathoanatomie (Broncho-, Lobär-, Segment-, interstitielle Pneumonie)
- der Epidemiologie (ambulant erworben, nosokomial).

Ätiopathogenese: Wichtig für die Therapie ist die Unterscheidung zwischen **ambulant** (= prähospital) **erworbener** und **nosokomialer** Pneumonie, da beide von verschiedenen Erregern ausgelöst werden. Eine nosokomiale Pneumonie kann sich während eines längeren Krankenhausaufenthalts manifestieren. Auslöser für ambulant erworbene Pneumonien sind **Bakterien der Oropharyngealflora** (Haemophilus influenzae, Pneumokokken, Staphylococcus aureus, Enterobacter spp., Klebsiella pneumoniae, E. coli, Serratia spp.) und **Viren** (RS-, Influenza-, Parainfluenza, ECHO-, Adenoviren). Bei bakterieller Genese tritt meist eine alveoläre, bei viraler Genese meist eine interstitielle Entzündungsreaktion auf.

Klinik: Typisch für Pneumonien ist ein **akuter Beginn** mit **hohem Fieber**, **Husten mit Auswurf**, **Schüttelfrost** und **Atemnot** sowie ein **reduzierter Allgemeinzustand**.

Komplikationen: Die entzündliche Veränderung der Lunge führt zu einem verschlechterten Gasaustausch (Hypoxie, Hyperkapnie). Im schlimmsten Fall kann sich ein kompletter Funktionsausfall der Lunge (ARDS, s. Fall 91) entwickeln. **Sepsis** und **Multiorganversagen** können bei einer Pneumonie aus der Einschmelzung und **Abszedierung** des betroffenen Lungenareals resultieren.

Diagnostik: Die **klinische Untersuchung** liefert in Kombination mit der **Anamnese** meist richtungsweisende Befunde (s. o. und Antwort zur Frage 43.2). Viele Differenzialdiagnosen sind möglich, so können z. B. ein sinubronchiales Syndrom, Bronchitis, Lungenödem, Tumor, Lungenembolie, Tuberkulose oder Bronchiektasen ähnliche Symptome wie eine Pneumonie hervorrufen. Eine **bildgebende radiologische Diagnostik** (Röntgen bzw. Computertomographie des Thorax) kann oft die Diagnose bestätigen oder ausschließen. Der **Erregernachweis** ist aus Körpersekreten (z. B. **Sputum**, bronchoskopisch gewonnenes **Trachealsekret, Blutkulturen**) möglich und notwendig, um gezielt antibiotisch therapieren zu können. Im Blutbild ist oft ein ausgeprägter **Anstieg der Entzündungsparameter** (Leukozyten, Linksverschiebung, BSG, CRP, Procalcitonin) zu erkennen, in der **Blutgasanalyse** spiegelt sich der eingeschränkte Gasaustausch (**Hypoxie, Hyperkapnie, meist Azidose**) wider.

Therapie: Besteht der dringende Verdacht auf eine Pneumonie, muss bis zum Eintreffen des Antibiogramms kalkuliert („blind") eine **antibiotische Therapie** begonnen werden. Hier eignen zur Therapie der ambulant erworbenen Pneumonien Chinolone wie Moxifloxacin (z. B. Avalox). Nach Eintreffen des Antibiogramms muss ggf. die Therapie umgestellt werden. Die **allgemeine Therapie** bei Pneumonie richtet sich v. a. nach der Schwere der Erkrankung und umfasst Bettruhe, Thromboseprophylaxe, eine ausreichende Flüssigkeitszufuhr, fiebersenkende Maßnahmen, Atemtherapie und ggf. die Stabilisierung der Vitalfunktionen (Sauerstoffgabe, Beatmungstherapie, Kreislaufstabilisierung). Muss der Patient beatmet werden, ist zu beachten, dass die Lunge bei einer Pneumonie extrem sensibel auf Traumata (Baro- oder Volutrauma) reagiert, die aus einer unsachgemäßen Beatmung resultieren können. Entsprechend wichtig ist daher eine **lungenprotektive Beatmung** („baby lung concept", s. Antwort zur Frage 43.3).

👬 ZUSATZTHEMEN FÜR LERNGRUPPEN
- Antibiotikatherapie der ambulant erworbenen Pneumonien nach Erregerspektrum
- Nosokomiale Pneumonie
- ARDS

207

Fall

43

➔ Fall 43 Seite 43

44.1 Sind Sie mit der Durchführung des Eingriffs als ambulante Operation einverstanden? Begründen Sie Ihre Entscheidung?

Ja, da:
- der Patient jung und gesund ist,
- es sich um einen Eingriff mit geringem intra- und postoperativen Blutungsrisiko handelt,
- keine respiratorischen Komplikationen in der postoperativen Phase zu erwarten sind.
- eine suffiziente postoperative Analgesie durch orale Medikamente zu gewährleisten ist.

44.2 Worauf müssen Sie ihn unbedingt hinweisen?

- Bis 24 Stunden nach einem ambulanten operativen Eingriff bzw. einer Narkose sind die Patienten nicht verkehrstauglich. Es besteht ein erhöhtes Unfallrisiko durch herabgesetzte Reaktionsfähigkeit! D.h. für die Heimfahrt und die nächsten 24 Stunden muss der Patient durch eine erwachsene Begleitperson (z. B. Angehöriger) im Straßenverkehr betreut werden.
- Allgemeine Voraussetzung für ambulante Eingriffe:
  - Abholung durch erwachsene Begleitperson
  - Die postoperative Betreuung muss ohne medizinisches Fachpersonal in der häuslichen Umgebung des Patienten zu gewährleisten sein.

44.3 Welche Eingriffe und welche Patienten eignen sich nicht für das ambulante Operieren?

- Eingriffe
  - mit erhöhtem intra- und postoperativen Blutungsrisiko
  - bei nicht-nüchternen Patienten
  - mit zu erwartender Einschränkung der respiratorischen Funktion
  - die eine postoperative Nachbetreuung durch medizinisches Fachpersonal notwendig machen
  - bei denen eine postoperative Schmerztherapie mit intravenösen Analgetika notwendig ist
- Patienten
  - der ASA-Klasse III mit nicht adäquat behandelten chronischen Erkrankungen (z. B. Diabetes mellitus, Asthma bronchiale) sowie aller höheren ASA-Klassen
  - mit einer Adipositas per magna
  - die jünger als 3 Monate sind
  - deren soziales Umfeld eine Überwachung in den ersten 24 Stunden nicht sicher erscheinen lässt
  - bei denen postoperativ eine orale Flüssigkeits-/Nahrungsaufnahme nicht selbstständig und rasch möglich ist
  - mit mangelnder Einsicht in die Verhaltensmaßregeln für ambulante Eingriffe.

Kommentar

Ambulante Operationen: Bei ambulanten Operationen handelt es sich um diagnostische oder therapeutische Eingriffe, bei denen der Patient sowohl prä- als auch postoperativ die Nacht zu Hause verbringt. Sie gewinnen aufgrund geringerer Behandlungskosten und größeren Patientenkomforts zunehmend an Bedeutung. Einige wichtige Kriterien und Vorrausetzungen müssen jedoch bei der Durchführung von ambulanten Operationen beachtet werden, um das Narkose- bzw. Operationsrisiko für die Patienten gering zu halten (s. Antworten zu Fragen 44.2 und 44.3). Während der Prämedikationsvisite sollte daher die postoperative Phase gut geplant bzw. vorbereitet werden (z. B. durch ausführliche Aufklärung des Patienten).

Patientenauswahl: Der **Wunsch** bzw. die **Bereitschaft** des Patienten, sich einem ambulanten Eingriff zu unterziehen, sind **absolute Voraussetzung** für die Durchführung. Der Transport des Patienten nach Hause durch eine geeignete erwachsene Person muss – auch bei Nutzung öffentlicher Verkehrsmittel – gewährleistet sein, um Unfälle unter Einfluss von Narkotika (Sedativa, Analgetika) zu verhindern. In den ersten 24 Stunden muss die Überwachung durch eine Person gewährleistet werden, die die notwendigen Anweisungen beachten sowie ggf. Hilfe leisten oder holen kann. Ein Telefon muss daher am postoperativen Aufenthaltsort des Patienten vorhanden sein. Die Einsicht des Patienten in die Maßnahmen, die für den Eingriff

➜ Fall 44 Seite 44

und die postoperative Phase notwendig sind, muss gegeben sein.

Bezüglich des Patientenzustandes wird gefordert, dass nur Patienten ohne wesentliche Vorerkrankungen (**ASA-Klassen I und II**) sowie – nach anästhesiologischer Beurteilung – Patienten mit gut eingestellten chronischen Erkrankungen wie Hypertonie, Asthma bronchiale und Diabetes mellitus für ambulante Eingriffe zugelassen werden. Kinder sollten mindestens 3 Monate alt und zum errechneten Geburtstermin auf die Welt gekommen sein. Adipositas per magna gilt als relative Kontraindikation für ambulante Eingriffe.

Wie bei allen elektiven Eingriffen muss präoperativ eine Anamneseerhebung und klinische Untersuchung erfolgen und der Patient über den Eingriff, das Anästhesieverfahren und die jeweiligen Risiken aufgeklärt werden. Dabei ist bei ambulanten Eingriffen v. a. auf die **präoperative Nüchternheit** und die Verhaltensmaßregeln für die postoperative Phase einzugehen. Hierzu gehören das ausdrückliche Verbot, in den ersten 24 Stunden postoperativ selbst ein Fahrzeug zu lenken oder Geschäfte zu tätigen (z. B. Vertragsunterschriften; Patienten sind nur eingeschränkt geschäftsfähig!) sowie andere als die verordneten Medikamente einzunehmen oder Alkohol zu konsumieren.

Auswahl des Anästhesieverfahrens: Bezüglich des am besten geeigneten Narkoseverfahrens für ambulante Eingriffe kann ebenso wenig eine definitive Aussage gemacht werden wie bei Eingriffen im Rahmen eines stationären Aufenthaltes. Nach einer Vollnarkose oder Analgosedierung stellt die herabgesetzte Einsichts- und Reaktionsfähigkeit des Patienten sicher ein größeres Problem dar als nach einem regionalanästhesiologischen Verfahren. Die nicht immer zuverlässige Überwachung der Rückbildung sensomotorischer Defizite sowie Rückmeldung bei neurologischen Defiziten nach Regionalanästhesie führt bei manchen Anästhesisten zur Ablehnung dieser Verfahren bei ambulanten Eingriffen. Prinzipiell sollte ein für den Patienten und den jeweiligen Eingriff geeignetes Verfahren gewählt werden, bei dem die postoperative Überwachung entsprechend den o.g. Vorgaben gewährleistet werden kann.

Überwachung und Entlassung: Die postoperative Überwachung von ambulanten Patienten er-

folgt genauso wie die bei stationären Patienten. Herz-Kreislauf- und respiratorische Situation werden mittels EKG, Blutdruckkontrollen und Pulsoxymetrie (= Standardmonitoring) überwacht. Daneben kommt der Beurteilung der Vigilanz, postoperativer Blutverluste und starker Schmerzen sowie Übelkeit und Erbrechen besondere Bedeutung zu. Im Gegensatz zu Eingriffen im Rahmen eines stationären Aufenthalts, bei denen der Patient nach Verlegung aus dem Aufwachraum auf einer Station weiterbetreut wird, soll nach einem ambulanten Eingriff die **Versorgung im häuslichen Bereich unmittelbar möglich** sein. Von anästhesiologischer Seite sind dementsprechend bestimmte Mindestanforderungen zu erheben: **Stabile respiratorische und hämodynamische Verhältnisse** müssen vorhanden sein und sollten **für mindestens 1 Stunde** überwacht und dokumentiert werden. **Blutungen** im Bereich der Operationswunde oder aus Drainagen sollten allenfalls **minimal** sein. Der Patient muss bei Entlassung **zeitlich, örtlich und zur Person orientiert** sein, sich selbständig anziehen und herumlaufen können (abhängig vom Eingriff). Die orale Aufnahme von Flüssigkeit ohne Erbrechen muss ebenso möglich sein wie die Fähigkeit, die Harnblase zu entleeren. Die postoperative Schmerztherapie muss mit **oralen Analgetika** problemlos sicherzustellen sein. Eingesetzt werden sollten hier v.a. Nichtopioidanalgetika (z. B. Diclofenac, Paracetamol), da Opioidanalgetika atemdepressiv und vigilanzdämpfend wirken können. Vor der Entlassung nach einem ambulanten Eingriff muss der Patient von Operateur und Anästhesist untersucht werden, die beide ihr Einverständnis zur Entlassung dokumentieren sollten. Bei allen Problemen sollte eine stationäre Aufnahme des Patienten erwogen werden. Voraussetzung zur Entlassung ist die Abholung und Betreuung durch eine Begleitperson, die nochmals auf das Verbot für den Patienten, selbst ein Fahrzeug zu führen, und die umgehende Kontaktaufnahme bei allen Fragen und Problemen hinzuweisen ist. Idealerweise wird eine Übersicht der Verhaltensmaßregeln in schriftlicher Form mitgegeben, die auch eine Kontaktmöglichkeit für Notfälle und Rückfragen enthält. Empfehlenswert ist eine telefonische Nachfrage beim Patienten am Folgetag.

→ Fall 44 Seite 44

45 Thoraxtrauma

45.1 Mit welchen Verletzungen müssen Sie rechnen?

Stumpfes Thoraxtrauma, Abdominaltrauma, Wirbelsäulenverletzungen, Organrupturen (z. B. Milz, Leber, Nieren), Schädel-Hirn-Trauma, Extremitätenverletzungen

45.2 Welche weiteren Untersuchungen erachten Sie als sinnvoll?

- Röntgenaufnahme des Thorax, Beckens, der Wirbelsäule und Extremitäten: Frakturennachweis bzw. -ausschluss
- Sonographie des Abdomens: freie Flüssigkeit, Blutung
- CT-Schädel: Frakturen, Blutung
- CT-Thorax: Frakturen, Pneumothorax
- Ggf. Bronchoskopie: Bronchusabriss, Aspiration
- Ggf. Echokardiographie: Herzkontraktilität, traumatisches Aortenaneurysma

45.3 Welche Diagnose stellen Sie aufgrund des Befundes?

Stumpfes Thoraxtrauma mit dorsalen Lungenkontusionen; Begründung: dorsale Gewebeverdichtungen (Hämatom) links > rechts

! 45.4 Nennen Sie Komplikationen, die aufgrund des Befundes während des intensivmedizinischen Behandlungsverlaufs auftreten könnten!

- **Herz-Kreislauf:** hämorrhagischer Schock (Organ- und Gefäßverletzungen), kardiogener Schock durch Herzkontusion oder Herzbeuteltamponade, Multiorganversagen
- **Thorax:** Hämatothorax, (Spannungs-)Pneumothorax, akute respiratorische Insuffizienz (Gasaustausch-, Ventilations-, Oxygenierungsstörung), Pneumonie
- **Wirbelsäule:** Querschnittsymptomatik

Kommentar

Definition: Bei Thoraxtraumen handelt es sich um **Verletzungen des Brustkorbs und/oder der Brustkorborgane**.

Einteilung und Ätiopathogenese: Aufgrund der Ursache werden 2 Formen des Thoraxtraumas unterschieden. In Deutschland findet man – im Gegensatz zu den USA – fast ausschließlich (93,6%) **stumpfe Thoraxverletzungen**, bei denen die auftreffende Gewalt über die Thoraxwand ohne Penetration auf die intrathorakalen Strukturen einwirkt. Sie entstehen meist durch große Gewalteinwirkung (z. B. bei Verkehrs-, Arbeitsunfällen) mit Verletzung mehrerer Körperregionen und spielen bei der Versorgung polytraumatisierter Patienten eine große Rolle. Beim **penetrierenden Thoraxtrauma** wird die Pleura durch Messerstiche, Pfählungs- oder Schussverletzungen eröffnet.

Der Thorax birgt die lebenswichtigen Organe des Atmungs- und Kreislaufsystems. Daher führen Thoraxverletzungen zu einer Reihe von **respiratorischen und kardiovaskulären Komplikationen**. Die wichtigsten Verletzungen beim Thoraxtrauma sind: **Thoraxwandverletzungen** (Rippenfrakturen [67,3%] → Störung der Ventilation), **Verletzungen der Atemwege** (Lungenkontusion [64,9%] → Störung des Gasaustauschs; Pneumo- [30,3%] und Hämatothorax [26%] → Störung des Gasaustauschs und der Kreislauffunktion), **Herz- und Gefäßverletzungen** (Herzkontusion, Perikardtamponade → Störung der Kreislauffunktion). Häufig ist das stumpfe Thoraxtrauma mit Extremitätenverletzungen (72,6%), Schädel-Hirn-Trauma (49%) und Abdominalverletzungen (49%) kombiniert.

→ Fall 45 Seite 45

210

Fall

45

Klinik: Das Thoraxtrauma ist durch starke **atemabhängige Thoraxschmerzen**, **Dyspnoe**, **Tachypnoe** und/oder **Hypotension** gekennzeichnet. Beim schweren Thoraxtrauma kann neben offensichtlichen Verletzungszeichen (Prellmarken, Wunden) auch eine Oxygenierungs- (Zyanose) oder Gasaustauschstörung in den Vordergrund treten. Eine Rippenserienfraktur wird nicht selten durch eine paradoxe Atmung auffällig (Einziehung des frakturierten Bereichs bei Inspiration).

Leitsymptome des Thoraxtraumas

Schmerzbedingte Einschränkung der Atmung
Hämoptoe, Dyspnoe, Tachypnoe
Instabiler Thorax, paradoxe Atmung
Hautemphysem
Herzrhythmusstörungen, obere Einflussstauung,
Tachykardie, Blutdruckabfall, Schock
Thoraxschmerzen
Prellmarken
Offene/geschlossene Rippenfrakturen
Hypoxie (Zyanose), Hyperkapnie

Komplikationen: Ein Thoraxtrauma kann sekundär zu einem **Hämatothorax**, **Pneumothorax** oder **Spannungspneumothorax** führen. Ein Spannungspneumothorax muss schnellstmöglich entlastet werden (s. Fall 25). Eine **akute respiratorische Insuffizienz** ist ebenfalls möglich, so dass im weiteren Verlauf eine Intubation und Beatmung erforderlich werden könnte. Auch **Pneumonien** sind bei Patienten mit Thoraxtraumen nicht selten. Durch Organ- und Gefäßverletzungen kann ein großer Blutverlust auftreten, der im weiteren Verlauf zu einem therapiepflichtigen **hämorrhagischen Schock** führen kann. Durch eine direkte Gewalteinwirkung auf das Myokard (Herzkontusion) kann ein **kardiogener Schock** oder eine Herzbeuteltamponade entstehen (s. Fall 29). Ein starkes Thoraxtrauma macht **Begleitverletzungen des Abdomens, der Wirbelsäule, des Beckens** und **der Extremitäten** wahrscheinlich, so dass auch darauf bei der Untersuchung und Behandlung geachtet werden muss.

Diagnostik: Umstände, die an ein Thoraxtrauma denken lassen müssen, sind schwere Mehrfachverletzungen, hohe Gewalteinwirkung beim Sturz aus großer Höhe (**Dezelerationstrauma**), Überrolltrauma, Einklemmung und Verschüttung. Die **klinische Untersuchung** – bestehend aus Inspektion und Palpation (Thoraxwand stabil?) sowie Auskultation und Perkussion (abgeschwächtes Atemgeräusch?, Seitendifferenz?, hypersonorer Klopfschall) – ist oft richtungsweisend. Eine gezielte Untersuchung erfolgt durch **bildgebende radiologische Untersuchungsmethoden**. Röntgenaufnahmen des Thorax, der Wirbelsäule, des Beckens und der Extremitäten geben Hinweise auf vorhandene Frakturen oder Pneumothoraces. Die **Computertomographie** besitzt einen besonderen Stellenwert in der pulmonalen Diagnostik, weil Verletzungen genau dargestellt werden können.

Monitoring: Basismonitoring mit Blutdruckkontrolle, EKG und Pulsoxymetrie sowie die Anlage von mindestens 2 großlumigen Zugängen und Sauerstoffgabe sind für die intensivmedizinische Überwachung von Patienten mit Thoraxtrauma obligat.

Therapie: Die allgemeine und initiale Therapie beim Thoraxtrauma besteht in der **Sicherung der Vitalfunktionen** (Intubation, Beatmung, Kreislaufstabilisierung) und **Schmerzmedikation**. Die weitere Therapie erfolgt in Abhängigkeit von den betroffenen Organen konservativ oder operativ.

Prognose: Die Mortalität des isolierten Thoraxtraumas wird mit 5 bis 8 % angegeben, **Mehrfachverletzungen** verschlechtern die Prognose deutlich.

🚶🚶🚶 ZUSATZTHEMEN FÜR LERNGRUPPEN
- **(Spannungs-)Pneumothorax (Pathogenese, Klinik, Diagnostik, Therapie)**
- **Wirbelsäulenverletzungen**
- **Polytrauma (Versorgung)**

→ Fall 45   Seite 45

46.1 Befunden Sie das EKG! Welche Diagnose stellen Sie?

- EKG-Befund:
  - Absolute Arrhythmie bei Vorhofflimmern; Begründung: P-Wellen mit einer Frequenz zwischen 250–300/min, unregelmäßige Überleitung vom Vorhof auf die Kammer (variable Herzfrequenz)
  - Mittlere Herzfrequenz um 110/min (90–130/min)
  - Herzachse: Intermediärtyp
  - Keine ST-Streckenveränderungen
- Diagnose: **Tachyarrhythmia absoluta** (Vorhofflimmern mit schneller atrioventrikulärer Überleitung mit variabler Herzfrequenz)

46.2 Welche therapeutischen Möglichkeiten nutzen Sie nun?

Medikamentöse Normalisierung der Kammerfrequenz (Frequenzkontrolle) bei hämodynamischer Stabilität.

- **Digitalisierung** zur Verringerung der AV-Überleitungsgeschwindigkeit (negativ dromotrope Wirkung), z. B. mit Digoxin (z. B. Lanicor 0,5 mg langsam i. v.)

und

- **β-Blockade**, z. B. Metoprolol (z. B. Beloc 5–15 mg fraktioniert i. v.) *oder* Kalzium-Antago-

nist, z. B. Verapamil (z. B. Isoptin 5–10 mg i. v.). *Cave:* Keine Kombination beider Medikamente, da bradykarde Herzrhythmusstörungen auftreten können!

! 46.3 Welches Medikament können Sie zusätzlich anwenden?

Medikamentöse Konversion in einen Sinusrhythmus bei hämodynamischer Stabilität mit **Amiodaron** (z. B. Cordarex) nach folgendem Dosierungsschema:

- Sofort: Infusion von 300 mg (= 2 Ampullen zu je 150 mg) in 250 ml Glukose 5 % in 10–15 min
- In den nächsten 12 Stunden: 600 mg über Perfusor
- Danach täglich: 900 mg/24 h über Perfusor
- Gesamtdosis: max. 9 g

46.4 Besteht noch weiterer Handlungsbedarf?

- Nein, weil:
  - ein Sinusrhythmus mit normaler Herzfrequenz (58/min) wiederhergestellt wurde.
  - die Patientin kreislaufstabil ist.
- Bei Wiederauftreten ist eine Antikoagulation zur Thromboembolieprophylaxe obligat!

Kommentar

Definition und Einteilung: Unter Herzrhythmusstörungen versteht man unregelmäßige (arrhythmische) und/oder zu schnelle (tachykarde) bzw. zu langsame (bradykarde) Herzaktionen. Störungen, die unterhalb des AV-Knotens entstehen, bezeichnet man als ventrikuläre Rhythmusstörungen. Hierzu gehören ventrikuläre Extrasystolie, ventrikuläre Tachykardie (= Kammertachykardie) sowie Kammerflattern und -flimmern. Störungen oberhalb des AV-Knotens bezeichnet man als supraventrikuläre Herzrhythmusstörungen. Vorhofflimmern ist die häufigste Form der supraventrikulären Herzrhythmusstörung. Ungeordnete hochfrequente Vorhofaktionen (f>300/min) werden hierbei unregelmäßig auf die Ventrikel übergeleitet. Man spricht auch von **absoluter Arrhythmie** (AA) und klassifiziert sie in Abhängigkeit von der Kammerfrequenz als (normofrequente) absolute Arrhythmie, **Bradyarrhythmia absoluta** (BAA, Kammerfrequenz 30–50/min) oder **Tachyarrhythmia absoluta** (TAA, Kammerfrequenz >100/min).

Epidemiologie: Bei etwa 0,5 % aller Erwachsenen und 10 % aller Erwachsenen über 70 Jahre findet sich ein Vorhofflimmern.

Ätiologie: Herzrhythmusstörungen treten sowohl primär (idiopathisch) als auch sekundär in Folge kardialer (z. B. Herzklappenvitien, koronarer Herzkrankheit, Myokardinfarkt, Myokarditis, Herzoperationen) oder extrakardialer (z. B. arterielle Hypertonie, Lungenembolie, toxische Ursache) Erkrankungen auf.

Pathophysiologie: Dem Vorhofflimmern liegt ein so genannter **Mikro-Reentry-Mechanismus**

→ Fall 46 Seite 46

zugrunde. Ungeordnete Erregungen kreisen schnell im Vorhof, so dass eine **Vorhofflimmer-frequenz** zwischen **300 bis 600/min** entsteht. Hämodynamisch wirksame Kontraktionen des Vorhofs finden nicht mehr statt. Nur ein kleiner Teil der Vorhofaktionen wird über den AV-Knoten zu den Ventrikeln übergeleitet, so dass eine langsamere (arrhythmische) Ventrikelkontraktion resultiert. Das **Herzzeitvolumen** (HZV) **nimmt** bei Vorhofflimmern meist deutlich **ab**. Hauptursache ist ein verringertes Schlagvolumen, das aufgrund der schlechten diastolischen Füllung der Ventrikel entsteht. Aufgrund der Stase des Blutes im Vorhof können sich **kardiale Thromben** entwickeln. Bei Lösung des thrombotischen Materials kann dieses in das arterielle Gefäßsystem gelangen und Gefäße verstopfen. Von besonderer klinischer Relevanz sind **Embolien in zerebrale** (Schlaganfall), **Mesenterial- oder Extremitätenarterien** (Mesenterialinfarkt, akuter Verschluss einer Extremitätenarterie).

Klinik: Symptome einer Arrhythmie können gänzlich fehlen oder auch als **Schwindel**, „Herzklopfen" und „Herzstolpern" (Palpitationen), Synkopen oder **Angstgefühl** vom Patienten wahrgenommen werden. Thromboembolien aus dem Vorhof können klinisch auffällig werden, wenn Sie zu einer Okklusion zerebraler Arterien (z. B. Schlaganfall) oder der Mesenterialgefäße (Mesenterialarterienverschluss mit konsekutiver Darmischämie) führen. Bei abdominellen Beschwerden, die verdächtig auf eine Darmischämie sind, sollte immer an eine absolute Arrhythmie als Ursache gedacht werden!

Diagnostik: Leitsymptom bei der Untersuchung des Patienten ist eine Differenz zwischen Radialispuls und Herzfrequenz (= **Pulsdefizit**). Ein Pulsdefizit ist durch eine fehlende periphere Pulswelle gekennzeichnet und tritt bei unzureichender Ventrikelfüllung und einem geringen kardialen Schlagvolumen auf. Im **EKG** imponiert die AA durch **unregelmäßige QRS-Komplexe ohne sichtbare P-Wellen** oder mit hochfrequenten P-Wellen in einigen Ableitungen.

Therapie: Die Therapie des Vorhofflimmerns verfolgt 4 wichtige Ziele: 1. die **Normalisierung der Kammerfrequenz**, 2. die **Konversion in einen Sinusrhythmus**, 3. die **Thromboembolie-**prophylaxe und 4. die **Rezidivprophylaxe**. Zur Normalisierung der Kammerfrequenz erfolgt als erste therapeutische Maßnahme die **Digitalisierung** unter Beachtung des Serum-Kaliums (K^+-Spiegel $\downarrow \rightarrow$ Empfindlichkeit für Digitoxin $\uparrow \rightarrow$ *cave*: Sinusbradykardie, AV-Blöcke, Kammertachykardie, -flattern). Zusätzlich erfolgt die Gabe eines möglichst **kardioselektiven β-Blockers** *oder* eines **Kalzium-Antagonisten** zur antiarrhythmischen Therapie. Eine Kombination beider Substanzen ist kontraindiziert, da **bradykarde Herzrhythmusstörungen** (z. B. AV-Block, Asystolie) auftreten können. Bleibt der Einsatz eines β-Blockers oder Kalzium-Antagonisten ohne Erfolg, kann die Konversion in einen Sinusrhythmus durch die zusätzliche Gabe von **Amiodaron** versucht werden. Amiodaron besitzt nur eine geringe negativ inotrope Wirkung und beeinträchtigt daher das reduzierte Herzzeitvolumen nur wenig. Amiodaron besitzt eine sehr lange Halbwertzeit (Wirkdauer) im menschlichen Körper und besteht zu über 90 % aus Jod. Die Aufsättigung erfolgt daher über mehrere Tage durch die kontinuierliche Gabe über einen Perfusor bis zu einer Gesamtdosis von etwa 9 g (s. Antworten zu Fragen 46.2 und 46.3). Zeigt die medikamentöse Therapie keinen Erfolg kann alternativ die **EKG-getriggerte Elektrokardioversion** erfolgen. Diese ist auch dann indiziert, wenn das Vorhofflimmern zu einer lebensbedrohlichen Einschränkung des Herzminutenvolumens (Kreislaufinstabilität, **kardiogener Schock**) führt. Wenn der Patient wach und bei Bewusstsein ist, muss zuvor eine **Kurznarkose** (z. B. mit Propofol 150 mg oder Etomidate [z. B. Hypnomidat] 20 mg i. v.) eingeleitet werden. Besteht die AA schon längere Zeit ($> 6{-}12$ h), müssen vor der elektrischen Kardioversion mittels transösophagealer Echokardiografie (TEE) ein oder mehrere Vorhofthromben ausgeschlossen werden.

Eine suffiziente **Antikoagulation** im weiteren klinischen Behandlungsverlauf muss zur Thromboembolieprophylaxe unbedingt durchgeführt werden, auch wenn die Wahrscheinlichkeit thromboembolischer Ereignisse in den ersten Stunden nach Beginn des Vorhofflimmerns relativ gering ist. Hierzu eignet sich während der stationären Behandlung **niedermolekulares Heparin** (NMH), später (d. h. nach Entlassung) können **Acetylsalicylsäure** (z. B. ASS 300 mg/d p.o.) oder **Kumarinderivate** (z. B.

➜ Fall 46 Seite 46

Phenprocoumon [z. B. Marcumar p.o.]) einge-nommen werden. Zur Überwachung der Anti-koagulation werden in regelmäßigen Abstän-den aPTT (bei Heparin) oder der Quick- bzw. INR-Wert (bei Phenprocoumon) bestimmt.

 ZUSATZTHEMEN FÜR LERNGRUPPEN
- Antikoagulation zur Thromboembolie-prophylaxe bei absoluter Arrhythmie
- Durchführung einer Elektrokardio-version
- Komplikationen bei unbehandelter absoluter Arrhythmie
- Weitere Herzrhythmusstörungen (z. B. AV-Block, ventrikuläre Herz-rhythmusstörungen)
- Digitoxin (Wirkungsweise, Wechsel-wirkungen, Nebenwirkungen, Intoxi-kation und Therapie bei Intoxikation)

47   Ileuseinleitung/Aspiration

214

Fall
47

47.1 Beschreiben Sie das Vorgehen zur Nar-koseeinleitung bei diesem aspirationsgefährde-ten Patienten!
- Medikamentöse Prophylaxe (s. Antwort zur Frage 47.3)
- Leistungsfähige Absaugeinheit mit großlumi-gem Absaugkatheter muss verfügbar und eingeschaltet sein
- Standardmonitoring (EKG, Pulsoxymetrie, Blutdrucküberwachung)
- i. v.-Zugang und Magensonde sind vorhanden
- Absaugen über Magensonde
- Oberkörperhochlagerung (Reduktion des Re-fluxrisikos)
- **Sorgfältige Präoxygenierung** über mindes-tens 5 min mit einem hohen Sauerstoffflow (6–10 l/min), da nach der Narkoseeinleitung keine Maskenbeatmung durchgeführt wer-den soll, um das Aspirationsrisiko gering zu halten (keine Magenüberblähung)
- Maske dicht aufsetzen, Ventil am halbge-schlossenen Kreisteil auf einen maximalen Druck von 20 cmH$_2$O einstellen
- Präcurarisierung: Gabe einer geringen, subparalytischen Dosis eines nichtdepolarisie-renden Muskelrelaxans, z. B. Rocuronium (z. B. Esmeron 5 mg i. v.), um die Faszikulatio-nen nach Succinylcholingabe zu reduzieren
- Analgetikum (z. B. Fentanyl 1–2 μg/kg KG i. v.)

- Applikation eines schnellwirkenden Narkoti-kums, z. B. Thiopental (z. B. Trapanal 3–5 mg/ kg KG i. v.), danach rasch Succinylcholin (z. B. Lysthenon 1–1,5 mg/kg KG i. v.)
- Cricoiddruck (**Sellick-Manöver**) durch eine Hilfsperson: Kehlkopf wird nach hinten gedrückt, dadurch Verschluss des Ösophagus (Aspirationsprophylaxe)
- Keine Maskenbeatmung!
- Endotrachealtubus mit Führungsstab, Intuba-tion unter Fortsetzung des Cricoiddrucks
- Lagekontrolle wie üblich: Thoraxexkursionen, Auskultation, Kapnometrie

47.2 Welche Maßnahmen sollten Sie ergrei-fen, wenn es bei einem Patienten zu einer Aspiration kommt?
- Sofort Absaugen!
- Endotracheales Absaugen nach Intubation
- Bronchoskopie: Diagnostik, Entfernung fester Partikel
- Gabe von Bronchodilatatoren (z. B. Theophyl-lin) bei Bronchospastik
- Röntgen-Thorax: Aspiration erkennbar?
- Blutgasanalyse: gestörte Oxygenierung?
- Verlängerte Überwachung im Aufwachraum nach Extubation (mindestens 4 h), Informa-tion der aufnehmenden Station (SaO$_2$-Kon-trollen nach 12 und 24 Stunden)
- Bei Aspirationsverdacht und pulmonaler Funktionsstörung im Zweifelsfall Nachbeat-mung, Überwachung der pulmonalen Situa-tion auf der Intensivstation

→ Fall 47 Seite 47

- Antibiotikatherapie bei Aspiration mit pulmonaler Symptomatik (z. B. Stridor, Tachypnoe, Giemen, Husten):
  - Carbapenem (z. B. Imipenem/Cilastatin [z. B. Zienam 0,5 g i. v.]) + Metronidazol (z. B. Clont 0,5 g i. v.) 2–3×/d
  - Cephalosporin (z. B. Ceftriaxon [z. B. Rocephin 1 g i. v.]) + Clindamycin (z. B. Sobelin 300 mg i. v.) 2–3×/d

47.3 Welche prophylaktischen Maßnahmen sollten Sie bei aspirationsgefährdeten Patienten durchführen?

- Oberkörperhochlagerung
- Nüchternheit (vor elektiven Eingriffen mindestens 6 h)
- Medikamentöse Prophylaxe:
  - H_2-Antagonisten am Vorabend, z. B. Ranitidin (z. B. Zantic 300 mg p.o.) oder Cimetidin (z. B. Tagamet 400 mg p.o.)
  - Präoperativ ca. 45–60 min vor Narkosebeginn Kurzinfusion mit Ranitidin (z. B. Zantic 150 mg) oder Cimetidin (z. B. Tagamet 200 mg)
  - Schwangere ab der 12. Schwangerschaftswoche: 10 min vor Narkoseeinleitung Natriumzitrat trinken lassen (Anheben des Magensaft-pH)
- Magensonde, Dekompression des Magens und Absaugen des Mageninhalts
- Ileuseinleitung (s. Antwort zur Frage 47.1)

Kommentar

Definition und Indikationen: Eine **schnelle Narkoseeinleitung ohne Zwischenbeatmung mit der Maske** wird als Ileuseinleitung (Syn. „Nicht-nüchtern-Einleitung", „rapid sequence induction, RSI", crash induction) bezeichnet. Sie soll das Risiko einer Aspiration bei aspirationsgefährdeten Patienten verringern.

Nicht immer ist die Aspirationsgefahr so deutlich zu erkennen wie im geschilderten Fallbeispiel (**akutes Abdomen**). Anamnestische Hinweise auf einen **gastroösophagealen Reflux**, eine **unzureichend lange Nüchternheitsperiode** (<6 Stunden) bei einem dringlichen Eingriff und eine **fortgeschrittene Schwangerschaft** (ab der 12. Schwangerschaftswoche → Zwerchfellhochstand, Reflux) sind ebenfalls Gründe für das beschriebene Vorgehen, wenn eine Vollnarkose durchgeführt werden muss.

Anästhesiologisches Vorgehen: Die sorgfältige Vorbereitung, die bei jeder Narkoseeinleitung Voraussetzung für eine geringe Rate anästhesiebedingter Zwischenfälle ist, spielt bei der Ileuseinleitung selbstverständlich ebenfalls eine wichtige Rolle (Zur Prämedikationsvisite s. Fall 1). Das Legen eines venösen Zugangs und einer Magensonde sowie das Anbringen des Standardmonitorings gehören zu den Routinemaßnahmen. Ob die Magensonde nach sorgfältigem Absaugen zur Intubation belassen oder entfernt werden sollte, ist immer wieder Gegenstand von Diskussionen: Wird die Magensonde belassen, kann jederzeit Sekret abgesaugt werden; gleichzeitig besteht durch die liegende Magensonde ein gewisses Risiko, dass die Funktion der Ösophagussphinkteren beeinträchtigt wird. Eine funktionsfähige, leistungsstarke Absaugpumpe sollte immer verfügbar sein, um bei Regurgitation schnell Sekrete aus dem Rachenraum entfernen zu können. Zum weiteren Vorgehen bei Ileuseinleitung s. Antwort zur Frage 47.1.

Muskelrelaxanzien: Aufgrund seiner **schnellen Anschlagzeit** von 30 bis 45 Sekunden gilt **Succinylcholin** als Standardrelaxans für die Ileuseinleitung – nach Auffassung der Deutschen Gesellschaft für Anästhesiologie und Intensivmedizin (DGAI) ist dies die einzige Indikation zum Einsatz der Substanz. Der Einsatz von Succinylcholin bei nicht dringlichen Indikationen ohne Aspirationsrisiko wird nicht empfohlen, da Succinylcholin u. a. Trigger für eine maligne Hyperthermie sein kann. Eine Alternative zum depolarisierenden Muskelrelaxans Succinylcholin (z. B. bei Hyperkaliämierisiko, Disposition zu maligner Hyperthermie) kann das nichtdepolarisierende Rocuronium (z. B. Esmeron) darstellen, das bei entsprechend hoher Dosierung (mindestens 0,6 mg/kg KG) nach 60 bis 90 Sekunden eine problemlose Intubation erlaubt. Beachtet werden muss die im Verhältnis zu Succinylcholin erheblich längere Wirkdauer (30–40 Minuten versus 7–12 Minuten), sodass bei Intubationsproblemen ein längerer Zeitraum überbrückt werden muss, ehe eine Spontanatmung des Patienten möglich ist.

→ Fall 47 Seite 47

Vorgehen bei Aspiration: s. Antwort zur Frage 47.2.

Aspirationsprophylaxe: s. auch Antwort zur Frage 47.3. Während die **Oberkörperhochlagerung** den Fluss von Sekreten aus dem Magen in den Rachenraum behindern soll, hat die **medikamentöse Prophylaxe** andere Ziele: 1. die **Magensaftmenge zu reduzieren** und 2. den **pH-Wert des Magensaftes anzuheben**. Dies soll bei stattgefundener Aspiration verhindern, dass die Bronchialschleimhaut stärker angegriffen wird. Die **präoperative Nüchternheit bei allen elektiven Eingriffen** dient dazu, bei allen Patienten das Risiko einer Aspiration möglichst gering zu halten. Durch Anlage einer Magensonde kann Mageninhalt entfernt werden und der Zwerchfellhochstand durch einen geblähten Magen vermindert werden.

 ZUSATZTHEMEN FÜR LERNGRUPPEN
- **Therapie der Aspirationspneumonie**
- **Narkosemedikamente**
- **Narkoseführung und -ausleitung bei aspirationsgefährdeten Patienten**
- **Muskelrelaxanzien**

---

48 Allgemeine postoperative Intensivmedizin

48.1 Erachten Sie die Aufnahme des Patienten auf die Intensivstation als gerechtfertigt?

Ja, weil:
- Neck-Dissection (operative Freilegung der Halsweichteile zur Lymphknotenausräumung) ist ein Eingriff mit bedeutenden Komplikationen: hoher intraoperativer Blutverlust, hohes Nachblutungsrisiko (wegen großer Wundfläche; Operation in der Nähe großer Gefäßen, z. B. A. carotis, V. jugularis); tritt eine postoperative Blutung auf, kann sie innerhalb kürzester Zeit zur Kompression der Atemwege führen (Notfall!)
- Vorerkrankungen des Patienten (Apoplex, eingeschränkte Blutgerinnung durch Vormedikation)
- lange OP-Dauer

48.2 Mit welchen frühen postoperativen Komplikationen müssen Sie bei dem Patienten rechnen?
- Akute respiratorische Insuffizienz:
  - Einblutung in das Gewebe → Kompression der Halsweichteile und Atemwege
  - Schwellung und Ödem der Atemwege
  - Aspiration
  - Erforderliche Re-Intubation und Beatmung
- Postoperative Nachblutung:
  - Starke Blutung mit erforderlicher Transfusion
  - Erneuter operativer Eingriff

48.3 Welche Maßnahmen veranlassen Sie sofort?

In der Blutgasanalyse sehen Sie eine Gasaustauschstörung mit Hyperkapnie und Hypoxie. Ursache ist wahrscheinlich eine Verlegung/Kompression der Atemwege (in-/exspiratorischer Stridor). Außerdem hat der Patient akut Blut verloren (Hb 9,8 g/dl → 7,1 g/dl). Daher sind folgende Maßnahmen zu veranlassen:
- Maskenbeatmung, möglichst mit PEEP zur Sicherung der Oxygenierung
- Narkoseeinleitung, Intubation und kontrollierte Beatmung
- Antiödematöse Medikamente (z. B. Urbason 500 mg i. v.)
- Umgehende Kontaktaufnahme mit den Kollegen der HNO-Klinik, Abklärung der OP-Indikation
- Blutentnahme: Blutbild, Gerinnung, Blutgasanalyse, Kreuzblut, Erythrozytenkonzentrate bestellen (4 EKs)
- Legen eines zweiten großlumigen peripher-venösen Zugangs – falls noch nicht vorhanden (mindestens 16G, grau)

48.4 Wie verfahren Sie nun weiter?
- Analgosedierung (Fentanyl 0,1 mg i. v. + Dormicum 5 mg i. v.)
- Beatmungstherapie (z. B. SIMV, kontrolliertes Beatmungsverfahren)
- Entwöhnung vom Respirator (= Weaning) nach Aufwärmen (Körperkerntemperatur

→ Fall 48 Seite 48

>36,5°C), z. B. mittels Warm-Touch-Gerät (2-lagige Decke, in die Warmluft durch ein Gerät geblasen wird); Begründung: Eine ausreichende Körperkerntemperatur ist für eine suffiziente Spontanatmung erforderlich.
- Unmittelbar nach Übernahme:

- Laborkontrolle: Blutbild, Gerinnung, Blutgasanalyse
- Röntgen-Thorax: Aspiration? Tubuslage?
- Fortsetzung der antiödematösen Therapie (z. B. Urbason 250 mg i. v.)
- Mund- und Rachenraum vorsichtig absaugen (Blut, Sekret, Regurgitation)

Kommentar

Indikationen zur postoperativen intensivmedizinischen Überwachung: Eine Reihe größerer Eingriffe erfordern eine engmaschige postoperative Überwachung auf der Intensivstation. Hierunter fallen auch operative Eingriffe mit einem großen intraoperativen Blutverlust oder hohem Nachblutungsrisiko (z. B. Neck-Dissection, Transplantation, Leberresektion, Aortenaneurysma-Resektion). Weiterhin können kardiale und pulmonale Vorerkrankungen (z. B. Myokardinfarkt, COPD), hohes Alter und ein schlechter Allgemeinzustand zu beträchtlichen Komplikationen in der postoperativen Überwachungsphase führen. Eine lange OP-Dauer macht eine intensivmedizinische Überwachung nicht zwingend erforderlich, sollte aber Anlass zu einer großzügigen Indikationsstellung sein.

Typische frühe postoperative Komplikationen: Hierzu zählen chirurgisch bedingte Komplikationen (z. B. Nachblutung), respiratorische Insuffizienz (s. Antwort zur Frage 48.2), Hypothermie (< 35,5°C) und postoperative Durchgangssyndrome.

Allgemeine Aspekte der postoperativen intensivmedizinischen Versorgung: Ziel der intensivmedizinischen postoperativen Versorgung ist unter Nutzung sämtlicher zur Verfügung stehender therapeutischer Möglichkeiten die **Wiederherstellung der gestörten bzw. ausgefallenen Organfunktionen**. Zur postoperativen Intensivmedizin zählen daher:
- **Intensivüberwachung** (Monitoring, klinische Untersuchung): respiratorische Funktion (Lungenauskultation, Pulsoxymetrie, Blutgasanalyse [s. Fall 85]), kardiovaskuläre Funktion (EKG, Blutdruck-/Pulskontrolle, Messung des zentralvenösen Drucks), neurologischer Status (Bewusstsein, Pupillenreaktion), Verbände/Drainagen, Labor (Blutbild, Blutgerinnung, Elektrolyte, Organfunktions- und Ent-

zündungsparameter), Bilanzierung (Kontrolle der Ein-/Ausfuhr), Körpertemperatur
- **Intensivtherapie:** Infusionstherapie (ggf. in Kombination mit parenteraler Ernährung), Transfusionstherapie, Schmerztherapie, Sedierung, Intubation, Beatmung (s. u.), Ernährung, Antibiotikatherapie
- **Intensivpflege:** Verbands-/Drainagenwechsel, Lagerung, Katheterpflege.

Die **Indikation zur postoperativen Nachbeatmung** ist im Wesentlichen von den Vorerkrankungen, dem Allgemeinzustand, dem operativen Eingriff und der Narkoseführung abhängig (s. Tab.). Insbesondere große abdominelle oder thorakale Eingriffe bzw. eine lange OP-Dauer machen häufig eine Nachbeatmung erforderlich. Gerade bei schwerkranken Patienten mit eingeschränktem pulmonalen Gasaustausch ($FiO_2 > 40\%$ und $SpO_2 < 95\%$) ist eine Extubation des Patienten oft nicht erfolgreich. Entsprechend muss auch hier die Beatmung postoperativ fortgeführt werden, bis ein stabiler Gasaustausch vorhanden ist. Bei Hypothermie sollte der Patient erst aufgewärmt werden, ehe eine Extubation erfolgen kann.

Bei größeren **Nachblutungen** sollte der Operateur informiert werden und mit ihm das weitere Vorgehen (Re-Operation?) besprochen werden. Der Ausgleich des Volumen- bzw. Blutverlustes erfolgt mit kristallinen und kolloidalen Volumenersatzmitteln, ggf. mit Blutkomponenten (Zur Therapie des Volumenmangelschocks s. Fall 39, Zur Transfusion von Erythrozytenkonzentraten s. Fall 38).

Gründe für eine postoperative Nachbeatmung

Hypothermie (< 36°C)
Lungenfunktionsstörungen
Pulmonale Begleiterkrankungen (z. B. COPD)
Kardiale Begleiterkrankungen (z. B. akuter Myokardinfarkt)
Schonende Narkoseausleitung

→ Fall 48   Seite 48

Verlegung des Patienten auf Normalstation: Kriterien für die postoperative Verlegung eines Intensivpatienten auf Normalstation sind **stabile Vitalfunktionen** (freie Atemwege, ausreichende Spontanatmung, stabile Herz-Kreislauf-Situation). Der Patient muss wach sein und auf Ansprache adäquat reagieren, eine **Bewusstseinsstörung** darf nicht vorliegen. Zudem muss der pflegerische Aufwand auf einer Normalstation zu bewältigen sein.

 ZUSATZTHEMEN FÜR LERNGRUPPEN
- **Durchführung einer Tracheotomie (Verfahren, Techniken)**
- **Hypothermie**
- **Postoperative Überwachung im Aufwachraum**

49 Reanimation bei Asystolie

49.1 **Welche Maßnahmen leiten Sie umgehend ein?**
- **ABC-Basismaßnahmen** (CPR = kardiopulmonale Reanimation, BLS = basic life support):
  - **A**irway: Atemwege freimachen, Kopf überstrecken, Kinn anheben (Esmarch-Handgriff)
  - **B**reathing: Atemkontrolle
  - **C**irculation: Thoraxkompression
- Thoraxkompression und Beatmung (Verhältnis **30:2**)
  - Thoraxkompression (Kompressionstiefe 4–5 cm, Arbeitsfrequenz 100/min, s. Abb.)
  - Beatmung mit Gesichtsmaske (Sauerstoffanschluss, maximaler Flow, Sauerstoffreservoir am Beatmungsbeutel; Ziel: Thoraxexkursionen)
  - Larynxmaske/Larynxtubus erwägen
- Im Verlauf:
  - Venöser Zugang
  - Endotracheale Intubation (Beatmungsfrequenz 10/min; Thoraxkompressionen werden nach erfolgter Intubation ununterbrochen durchgeführt)
  - Regelmäßige Rhythmusdiagnostik (EKG) und Überprüfen der Kreislauffunktion (Pulskontrolle)

49.2 **Woran müssen Sie denken? Was müssen Sie als Nächstes tun?**
- Verlegung der Atemwege (Bolusgeschehen beim Essen?)
- Inspektion der Atemwege, ggf. Absaugen oder Entfernen eines Fremdkörpers

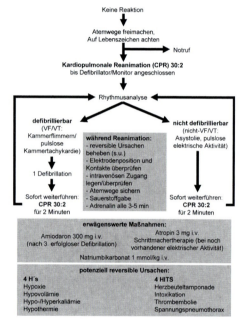

Algorithmus: Kardiopulmonale Reanimation beim Erwachsenen

49.3 **Welche Diagnose stellen Sie? Welche Medikamente lassen Sie vorbereiten?**
- Diagnose: **Asystolie**
- **Adrenalin** (z. B. Suprarenin):
  - Gabe alle 3–5 min bis zur Wiedererlangung des Spontankreislaufs
  - 1 mg, mit Kochsalzlösung nachspülen bei intravenöser/intraossärer Gabe
  - 3 mg mit 7 ml Kochsalzlösung verdünnen für die endobronchiale Applikation (nur wenn i.v./i.o. nicht möglich)
- **Atropin:** einmalig 3 mg (= 6 Ampullen!) i. v. zur Parasympathikolyse erwägen

→ Fall 49 Seite 49

49.4 Welches Medikament sollten Sie nach einer Reanimationsdauer von 20 Minuten in Erwägung ziehen?

Natriumbikarbonat als Puffer (Azidose beim Herz-Kreislauf-Stillstand): 1 ml/kg KG einer 4,2 %igen Infusionslösung i. v.; Begründung s. Kommentar.

49.5 Was antworten Sie?

- Die Defibrillation gilt bei der Asystolie als kontraindiziert, da kein positiver Effekt, allenfalls eine zusätzliche Myokardschädigung, zu erwarten ist.
- Der Einsatz eines Schrittmachers ist nur sinnvoll, wenn eine elektrische Aktivität vorhanden ist.

Kommentar

Ursachen eines Herz-Kreislauf-Stillstandes: Beim **Erwachsenen** überwiegen **kardiovaskuläre Ursachen** eines Herz-Kreislauf-Stillstandes, in erster Linie arrhythmische oder ischämische Ereignisse (z. B. Myokardinfarkt). Bei diesen wiederum kommt es in bis zu 80 % der Fälle initial zu einem Kammerflimmern (vgl. Fall 76) oder einer ventrikulären Tachykardie. Bei Ankunft des Notfallteams findet sich allerdings häufig eine Asystolie oder eine pulslose elektrische Aktivität (PEA), bedingt durch die Zeit, die bis zur Ankunft vergeht und die Tatsache, dass in der Zwischenzeit leider häufig keine Basismaßnahmen durch anwesende Laien durchgeführt worden sind. Seltener sind bei Erwachsenen respiratorische Auslöser z. B. eine Fremdkörperaspiration, ein Trauma, eine Intoxikation oder ein Ertrinkungsunfall. Bei **Kindern** bietet sich ein umgekehrtes Bild, d. h. es überwiegen bei weitem **primär respiratorische Ursachen** (vgl. Fall 35). Kardiale Ereignisse sind in diesem Alter selten und in der Regel eng mit bekannten Erkrankungen des Herz-Kreislauf-Systems verknüpft.

Zusammenhang mit anderen Vitalfunktionen: Ein Herzstillstand führt zum Kreislaufstillstand. 10 bis 15 Sekunden nach Eintreten eines Kreislaufstillstandes erlischt das Bewusstsein, nach 30 bis 60 Sekunden sistiert die Atmung.

Auffinden einer bewusstlosen Person: Findet man eine bewusstlose Person, sollte man die Person als erstes **ansprechen** und rütteln; bei fehlender Reaktion sollte dann ein **Schmerzreiz** erfolgen (z. B. Kneifen im Bereich des Schlüsselbeins). Die **Überprüfung der Atmung** erfolgt nach Überstrecken des Kopfes mit dem Ohr über dem Mund des Patienten und dem Blick auf den Thorax („Sehen – Hören – Fühlen", max. 10 Sekunden). Die **Pulskontrolle** wird für Laien nicht empfohlen; von ausgebildetem Personal sollten nur zentrale Pulse (z. B. A. carotis) gesucht werden; bestehen Zweifel bezüglich des Vorhandenseins eines Pulses, sollte davon ausgegangen werden, dass keiner vorhanden ist. Sobald ein Notfall erkannt ist, fordert das ERC, einen **Notruf** einzuleiten, um den Beginn erweiterter Reanimationsmaßnahmen nicht zu verzögern.

Basismaßnahmen (ABC-Schema): s. Antwort zur Frage 49.1. Die Basismaßnahmen umfassen alle Reanimationsmaßnahmen, die ohne Hilfsmittel oder im weiteren Sinne auch mit einfachen Hilfsmitteln (z. B. Pharyngealtuben, Beatmungsmasken) durchgeführt werden. Jeder – Laie wie Arzt – sollte über Kenntnisse der Basismaßnahmen verfügen! Die oberste Priorität bei der Reanimation besitzt die **Thoraxkompression** sowie das **Freimachen der Atemwege** (s. u.) und die **Beatmung**. Ziel ist die Sauerstoffversorgung des Gehirns und des Herzens zu gewährleisten: Durch den freien Atemweg und die Beatmung kann Sauerstoff in die Lunge gelangen, durch die Thoraxkompression wird eine Blutzirkulation aufgebaut, die den Sauerstofftransport zu den Organen ermöglicht. Da beim Erwachsenen mit Herzkreislaufstillstand häufig bis zum auslösenden Ereignis noch eine Atmung stattfand, sollen gemäß den Leitlinien des ERC von 2005 zuerst Thoraxkompressionen durchgeführt werden, um so Sauerstoff zum frühest möglichen Zeitpunkt zum Gehirn zu transportieren; die Beatmung tritt dann als 2. Maßnahme hinzu. Beatmung und Thoraxkompression bilden die Grundlage aller weiteren Reanimationsmaßnahmen, deshalb werden sie als „Basismaßnahmen" bezeichnet und müssen von allen Helfern, unabhängig von der Ausbildungsstufe, unverzüglich und ohne Unterbrechungen durchgeführt werden. Das Verhältnis

→ Fall 49   Seite 49

von Thoraxkompression und Beatmung beträgt 30:2, die Frequenz der Thoraxkompression beträgt 100/min bei einer Kompressionstiefe von 4 bis 5 cm. Idealerweise sollte bei der Maskenbeatmung mit Sauerstoff ein Sauerstoffreservoir am Beatmungsbeutel angeschlossen sein, um eine möglichst hohe inspiratorische Sauerstoffkonzentration bei der Beatmung zu erzielen. Nach erfolgter Atemwegssicherung (Intubation, ggf. Larynxmaske/Larynxtubus) wird die Thoraxkompression kontinuierlich durchgeführt, die Beatmung erfolgt mit einer Frequenz von 10/min.

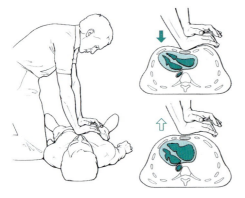

Thoraxkompression (durch Druck auf das Sternum in Richtung der Brustwirbelsäule wird das Herz komprimiert, bei der Entlastung füllt sich das Herz)

Freimachen der Atemwege: Eine Verlegung der Atemwege durch ein Bolusgeschehen passt zur Anamnese im geschilderten Fall, stellt aber die Ausnahme beim Herz-Kreislauf-Stillstand des Erwachsenen dar. Die früher empfohlene ausgiebige Inspektion des Mund-Rachenraums vor Beginn der Reanimationsmaßnahmen wurde dahingehend verändert, dass in den neuesten Empfehlungen des European Resuscitation Councils (ERC) nur noch gefordert wird, **sichtbare Fremdkörper zu entfernen und alles zu vermeiden, was den Beginn von Thoraxkompression und Beatmung verzögert.** Treten im Verlauf – wie im beschriebenen Fall – Probleme bei der Beatmung auf, sollten selbstverständlich geeignete Maßnahmen ergriffen werden, um den Atemweg freizumachen. Neben Absaugen kommen auch das Entfernen eines großen Fremdkörpers mit einer gebogenen Magillzange oder das Tieferschieben eines nicht entfernbaren endotrachealen Fremdkörpers mit dem

Tubus in einen Hauptbronchus in Frage. Der Heimlich-Handgriff wird nicht mehr uneingeschränkt empfohlen (Verletzungsgefahr von Leber und Milz); vielmehr soll die Entfernung des Fremdkörpers durch eine Steigerung des intrathorakalen Drucks mit 5 Thoraxkompressionen versucht werden, falls sie anderweitig nicht gelingt.

Medikamente bei der Reanimation (nicht-VF/VT-Gruppe): **Adrenalin** wird sowohl in der VF/VT-Gruppe (VF = ventrikuläre Fibrillation, VT = pulslose ventrikuläre Tachykardie, s. Fall 76) als auch in der nicht-VF/VT-Gruppe (Asystolie/pulslose elektrische Aktivität) eingesetzt, um über die alpha-Rezeptoren-vermittelte periphere Vasokonstriktion einen Anstieg des totalen peripheren Widerstandes zu erreichen und so die zerebrale und koronare Perfusion zu steigern. Die Gabe von Adrenalin soll intravenös erfolgen, alternativ intraossär; die Gabe über einen Endotrachealtubus ist lediglich ein Notbehelf (s. Antwort zur Frage 49.3 und Kommentar zu Fall 76). Als Antiarrhythmikum kann bei einem Patienten mit Asystolie **Atropin** (3 mg = 6 Ampullen zu je 0,5 mg Atropinsulfat) nach der ersten Adrenalingabe gegeben werden. Man geht davon aus, dass möglicherweise ein hoher Vagotonus die Erregungsausbreitung am Herzen hemmt; durch die Gabe eines Parasympatholytikums soll diese Hemmung aufgehoben werden.

Puffer: Durch Minderperfusion und verminderte CO_2-Elimination kommt es beim Herz-Kreislauf-Stillstand zu einer Azidose. Die Gabe eines Puffers bei der Reanimation (VF/VT und nicht-VFA/T) beruht auf der Überlegung, dass die Wirksamkeit von Katecholaminen im azidotischen Bereich verringert ist. Der Einsatz von Natriumbikarbonat wird allerdings erst nach länger dauernden Reanimationsbemühungen von mindestens 20 Minuten oder – auf der Intensivstation – nach Kontrolle der Blutgase (pH < 7,1) empfohlen. Eine Korrektur des Basendefizits über den physiologischen pH-Bereich von 7,35 bis 7,45 hinaus bewirkt durch die Alkalose eine möglicherweise noch geringere Wirksamkeit der zur Reanimation eingesetzten Medikamente. Die Empfehlungen des ERC betonen, dass die Thoraxkompression die beste Maßnahme zur Therapie der Azidose darstellt.

→ Fall 49 Seite 49

Keine Defibrillation bei Asystolie: Eine Defibrillation sollte so schnell wie möglich nach Eintritt des Herz-Kreislauf-Stillstandes erfolgen, wenn ein Kammerflimmern (ventrikuläre Fibrillation, VF) oder eine pulslose ventrikuläre Tachykardie (VT) vorliegt (VF/VT-Gruppe, s. Fall 76). Die Unterscheidung der Gruppen VF/VT und nicht-VF/VT spielt daher eine große Rolle, um Zeitverzögerungen zu vermeiden. Bei Vorliegen einer eindeutigen **Asystolie**, die durch Überprüfung des korrekten Anschlusses des Patienten an das EKG-Gerät und die Kontrolle der eingestellten Ableitung und Amplitude gesichert wird, gibt es **keine Indikation für eine Defibrillation**. Zum einen kann an einem Herzen ohne elektrische Aktivität diese nicht durch einen Stromstoß „induziert" werden, es kann aber durch den Stromfluss zu einer Schädigung von Myokardgewebe kommen. Zum anderen werden durch die unnötigen, nicht indizierten Defibrillationsversuche die wichtigen Basismaßnahmen Beatmung und Thoraxkompression unterbrochen.

Schrittmachereinsatz: Die Anwendung eines Schrittmachers wird in der Reanimationssituation nur empfohlen, wenn entsprechende **bradykarde Grundrhythmen** vorliegen. Durch die fehlende elektrische Aktivität bei der Asystolie gilt der Einsatz eines Schrittmachers hier nicht als sinnvoll. In der Präklinik wird – wenn indiziert – der Einsatz eines transthorakalen oder externen Schrittmachers mit entsprechenden Klebeelektroden empfohlen, die leicht zu platzieren sind.

Abbruch von Reanimationsmaßnahmen: Zur Mindest- oder Höchstdauer von Reanimationsmaßnahmen lassen sich keine pauschalen Aussagen treffen. Im Zweifelsfall muss in Abwesenheit eindeutiger Todeszeichen immer zunächst mit der Reanimation begonnen werden und dann – nach Vorliegen weiterer Befunde und Informationen – über die Fortsetzung entschieden werden. In die Überlegungen zum Abbruch einer Reanimation gehen ganz besonders das Lebensalter des Patienten, etwaige Vorerkrankungen und die (mutmaßliche) Dauer des freien Intervalls, also der Zeit zwischen Eintritt des Herz-Kreislauf-Stillstandes und dem Beginn der Maßnahmen ein. Der Ausgangsrhythmus ist ebenfalls wichtig: bei Asystolie ist die Prognose erheblich schlechter als bei Kammerflimmern – dennoch handelt es sich immer um eine sorgfältig abzuwägende Einzelfallentscheidung unter Berücksichtigung aller verfügbaren Parameter und Informationen.

👨‍👩‍👧 ZUSATZTHEMEN FÜR LERNGRUPPEN
- Medikamente bei der Reanimation
- Schrittmachertherapie
- Reanimationsempfehlungen Kinder
- Sichere und unsichere Todeszeichen
- Kammerflimmern und elektromechanische Entkopplung (Diagnostik und Therapie)

---

50 Durchführung einer Allgemeinanästhesie (Intubationsnarkose)

50.1 Welche Maßnahmen treffen Sie zur Vorbereitung der Intubationsnarkose?
- **Überprüfung des Narkosegerätes:** Angeschaltet?, Gasversorgung angeschlossen?, Beatmungssystem dicht?
- **Absaugeinheit** überprüfen
- Passende **Beatmungsmasken** bereitlegen
- Passenden **Guedel-Tubus** bereitlegen
- Materialien für die **endotracheale Intubation** überprüfen:
  - Passender Endotrachaltubus? „Probegeblockt"?
  - Laryngoskop mit passendem Spatel? Funktionsfähig?
  - Führungsstab verfügbar?
- Bereitlegen von Medikamenten (Hypnotika, Analgetika, Muskelrelaxanzien, Notfallmedikamente, Infusionen)
- **Patienten vorbereiten:**
  - **Routinemonitoring „anschließen":** EKG, Blutdrucküberwachung, Pulsoxymetrie
  - Periphervenöser **Zugang** (G18)

→ Fall 50 Seite 50

50.2 Schildern Sie Ihr Vorgehen bei der Durchführung der Intubationsnarkose!

- **Narkoseeinleitung:**
  - Präoxygenierung (4–6 l/min reiner [100 %] Sauerstoff über Gesichtsmaske)
  - Applikation eines Analgetikums (z. B. Fentanyl 0,15 mg i. v. bei Körpergewicht von 76 kg)
  - Applikation eines Hypnotikums (z. B. Propofol 150 mg i. v.)
  - Maskenbeatmung
  - Applikation eines Muskelrelaxans (z. B. Rocuronium 45 mg i. v.), wenn Maskenbeatmung problemlos möglich
  - Endotracheale Intubation
  - Mechanische Beatmung
- **Narkoseerhalt:** z. B. als balancierte Anästhesie mit einem Inhalationsanästhetikum (z. B. Isofluran) und Repetitionsgaben eines Analgetikums (z. B. Fentanyl) und Muskelrelaxans (z. B. Rocuronium) in Abhängigkeit von der OP-Dauer; Alternative: TIVA (totale intravenöse Anästhesie) z. B. mit kontinuierlicher Gabe von Propofol und Remifentanil sowie Repetitionsgaben eines Muskelrelaxans (z. B. Rocuronium)

- **Narkoseausleitung:**
  - Beatmung mit reinem Sauerstoff
  - Absaugen des Mund-Rachenraums und Ösophagus
  - Extubation nach Einsetzen der Schutzreflexe bei suffizienter Spontanatmung

50.3 Welche Hypnotika können Sie zur Narkoseeinleitung verwenden? Nennen Sie Dosierungen!

- Thiopental (z. B. Trapanal 3–5 mg/kg KG)
- Propofol (2–3 mg/kg KG)
- Etomidat (z. B. Hypnomidate 0,15–0,3 mg/kg KG)
- Ketamin (z. B. Ketanest 1–2 mg/kg KG bzw. Ketanest S 0,5–1 mg/kg KG)

50.4 Müssen Sie bei dieser Patientin Besonderheiten bei der Einleitung der Narkose beachten?

- Nein, denn die Patientin ist nüchtern, und es liegen keine anamnestischen Besonderheiten vor.
- Dennoch sollte auch hier eine kontinuierliche Überwachung (Monitoring) der Patientin erfolgen, um Probleme (z. B. Anaphylaxie) frühzeitig erkennen zu können.

Kommentar

Eine Vollnarkose bzw. Allgemeinanästhesie besteht aus mehreren Anteilen, die alle unterschiedliche Anforderungen an den Anästhesisten stellen: die **Einleitung** der Narkose, die **Aufrechterhaltung** der Narkose und nicht zuletzt die Narkose**ausleitung**. Beim Erwachsenen erfolgt die **Einleitung** einer Narkose in der Regel **intravenös** (sicherer als inhalative Einleitung). Danach schließt sich eine Masken- oder Intubationsnarkose als balancierte oder (totale) intravenöse Anästhesie an. Im Folgenden wird das übliche Vorgehen bei einer Intubationsnarkose beschrieben – Modifikationen in den einzelnen Abteilungen müssen entsprechend berücksichtigt werden.

Vorbereitungsmaßnahmen: s. auch Antwort zur Frage 50.1. Die Narkosegeräte werden üblicherweise jeden Tag vor OP-Beginn vom Anästhesiepersonal überprüft. Unmittelbar vor Narkoseeinleitung sollte sich der Anästhesist vergewissern, dass das **Narkosegerät** angeschaltet,

mit der zentralen Gasversorgung verbunden und das Kreisteil dicht ist (Tubusanschluss schließen, Beatmungsbeutel drücken) und die **Absaugeinheit** funktioniert. Passende **Beatmungsmasken**, **Instrumente zur Atemwegssicherung** sowie die vorgesehenen **Medikamente** müssen vorhanden sein. Zusammen mit einer qualifizierten Pflegekraft wird dann der Patient auf die Narkose vorbereitet: Das **Standardmonitoring** (EKG, Blutdruckmanschette, Pulsoxymetrie) wird angeschlossen und ein **peripher-venöser Zugang** gelegt.

Narkoseeinleitung: Vor der Narkoseeinleitung muss eine **sorgfältige Präoxygenierung** erfolgen, damit bei etwaigen Beatmungsproblemen oder Intubationsschwierigkeiten beim Patienten eine Sauerstoffreserve vorhanden ist – eine Hypoxie kann dadurch für mehrere Minuten verhindert werden. **Nach** Verabreichung von **Analgetikum** und **Hypnotikum** wird der Patient – nach Erlöschen des Lidschlagreflexes – mit reinem **Sauerstoff** beatmet. Der Spitzendruck sollte bei der Maskenbeatmung 20 cmH$_2$O nicht überschreiten, um das Risiko der Insufflation von Luft in den Magen zu minimieren. Ist die Beatmung problemlos möglich, wird das **Muskelrelaxans** verabreicht. Bei Problemen mit der Maskenbeatmung kann ein Oropharyngealtubus (Guedel-Tubus) sehr hilfreich sein. Wichtig bei der nachfolgenden **Intubation** sind die eindeutige Identifikation der Stimmbänder und das Vorschieben des Tubus unter Sicht. Die Auskultation über dem Magen sowie im Seitenvergleich über beiden Lungen dient der orientierenden Überprüfung der Tubuslage, zusätzlich muss ein **Kapnometer** verwendet werden. Der Tubus sollte, soweit für den Eingriff nicht anders notwendig, im rechten Mundwinkel sorgfältig fixiert werden. Bei der **maschinellen Beatmung** mit dem Narkosegerät sollten die Alarmgrenzen so eingestellt werden, dass wichtige Störungen (z. B. Diskonnektion, erhöhter Spitzendruck, niedrige inspiratorische Sauerstoffkonzentration [FiO$_2$]) umgehend optisch und akustisch angezeigt werden. Der Sauerstoffanteil sollte den Bedürfnissen des Patienten angepasst werden, beim Lungengesunden ist eine inspiratorische Sauerstofffraktion von 0,3 bis 0,4 in der Regel ausreichend.

Medikamente zur Narkoseeinleitung: „Narkose" bedeutet die **medikamentöse Ausschaltung von Schmerzempfinden, Bewusstsein** und **Muskeltonus**. Jede Intubationsnarkose wird daher in der Regel mit Medikamenten aus 3 Substanzgruppen eingeleitet: **Analgetika**, **Hypnotika** und **Muskelrelaxanzien**. Die Auswahl der Substanzen orientiert sich an der Art und Dauer des Eingriffs, den Vorerkrankungen des Patienten, den Erfahrungen des Anästhesisten und nicht zuletzt an den in der jeweiligen Abteilung etablierten Standards. Zur Dosierung der Medikamente bei der Narkoseeinleitung kann man sich an den empfohlenen Mengen je kg Körpergewicht orientieren. Aufgrund der großen interindividuellen Schwankungsbreite muss aber **strikt nach Wirkung dosiert** werden, um zum einen Überdosierungen mit entsprechend vermehrten Nebenwirkungen, andererseits eine zu niedrige Narkosetiefe zu vermeiden. Faktoren, die zu einem erhöhten Narkotikabedarf führen können, sind z. B. Substanzenabusus (z. B. Alkohol, Sedativa, Betäubungsmittel) durch den Patienten und Art und Menge der zur Prämedikation verordneten Medikamente.

Um während der Narkose eine **Analgesie** zu erreichen, werden **Opioide** eingesetzt, z. B. Fentanyl (1–2 μg/kg KG, Wirkdauer 20–30 min), Sufentanil (z. B. Sufenta 0,1–0,2 μg/kg KG, Wirkdauer 20–30 min), Alfenanil (z. B. Rapifen 10–30 μg/kg KG, Wirkdauer 5–15 min) oder Remifentanil (z. B. Ultiva 0,4–0,8 μg/kg KG, Wirkdauer 3–5 min). Das Opioid wird in der Regel als erstes verabreicht, wobei eine Sauerstoffinhalation (Präoxygenierung) erfolgen sollte. Der Patient sollte auf das mögliche Auftreten von Schwindel hingewiesen werden. **Hypnotika** werden in der Regel nach den Analgetika verabreicht. Zu den gebräuchlichsten Hypnotika zählen Thiopental (Trapanal 3–5 mg/kg KG, Wirkdauer 10–20 min), Propofol (2–3 mg/kg KG, Wirkdauer 10–15 min) und Etomidat (Hypnomidate 0,15–0,3 mg/kg KG, Wirkdauer 3–5 min). Eine Sonderstellung nimmt das Ketamin (Ketanest 1–2 mg/kg KG, Wirkdauer 5–15 min bzw. Ketanest S 0,5–1 mg/kg KG, Wirkdauer 5–10 min) ein: Als einziges Hypnotikum besitzt es eine Opioidrezeptor-vermittelte analgetische Wirkung. Nach der Gabe eines Hypnotikums tritt dosis- und substanzabhängig rasch eine Apnoe ein, sodass zu diesem Zeitpunkt eine Beatmung möglich sein muss. Die Gabe eines **Muskelrelaxans** setzt in der Regel voraus, dass die Möglichkeit zur Maskenventilation getestet wurde (Ausnahme: Ileuseinleitung, s. Fall 47). Ist diese problemlos möglich, wird das Muskelrelaxans verabreicht. Muskelrelaxanzien werden in 2 Gruppen unterschieden: depolarisierende und nichtdepolarisierende Substanzen. Einziges klinisch relevantes depolarisierendes Muskelrelaxans ist Succinylcholin (z. B. Lysthenon 1–1,5 mg/kg KG, Wirkdauer 7–12 min), das in erster Linie bei der Narkoseeinleitung von nicht-nüchternen Patienten Anwendung findet. Eine große Anzahl nichtdepolarisierender Muskelrelaxanzien mit sehr unterschiedlicher Wirkdauer steht zur Verfügung: Mivacurium (Mivacron 0,2 mg/kg KG, Wirkdauer 15–25 min), Rocuronium (Esmeron 0,6 mg/kg KG, Wirkdauer 30–40 min), Vecuronium (Norcuron 0,1 mg/kg KG, Wirkdauer 35–45 min), Atracurium (Tracrium 0,3–0,5 mg/kg KG, Wirkdauer 35–45 min), Cis-Atracurium (Nimbex 0,1 mg/kg KG, Wirkdauer 40–50 min) und Pancuronium (0,1 mg/kg KG, Wirkdauer 90–120 Minuten).

→ Fall 50 Seite 50

Narkoseerhalt: Zur Hypnose im Narkoseverlauf können **Inhalationsanästhetika** (z. B. Enfluran, Isofluran) oder **intravenös verabreichte Hypnotika** (z. B. Propofol) eingesetzt werden. **Opioide** müssen in Abhängigkeit von ihrer Wirkdauer und den Stimuli im Verlauf des operativen Eingriffs injiziert werden. Entsprechendes gilt für die Muskelrelaxanzien, wobei hier keine generelle, sondern eine an den Bedürfnissen des Eingriffs orientierte Relaxierung erfolgen sollte. Die Kombination aus **Inhalationsanästhetikum**, **intravenösem Analgetikum** und **Muskelrelaxans** wird als **balancierte Anästhesie** bezeichnet – im Gegensatz zur TIVA (totale intravenöse Anästhesie), bei der auf Inhalationsanästhetika verzichtet wird.

Narkoseausleitung: Rechtzeitig vor Ende des Eingriffs muss das verwendete Narkosegas oder Hypnotikum abgestellt werden, Repetitionsdosen der anderen verwendeten Medikamente müssen unterbleiben. Die Beatmung sollte mit reinem Sauerstoff erfolgen. Der Mund-Rachen-Raum und der Ösophagus werden abgesaugt, um Sekrete zu entfernen. Nach Einsetzen einer ausreichenden Spontanatmung und Wiederkehr der Schutzreflexe kann der Patient nach einem elektiven Eingriff in der Regel problemlos extubiert werden. Die bei Narkosebeginn verwendete Gesichtsmaske sollte verfügbar sein, um bei Ateminsuffizienz jederzeit eine Maskenbeatmung durchführen zu können. Prinzipiell muss immer das Material für eine Reintubation verfügbar sein. Weitere Informationen s. Fall 57 (Narkoseausleitung und Komplikationen, Extubationskriterien).

Verlegung in den Aufwachraum: Sind Atmung und Kreislauf stabil, wird der Patient in den Aufwachraum verlegt. Dort erfolgt die Übergabe aller wichtigen Informationen zu Patient und Narkoseverlauf an das Personal. Die Dauer der Überwachung ist vom Zustand des Patienten abhängig und verlängert sich durch einen hohen Analgetikabedarf.

 ZUSATZTHEMEN FÜR LERNGRUPPEN
- **Inhalationsanästhetika**
- **Endotracheale Intubation (Vorgehen)**
- **Aufwachraum**
- **Alternative Narkoseeinleitung (Ileuseinleitung)**
- **Weitere Verfahren der Allgemeinanästhesie (Maskennarkose)**
- **Narkoseeinleitung bei Kindern**

51 Fremdblutsparende Maßnahmen

51.1 Welche Möglichkeiten gibt es, eine ggf. notwendige Fremdblutgabe zu vermeiden?
- **Anämietoleranz:** Transfusion erst bei Werten, die erheblich unter den physiologischen Normwerten liegen (s. Fall 38)
- **Hämodilution:** unmittelbar präoperativ Entnahme von Vollblut und Ersatz durch kristalline oder kolloidale Infusionslösungen, intra- oder postoperativ Retransfusion
- **Autotransfusion** (v. a. maschinelle Autotransfusion, MAT): Retransfusion von aufgefangenem Wundblut
- **Eigenblutspende**
- **Medikamente:** Erythropoetin, Antifibrinolytika
- **OP-Techniken mit geringem Blutverlust** (z. B. Blutsperre, Blutleere)
- **Normothermie**

51.2 Welche dieser Verfahren eignen sich in der unmittelbaren prä- und intraoperativen Phase?
- Unmittelbar präoperativ: Hämodilution
- Intraoperativ: Anämietoleranz, Autotransfusion, OP-Techniken mit geringem Blutverlust, Normothermie

51.3 Welche fremdblutsparenden Maßnahmen können bei planbaren operativen Eingriffen durchgeführt werden?
- Eigenblutspende
- Erythropoetingabe
- Autotransfusion (v. a. maschinelle Autotransfusion, MAT)
- Alle o. g. Ansätze für die perioperative Phase (s. Antwort zur Frage 51.1)

➡ Fall 51 Seite 51

- Transfusionszwischenfälle sind ebenfalls möglich durch Verwechslung von Konserven, durch Keimbesiedelung oder Hämolyse.
- Indikation für die Gabe von Eigenblutkonserven ist daher genau so eng zu stellen wie für die Gabe von Fremdblut.

Kommentar

Die Transfusion von Blutprodukten gehört zu den regelmäßigen Aufgaben von Anästhesisten sowohl im operativen als auch im intensivmedizinischen Bereich. Bluttransfusionen sind mit einigen Risiken vergesellschaftet, die eine enge Indikationsstellung notwendig machen (s. Fall 38). Um das Ziel der Bluttransfusion, eine adäquate Oxgenierung des Gewebes, zu erreichen, gibt es auch andere Möglichkeiten. Diese so genannten Fremdblut-sparenden Maßnahmen sind – abhängig vom Zustand des Patienten und dem operativen Eingriff – unterschiedlich effizient.

Anämietoleranz: Bei Normovolämie gelten heute erheblich niedrigere Hämoglobinwerte als Indikation zur Bluttransfusion als noch vor einem Jahrzehnt. Berücksichtigt werden müssen hierbei jedoch relevante Begleiterkrankungen des Patienten (z. B. KHK, COPD), das aktuelle Sauerstoffangebot und die Sauerstoffsättigung (s. Fall 38). In Abwesenheit von Vorerkrankungen können bei jungen, gesunden Patienten Hb-Werte bis 7 g/dl (4,3 mmol/l) in der Regel toleriert und so die Transfusion von Fremdblut vermieden werden.

Hämodilution: Unmittelbar präoperativ kann Patienten Vollblut entnommen und durch kristalline oder kolloidale Infusionslösungen ersetzt werden. Eine Verdünnung des Blutes bis zu einem Hämatokritwert von 25 % ist dabei bei Patienten ohne kardiale Vorerkrankungen in der Regel problemlos möglich. Das entnommene autologe Blut kann intra- oder postoperativ transfundiert werden, um Blutverluste auszugleichen.

Autotransfusion: Zwei verschiedene Verfahren der Rückgewinnung von Blut, welches sonst intraoperativ verloren gehen würde, sind möglich: die direkte **Transfusion von Wundblut** oder die **maschinelle Autotransfusion (MAT)** von aufbereitetem Wundblut. Die Qualität von direkt transfundiertem Wundblut gilt dabei als erheblich schlechter als die Qualität des aufbereiteten Wundbluts bei der MAT. Zur Aufbereitung des Wundblutes wird der Absauger, den die Operateure verwenden, durch eine spezielle Absaugeinheit ersetzt. Das Wundblut wird bei der MAT in einem geschlossenen System aufgefangen, maschinell gewaschen sowie konzentriert (z. B. Cellsaver) und danach transfundiert. Bei Eingriffen an Knochen besteht das Risiko, dass Fettpartikel nicht vollständig gefiltert werden, sodass es zu einer Fettembolie kommen kann.

Kontraindikationen für den Einsatz der maschinellen Autotransfusion sind Eingriffe bei Tumoren und in infizierten Wundgebieten (Gefahr der systemischen Streuung bei Retransfusion).

Eigenblutspende: Durch die rechtzeitige Spende von Eigenblut kann die Notwendigkeit zur Transfusion von Fremdblut erheblich reduziert werden. Die Bundesärztekammer fordert, dass Patienten vor planbaren Eingriffen mit einer Transfusionswahrscheinlichkeit von mindestens 10 % auf die Möglichkeit zur Eigenblutspende hinzuweisen sind. Voraussetzung für die Entnahme von Eigenblut ist ein Hb-Wert von mindestens 11,5 g/dl (7,1 mmol/l). Nach der Spende sollte bis zum Eingriff eine Eisensubstitution erfolgen. Da auch die autologe Transfusion (Gabe von Eigenblut) nicht ohne Risiko ist, sollte die Indikation genau so streng wie bei der Gabe von Fremdblut gestellt werden. Durch die Verwechslung von Blutkonserven sind auch hier schwere Transfusionszwischenfälle (Unverträglichkeitsreaktionen) möglich. Zusätzlich ist eine bakterielle Kontamination möglich, und es kann zur Hämolyse kommen.

Kontraindikationen für eine Eigenblutspende sind Infektionen, bei denen es zu einer Keimbelastung des Blutes kommt, relevante kardiale Erkrankungen, ein Myokardinfarkt in

225

Fall

51

➜ Fall 51   Seite 51

den letzten 3 Monaten, eine instabile Angina pectoris, dekompensierte Herzinsuffizienz, alle akuten Erkrankungen und nicht abgeklärte Synkopen.

Gabe von Erythropoetin: Bei im Vorfeld geplanten chirurgischen Eingriffen kann auch durch die Stimulation der Erythropoese mit Erythropoetin die Wahrscheinlichkeit der Fremdblutgabe reduziert werden. Diese Therapie empfiehlt sich v. a. bei Patienten mit einem niedrigen Ausgangshämoglobinwert, wenn ein größerer intraoperativer Blutverlust zu erwarten ist, muss aber mindestens 6 Wochen vorher begonnen werden.

Weitere Ansätze: Neben pharmakologischen Interventionen wie der Gabe von **Antifibrinolytika** (Aprotinin [z. B. Trasylol], Tranexamsäure [z. B. Anvitoff]) können auch **OP-Techniken mit geringem Blutverlust** sowie die Aufrechterhaltung der **Normothermie** dazu beitragen, die Notwendigkeit einer Fremdblutgabe zu vermeiden.

Kosten verschiedener Verfahren: Man kann davon ausgehen, dass jedes Erythrozytenkonzentrat etwa 100 Euro kostet. Hinzu können erhebliche Mehrkosten bei transfusionsbedingten Zwischenfällen oder Infektionen kommen. Die Eigenblutspende wird kontrovers diskutiert, da bei gleich strenger Indikationsstellung die verhältnismäßig teureren Konserven oft verworfen werden müssen. Viele Abteilungen bieten diesen häufig von Patienten gewünschten Service dennoch an, um der wachsenden Nachfrage zu begegnen. Die Hämodilution ist sehr kostengünstig und kann auch ohne lange Vorbereitung unmittelbar präoperativ erfolgen. Die maschinelle Autotransfusion stellt aufgrund des apparativen Aufwandes und der notwendigen Einmalsets ein relativ teures Verfahren dar. Eine Erythropoetingabe kann wegen der hohen Kosten nicht routinemäßig eingesetzt werden. Allen Fremdblutsparenden Maßnahmen ist gemeinsam, dass viele potenzielle Risiken der Fremdblutgabe und somit auch potenzielle Folgekosten in erheblichem Umfang vermieden werden können.

ZUSATZTHEMEN FÜR LERNGRUPPEN
- Blutgerinnung
- Transfusionsgesetz
- Fremdbluttransfusion

52 Spinalanästhesie

52.1 Welche Vorbefunde sind für die Durchführung einer Spinalanästhesie notwendig?
- ggf. **Gerinnungsstatus** (Thrombozyten, Quick, aPTT); Verzicht auf alle oder einen Teil der Gerinnungsparameter möglich, wenn keine anamnestischen Hinweise auf Störungen der Blutgerinnung vorliegen
- Abklärung von **Lokalanästhetika-Allergien** (Anamnese, Allergieausweis)

52.2 Über welche typischen Risiken und Komplikationen müssen Sie den Patienten aufklären?
- **Frühkomplikationen:**
  - Kreislaufreaktionen (Blutdruckabfall, Bradykardie)
  - Allergische Reaktionen
  - Übermäßige Ausbreitung der Spinalanästhesie (totale Spinalanästhesie) mit vollständiger Sympathikusblockade und Phrenikusparese → Atem- und Herz-Kreislauf-Insuffizienz
  - Bei unmöglicher oder nicht ausreichender Spinalanästhesie: Durchführung einer Vollnarkose
- **Spätkomplikationen:**
  - Infektionen
  - Gefäßverletzung, Hämatombildung
  - Nervenverletzungen, Lähmungen
  - Harnverhalt
  - Postspinaler Kopfschmerz (s. Fall 36)
  - Rückenschmerzen

52.3 Beschreiben Sie das Vorgehen bei der Durchführung einer Spinalanästhesie!
- Monitoring (EKG, Blutdruck, Pulsoxymetrie), periphervenöser Zugang
- Lagerung des Patienten in Seitlage oder sitzend, „runder Rücken" (Kinn auf die Brust, in Seitlage Beine anziehen lassen)

→ Fall 52 Seite 52

- Spinalanästhesie-Set mit möglichst dünner Spinalnadel (G25/G27/G29) bereitlegen
- Tasten der Beckenkämme (entspricht der Höhe des Processus spinosus LWK 4)
- Hautdesinfektion, steriles Abdecken
- Punktionsort Spinalanästhesie:
  - Beim Erwachsenen typischerweise Zwischenwirbelraum L3/L4, auch ein Segment höher oder tiefer möglich (Punktion nie über L2/L3, Ende des Rückenmarks = Conus medullaris bei L1/L2)
  - Beim Kind reicht der Conus medullaris tiefer (Säugling: Conus medullaris Höhe L3/L4), weshalb eine sichere Punktion am besten im Zwischenwirbelraum L4/L5 erfolgt (Alternative: Kaudalanästhesie, s. Fall 62)
- Hautquaddel zur Lokalanästhesie mit Mepivacain (z. B. Scandicain 1 %), Infiltration Stichkanal
- Punktion mit Spinalnadel:
  - Bei dünnen Spinalnadeln zunächst Introducer (kurze, dicke Nadel) einführen
  - Durch den Introducer Spinalnadel einführen, bis „Klick" bei Durapunktion spürbar ist
  - Austretenden Liquor überprüfen: Liquor klar, kein Blut? (Ausschluss einer intravasalen Lage der Nadelspitze)
  - Bei Knochenkontakt oder Auslösen von Parästhesien Spinalnadel zurückziehen, Stichrichtung anpassen
  - Injektion eines Lokalanästhetikums, z. B. Bupivacain (z. B. Carbostesin 0,5 % isobar, 2–3 ml [10–15 mg])
- Ausbreitung der Spinalanästhesie überprüfen:
  - Patient nach Wärmegefühl fragen
  - Unterschiede in der Temperaturdifferenz mit kaltem Gegenstand oder Desinfektionsspray austesten
  - Nach mehreren Minuten Patienten zum Anheben des Beins auffordern, um motorische Blockade zu überprüfen

52.4 Nennen Sie geeignete Lokalanästhetika, deren Dosierungen und Wirkprofil!

S. Tabelle.

52.5 Wie können Sie die Ausbreitung einer Spinalanästhesie beeinflussen?

- Lagerung des Patienten:
  - Seitlage erlaubt einseitig betonte Spinalanästhesie (Reduktion der Nebenwirkungen) in Abhängigkeit vom Lokalanästhetikum
  - Sitzende Position erlaubt Betonung sakraler Segmente (Sattelblock)
- Lokalanästhetikum:
  - Barizität (iso- oder hyperbar)
  - Dosis (spielt eine erheblich größere Rolle als Volumen oder Konzentration)
- s. auch Kommentar.

Substanz	Handelsname	Dosis	Fixierungszeit*	Wirkdauer
Bupivacain	Carbostesin 0,5 % isobar	2–3 ml (10–15 mg)	10(–30)min	120–180 min
Bupivacain	Carbostesin 0,5 % hyperbar	2–3,5 ml (10–17,5 mg)	10(–30)min	120–180 min
Mepivacain	Scandicain 4 % hyperbar	1,5–2 ml (60–80 mg)	5(–10)min	45–60 min

* Die Fixierungszeit beschreibt die Zeitspanne, in der es durch Umlagerung des Patienten noch zu relevanten Veränderungen der Ausbreitung einer Spinalanästhesie kommen kann.

Kommentar

Indikationen: Durchgeführt werden kann eine Spinalanästhesie zur Schmerzausschaltung **bei allen Eingriffen unterhalb des Nabels.** Dazu gehören alle Eingriffe an den unteren Extremitäten und der Hüfte (z. B. unfallchirurgische, orthopädische und gefäßchirurgische Eingriffe), dem Genitalbereich (z. B. transurethrale Prosta-taresektion [TUR-P]) sowie im Unterbauch (z. B. Herniotomien, Sectio caesarea).

Kontraindikationen: Als **absolute Kontraindikation** für die Durchführung einer Spinalanästhesie muss – wie bei allen ärztlichen Maßnahmen – die **Ablehnung durch den Patienten** gelten.

→ Fall 52   Seite 52

Weitere Kontraindikationen sind bekannte **Allergien auf Lokalanästhetika** und **Infektionen im Bereich der Punktionsstelle** (Gefahr der Keimverschleppung). Auch bei **relevanten Störungen der Blutgerinnung** (Quick <50%, aPTT >45 s, Thrombozyten <100 000/µl) und der **Einnahme von Antikoagulanzien** (s. Fall 32) sollten wegen der Gefahr der Hämatombildung nach akzidenteller Gefäßpunktion keine rückenmarknahen Anästhesieverfahren durchgeführt werden. Bei **Patienten im Schockzustand** oder mit ausgeprägter **Hypotonie** sollte wegen der zusätzlichen Vasodilatation durch die Sympathikolyse von der Durchführung einer Spinalanästhesie Abstand genommen werden.

Zusätzlich gibt es einige **relative Kontraindikationen**, die einer Abschätzung im Einzelfall bedürfen: Das Vorhandensein **systemischer Infektionen** wird unterschiedlich bewertet. **Veränderungen der Wirbelsäule** und auch Operationen im Bereich der Lendenwirbelsäule sind keine absoluten Kontraindikationen, können aber die Durchführung einer Spinalanästhesie erschweren oder unmöglich machen. Das Vorliegen **neurologischer Erkrankungen** ist ebenfalls keine absolute Kontraindikation, doch sollte vor der Durchführung eines regionalanästhesiologischen Verfahrens eine sorgfältige Dokumentation etwaiger sensomotorischer Defizite erfolgen (ggf. neurologisches Konsil).

Lokalanästhetika: Zu den geeigneten Lokalanästhetika s. Antwort zur Frage 52.4. Die **Barizität von Lokalanästhetika** beschreibt die Dichte im Verhältnis zum Liquor (bei 37°C 1,01 g/ml). Ein Lokalanästhetikum mit gleicher Dichte wird als isobar bezeichnet. Ist die Dichte höher (z. B. durch Zusatz von 5–10%iger Glukoselösung), spricht man von einer hyperbaren Lösung.

Anästhesiologisches Vorgehen: s. Antwort zur Frage 52.3. Ein sehr wichtiger Faktor für die erfolgreiche Durchführung einer Spinalanästhesie ist die korrekte **Lagerung des Patienten**. Dies bedarf der Kooperation des Patienten sowie der Unterstützung durch eine qualifizierte Pflegekraft. Bei liegender Position des Patienten sollte dieser dazu angehalten werden, die Knie soweit wie möglich anzuziehen und das Kinn auf die Brust zu nehmen (einen „runden Rücken" oder „Katzenbuckel" machen). In sitzender Position soll der Patient die Hände in den

Schoß legen und die Schultern fallen lassen sowie das Kinn auf die Brust nehmen. Zur Orientierung und zur Identifikation der richtigen **Punktionsstelle** dienen die Darmbeinkämme: Eine gedachte Linie zwischen den Darmbeinkämmen schneidet die Wirbelsäule in der Regel auf Höhe des Dornfortsatzes des 4. Lendenwirbels (L4).

Reihenfolge der Nervenblockade: In Abhängigkeit vom Aufbau der Nervenfasern sind diese unterschiedlich empfindlich auf die Gabe von Lokalanästhetika, was sich klinisch vor allem in der Geschwindigkeit der Ausschaltung der jeweils vermittelten Reize zeigt. Als erstes zeigen sich bei einer Spinalanästhesie die Zeichen der Blockade des präganglionären Sympathikus wie Vasodilatation und daraus resultierendes Wärmegefühl sowie ein Blutdruckabfall. Im weiteren Verlauf verschwindet das Schmerz- und Temperaturempfinden, gefolgt von Berührungs- und Druckempfinden. Als Letztes gehen die Motorik, das Lage- und Vibrationsempfinden des anästhesierten Bereiches verloren. Bis zur kompletten Ausbreitung einer Spinalanästhesie vergehen in der Regel 10 bis 15 Minuten. Zum frühen Austesten der Ausbreitung einer Spinalanästhesie eignet sich daher die Überprüfung eines vom Patienten wahrgenommenen **Temperaturunterschiedes** bei Berührung mit demselben kalten Gegenstand bzw. bei Besprühen mit Desinfektionsspray am besten. Der Patient muss dabei darauf hingewiesen werden, dass ein zu diesem Zeitpunkt noch vorhandenes Berührungsempfinden völlig normal ist. Bevor mit dem operativen Eingriff begonnen werden kann, muss die Vollständigkeit der Blockade überprüft werden (motorische Blockade, keine Reaktion auf Schmerzreiz). Die Blockadehöhe muss anhand der Dermatome ermittelt und im Narkoseprotokoll dokumentiert werden.

Ausbreitung der Spinalanästhesie: Mehrere Faktoren beeinflussen die Ausbreitung einer Spinalanästhesie. Neben der **Dosis des Lokalanästhetikums** kommt der **Lagerung des Patienten** entscheidende Bedeutung zu. In Kombination mit der **Barizität des Lokalanästhetikums** kann die Ausbreitung in gewissem Umfang dahingehend beeinflusst werden, dass nur die gewünschten Körperregionen anästhesiert werden. Entsprechend sind auch die Ne-

➡ Fall 52   Seite 52

benwirkungen wie Blutdruckabfall durch Sympathikolyse weniger ausgeprägt.

Wird der Patient auf der Seite gelagert, ein hyperbares Lokalanästhetikum injiziert und danach die Lagerung beibehalten, breitet sich die Spinalanästhesie überwiegend auf der unten liegenden Seite aus, weil das im Verhältnis zum Liquor schwerere Lokalanästhetikum nach unten sinkt. Durch Kopftief- oder Oberkörperhochlagerung lässt sich die Ausbreitung ebenfalls beeinflussen. Wird in sitzender Position eine hyperbare Lösung injiziert und der Patient bleibt danach für mehrere Minuten sitzen, konzentriert sich die Ausbreitung der Spinalanästhesie auf die Perianalregion. Dieser so genannte Sattelblock kann beispielsweise bei Hämorrhoidektomien und vergleichbaren Eingriffen eingesetzt werden.

Weitere Faktoren, welche die Ausbreitung einer Spinalanästhesie beeinflussen und eine Anpassung der Lokalanästhetikadosis notwendig machen können, sind die **Punktionshöhe** (höherer Punktionsort = höheres Blockadeniveau), die **Körpergröße** des Patienten bzw. die Länge der Wirbelsäule und alle Zustände, die mit einem **erhöhten intrabdominellen Druck** einhergehen. Durch Behinderung des Abflusses aus den epiduralen Venen und deren vermehrte Füllung ist der Spinalraum kleiner, weshalb weniger Lokalanästhetikum zur Erzielung der gleichen Blockadehöhe benötigt wird. Beispiele sind das Vorliegen einer Schwangerschaft (Dosisreduktion um bis zu 30 %), Adipositas, Aszites oder intrabdominelle Tumore.

Komplikationen: s. Antwort zur Frage 52.2.

 ZUSATZTHEMEN FÜR LERNGRUPPEN
- Lokalanästhetika: Wirkungsweise, pKa-Wert
- Anatomie Wirbelsäule und Rückenmark
- Therapie von Komplikationen und Nebenwirkungen der Spinalanästhesie

53 Postoperative Ventilationsstörungen

53.1 Welche Diagnose stellen Sie anhand der Röntgenaufnahme des Thorax?
Unterlappenatelektase des rechten Lungenflügels; Begründung: Transparenzminderung/Verschattung im Bereich des rechten Lungenunterflügels auf der Röntgen-Thorax-Aufnahme

53.2 Welche Möglichkeiten haben Sie, einer weiteren Verschlechterung des Gasaustausches entgegen zu wirken?
- Intensives Atemtraining (= inzentive Spirometrie, z. B. TriFlo, Patient soll zur maximalen Inspiration motiviert werden → Freihalten kleinerer Atemwege, Vermeidung von Atelektasen)
- Physiotherapie (z. B. Lagerung und Klopfen zur mechanischen Sekretmobilisation)
- Sekretmobilisation: Absaugen, Bronchoskopie, NaCl-Inhalation
- Nichtinvasive CPAP-(Be)Atmung über Maske oder Helm (Vorbeugen und Wiedereröffnung von Atelektasen)
- Bei Schmerzen: Schmerztherapie (Unterstützung von muskulärer Atemarbeit, effektiven Hustenstößen), z. B. Piritramid (z. B. Dipidolor) in Kombination mit Paracetamol (z. B. Perfalgan) oder Metamizol (z. B. Novalgin)

53.3 Welchen Beatmungsmodus und welche Einstellungen wählen Sie am Intensivrespirator?
Zur kontrollierten Beatmung am Anfang und unterstützten Beatmung im weiteren Behandlungsverlauf sollten folgende Einstellungen am Intensivrespirator gewählt werden:
- Beatmungsmodus: SIMV (Synchronized Intermittent Mandatory Ventilation)
- Atemfrequenz (AF): 10–12/min
- Atemzugvolumen (AZV): 520–570 ml bzw. Atemminutenvolumen (AMV): 6–8 l
- PEEP: 8–10 mbar

53.4 Befunden Sie das CT des Thorax!
Pleuraergüsse beidseits; Begründung: dorsal sichelförmige Flüssigkeitsansammlung beidseits im CT sichtbar

→ Fall 53   Seite 53

53.5 **Welche therapeutischen Maßnahmen ergreifen Sie nun?**
- Konservative Therapie:
  - Negativbilanzierung (z. B. Volumenrestriktion kristalliner Infusionslösungen)
  - Forcierte Diurese, z. B. mit Furosemid (z. B. Lasix) oder Torasemid (z. B. Unat) als

intermittierende Boli i. v. oder Dauerapplikation über Perfusor
  - Kolloidosmotischen Druck (KOD) im Blut anheben (z. B. mit HAES 10 % 1–1,5 l/24 h)
- Bei Versagen der konservativen Therapie: beidseitige Anlage einer Thoraxdrainage (s. Fall 25)

Kommentar

Postoperative Ventilationsstörungen: Bei postoperativen Ventilationsstörungen lassen sich 2 Phasen unterscheiden: Unmittelbar postoperativ auftretende (atemmechanische) Ventilationsstörungen aufgrund von Narkose- und/oder Muskelrelaxansüberhang sind zeitlich limitiert und lassen sich durch postoperative Sauerstoffgabe gut behandeln. Dauern die Ventilationsstörungen an, können sich pulmonale Komplikationen wie Lungenatelektasen (s. u.), Pneumonie oder Pleuraergüsse (s. u.) entwickeln.

Pathophysiologie: Pulmonale Komplikationen treten häufig **nach abdominellen oder thorakalen operativen Eingriffen** und bei **Patienten mit bronchopulmonalen Vorerkrankungen** auf. Während der Narkose nimmt die funktionelle Residualkapazität (FRC = Residualvolumen + exspiratorisches Reservevolumen) aufgrund der Rückenlage des Patienten sowie der Entspannung des Zwerchfells ab. Abdominelle Organe drängen das Zwerchfell kranialwärts. Bei Eingriffen im Abdominalbereich wird zusätzlich das Zwerchfell durch eingebrachte Bauchtücher, Haken und Sperrer in den Thoraxraum gedrängt, was weiterhin zu einer Reduktion der funktionellen Residualkapazität führt. Patienten mit reduzierter funktioneller Residualkapazität atmen flacher, wodurch postoperativ ein effektiver Hustenstoß (s. u.) unterdrückt wird, was zu Sekretverhalt und Atelektasen führen kann. **Postoperativ** verstärken eine **insuffiziente Analgesie, reflektorische Zwerchfelllähmung**, ein **Narkoseüberhang** und **erhöhter intraabdominaler Druck** (z. B. durch Verschluss der Bauchdecken bei geblähten Darmschlingen) die Störung der Lungenfunktion und begünstigen die Entstehung von pulmonalen Komplikationen. **Atemabhängige Schmerzen** führen zu einer schmerzbedingten **Verminderung der muskulären Atemarbeit**, konsekutiv zu verminderten **Atemzugvolumina** und zur **Unterdrückung des effektiven Hustenstoßes** und damit potenziell zu Lungenatelektasen. Übergewicht, Nikotinkonsum und hohes Patientenalter sind Faktoren, die das Risiko für postoperative pulmonale Komplikationen deutlich erhöhen können. Nach Oberbaucheingriffen normalisiert sich die Lungenfunktion erst wieder nach ungefähr 10 bis 14 Tagen.

Allgemeine Prävention: Ein **effizienter Hustenstoß** ist eine obligate Voraussetzung für die bronchiale Sekret-Clearance. Hierzu ist häufig eine suffiziente **postoperative Schmerztherapie** notwendig, um postoperativ schmerzbedingt unterdrückten Hustenstößen vorzubeugen. Eine **Atemtherapie** soll durch langsame, tiefe Inspirationen dem Kollaps von Alveolen vorbeugen (z. B. mit Hilfe von TriFlo, „Atemgymnastik"). Eine Frühmobilisation führt durch eine aufrechte Körperhaltung zu einer Erhöhung der funktionellen Residualkapazität und besseren pulmonalen Belüftung.

Im Folgenden werden die pulmonalen Komplikationen Lungenatelektase und Pleuraerguss vorgestellt.

Lungenatelektase: Luftleeres (kollabiertes) Lungengewebe ohne entzündliche Veränderungen wird in Abhängigkeit von der Ausdehnung als Platten-, Segment-, Lappen- oder Totalatelektase der Lunge bezeichnet. Von den Atelektasen sind die **Dystelektasen** zu unterscheiden, bei denen noch eine geringe Belüftung stattfindet. Bei den Lungenatelektasen ist zwischen **Resorptions-** und **Kompressionsatelektasen** zu differenzieren. Resorptionsatelektasen entstehen aufgrund einer Bronchusobstruktion (z. B. durch Sekretverhalt, Fremdkörper). Die Luft wird distal des Verschlusses kontinuierlich resorbiert, es resultiert ein Volumenverlust der

➜ Fall 53   Seite 53

Lunge. Eine Sonderform sind die Resorptionsatelektasen bei Anwendung hoher inspiratorischer Sauerstoffkonzentrationen. Durch den Sauerstoff kommt es zur „Auswaschung" des Stickstoffs aus den Alveolen. Dieser stabilisiert die Alveolarwand, sein Fehlen führt zum Kollaps der Alveolen. Kompressionsatelektasen sind Folge einer direkten Kompression des Lungengewebes von Außen, z.B. durch Pleuraergüsse oder Zwerchfellhochstand.

Kleine Atelektasen sind oft Zufallsbefunde auf dem Röntgenbild. Große Atelektasen werden fast immer klinisch auffällig: Spontanatmende Patienten leiden an **Luftnot** und benötigen **Sauerstoff für einen adäquaten Gasaustausch**. Ohne Sauerstoffsupplementierung zeigt sich in der Blutgasanalyse ein niedriger paO_2 und ein normaler oder erhöhter $paCO_2$. Bei intubiert und beatmeten Patienten zeigt sich ebenfalls eine Verschlechterung des Gasaustausches. Die FiO_2 muss erhöht werden, um erniedrigte paO_2-Werte wieder zu normalisieren. Weiterhin kann der Beatmungsdruck ansteigen.

Bei der klinischen Untersuchung finden sich ein **gedämpfter Klopfschall** über dem entsprechenden Lungenareal, sowie ein abgeschwächtes oder **aufgehobenes Atemgeräusch**. In der Röntgen-Thoraxaufnahme weist eine **geringe Strahlentransparenz** („Weißfärbung") eines Lungenareals auf eine Atelektase hin. Benachbarte Strukturen können auf die betroffene Seite verzogen sein. Die **Blutgasanalyse** zeigt meist einen verminderten Sauerstoff- ($paO_2 \downarrow$) und einen ansteigenden Kohlendioxidpartialdruck ($paCO_2 \uparrow$).

Persistierende Atelektasen können zu pulmonalen Shunts und Pneumonien führen. Entsprechend wichtig ist die frühzeitige **Prävention** von Atelektasen (s.o.). Beim Vorliegen einer Lungenatelektase sind oft intensive **physiotherapeutische Bemühungen** erfolgreich: Sekret in den Bronchien kann durch kontinuierliches Klopfen gut mobilisiert werden. Durch die **fiberoptische Bronchoskopie** kann effektiv Sekret (Bakteriologie!) abgesaugt werden, wenn das „blinde" Absaugen mit einem Katheter nicht gelingt. Die intermittierende Anwendung eines kontinuierlichen positiven Atemwegdrucks (z.B. mit **CPAP-Maske** oder **CPAP-Helm**, **PEEP-Atmung**) kann Lungenareale offen halten oder bereits verschlossene Lungenareale wie-

dereröffnen. Sind auch diese Bemühungen nicht erfolgreich, kann durch die **endotracheale Intubation** mit kontinuierlicher PEEP-Beatmung (PEEP >8–10 mbar) die Wiedereröffnung kollabierten Lungengewebes versucht werden.

Pleuraergüsse: Pleuraergüsse entstehen bei pathologischer Ansammlung von **Flüssigkeit** (Transsudat, Exsudat, Eiter, Blut, Lymphe) **im Pleuraraum**. Meist handelt es sich um unkomplizierte „Begleit"-Ergüsse, die durch eine lokale Gewebereizung entstehen (z.B. nach Operationen, bei Entzündungen). Pleuraergüsse finden sich auch in Folge von Infektionen des Pleuraraums oder Lungenparenchyms (Pneumonien) sowie nach thorakalen und abdominellen Eingriffen.

Pleuraergüsse führen zu **Atemnot**, **Husten mit Auswurf** und **Thoraxschmerzen**. Der paO_2 fällt ab, der $paCO_2$ bleibt gleich und erhöht sich. Bei intubierten und beatmeten Patienten steigt oftmals der Beatmungsdruck an.

Bei der **klinischen Untersuchung** (gedämpfter Klopfschall, abgeschwächtes oder aufgehobenes Atemgeräusch) finden sich meist wichtige Hinweise auf einen Pleuraerguss. Radiologische Zeichen des Pleuraergusses sind auf der **Röntgen-Thoraxaufnahme** eine Transparenzminderung v.a. der basalen Lungenabschnitte (nach kranial abnehmende Dichte), eine verstrichene **Zwerchfellkontur** und ein verstrichener **Randwinkel** sowie bei großen Ergüssen die Verdrängung des Mediastinums zur Gegenseite. Die **Nachweisgrenze** von Pleuraergüssen mittels der Röntgen-Thoraxaufnahme liegt jedoch bei etwa 300 bis 500 ml. Mit der **Computertomographie** des Thorax können meist auch kleinste Ergussmengen sicher erkannt werden. In Rückenlage sind die Ergüsse mit entsprechender Dichte meist als Sichel an der dorsalen Thoraxwand erkennbar.

Nicht behandlungsbedürftig sind kleine, nicht-infizierte und nichtseptierte Pleuraergüsse. Sie bilden sich in der Regel von allein zurück. **Komplizierte Pleuraergüsse** sind infiziert, septiert oder führen zu einer deutlichen Beeinträchtigung des Gasaustausches. Meist gelingt mit forcierter **Diurese**, **Flüssigkeitsrestriktion** und **kolloidaler Volumensubstitution** ein ausreichender Rückgang des Ergussvolumens. Bei Versagen der konservativen Therapie muss eine invasive Entlastung mit einer möglichst **groß-**

→ Fall 53   Seite 53

lumigen **Thoraxdrainage** (s. Fall 25) erfolgen. Eine schnelle Drainage mit einer Drainagemenge von über 1000 ml kann möglicherweise ein **Re-Expansionsödem** der Lunge hervorrufen, so dass darauf verzichtet werden sollte.

ZUSATZTHEMEN FÜR LERNGRUPPEN
- **ARDS (Definition, Therapie)**
- **Beatmungsformen**
- **Pleuraempyem (Pathophysiologie, Klinik, Diagnostik, Therapie)**
- **Pneumonie**

54 Arterielle Kanülierung/Zentraler Venenkatheter (ZVK)

54.1 Beschreiben Sie das Vorgehen bei der Anlage einer arteriellen Kanüle in der A. radialis für das kontinuierliche Monitoring des Blutdrucks!

- Anlage entweder in Lokalanästhesie vor Narkoseeinleitung oder beim narkotisierten Patienten
- Punktionsorte zur Anlage arterieller Kanülen:
  - A. radialis (häufigster Punktionsort)
  - A. dorsalis pedis (bei Eingriffen/Verletzungen im Bereich der Arme)
  - A. femoralis (im Notfall; *cave:* hohes Infektionsrisiko!)
- Puls sorgfältig tasten
- Überprüfung der Durchblutung distal der Punktionsstelle: **Allen-Test** (Kompression der A. radialis und der A. ulnaris, Freigabe der A. ulnaris: keine Abblassung der Hand? = Durchblutung ausreichend?)
- Handgelenk unterpolstern und in leicht überstreckter Haltung fixieren (Fixierung der Arterie)
- Hautdesinfektion, steriles Vorgehen, Abkleben mit sterilem Tuch
- Punktion mit Stahlkanüle unter Tasten der A. radialis mit 2 bis 3 Fingern der anderen Hand (Verlauf der Arterie, Beurteilung der Stichrichtung)
- Nach erfolgreicher Punktion (pulsierendes arterielles Blut) vorschieben eines Führungsdrahts (muss sich leicht einführen lassen), Entfernen der Kanüle und Einführen des arteriellen Katheters über Führungsdraht, danach Entfernen des Führungsdrahts (Seldinger-Technik, s. Abb. Seldinger-Technik)
- Sorgfältige Fixierung, Anschluss an arterielles Infusionssystem mit Druckbeutel
- Anschluss des Messkabels für das Monitoring des intraarteriell gemessenen Blutdrucks, Abgleich des Druckaufnehmers des arteriellen Messsystems gegenüber dem Umgebungsdruck („Nullen" der Arterie)

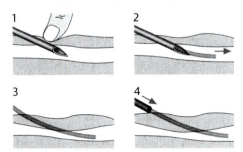

Seldinger-Technik

54.2 Welche Indikationen gibt es für die Anlage eines zentralen Venenkatheters?

- **Infusionstherapie über längeren Zeitraum** (v. a. Gabe von Antibiotika, Chemotherapeutika, parenteralen Ernährungslösungen, die aufgrund ihrer Osmolarität zu einer starken Venenreizung bei Applikation über periphere Venen führen)
- **Messung des zentralvenösen Druckes** (ZVD) zur Abschätzung der Volumensituation (lange Operationsdauer, bei intensivmedizinischen Patienten)
- Notwendigkeit einer **intra- oder postoperativ differenzierten Pharmakotherapie**, z. B. mit Katecholaminen
- **Schwierige periphervenöse Verhältnisse**

54.3 Beschreiben Sie die wichtigsten Venen zur Anlage eines zentralen Venenkatheters und das Vorgehen!

- **Punktionsorte:** V. jugularis interna, V. subclavia, V. jugularis externa (s. Abb., Punktionsorte); selten: V. basilica, V. mediana cubiti (erhöhtes Thrombophlebitisrisiko), V. femoralis (Infektionsrisiko)
- Anlage entweder in Lokalanästhesie vor Narkoseeinleitung oder beim narkotisierten Patienten

→ Fall 54 Seite 54

232

Fall

54

- Bei Punktion der V. jugularis interna Lagerung des Patienten in leichter Kopftieflage (bessere Venenfüllung), der Kopf sollte etwas zur kontralateralen Seite gedreht sein
- Sorgfältiges Tasten der A. carotis communis und Identifikation des M. sternocleidomastoideus (anatomische Bezugspunkte)
- Hautdesinfektion, steriles Vorgehen, Abkleben mit sterilem Tuch
- Punktion mit Stahlkanüle mit aufgesetzter Kochsalzspritze unter Aspiration, Tasten der A. carotis communis mit der anderen Hand (Verlauf der Arterie, Beurteilung der Stichrichtung), Punktion lateral der Arterie in Richtung auf die ipsilaterale Mamille
- Nach erfolgreicher Punktion (dunkles venöses Blut) vorschieben eines Führungsdrahts (auf Extrasystolen bei Erreichen des Herzvorhofs achten), Entfernen der Kanüle, Einführen eines Dilatators zum Aufdehnen des Gewebes über Führungsdraht, Dilatator entfernen, Einführen des zentralen Venenkatheters über Führungsdraht, danach Entfernen des Führungsdrahts (Seldinger-Technik)
- Aspirationskontrolle über den zentralen Venenkatheter
- Anschluss einer Infusion, diese muss problemlos einlaufen
- Lagekontrolle:
  - Röntgen-Thorax (korrekte Lage der Katheterspitze im Bereich der Bronchialbifurkation, Ausschluss Pneumothorax)
  - Messanschluss für intrakardiale EKG-Ableitung: bei Erreichen des rechten Vorhofs hohe P-Welle („P-Zacke"), die sich beim Zurückziehen des Katheters in die V. cava superior wieder normalisiert

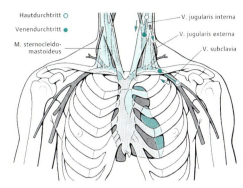

Punktionsorte für die Anlage eines zentralen Venenkatheters

54.4 Welche Komplikationen können bei der Anlage eines zentralen Venenkatheters auftreten?

- Arterielle Punktion mit Hämatombildung und Kompression der Halsweichteile, Ausbildung einer arteriovenösen Fistel
- Pneumothorax (v. a. bei Punktion der V. subclavia)
- Blutungen im Einstichbereich, Hämatombildung
- Verletzung der punktierten Venen (Durchstechung)
- Luftembolie
- Schädigung benachbarter Nerven
- Auslösen von Herzrhythmusstörungen
- Unmittelbar oder langfristig: katheterassoziierte Infektionen

Kommentar

Allgemeines: Arterielle Punktion und Anlage eines zentralen Venenkatheters gehören zu den **Standardmanahmen im Rahmen des erweiterten Monitorings** bei **größeren operativen Eingriffen und entsprechenden Vorerkrankungen** in der Anamnese des Patienten sowie im Bereich der **Intensivmedizin**. Beide Gefäßzugänge sollen häufig über einen längeren Zeitraum (meist mehrere Tage) verwendet werden, weshalb bei der Punktion streng auf **steriles Arbeiten** zu achten ist: Mehrfache Hautdesinfektion, die Verwendung steriler Handschuhe und das sterile Abkleben des Punktionsbereiches sind unabdingbare Routinemaßnahmen zur Vermeidung katheterassoziierter Infektionen.

Arterielle Punktion: Die Anlage einer arteriellen Kanüle erlaubt neben der **kontinuierlichen Blutdrucküberwachung** auch die **Entnahme arterieller Blutproben** zur Blutgasanalyse (Bestimmung paO_2, $paCO_2$, pH, BE) und die Blutentnahme für weitere Laborkontrollen. Zum Vorgehen bei der Anlage eines arteriellen Katheters s. Antwort zu Frage 54.1. Beachtet werden sollte bei der arteriellen Punktion, dass

→ Fall 54 Seite 54

durch zu festen Druck beim Tasten der zu punktierenden Arterie mit der freien Hand bereits eine Kompression der Arterie entstehen kann, sodass die Punktion dann nicht gelingt. Die Finger sollten nur leicht aufgelegt werden, damit der Blutfluss nicht behindert wird. Nach bereits erfolgter arterieller Punktion kann es zu einem Vasospasmus kommen, der bis zum Sistieren des arteriellen Blutflusses führen kann. Entsprechend sollte auf eine vorsichtige, atraumatische Punktion geachtet und wiederholte Punktionen des Gefäßes vermieden werden.

Anlage zentraler Venenzugänge: Die wichtigsten Indikationen zur Anlage eines zentralen Venenkatheters (ZVK) sind **Flüssigkeitstherapie**, die **Gabe venenreizender Substanzen** (z. B. hochosmolarer Ernährungslösungen) und die **Applikation hochwirksamer Medikamente** (z. B. Katecholamine). Über einen ZVK kann zusätzlich problemlos Blut abgenommen werden. Auch bei schwierigen periphervenösen Punktionsverhältnissen sollte die Anlage eins ZVKs erwogen werden. Zum Vorgehen bei der Anlage eines ZVKs s. Antwort zur Frage 54.3. Zu Komplikationen bei der Katheteranlage s. Antwort zur Frage 54.4.

Für Patienten, die über einen sehr langen Zeitraum der Applikation venenreizender Substanzen bedürfen (z. B. wiederholte Zyklen einer Chemotherapie) bietet sich die chirurgische Implantation eines so genannten **Ports** an. Es handelt sich um eine spezielle Membran, die im Bereich des Thorax unter der Haut implan-

tiert und mit einem ZVK verbunden wird. Die Punktion des Ports zur Blutentnahme und Medikamentenapplikation erfolgt nach sorgfältiger Hautdesinfektion mit besonderen Nadeln, welche die Membran nicht schädigen.

Bei Patienten im Schockzustand kann statt eines ZVKs, der vergleichsweise nur einen geringen Durchfluss erlaubt, mit der gleichen Technik ein so genannter **Schockkatheter** (mehrlumiger Katheter mit mindestens einem großlumigen Schenkel zur Volumensubstitution) oder eine **Schleuse** (großes Lumen, Verwendung sonst z. B. als Einführhilfe für Katheter bei der Koronarangiographie) platziert werden. Über diese großlumigen venösen Zugangswege können binnen kurzer Zeit große Flüssigkeitsmengen appliziert werden. Der großlumige Zugang kann in einen regulären Zentralvenenkatheter überführt werden, indem ein Führungsdraht eingeführt, der liegende Katheter entfernt und ein Zentralvenenkatheter über den liegenden Führungsdraht eingeführt wird (modifizierte Seldinger-Technik, „Umseldingern").

👫👫 ZUSATZTHEMEN FÜR LERNGRUPPEN
- **Venen und Arterien im Thorax- und Halsbereich**
- **Osmolarität von Infusionslösungen**
- **Katheterpflege**
- **Therapie bei Komplikationen durch ZVK (z. B. Pneumothorax, katheterassoziierte Infektionen)**
- **Periphervenöser Zugang (Technik)**

55 Plexus-brachialis-Anästhesie

55.1 Beschreiben Sie das Vorgehen bei der Durchführung einer axillären Plexusblockade!
- Lagerung des Armes mit gebeugtem Ellbogen nach oben, Hand liegt neben dem Kopf des Patienten, Handfläche nach oben
- Achselrasur, Hautdesinfektion, steriles Abdecken
- Tasten der A. axillaris
- Hautquaddel zur Lokalanästhesie (oberhalb der A. axillaris im Bereich des Sulcus bicipitalis) mit geringer Menge Mepivacain (z. B. Scandiacain 1 %)

- Punktion mit Stimulationskanüle nach kranial parallel zur Arterie
  - Initiale Stimulation mit 1 mA (Impulsdauer 0,1 ms)
  - Bei entsprechender Reizantwort (Kennmuskeln, s. Antwort zur Frage 55.3) Reduktion des Stimulus auf <0,3 mA
  - Nadel zurückziehen, wenn Parästhesien ausgelöst werden
- Injektion des Lokalanästhetikums
  - Aspirationskontrolle
  - Nach Injektion manuelle Kompression distal der Punktionsstelle

➜ Fall 55   Seite 55

- Kontrolle der Anästhesieausbreitung anhand der Area propria der einzelnen Nerven (s. Antwort zur Frage 55.2)

55.2 **Welche Areale können zur Identifikation einer ausreichenden Anästhesie des N. radialis, N. medianus und N. ulnaris genutzt werden (Area propria)?**
- N. radialis: Haut über dem Grundgelenk des Daumens
- N. medianus: Zeige- und Mittelfinger palmarseitig
- N. ulnaris: Haut des kleinen Fingers

55.3 **Beschreiben Sie die typischen motorischen Reizantworten bei Stimulation der einzelnen Nerven des Plexus brachialis!**
- N. radialis: Streckung von Hand, Fingern und Ellbogengelenk
- N. medianus: Abspreizen des Daumens, Beugung des Handgelenks, Pronation des Unterarms
- N. ulnaris: Spreizen der Finger, Beugen von Finger III und IV, Beugen der Hand, Ulnarflexion
- N. musculocutaneus: Beugung des Ellbogengelenks in Supinationsstellung

55.4 **Welche anderen Punktionsorte zur Blockade des Plexus brachialis gibt es?**
- Infraklavikulär, supraklavikulär, interskalenär, posterior zervikal

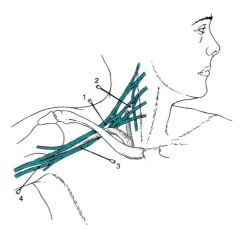

Übersicht über Zugänge zum Plexus brachialis (1 supraklavikulär, 2 interskalenär, 3 infraklavikulär, 4 axillär)

Kommentar

Anatomische Grundlagen: Wichtige Grundlage für die erfolgreiche Durchführung regionalanästhesiologischer Verfahren ist die Kenntnis der zu Grunde liegenden anatomischen Strukturen. Die Nervenfasern des **Plexus brachialis** entspringen aus den Nervenwurzeln der Segmente **C5 bis Th1**. Die benachbarten Segmente können ebenfalls mit einzelnen Faserstränge an der Bildung des Plexus beteiligt sein. Aus den Wurzeln **C4 bis C6** geht der **Truncus superior** hervor, der **Truncus medius** aus der Wurzel **C7**, und die übrigen Wurzeln aus **C8 bis Th1** (z. T. Th2) bilden den **Truncus inferior**. Die Trunci sind in der vorderen Skalenuslücke zugänglich und ziehen von dort zur Axilla. Dort gehen die Trunci in die Faszikel über: Die **ventralen Äste der Trunci superior und medius** formen den **Fasciculus lateralis**, die **dorsalen Anteile aller 3 Trunci** bilden den **Fasciculus posterior**; der **Fasciculus medius** entsteht aus dem **ventralen Anteil des Truncus inferior**. Aus den Faszikeln entspringen dann die einzelnen Nerven des Armes: aus dem Fasciculus lateralis N. musculocutaneus und N. medianus (lateraler Anteil), aus dem Fasciculus posterior N. axillaris und N. radialis, aus dem Fasciculus medius N. medianus (medialer Anteil), N. ulnaris und Nn. cutanei (s. Abb.).

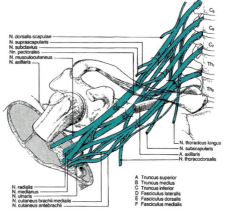

Anatomie des Plexus brachialis

→ Fall 55   Seite 55

Axilläre Plexusanästhesie: Der gemeinsame Verlauf der Nerven des Plexus brachialis in einer Gefäß-Nervenscheide bis zur Axilla erlaubt die Blockade zur Anästhesie des Arms in diesem Bereich. Als wichtige anatomische Orientierungshilfe dient die **A. axillaris**, um die herum die Nerven gruppiert sind. Die Identifikation der Lage der A. axillaris kann durch Palpation und Ultraschall erfolgen.

Indikationen zur Durchführung einer axillären Plexusanästhesie sind Eingriffe im Bereich der Hand, des Unterarms und des Ellbogenbereichs. Voraussetzung ist die Möglichkeit zur Abduktion des Armes.

Kontraindikationen sind – wie bei allen Regionalanästhesieverfahren – Infektionen im Punktionsbereich und den betreffenden nervalen Strukturen, eine Lymphangitis des Armes und vorangegangene Operationen im Bereich der Axilla (z. B. Lymphknotenresektion bei Mammakarzinom). Gerinnungsstörungen spielen wegen der möglichen Punktion der A. axillaris ebenfalls eine Rolle: Bei einer INR >1,5 (Quick <40 %), einer aPTT > 50 Sekunden und Thrombozyten <50 000/μl sollte die Durchführung einer Plexuspunktion kritisch bewertet werden.

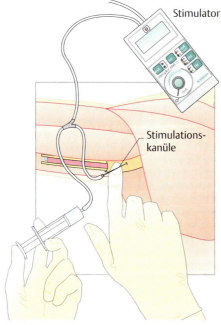

Stimulator

Stimulations-kanüle

Elektrische Nervenstimulation

Anästhesiologisches Vorgehen: Der Arm des Patienten wird bei gebeugtem Ellbogengelenk nach oben gelagert, sodass die Handfläche nach oben zeigt und neben dem Kopf zu liegen kommt. Die Achselhöhle muss problemlos zugänglich sein. Die Achselhöhle wird rasiert. Für den Anschluss des Nervenstimulators wird eine Neutralelektrode am Arm angebracht. Nach sorgfältiger Hautdesinfektion erfolgt die sterile Abdeckung, wobei Unterarm und Hand sichtbar bleiben sollten. Oberhalb der A. axillaris wird im Bereich des Sulcus bicipitalis eine kleine Hautquaddel gesetzt, um die Punktion mit der Stimulationskanüle für den Patienten weniger schmerzhaft zu machen. Hier ist auf die Applikation einer geringen Lokalanästhetikamenge zu achten, um eine Teilbetäubung von oberflächlich verlaufenden Plexusanteilen zu vermeiden. Die Punktion erfolgt nach kranial parallel zur Arterie, bei späterer Perforation der Gefäß-Nervenscheide ist ein „Klick" zu spüren. Die Stimulationskanüle wird mit dem Nervenstimulator verbunden, das Gerät wird eingeschaltet und die Ausgangsimpulsamplitude eingestellt (in der Regel etwa 1 mA). Mit dem Nervenstimulator werden Muskelkontraktionen im Versorgungsbereich der betroffenen Nervenfasern ausgelöst, um die optimale Lage der Kanülenspitze bei gleichzeitig möglichst geringem Risiko für eine intraneurale Injektion zu erreichen. Beim Vorschieben der Stimulationskanüle kommt es dann bei korrekter Lage zu ersten schwachen Kontraktionen der zugehörigen Kennmuskeln. Nun sollte die Impulsamplitude reduziert und die Kanüle vorsichtig weiter in Richtung Nerv bewegt werden, bis auch nach Erreichen der gewünschten Schwellenstromstärke noch Muskelreaktionen zu beobachten sind. Der Stimulator kann nun abgestellt werden, um den Patientenkomfort zu erhöhen.

Die anzustrebende Schwellenstromstärke ist abhängig vom jeweils verwendeten Stimulator und den Kanülen. Eine Impulsamplitude von 0,2–0,4 mA zeigt aber eine gute Annäherung an den Nerven an. Bei der axillären Plexusblockade sollte eine Impulsamplitude von 0,3 mA unterschritten werden, um eine korrekte Lage der Kanüle zu gewährleisten. Wird die Stromstärke unter 0,2 mA reduziert, besteht die Gefahr des Kontakts der Kanüle mit dem Nerven und somit die Möglichkeit einer Traumatisierung. Bei Auslösen von Parästhe-

→ Fall 55 Seite 55

236

Fall

55

sien muss die Nadel zurückgezogen werden. Nach erfolgter Positionierung der Kanüle kann das Lokalanästhetikum injiziert werden. Wichtig ist eine sorgfältige manuelle Fixierung der Kanüle, um eine Dislokation zu verhindern sowie die intermittierende Aspiration, um die intravasale Lage der Kanülenspitze auch nach bereits erfolgter Teilinjektion (Verschiebung der anatomischen Strukturen) auszuschließen. Der Bereich unterhalb der Punktionsstelle sollte komprimiert werden, um die Ausbreitung des Lokalanästhetikums nach distal zu vermindern und somit eine höhere Dosis an den Plexusanteilen zu erreichen.

Die Ausbreitung der Anästhesie kann am besten anhand der so genannten **Area propria** der einzelnen Nerven überprüft werden. In diesen Bereichen erfolgt die sensorische Innervation nur durch den jeweiligen Nerven ohne Überlappung mit Innervationsgebieten der anderen Nerven (s. Antwort zur Frage 55.2).

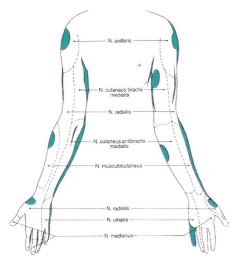

Hautinnervation am Arm mit Areae propriae der Armnerven

Bei der so genannten **Multiinjektionstechnik** werden die einzelnen Anteile des Plexus nacheinander betäubt. Hierbei muss berücksichtigt werden, dass bereits eine Teilblockade einzelner Nerven vorliegen kann. Die Stimulationstärke muss deshalb nach der ersten Injektion des Lokalanästhetikums für die weiteren Plexusanteile entsprechend höher gewählt

werden. Eine weitere Technik zur axillären Plexusanästhesie sieht die **transarterielle Punktion** vor. Eine gute Betäubung der radialen Faseranteile im posterioren Kompartiment des Plexus wird erkauft mit einem erhöhten Risiko der Hämatombildung durch die absichtliche Gefäßpunktion und einer nachfolgenden Druckschädigung von Plexusanteilen. Entsprechend sorgfältig muss die postoperative Rückbildung der Anästhesie überwacht werden. Zunehmend an Bedeutung gewinnt der Einsatz von Ultraschallgeräten vor und während der Durchführung von regionalanästhesiologischen Verfahren. Die sichere Identifikation der anatomischen Strukturen und der Position der Nadel führt zu einem großen Sicherheitsgewinn.

Lokalanästhetika: Für die axilläre Plexusblockade eignen sich **mittellang und lang wirkende Lokalanästhetika** am besten. Die Anschlagzeit kann durch Erhöhung des Injektionsvolumens verkürzt werden, sie liegt in der Regel bei 10 bis 30 Minuten. Das übliche Volumen für die axilläre Plexusblockade beträgt beim Erwachsenen 40 bis 60 ml. Ein Beispiel für mittellang wirkende Lokalanästhetika mit schnellem Wirkeintritt ist Mepivacain (z. B. Scandicain, 1 %ige Lösung). Lang wirkende Lokalanästhetika mit langsamerem Wirkeintritt sind Ropivacain (z. B. Naropin 0,5 %ige Lösung) und Bupivacain (z. B. Carbostesin 0,5 %ige Lösung).

Vorteile der Nervenstimulation: Die Nervenstimulation kann fundierte topographische Kenntnisse nicht ersetzen, aber sie erleichtert die Durchführung von Leitungs- und Plexusanästhesien. Gerade für die Blockade von Nerven, die nicht in lockerem Bindegewebe liegen und somit der Kanüle nicht ausweichen können, ist die Anwendung des Nervenstimulators obligat. Hierdurch wird die Gefahr des Auftretens von Nervenschäden, die beim Auslösen von Parästhesien nicht selten sind, erheblich reduziert. Durch die nicht mehr zwingend notwendige Kommunikation zur Abschätzung der korrekten Punktion mit dem Patienten können Leitungsanästhesien mit dem Nervenstimulator auch bei Kindern und bei verwirrten, sedierten oder auch narkotisierten Patienten angelegt werden. Zusätzlich können periphere Blockaden auch in Gebieten durchgeführt werden,

→ Fall 55   Seite 55

die durch bereits erfolgte Lokalanästhetika-injektionen bereits teilweise betäubt sind. Gleiches gilt für die ultraschallgestützte Durchführung von Regionalanästhesieverfahren.

 ZUSATZTHEMEN FÜR LERNGRUPPEN
- **Anatomie und Topographie Hals, Schulter und Arm**
- **Lokalanästhetika**
- **Plexusanästhesie der unteren Extremität**
- **Supraklavikulärer/intraskalenärer Block**

56 Obere gastrointestinale Blutung/Akute Ösophagusvarizenblutung

56.1 Welche Verdachtsdiagnose stellen Sie?
- **Obere gastrointestinale Blutung** (z. B. Ösophagusvarizenblutung [wahrscheinlichste Diagnose], Blutung aus Magen-/Duodenalulkus, Gastritis oder Erosionen); Begründung: Erbrechen großer Mengen von unverdautem dunkelrotem Blut, V.a. auf Leberzirrhose bei Alkoholabusus
- Differenzialdiagnose: Blutung aus Nasen-Rachen-Raum (unwahrscheinlich); Begründung: meist nur langsame Sickerblutung

56.2 Welche Maßnahmen müssen Sie jetzt unverzüglich durchführen?
- Vitalfunktionen prüfen (Vigilanz, Blutdruck, Puls, Sauerstoffsättigung), Oberkörperhochlagerung (Aspirationsprophylaxe); Absaugen ist obsolet wegen der möglichen Verletzungsgefahr der Varizen
- Sauerstoffgabe (4–6 l/min)
- Anlage von mindestens einer großlumigen periphervenösen Venenverweilkanüle (z. B. 16 G), ggf. Schockkatheter oder Schleuse (dicklumige Katheter zur raschen Volumensubstitution); dabei Blutentnahme → Notfalllabor (Blutbild, Gerinnung [Quick, aPTT], Kreuzblut)
- Volumensubstitution mit kristalliner Infusionslösung (z. B. Ringer-Lösung 1000 ml i. v.) und kolloidaler Volumenersatzlösung (z. B. HAES 10% 500 ml i. v.)
- Indikation zur endotrachealen Intubation prüfen (respiratorische Insuffizienz? Blutaspiration? Oxygenierungsstörung?)
- Ca. 6–8 Null-Rhesusnegative ungekreuzte Erythrozytenkonzentrate aus der Blutbank organisieren und ggf. applizieren
- Bei Hinweis auf eine beeinträchtigte Blutgerinnung (z. B. Quick <60%) Fresh-Frozen-Plasma (FFP) transfundieren (z. B. 4 Stück)

- ggf. Einlage einer Sengstaken-Blakemore-Sonde oder Linton-Sonde (s. Abb.) bei Hinweis auf eine persistierende weitere Blutung
- Vor der endoskopischen Intervention (s. Antwort zur Frage 56.3):
  - Nitrat- oder β-Blocker (z. B. Propanolol [Dociton-Injektionslösung]): zur Blutdrucksenkung im Splanchnikusgebiet
  - Somatostatin oder -analoga: zur Reduktion der Varizendurchblutung
- Notfallendoskopie (Ösophago-Gastro-Duodenoskopie, ggf. Koloskopie) initiieren

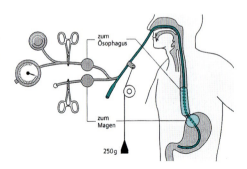

Aufbau und korrekte Lage der Sengstaken-Blakemore-Sonde

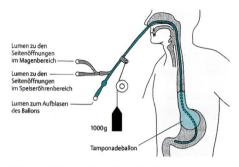

Aufbau und korrekte Lage der Linton-Sonde

→ Fall 56 Seite 56

56.3 Beschreiben Sie die endoskopische Akuttherapie!

Ösophago-Gastro-Duodenoskopie (ÖGD)

- Identifikation der Blutungsquelle
- Clipping bzw. Gummibandligatur des Gefäßes (Therapie der Wahl)
- Alternativ: Unterspritzung der Blutungsquelle mit Adrenalin (z. B. Suprarenin) oder Sklerosierung der Varizen mit Fibrinkleber, Histoacryl, Lipiodol, Polidocanol oder Cyanacrylat

56.4 Welche Untersuchungen führen Sie während des weiteren Verlaufs auf Station durch?

- **Anamnese:** Alkoholkonsum, Lebererkrankungen, Bluttransfusionen, Medikamente
- **Körperliche Untersuchung:** „Leberhautzeichen" (Spider Naevi, Caput Medusae, Palmarerythem, Lacklippen/-zunge), Aszites, Ikterus, Kratzdefekte (Juckreiz)
- **Labor:** „Leberwerte" (γ-GT, GPT, GOT, LDH), Blutbild (Hb, MCV), Ammoniak ($\uparrow$ bei fortgeschrittener Leberinsuffizienz/hepatischer Enzephalopathie), Ausschluss einer infektiösen Hepatitis (Titer Hepatitis B/C), CDT (Parameter für chronischen Alkoholabusus), Para-

meter für zunehmende Funktionseinschränkung der Leber (Albumin, Cholinesterase, Blutgerinnung [Quick, aPTT])

- **Sonographie des Abdomens:** v. a. der Leber (Zirrhose?), Milz (Splenomegalie?)
- **Duplex-Sonographie der Lebergefäße:** Flussverlangsamung, portale Hypertension
- Abklärung der Indikation zur TIPSS-Anlage (Transjugulärer intrahepatischer portosystemischer-Stent-Shunt)
- Endoskopische Verlaufskontrolle

56.5 Welche Risiken und Gefahren bestehen während des weiteren intensivmedizinischen Verlaufs in den nächsten Tagen?

- Hohes **Nachblutungsrisiko**, v. a. bei persistierender portaler Hypertension (Therapie: β-Blocker p.o., z. B. Propranolol [z. B. Dociton])
- **Hepatische Enzephalopathie** durch Ammoniak-Anstieg aufgrund einer bakteriellen Zersetzung von Hämoglobin im Kolon (Therapie: Lactulose, z. B. Bifiteral 3 $\times$ 20 ml/d p.o. und ACE-Einläufe [Acetylessigsäure] 3$\times$/d) s. auch Kommentar

---

Kommentar

Definition: Bei Blutungen aus dem Magen-Darm-Trakt (akute gastrointestinale Blutungen, aGIB) wird zwischen **oberen** (oGIB) und **unteren** gastrointestinalen Blutungen (uGIB) unterschieden. Blutungen proximal des Treitz-Bandes (Flexura duodenojejunalis) werden als obere, distal des **Treitz-Bandes** als untere gastrointestinale Blutungen bezeichnet.

Ätiologie: Bei **Ösophagusvarizenblutungen** handelt es sich um Blutungen aus **erweiterten Ösophagusvenen**. Die Blutungsquelle liegt in der Regel im unteren Ösophagusdrittel, da diese Venen Teil des **portosystemischen Kollateralkreislaufs** sind. Etwa 50 % aller Patienten mit alkoholinduzierter **Leberzirrhose** leiden an Ösophagusvarizen, ungefähr 20 bis 40 % bekommen im Laufe ihrer Krankheit eine Ösophagusvarizenblutung. Andere häufige Ursachen für eine obere gastrointestinale Blutung sind **Erosionen** (z. B. bei Barrett-Ösophagus), akute **Gastritiden** sowie **Ulzera** in Magen und Duodenum. Erosionen treten häufig multipel auf und

können zu einer diffusen Blutung führen. Blutungen aus Ulzera sind häufig, z. T. auch lebensbedrohlich. V.a. **Stress-Ulzera** sind **bei intensivmedizinischen Patienten** von großer Bedeutung! Seltenere Ursachen sind Karzinome, Säuren- und Laugenverätzungen und Hiatushernien.

Klinik: Symptome einer Blutung aus dem oberen Gastrointestinaltrakt sind Erbrechen von hellrotem (**Hämatemesis**, bei Ösophagusvarizenblutungen meist schwallartig und eher dunkel) oder kaffeesatzartigem Blut (entsteht durch Kontakt mit Magensäure). Das Absetzen von Teerstühlen (**Meläna**) tritt meist erst nach einiger zeitlicher Verzögerung auf, das Absetzen von blutigen Stühlen (**Hämatochezie**) tritt v. a. bei der unteren gastrointestinalen Blutung auf, kann aber auch nach massiver oberer gastrointestinaler Blutung vorkommen. Bei Patienten mit Ösophagusvarizen liegt meist eine **alkoholtoxische Leberzirrhose** vor. Daher finden sich bei diesen Patienten komplikationsträchti-

→ Fall 56 Seite 56

ge Begleiterscheinungen wie eingeschränkte **Blutgerinnung**, **Ikterus** und **portaler Hypertonus**. Bei massivem Blutverlust besteht die Gefahr eines hypovolämischen Schocks mit Blutdruckabfall und Herzfrequenzanstieg.

Diagnostik: Die Diagnose einer gastrointestinalen Blutung kann mit letzter Sicherheit nur durch den **endoskopischen Nachweis der Blutungsquelle** ("Goldstandard") erbracht werden. Daneben sollte anamnestisch, laborchemisch und sonographisch die Ursache und das Ausmaß der Leberschädigung bei Vorliegen von Ösophagusvarizen abgeklärt werden (s. Antwort zur Frage 56.4).

Therapie: Der **Blutverlust** durch eine Ösophagusvarizenblutung ist – trotz einer venösen Blutung – **beträchtlich**! Daher hat eine **Blutstillung oberste Priorität**. Ist eine endoskopische Intervention nicht sofort möglich, muss der Kreislauf des Patienten bis zur Untersuchung mit kristallinen und kolloidalen Infusionslösungen oder Blutprodukten stabilisiert werden. Durch die Verabreichung von **Fresh-Frozen-Plasma** (FFP) kann die – meist im Rahmen der Alkoholkrankheit – beeinträchtigte Blutgerinnung verbessert werden. Die Gabe eines FFP hebt bei Erwachsenen den Quickwert um ca. 3 %. Die Substitution des verlorenen Blutes erfolgt mit **Erythrozytenkonzentraten** (EK). Ein EK kann den Hb-Wert um ungefähr 1 g/dl anheben. Rezidivierendes Erbrechen (von Blut) erhöht die Aspirationsgefahr und das Risiko für Aspirationspneumonien. Eine **endotracheale Intubation zur Aspirationsprophylaxe** sollte bei Patienten mit akuter gastrointestinaler Blutung daher immer erfolgen.

Zur akuten Therapie von Ösophagusvarizenblutungen stehen mehrere nichtoperative therapeutische Verfahren zur Verfügung. Die endoskopische Therapie mit **Ligatur** oder **Sklerosierung** der Blutungsquelle, die systemische medikamentöse Therapie mit **vasoaktiven Substanzen** (z. B. Somatostatin), die **Ballontamponade** und der **Notfall-transjuguläre-intrahepatische portosystemische Stent-Shunt (Notfall-TIPSS)**. Standardtherapie ist eine Kombination aus endoskopischer Versorgung der Blutungsquelle und medikamentöser Therapie. Bei Blutungen, die endoskopisch nicht gestillt werden können (10 % der Fälle), bzw. bis zur endoskopischen Intervention ist die intermittierende

Anlage einer ösophagealen Ballonsonde zur Kompression der Blutungsquelle indiziert. Bei Ösophagusvarizenblutungen finden hauptsächlich **Sengstaken-Blakemore-Sonden** Anwendung. Diese Sonden haben in der Regel 2 unterschiedliche Ballons, die über separate Leitungen mit Luft geblockt werden können. Zuerst müssen die Ballons auf Dichtigkeit geprüft werden. Anschließend wird die Sonde mit Gleitgel (z. B. Meaverin-Gel) versehen und durch ein Nasenloch eingeführt. Die korrekte Lage wird durch Insufflation von etwa 250 ml Luft in den distalen Ballon geprüft (Magenauskultation). Danach wird die Sonde bis zu einem federnden Widerstand zurückgezogen und der proximale Ballon (jetzt im Ösophagus) bis zu einem Druck von 40 mmHg aufgeblasen. Die Sonde kann ohne Zug fixiert werden, die Lage muss radiologisch kontrolliert werden. Nach spätestens 24 Stunden muss die Sengstaken-Blakemore-Sonde entfernt werden, da es sonst zu Drucknekrosen der Schleimhaut kommen kann. Mit der Linton-Sonde werden v. a. Blutungen im Bereich der Kardia und des Magenfundus gestillt; das Vorgehen erfolgt in ähnlicher Art und Weise. Als Ultima ratio bei unstillbaren Ösophagusvarizenblutungen eignet sich der Notfall-TIPSS bei Versagen der konservativen Therapie. Bei diesem Not-Shunt ist allerdings die Mortalität mit 30 bis 50 % sehr hoch, so dass die Indikation sehr streng gestellt werden muss.

Eine Kontrollendoskopie ist 12 bis 24 Stunden nach stattgefundener Blutung immer anzustreben. Eine portale Drucksenkung kann durch die Verabreichung von **nichtselektiven β-Blockern** und **Nitratpräparaten** erzielt werden. Hierdurch kann die Blutungsstärke reduziert und das Risiko für eine Rezidivblutung minimiert werden.

Komplikationen und deren Therapie: s. Antwort zur Frage 56.5. Blut im Verdauungstrakt wird, v. a. im Kolon, bakteriell zersetzt. Aufgrund des hohen Stickstoffanteils von Eiweiß (hier: Hämoglobin) werden im Darm durch Bakterien erhebliche Mengen von **Ammoniak** erzeugt, die in den Blutkreislauf und in das **Gehirn** diffundieren und zu einer Beeinträchtigung des ZNS führen (= **Hepatische Enzephalopthie**). Typische Zeichen sind Schläfrigkeit, Tremor, Apathie, Konzentrationsschwäche, die sich je nach aufgenommener Ammoniakmenge bis zum **Le-**

berausfallskoma (Foetor hepaticus, Koma) entwickeln können. Daher sollte das Blut durch eine Magensonde aus dem Magen-Darm-Trakt entfernt werden, um die Bildung von Ammoniak möglichst zu reduzieren. *Cave:* Bei Einlage einer Magensonde kann es zur Rezidivblutung aus den Ösophagusvarizen durch Traumatisierung kommen, so dass die Indikation streng gestellt werden muss (Anlage endoskopisch)!

Weiterhin sollte eine medikamentöse Therapie mit **Lactulose** (z. B. Bifiteral) erfolgen. Lactulose ist ein nicht-resorbierbares Disaccharid aus Galaktose und Fruktose. Lactulose wird von den Darmbakterien im Kolon unter Milchsäurebildung gespalten. Hierdurch wird die Bakterienurease gehemmt und damit die Ammoniakbildung verringert. Zusätzlich sinkt der intraluminale pH-Wert des Darmes, so dass das gut resorbierbare Ammoniak (NH_3) verstärkt in Ammonium-Ionen (NH_4^+) umgewandelt wird, welche wesentlich schlechter resorbiert werden können. Entsprechend eignet sich die tägliche Gabe von Lactulose auch zur Langzeitprophylaxe. Regelmäßige rektale **Einläufe** (z. B. mit Acetylessigsäure) reduzieren zusätzlich das Risiko des Patienten, eine akute hepatische Enzephalopathie zu entwickeln.

Die Eiweißaufnahme durch die Nahrung sollte zusätzlich durch **diätetische Maßnahmen** begrenzt werden.

Prophylaxe: Eine Rezidivprophylaxe ist aufgrund der hohen Mortalität bei Blutungen aus Ösophagusvarizen immer anzustreben. Momentan gelten die medikamentöse Therapie mit **nicht-selektiven β-Blockern** (z. B. Propranolol) und die **endoskopische Gummibandligatur** als Mittel der Wahl. Nichtselektive β-Blocker wirken durch eine Verminderung des Herzzeitvolumens und Vasokonstriktion im Splanchnikusgebiet hypotensiv. Sie können dadurch das Risiko für eine Rezidivblutung um bis zu 50 % senken!

Prognose: Die blutungsassoziierte Mortalität bei Ösophagusvarizenblutung beträgt 30 bis 40 %. Bei schwerkranken Patienten auf Intensivstationen liegt die Mortalität bei fast 100 %. Patienten, die eine Ösophagusvarizenblutung überleben, haben ein Risiko von 66 bis 80 % für eine Rezidivblutung im Lauf der nächsten beiden Jahre.

👨‍👩‍👧 ZUSATZTHEMEN FÜR LERNGRUPPEN
- Leberzirrhose
- Forrest-Klassifikation der Ulkusblutungen
- Untere gastrointestinale Blutungen
- (Notfall-)TIPPS

57 Extubationskriterien/Narkoseüberhang

57.1 Sollte dieser Patient extubiert werden?
Der Patient kann zu diesem Zeitpunkt **nicht** extubiert werden: Es besteht eine insuffiziente Spontanatmung durch die noch vorhandene Relaxation. Dadurch besteht ein erhöhtes Risiko für eine Atemwegsverlegung und Hypoxie.

57.2 Beschreiben Sie Ihr weiteres Vorgehen!
2 mögliche Behandlungsansätze (zusätzlich zur assistierten Beatmung):
- **Sedierung** des Patienten mit kurzwirksamen Hypnotika bis die Muskelrelaxation abgeklungen ist; z. B. **mit Midazolam** (Dormicum) **oder Propofol** nach Wirkung, ggf. Nachbeatmung im Aufwachraum
- **Antagonisierung der Muskelrelaxierung mit Cholinesterasehemmern** wie Neostigmin

(z. B. Prostigmin 30–60 µg/kg KG i. v.) oder Pyridostigmin (z. B. Mestinon 0,1–0,2 mg/kg KG i. v.); zusätzlich Atropingabe (0,5 mg i. v.) zur Reduktion der Nebenwirkungen durch Cholinesterasehemmer (Hypersalivation, Bradykardie), künftig: Sugammadex

57.3 Nennen Sie wichtige Extubationskriterien!
- Ausreichende Spontanatmung (Atemzugvolumen mindestens 6 ml/kg KG, Atemfrequenz mindestens 10/min)
- Intakte Schutzreflexe (Husten-, Schluck-, Würgereflex)
- Patient reagiert auf Ansprache (Augenöffnen, Zunge herausstrecken)

➔ Fall 57 Seite 57

| 57.4 | Welche Symptome würden Sie bei einem Opioidüberhang erwarten?

Miosis, Bradypnoe, tiefe Atemzüge (>8 ml/kg KG)

| Kommentar |

Das Ende einer Allgemeinanästhesie stellt neben der Narkoseeinleitung eine der risikoträchtigsten Phasen der Vollnarkose dar: Die Kontrolle über den Atemweg muss aufgegeben werden, der Patient soll wieder selbständig ausreichend atmen. Den Zeitpunkt der ausreichenden Wiederkehr von Schutzreflexen abschätzen zu können, fällt zu Beginn der Anästhesieausbildung häufig schwer. Einerseits können Situationen mit für den Patienten lebensbedrohlicher Hypoventilation auftreten, wenn zu früh extubiert wird; andererseits führt die Extubation bei einem zu wachen Patienten zu Herzfrequenz- und Blutdruckanstiegen, die zu Stress und kardiovaskulären Komplikationen führen können sowie vom Patienten als sehr unangenehm empfunden werden.

Vorgehen bei der Narkoseausleitung: Um das zeitgerechte Abklingen von Muskelrelaxierung und Narkose zu gewährleisten, muss in Abhängigkeit von der Wirkdauer der verwendeten Pharmaka rechtzeitig auf Repetitionsdosen intravenöser Medikamente verzichtet und – bei Verwendung inhalativer Anästhetika – das Narkosegas reduziert werden. Eine **enge Abstimmung mit den Kollegen der operativen Fächer** erlaubt die Abschätzung der voraussichtlichen Operationsdauer, allerdings muss hier der jeweilige Zeitfaktor des Operateurs mitberücksichtigt werden: „10 Minuten" dauern nicht immer gleich lang, Überschreitungen um den Faktor 2 sind häufig.

Die Gabe von Medikamenten mit langer Wirkdauer sollte in dieser Phase vermieden werden, **kurzwirksame Pharmaka** (z. B. Propofol) eignen sich zu diesem Zeitpunkt am besten zur Verlängerung der Narkose. Die Wunschvorstellungen der Operateure – vollständige Relaxierung bis zum, aber umgehende Narkosebeendigung nach Ende des Eingriffs – sind hier nicht immer in Einklang mit den Wirkprofilen der verwendeten Pharmaka zu bringen.

Extubationskriterien: Um sicherzustellen, dass die Spontanatmung des Patienten nach Extubation ausreicht und ohne Unterstützung erhalten bleibt, sollten einige Kriterien erfüllt sein. Ein spontanes **Atemzugvolumen** von mindestens **6 ml/kg Körpergewicht** sollte beim Erwachsenen mindestens vorhanden sein (entspricht etwa 400–500 ml bei einem Patienten mit 70 kg KG). Gleichzeitig sollte die **Atemfrequenz nicht unter 10 Atemzügen pro Minute** liegen, sodass ein Atemminutenvolumen von mindestens 4 l/min resultiert. Die so genannten **Schutzreflexe** müssen vorhanden sein, um einer Aspiration vorzubeugen: Husten-, Schluck- und Würgereflex gewährleisten, dass eine Verlegung der Atemwege durch Sekrete verhindert wird. Der Patient sollte **kontaktfähig** sein und einfache Anweisungen befolgen: Augenöffnen und Herausstrecken der Zunge nach Aufforderung gewährleisten eine ausreichende Rückkehr des Bewusstseins und tragen so ebenfalls dazu bei, dass Komplikationen nach der Extubation vermieden werden können.

Narkoseüberhang: Die Ursachen für Probleme bei der zeitgerechten Narkoseausleitung liegen in den verwendeten Narkotika begründet: Hypnotika, Analgetika und Muskelrelaxanzien können bei entsprechender Überdosierung (absolute Dosis oder zeitliche Abfolge von Repetitionsdosen) die **Spontanatmung** oder die **Bewusstseinslage** des Patienten beeinträchtigen und so die Extubation verhindern. Während die **Hypnotika**, die zur Einleitung einer Intubationsnarkose verwendet werden, aufgrund ihrer kurzen Wirkdauer zum Narkoseende in der Regel keine Rolle mehr spielen (Ausnahme: intravenöse Anästhesie mit Propofol), verursachen **Inhalationsanästhetika** häufig eine Verlängerung der Narkose über das Eingriffsende hinaus, wenn sie nicht rechtzeitig abgestellt werden. Der Zeitpunkt der Reduktion des Narkosegases ist dabei von der verwendeten Substanz und der intraoperativen Dosis abhängig. Um eine ausreichende Elimination zu gewährleisten, muss der Patient entsprechend beatmet werden. Besonders bei der Verwendung von Lachgas ist auf eine suffiziente Ventilation zu achten: Durch die sehr rasche Diffusion können sonst hohe alveoläre Konzentrationen entstehen, die durch Verdrängung des Sauerstoffs eine ausreichende Oxygenierung des Patienten gefährden („Lachgashypoxie"). Typische Anzeichen eines Überhangs von **Opioiden** sind neben einer ausgeprägten Miosis („stecknadelkopfgroße Pupillen") vertiefte Atemzüge bei gleichzeitiger Bradypnoe, wie sie auch bei der Intoxikation im Rahmen des Missbrauchs von Betäubungsmitteln auftreten. Die Atemwegssicherung sollte aufrechterhalten werden, bis eine Normalisierung der Atmung eintritt. Dazu kann der vorübergehende Einsatz von kurzwirksamen Narkotika wie Propofol oder Midazolam notwendig sein. Eine Antagonisierung von Opioiden löst zwar das respiratorische Problem, nimmt dem Patienten aber auch die analgetische Wirkung in der unmittelbaren postoperativen Phase und führt so zu starken Schmerzen. Der Einsatz des Opioidantagonisten Naloxon (z. B. Narcanti) sollte daher die Ausnahme sein. Der Überhang von **Muskelrelaxanzien** (PORC: postoperative residual curarization) ist ein häufiges Problem und verursacht die meisten postoperativen Komplikationen nach Intubationsnarkose. Neben der Dosierung spielen hier auch Veränderungen des Cholinesterasestoffwechsels (z. B. genetisch bedingte Veränderungen der Cholinesterase mit Funktionseinschränkungen) eine Rolle, die nicht immer im Vorfeld bekannt sind. Ein Relaxanzienüberhang wird von den Patienten als extrem unangenehm empfunden, da sie trotz Wiederkehr des Bewusstseins nicht oder nicht ausreichend spontan atmen können. Klinische Zeichen sind neben einer Tachypnoe und niedrigen Atemzugvolumina v. a. fahrige und unkontrollierte Bewegungen, z. B. Kopfschütteln und die Unfähigkeit, die Zunge herauszustrecken oder den Kopf anzuheben. Um die Situation für den Patienten erträglich zu gestalten, kann es notwendig sein, die Narkose durch Gabe von Midazolam oder Propofol nochmals zu vertiefen, sodass der Patient schläft, bis die Wirkung der Muskelrelaxanzien abgeklungen ist. Bei ausgeprägter Relaxierung sollte eine Nachbeatmung des Patienten, z. B. im Aufwachraum, erwogen werden, um die Narkose schonend auszuleiten. Die Antagonisierung der Muskelrelaxation kann durch den Einsatz von Cholinesterasehemmern erfolgen, wenn zumindest eine teilweise Erholung der Übertragung an der motorischen Endplatte vorliegt. Neostigmin (z. B. Prostigmin) und Pyridostigmin (z. B. Mestinon) inhibieren vorübergehend die Wirkung der Acetylcholinesterase, sodass eine erhöhte Acetylcholindosierung an der postsynaptischen Membran resultiert. Durch Wirkung an muskarinergen Rezeptoren verursachen die Substanzen aber auch Nebenwirkungen wie Hypersalivation und Bradykardie, die Gabe von Atropin sollte ggf. erwogen werden (s. Antwort zur Frage 57.2).

Neuromuskuläres Monitoring: Mit dem **Nervenstimulator** („Relaxometer") kann zum einen intraoperativ, zum anderen postoperativ das Ausmaß der Relaxierung abgeschätzt werden. Während des Eingriffs soll beurteilt werden, ob die Blockade ausreichend ist, bei der Narkoseausleitung soll durch Beurteilung des Stimulationsergebnisses das Vorhandensein einer Restblockade erkannt werden. Typischerweise wird über 2 Klebeelektroden am Unterarm im Innervationsgebiet des N. ulnaris stimuliert. Der **„Train of four"** (TOF) beschreibt eine Serie von 4 Reizen (Stimulationsfrequenz 2 Hz), die mit einer Reizstärke von 30 bis 40 mA durchgeführt werden. Die motorische Antwort wird beobachtet. Die Anzahl der ausgelösten Kontraktionen gibt einen Anhalt für das Ausmaß der Nervenblockade: Werden 2 von 4 Stimuli beantwortet, liegt meist noch eine ausreichende chirurgische Relaxierung vor. Trotz kompletter Blockade bei TOF-Stimulation am Unterarm kann – bedingt durch das unterschiedliche Ansprechen verschiedener Muskelgruppen auf Muskelrelaxanzien – noch eine relevante Aktivität der Larynxmuskulatur und des Zwerchfells vorliegen, die zu Husten und Pressen bei der Intubation oder während des Eingriffs führt und eine zusätzliche Relaxanziengabe notwendig macht. Eine **Extubation** sollte erst erfolgen, **wenn alle 4 Reize des TOF beantwortet werden** und keine erkennbaren Unterschiede zwischen der Reizantwort auf den ersten und letzten Stimulus erkennbar sind.

→ Fall 57   Seite 57

58 Anästhesie bei AICD-Implantation

58.1 Welche Narkoseform besprechen Sie mit dem Patienten?
- Allgemeinanästhesie: Intubationsnarkose
- Zusätzlich Aufklärung über eine kontinuierliche arterielle Blutdrucküberwachung

58.2 Welche Besonderheiten müssen Sie während des operativen Eingriffs beachten?
- Ständige Defibrillationsbereitschaft (ideal: Klebeelektroden unter chirurgischer Abdeckung)
- Notfallmedikamente (Adrenalin, Atropin, Amiodaron) bereitlegen
- Periphervenösen Zugang sorgfältig fixieren
- Erhöhung der FiO$_2$ auf 1,0 vor iatrogenem Auslösen des Kammerflimmerns (s. Kommentar)

58.3 Welche Maßnahmen ergreifen Sie bei intraoperativem persistierenden Kammerflimmern?
- **Reanimation** gemäß ILCOR-Empfehlungen (VF/VT-Algorithmus, s. Fall 76)
- Umgehende Defibrillation mit externem Defibrillator (360 J)
- Thoraxkompressionen (100/min)
- Adrenalin (z. B. Suprarenin 1 mg i. v. alle 3–5 min)
- Bei therapierefraktärem Kammerflimmern: Amiodaron (z. B. Cordarex 300 mg i. v. als Bolus)

58.4 Welche Komplikationen können bei der Implantation von Schrittmachelektroden auftreten?
- Auslösen von Herzrhythmusstörungen
- Myokardiale Schäden: Schädigung des Klappenapparates/Reizleitungssystems
- Perikardtamponade
- Verletzung venöser/arterieller Gefäße
- Pneumothorax, Pneumomediastinum

Kommentar

Problematik: Patienten mit dokumentierten Episoden von ventrikulären Tachykardien (VT, Kammertachykardie) oder Kammerflimmern müssen als hochgradig gefährdet gelten, da maligne Herzrhythmusstörungen jederzeit wieder auftreten können. Neben einer antiarrhythmischen Pharmakotherapie ist die Implantation eines Defibrillators (AICD) eine Behandlungsoption, die zunehmend an Bedeutung gewinnt. Auch Patienten, bei denen im Rahmen einer elektrophysiologischen Untersuchung (EPU) ventrikuläre Rhythmusstörungen auslösbar sind oder Patienten mit Erkrankungen, die mit einem erhöhten Risiko des plötzlichen Herztodes einhergehen (z. B. Brugada-Syndrom), profitieren von der AICD-Implantation. Bei **AICD**s (Automatische interne Cardioverter/Defibrillatoren) handelt es sich um Kombinationsgeräte: Ein konventioneller Herzschrittmacher ist gekoppelt mit einer Einheit zur Kardioversion und Defibrillation. Es gibt verschiedene Systeme, die – abhängig von der Platzierung der Elektroden – als Ein- oder Zweikammersysteme über unterschiedliche

244

Fall

58

Schrittmacher- und Erkennungsfunktionen verfügen. Die Defibrillatoreinheit besteht aus einer rechtsventrikulären Elektrode und dem Gehäuse, das meist unter dem linken M. pectoralis implantiert wird. Eine Sensorelektrode erkennt in Abhängigkeit von der Programmierung ventrikuläre Tachykardien und Kammerflimmern. Die Elektroden werden über die V. cephalica oder subclavia in den rechten Ventrikel vorgeschoben. Entsprechend der programmierten Einstellung kann durch das Gerät versucht werden, die Kammertachykardie durch „Overpacing" zu limitieren, oder es erfolgen (wie beim Kammerflimmern) Schockversuche mit einer Energie bis zu 30 Joule.

Anästhesiologisches Vorgehen: Die Patienten müssen aufgrund der kardiologischen Vorgeschichte als Hochrisikopatienten eingestuft werden (**ASA-Klasse III bzw. IV**). Häufig ist die linksventrikuläre Pumpfunktion deutlich reduziert. Ein entsprechendes intraoperatives Monitoring (arterielle Blutdrucküberwachung) sowie die enge Zusammenarbeit von Chirurg, Kardiologe und Anästhesist und die sorgfältige Abstimmung aller Maßnahmen sind unabdingbar, um Komplikationen (s. Antwort zur Frage 58.4) im Rahmen einer AICD-Implantation zu vermeiden. Bereits im Vorfeld sollte mit dem Patienten eine Intubationsnarkose besprochen werden: Im Rahmen der Implantation eines AICDs wird Kammerflimmern ausgelöst, um die korrekte Funktion des Aggregates zu testen. Kommt es hier zu Fehlfunktionen, müssen externe Defibrillationen und ggf. weitere Reanimationsmaßnahmen (z. B. Thoraxkompression, Adrenalingabe) durchgeführt werden. Die Anlage einer arteriellen Kanüle zur kontinuierlichen Blutdrucküberwachung muss ebenfalls präoperativ besprochen werden. Die Anlage des periphervenösen Zugangs sollte am rechten Arm erfolgen, wenn der AICD links implantiert wird. Wegen der intraoperativen Defibrillation(en) ist auf eine sorgfältige Fixierung zu achten. Ein externer Defibrillator muss zwingend bereitgestellt werden. Idealerweise werden externe Defibrillationselektroden aufge-

klebt, ehe die Abdeckung mit sterilen Tüchern erfolgt. Im Notfall ist dann die sofortige Defibrillation ohne Entfernen der Tücher möglich. Vor Induktion des Kammerflimmerns durch den Kardiologen sollte die inspiratorische Sauerstoffkonzentration auf 100 % erhöht werden (FiO$_2$ 1,0), um bei Komplikationen eine höhere Reserve zu gewährleisten und so neurologischen Schäden bei einem protrahierten Kreislaufstillstand vorzubeugen. Notfallmedikamente (Adrenalin, Amiodaron, Atropin) sollten bereitliegen. Narkoseeinleitung und -führung entsprechen dem üblichen Vorgehen bei der Allgemeinanästhesie (s. Fall 50).

Anästhesie bei AICD-Trägern: Aufgrund der zunehmenden Implantationsrate von AICDs steigt die Wahrscheinlichkeit, dass sich Patienten mit einem bereits liegenden Aggregat einem chirurgischen Eingriff unterziehen. Durch den Einsatz der Elektrokoagulation oder durch andere Stimuli wie Stoßwellen in der Urologie kann der AICD aktiviert werden, weil das Gerät Artefakte als Kammerflimmern erkennt. Um Schädigungen des Myokards durch wiederholte Defibrillationen vorzubeugen, eine unnötige Entladung der AICD-Batterien zu verhindern, aber auch um eine Gefährdung des OP-Personals auszuschließen, muss der implantierte Defibrillator für die Zeit des operativen Eingriffs durch einen Kardiologen abgeschaltet bzw. umprogrammiert werden. Die Schrittmacherfunktion bleibt erhalten, die Elektrokoagulation muss dementsprechend im bipolaren Modus erfolgen. Solange die Defibrillationsfunktion ausgeschaltet ist, muss der Patient kontinuierlich überwacht werden; ein externer Defibrillator muss verfügbar sein. Nach dem operativen Eingriff kann der AICD wieder aktiviert werden.

🧍🧍🧍 ZUSATZTHEMEN FÜR LERNGRUPPEN
- **Schrittmacher (Implantation, Funktionsmodi)**
- **Antiarrhythmische Pharmakotherapie**

➜ Fall 58   Seite 58

59.1 Was ist die wahrscheinlichste Diagnose? Begründen Sie Ihre Antwort!

Sepsis, septischer Schock; Begründung: Anurie, Fieber, respiratorische Insuffizienz, Hypotonie, Tachykardie, Infektion (Rötung und Schwellung der Wunde), Verwirrtheit

59.2 Welche Maßnahmen und welche therapeutischen Bemühungen führen Sie durch?

Wenn die Kriterien zur SIRS bzw. Sepsis vorliegen, orientiert sich die Therapie am Konzept **„Early goal directed therapy"**, das von E. Rivers 2001 publiziert wurde (s. Fall 87). Ziel ist dabei das Sauerstoffangebot auf zellulärer Ebene zu maximieren. Folgende Parameter werden durch dieses Konzept angestrebt:

- Zentralvenöser Druck (ZVD) $\geq$ 8–12 mmHg
- Mittlerer arterieller Druck (MAP) $\geq$ 65 mmHg
- Urinausscheidung $\geq$ 0,5 ml $\times$ kg^{-1} $\times$ h^{-1}
- Zentralvenöse Sauerstoffsättigung (ScvSO$_2$) $\geq$ 70%
- Sauerstoffsättigung (SaO$_2$) $\geq$ 93%
- Hämatokrit $\geq$ 30%

- **Monitoring** etablieren: EKG, arterielle Blutdruckmessung, Pulsoxymetrie, ggf. kardiales Monitoring (z.B. PiCCO-Katheter)
- **Maßnahmen:** ZVK-Anlage, Bilanzierung, ggf. Beatmung optimieren und Beatmungstherapie fortsetzen (ausreichendes Sauerstoffangebot zur Verfügung stellen), ggf. Urin-Dauerkatheter legen (falls bisher nicht geschehen)
- **Labor:** Blutgasanalysen (alle 2–4 Stunden), Entzündungsparameter (Leukozyten, CRP, Linksverschiebung, Procalcitonin, z.B. ein- oder mehrmals täglich), Blutbild und Hb-Wert, regelmäßig die zentralvenöse Sauerstoffsättigung (aus dem ZVK) bestimmen (ScvSO$_2$).
- **Kreislaufstabilisierung:**
  - Kristalline (z.B. Ringer-Lösung) und kolloidale Volumenersatzmittel (z.B. HAES 10%) bis ZVD $\geq$ 8–12 mmHg
  - Katecholamine (z.B. Noradrenalin/Arterenol) bis MAP $\geq$ 65 mmHg
  - Gabe von Erythrozytenkonzentraten bis Hämatokrit $\geq$ 30%

- **Weitere medikamentöse Therapieoptionen:**
  - Hydrokortison 300 mg/24h i.v. über Perfusor ($\rightarrow$ hämodynamische Stabilisierung, Reduktion der systemischen Entzündung)
  - ggf. aktiviertes Protein C= Drotrecogin Alpha (z.B. Xigris 24 µg/kg KG/24h i.v. für 96h)
- **Nierenersatztherapie:** Hämofiltration über Shaldon-Katheter (Aufrechterhalten des Wasser- und Elektrolythaushaltes)
- **Antibiotikatherapie:** z.B. Clindamycin (z.B. Sobelin 3 $\times$ 300mg i.v.) oder Penicilline (z.B. Axomycillin+Clavulansäure/Augmentan), Cephalosphorine (z.B. Cefuroxim/Zinacef), Aminoglykoside (z.B. Gentamicin/Refobacin)
- Regelmäßige Konsile durch die chirurgischen Kollegen: **chirurgische Drainage** des betroffenen Wundgebietes, **Wundexzision**
- **Schmerztherapie und Reizabschirmung:** Analgosedierung mit Opioiden (z.B. Fentanyl, Sufentanil) und Sedativa, z.B. Benzodiazepine (z.B. Dormicum)

59.3 Wie können Sie versuchen, Ihren Verdacht zu erhärten?

„Fokussuche": Weichteilinspektion (Rückenmuskulatur im OP-Gebiet, alle anderen Weichteile), Abstriche der Wunden (OP-Gebiet!), Blutkulturen (im Fieberanstieg abnehmen!), Röntgen-Thorax (Pneumonie?), Sonographie (OP-Gebiet, Abdomen), Computertomographie der Wirbelsäule im OP-Gebiet, Ausschluss Urosepsis/Meningitis

59.4 Welche Diagnose stellen Sie jetzt? Welche Ursache liegt diesem Krankheitsbild zugrunde?

- Diagnose: **Toxic shock syndrome**; Begründung: vermutlich toxische Reaktion durch Einschwemmung von Staphylokokken- oder Streptokokkentoxinen, Symptome des septischen Schocks
- Ätiologie: β-hämolysierende Streptokokken der Gruppe A oder Staphylococcus aureus

Sepsis-induzierte Komplikationen: Verbrauchskoagulopathie (DIC) mit Gerinnungsstörung/Blutungen, Bewusstseinsstörungen, Kardiomyopathie, Critical-illness Polyneuropathie, Einzel- oder Multiorganversagen (z. B. Lungen-, Nieren-, Leberversagen), therapierefraktärer septischer Schock, Tod

Kommentar

Definition: Das **Toxic shock syndrome (TSS)** ist eine **Sonderform des septischen Schocks** ausgelöst durch eine systemische Einschwemmung von Bakterienenterotoxinen. Es ist gekennzeichnet durch eine septische Schocksymptomatik (niedriger systolischer Blutdruck, Tachykardie, Vasodilatation, relative Hypovolämie, Fieber), Hautrötungen oder Exanthemen. Es kann bei allen Patienten unabhängig von Vorerkrankungen, Alter und ethnischer Zugehörigkeit auftreten. Eine Sonderform ist das **Menstruations-assoziierte TSS**, das beim Gebrauch von Tampons auftreten kann.

Ätiologie und Pathophysiologie: Zwei unterschiedliche Bakterienarten sind in der Lage, Toxine zu bilden, auf die der menschliche Körper mit einer TSS-Symptomatik reagieren kann: **Staphylococcus aureus** (z. B. Wundinfektionen, Tampons) produzieren das Enterotoxin F (TSST-1) oder das Enterotoxin B (SEB). **β-hämolysierende Streptokokken der Gruppe A** (GAS) produzieren ebenfalls ein Enterotoxin, das zu einem fulminanten streptokokkenassoziierten Toxic shock syndrome (STSS) führen kann. Diese Enterotoxine (pyrogene Exotoxine) stimulieren als Superantigene T-Lymphozyten, die daraufhin inflammatorische Mediatoren (z. B. TNF-β, IL1) freisetzen. Die Freisetzung von Mediatoren führt zu einer ausgeprägten Vasodilatation und Schädigung des Gefäßendothels mit Extravasation von Plasma, Elektrolyten und Proteinen. Es kommt zu einer **relativen Hypovolämie**, es resultiert ein septischer Schock: Aufgrund des Volumenmangels mit Reduktion des Herzminutenvolumens kommt es kompensatorisch zu Tachykardie, Tachypnoe, peripherer Vasokonstriktion und Umverteilung des verbleibenden Blutvolumens von Muskulatur, Splanchnikusgebiet, Haut und Nieren zugunsten von Herz und Hirn (Zentralisation). Es resultieren periphere Hypoxie und Gewebeazidose, die eine präkapilläre Vasodilatation bei fortbestehender postkapillärer Vasokonstriktion bedingen. Dies führt zu einem weiteren Verlust von Flüssigkeit in das Interstitium mit Verstärkung der Zellhypoxie und Hypovolämie (Circulus vitiosus) sowie zur Aktivierung der intravasalen Gerinnung (Verbrauchskoagulopathie, DIC). Nicht selten mündet das TSS in eine Störung multipler Organsysteme (MODS, multiple organ dysfunction syndrome) oder gar in ein Multiorganversagen (MOF, multiple organ failure).

Klinik: Typischerweise findet man beim TSS lokale, regionale und systemische **Infektionszeichen**. Schmerzen, Erythem, Ödem, Nekrosen und eine Lymphangitis geben Hinweise auf eine lokale oder regionale Entzündung. Die Beteiligung von Organen (Organversagen, Infektion), Kreislaufreaktionen (Tachykardie, Hypotonie), Fieber und Vigilanzveränderungen sind Zeichen für eine systemische Entzündungsreaktion. Beim TSS kommt es häufig **aus völligem Wohlbefinden** heraus zu einem schweren Schockzustand mit Organversagen.

Diagnostik: Spezifische Labortests zur Diagnose eines TSS wurden zwar entwickelt, stehen bisher aber nur auf experimenteller Basis zur Verfügung und sind somit nicht für den klinischen Routinebetrieb verfügbar. Die Diagnose eines toxischen Schocksyndroms kann daher nur **klinisch** gestellt werden.

Differenzialdiagnosen: Differenzialdiagnostisch müssen beim Verdacht auf TSS die nekrotisierende Fasciitis (NF), nekrotisierende Myositis (NM), Streptokokken-assoziiertes toxisches Schocksyndrom (STSS), Staphylokokken-assoziiertes toxisches Schocksyndrom (STATSS), bakterielle Sepsis, Anaphylaxie, Lyell-Syndrom oder Meningitis in Erwägung gezogen werden. Bei der nekrotisierenden Fasciitis (NF) handelt es sich um eine unspezifische Entzündung mit einer fortschreitenden Nekrose der Faszien und der angrenzenden

→ Fall 59   Seite 59

Haut. Sie entwickelt sich meist innerhalb von 2 bis 7 Tagen nach einem operativen Eingriff. Das Staphylokokken-assoziierte toxische Schocksyndrom (STATSS) ist ein durch Staphylokokkentoxin ausgelöstes Schocksyndrom, das oftmals mit hohem Fieber beginnt. Auffällig ist hierbei eine ausgeprägte Lymphangitis. Die nekrotisierende Myositis (NM) ist eine schwere Infektion, die initial die Muskulatur betrifft und auch durch β-hämolysierende Streptokokken der Gruppe A hervorgerufen wird.

Therapie: Entscheidend für das Überleben der Patienten ist die frühzeitige Diagnosestellung und damit Therapie der Erkrankung. Ein spezielles **Therapiekonzept** für die Behandlung eines TSS **existiert bisher nicht.** Ziel ist es, den septischen Schock zu behandeln, d. h. die **suffiziente Sauerstoffversorgung der Gewebe wiederherzustellen** und die den **Schock auslösende Ursache** zu **beseitigen.** Die **symptomatische** Therapie ist bei allen Schockformen gleich und besteht v. a. aus **Oxygenierung, Kreislaufstabilisierung** und **Schmerztherapie** (s. Antwort zur Frage 59.2). Die **kausale** Therapie richtet

sich nach der Ursache des Schocks. Beim septischen Schock muss der **Sepsisherd** (Fokus) identifiziert und chirurgisch **saniert** werden. Begleitend sollte eine Therapie mit **Breitbandantibiotika**, die gegen Staphylokokken- und Streptokokken wirksam sind, erfolgen (s. Antwort zur Frage 59.2).

Komplikationen: s. Antwort zur Frage 59.5.

Prognose: Die Prognose ist meist schlecht und vom Ausmaß der Organschädigung durch die hypotensive Minderperfusion abhängig. Aufgrund des fulminanten Krankheitsverlaufs überleben oft weniger als 30% der Patienten die Akutphase.

 ZUSATZTHEMEN FÜR LERNGRUPPEN
- **Critical-illness Polyneuropathie**
- **Aktiviertes Drotrecogin Alpha in der Sepsistherapie**
- **Schock (Weitere Ursachen und deren kausale Therapie)**

---

60 Präklinische Versorgung bei Polytrauma

60.1 Sind Sie mit der Helmabnahme durch die Rettungsassistenten einverstanden?
Ja, unbedingt! Das Freimachen und Freihalten der Atemwege hat oberste Priorität! s. auch Kommentar.

60.2 Welche Maßnahmen müssen Sie vordringlich durchführen?
- **Respiratorische Stabilisierung:**
  - endotracheale Intubation und Beatmung
  - Absaugbereitschaft
  - Narkose, z. B. mit Fentanyl und Midazolam
  - (Spannungs-)Pneumothorax, Hämatothorax ausschließen (Lunge bei V.a. Rippenserienfraktur rechts seitengleich belüftet?) und ggf. Thoraxdrainage legen (s. Kommentar)
- **Kreislaufstabilisierung** (Schockbekämpfung, s. auch Fall 39):
  - Schocklage

- 2 großlumige (G14 oder G16) peripher-venöse Zugänge (wenn möglich)
- Infusionstherapie
- **Logistik:** unverzüglicher Transport des Patienten in eine geeignete Klinik über Rettungsleitstelle organisieren (s. Kommentar); Anmeldung: Polytrauma (schweres Schädel-Hirn-Trauma, Thoraxtrauma, Extremitätenfrakturen)

60.3 Ein Rettungsassistent fragt, ob Sie dem Patienten nicht zuerst eine Zervikalstütze anlegen wollen. Ist dies sinnvoll?
- Aufgrund des übrigen Verletzungsmusters und des Unfallhergangs müssen Sie an ein **Trauma der Halswirbelsäule** (HWS) denken. Die Anlage einer Zervikalstütze ist sinnvoll und sollte durchgeführt werden, bis alle Vorbereitungen zur endotrachealen Intubation getroffen sind.

➜ Fall 60 Seite 60

- Wegen möglicher Beeinträchtigung der Sichtbedingungen bei der endotrachealen Intubation kann es sinnvoll sein, die Zervikalstütze während dieses Vorgangs zu lockern oder zu entfernen und die achsengerechte Stabilisierung der HWS durch einen Helfer durchführen zu lassen. Danach sollte die Zervikalstütze wieder fest angebracht werden.

60.4 **Was antworten Sie?**

Initialer Wert der Glasgow Coma Scale (GCS) des Patienten: 3 Punkte
- Patient öffnet die Augen nicht: 1 Punkt
- Keine verbale Reaktion: 1 Punkt
- Keine motorische Reaktion: 1 Punkt
- Zur Glasgow Coma Scale: s. Fall 12 und Kommentar

Kommentar

Definition: Ein Polytrauma ist definiert als Verletzung mehrerer Körperregionen oder Organe, von denen mindestens eine oder aber die Kombination mehrerer Verletzungen lebensbedrohlich ist.

Trauma-Score-Systeme: Die sehr grobe Definition des Polytraumas umfasst den beschriebenen schwerstverletzten Motorradfahrer ebenso wie einen Patienten, bei dem nach einem Sturz „nur" der Verdacht auf eine Becken- und Oberschenkelfraktur besteht. Um hier besser differenzieren zu können, hat sich der **„Injury Severity Score"** (ISS) bewährt (s. Tab.). Man orientiert sich an den anatomischen Körperregionen und ermittelt den Schweregrad der Verletzung der jeweiligen Region. Die Punktwerte der 3 schwersten Einzelverletzungen werden quadriert und dann addiert. Der Wert beträgt höchstens 75 Punkte und resultiert aus Schweregrad 5 (kritisch, Überleben unklar) in den 3 am meisten betroffenen Körperregionen. Ein Schweregrad 6 in nur einer Körperregion ist per definitionem gleichzusetzen mit dem maximalen Punktwert von 75. Ab einem Punktwert von 15 wird von einem Polytrauma ausgegangen, ab einem Wert über 24 von einem schweren Polytrauma. Im Fallbeispiel müssen für das Schädel-Hirn-Trauma 5 Punkte, für das Thoraxtrauma 4 und für die Extremitätenverletzungen 3 Punkte vergeben werden. Der resultierende Wert von 50 ($= 5 \cdot 5 + 4 \cdot 4 + 3 \cdot 3$) unterstreicht die Diagnose eines schweren Polytraumas bei dem Motorradfahrer.

Die **Glasgow Coma Scale** (GCS, s. auch Fall 12) dient der Klassifikation der Bewusstseinsbeeinträchtigung und kann zur Abschätzung des Schweregrades eines Schädel-Hirn-Traumas (SHT) herangezogen werden. Der Minimalwert beträgt 3, der Maximalwert 15 Punkte. Werte

Injury severity score (ISS)

Körperregionen	Kopf/Hals Gesicht Thorax Abdomen Extremitäten Weichteile	
Verletzungsschwere	Gering	1 Punkt
	Mäßig	2 Punkte
	Schwer, aber nicht lebensbedrohlich	3 Punkte
	Schwer, lebensbedrohlich	4 Punkte
	Kritisch, Überleben unklar	5 Punkte
	Maximal	6 Punkte

von 13 bis 15 Punkten weisen auf ein leichtes SHT, 9 bis 12 Punkte auf ein mittelschweres und 3 bis 8 Punkte auf ein schweres SHT hin.

Grundprinzipien der Versorgung beim Polytrauma: Polytraumatisierte Patienten sind v. a. durch **Hypoxämie** und **Blutverlust** gefährdet. Die komplexe Versorgung des polytraumatisierten Patienten lässt sich daher auf 2 wichtige Grundprinzipien reduzieren: **Sicherstellung der Sauerstoffversorgung** und **Stabilisierung der Kreislaufsituation**. Orientiert wird sich am **ABC-Schema** (s. Fall 49). Unverzüglich werden – falls notwendig – zuerst die Atemwege freigemacht (zur Helmabnahme s. u.), dann mit der Beatmung und Sauerstofftherapie begonnen. Zu den vordringlichen Maßnahmen nach dieser initialen Phase gehört die Optimierung des ABC: Klärung der Intubationsindikation, Immobilisation der Halswirbelsäule, Anlage periphervenöser Zugänge, entsprechendes Monitoring und orientierende Untersuchung des Patienten (s. Antwort zur Frage 60.2). Bei **Werten unter 9 Punkten auf der GCS** sollte ein

➜ Fall 60   Seite 60

Patient mit Schädel-Hirn-Trauma auf jeden Fall **intubiert** werden, um den Atemweg zu sichern und eine adäquate Oxygenierung sicherzustellen. Bei Patienten, deren GCS-Wert sich binnen kurzer Zeit um 2 Punkte verschlechtert, sollte unabhängig vom Ausgangswert die Indikation zur Intubation großzügig gestellt werden. Dabei muss das Gesamtbild des Patienten aber ebenso berücksichtigt werden wie die Intubationserfahrung des versorgenden Notarztes – die Kombination aus falscher Indikation und fehlerhafter Durchführung der Intubation können zur Katastrophe für Patient und Arzt führen! Ergänzend zu den Stabilisierungsmaßnahmen muss an eine angemessene **Schmerztherapie**, **Anxiolyse**, **Sedierung** bis hin zur Einleitung einer Narkose gedacht werden. Schmerzen und Angst verursachen Stress und bewirken eine Sympathikusaktivierung, die konsekutiv den Sauerstoffverbrauch erhöht und den Sauerstoffmangel verstärkt. Bei Narkoseeinleitung muss ein Blutdruckabfall vermieden werden. Hier eignen sich neben Fentanyl auch Ketamin als Analgetikum und neben Dormicum auch Etomidat als Hypnotikum.

Helmabnahme beim Motorradfahrer: Die Helmabnahme bei einem verletzten Motorradfahrer ist unabdingbar zur **Überprüfung und Sicherung der Atemwege**, zur Stabilisierung der Halswirbelsäule (HWS) und zur Einschätzung von Kopf- und HWS-Verletzungen (z. B. Blutungen). Zuerst müssen das **Visier geöffnet**, der **Patient angesprochen** und dann der Verschluss geöffnet werden. Um weiteren Verletzungen vorzubeugen, sollte die Helmentfernung von **2 Personen** durchgeführt werden. Unter **achsengerechter Stabilisierung der Halswirbelsäule** erfolgt **vorsichtig** die Helmabnahme, wobei übermäßige Retro- und Anteflexion, v. a. aber Seitbewegungen vermieden werden müssen (s. Abb.).

Die manuelle Stabilisierung der HWS bei der Helmabnahme sollte fortgeführt werden, bis eine **dauerhafte Immobilisation durch eine Zervikalstütze** („Stiffneck") erfolgen kann. Eine angelegte Zervikalstütze kann die endotracheale Intubation beeinträchtigen, weshalb eine Lockerung oder Entfernung und vorübergehende manuelle achsengerechte Stabilisierung durch einen zusätzlichen, erfahrenen Helfer erfolgen sollte. Übermäßige Reklination und grobe Ma-

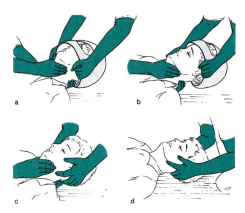

Abnahme eines Schutzhelms (nach Ahnefeld)

nipulationen sollten bei der Laryngoskopie unbedingt unterbleiben.

Immer wieder tritt große Unsicherheit bzgl. der wichtigen Maßnahme Helmabnahme auf: ja oder nein? Eine einfache Überlegung kann diese Unsicherheit ausräumen: Der verunfallte Motorradfahrer ist mit großer Geschwindigkeit auf den Asphalt und/oder ein Hindernis geprallt. Entsprechend starke Kräfte haben auf ihn eingewirkt. Wenn der Helm nun vorsichtig abgenommen wird, ist nicht damit zu rechnen, dass eine zusätzliche Schädigung erfolgen kann, die nicht schon vorher bei dieser massiven Krafteinwirkung entstanden ist.

Komplikation durch Intubation bei Thoraxtrauma: Nach endotrachealer Intubation mit nachfolgender Überdruckbeatmung steigt das Risiko, dass sich bei vorliegendem Thoraxtrauma ein lebensbedrohlicher **Spannungspneumothorax** entwickelt. Entsprechend sorgfältig muss nach einer Intubation und Beatmung auf Zeichen dieser Komplikation geachtet werden: aufgehobenes Atemgeräusch auf einer Seite, hypersonorer Klopfschall, Kreislaufinstabilität (*cave:* Gerade beim Traumapatienten ist die Ursache für eine Kreislaufinstabilität schwer herauszufinden!) und gestaute Halsvenen. Besteht der dringende Verdacht auf das Vorliegen eines Spannungspneumothorax, muss eine **sofortige Entlastung** durchgeführt werden. Am schnellsten und einfachsten kann diese durch **Punktion in Monaldi-Position** (2. oder 3. ICR in der Medioklavikularlinie) mit einer großlumigen Venenverweilkanüle (G14) mit aufgesetzter Spritze erfolgen.

→ Fall 60   Seite 60

Logistik: Ein häufiges Problem bei der Versorgung polytraumatisierter Patienten stellt die Auswahl der geeigneten Zielklinik dar. Aufgrund der großen Unterschiede bezüglich des jeweiligen Traumas, aber auch der regionalen Versorgungsstrukturen kann **keine pauschale Empfehlung** gegeben werden. Einige wesentliche Punkte sollen aber kurz angesprochen werden. Prinzipiell kann ein Patient mit einem schweren Polytrauma am besten in einem **Haus der Maximalversorgung** behandelt werden. Dies führt bei unkritischer Umsetzung aber manchmal zu sehr langen Transporten von instabilen Patienten. Berücksichtigt werden müssen neben dem Zustand des Patienten auch die **Entfernung** zum nächsten Zentrum und anderen Krankenhäusern sowie die zur Verfügung stehenden **Transportmittel** (tageszeit- und wetterabhängig). Ein kreislaufinstabiler Traumapatient mit Verdacht auf eine intrabdominelle Blutung profitiert bei gleichzeitig vorliegendem Verdacht auf ein Schädel-Hirn-Trauma nicht vom Transport in das nächste Krankenhaus mit einem CT und einer Neurochirurgie, sondern von der schnellstmöglichen operativen Blutstillung, da er sonst verblutet. Bei der Nachforderung eines Hubschraubers zur Verlegung eines Traumapatienten sollte der Faktor Zeit berücksichtigt werden. Um die rasche Überbrückung großer Distanzen mit dem Hubschrauber voll nutzen zu können, muss dieser parallel zur Versorgung des Patienten angefordert werden, und nicht erst, wenn alle Maßnahmen vollständig durchgeführt sind. Die Auswahl des am besten geeigneten Transportmittels ist in keiner Weise von der Art der Verletzungen, sondern lediglich vom Zeitbedarf des Transportes abhängig. Dabei müssen auch Zeiten für eine möglicherweise notwendige Umlagerung des Patienten vom einen in das andere Rettungsmittel mitkalkuliert werden – der reine Vergleich von Fahrt- und Flugzeiten ist nicht hilfreich.

Das Problem, eine **aufnahmebereite Klinik** zu finden, führt häufig zu erheblichen Verzögerungen im Rahmen der präklinischen Versorgung (nicht nur) von polytraumatisierten Patienten. Hier sollte die Abklärung parallel zur Erstversorgung über die zuständige Rettungsleitstelle erfolgen, wobei ein wichtiger Grundsatz nicht unberücksichtigt bleiben darf: Der schwer verletzte Patient benötigt zunächst eine adäquate Erstversorgung, Diagnostik und operative Versorgung – das Fehlen eines Intensivbettes (das ohnehin erst nach der klinischen Erstversorgungsphase benötigt wird) kann kein Grund für ein Haus der Maximalversorgung sein, einen solchen Patienten abzulehnen.

Generell kann folgende Aussage getroffen werden: Bei einem instabilen Traumapatienten ist das nächste Krankenhaus in der Regel auch das geeignete, da mit den dortigen Mitteln eine bessere Versorgung erfolgen kann als mit den Möglichkeiten im Notarztwagen. Ist der Patient kreislaufstabil, sollte eine Entscheidung für die am besten geeignete, nächsterreichbare Klinik aufgrund der Verletzungen und der daraus resultierenden notwendigen diagnostischen und therapeutischen Optionen erfolgen.

👫 ZUSATZTHEMEN FÜR LERNGRUPPEN

- Schockformen
- Volumentherapie
- Maßnahmen zur Hirndrucksenkung
- Thoraxtrauma
- Abdominaltrauma
- Wirbelsäulenverletzungen
- Schädel-Hirn-Trauma

---

61 Akute Linksherzinsuffizienz mit Lungenödem

61.1 Welche Diagnose stellen Sie?
Lungenödem, vermutlich kardialer Genese; Begründung: Anamnese („Herzschwäche"), Klinik (Dyspnoe, Orthopnoe, fleischwasserfarbener Auswurf, mittelblasige Rasselgeräusche über der gesamten Lunge, Sauerstoffsättigung ↓)

61.2 Wie sichern Sie Ihre Vermutung?
- Anamnese und Klinik (s. Antwort zur Frage 61.1)
- Röntgen-Thorax: feinfleckige perihiläre Verschattungen, bei Linksherzinsuffizienz häufig zusätzlich verbreiterter Herzschatten (s. Abb.)

→ Fall 61   Seite 61

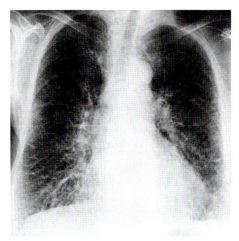

Interstitielles Lungenödem mit ausgeprägter Verbreiterung der interlobulären Septen, Zunahme der Herzgröße

61.3 Welche weiteren intensivmedizinischen Therapiemaßnahmen führen sie durch?
- Lagerung: Oberkörper hoch, Beine tiefhängend
- Negativbilanzierung: zur Reduktion des intravasalen Volumens
  - Initialer Bolus eines Schleifendiuretikums, z. B. Furosemid (z. B. Lasix 40 mg)
  - Kontinuierliche Applikation eines Diuretikums über Perfusor, z. B. Torasemid (Unat 200 mg/24 h) oder Furosemid (z. B. Lasix 500 mg/24 h)
  - Urin-Dauerkatheter: Ausfuhrkontrolle
- Volumensubstitution mit kolloidalen Volumenersatzlösungen (z. B. HAES 10 %): der hohe onkotische Druck hält Volumen intravasal

61.4 Welche Möglichkeiten bieten sich zur Verbesserung der Oxygenierung an?
- Nicht-invasive (Be-)Atmung mit PEEP, z. B. mit CPAP-Gesichtsmaske oder CPAP-Helm, ggf. mit zusätzlicher Druckunterstützung (ASB)
- Endotracheale Intubation, falls nichtinvasive Beatmung nicht erfolgreich

Kommentar

Definition: Beim Lungenödem handelt es sich um eine **interstitielle** oder **alveoläre Flüssigkeitsansammlung** in der Lunge. Beim interstitiellen Lungenödem kommt es zu einer Flüssigkeitseinlagerung in das Lungengewebe, beim alveolären Lungenödem zur Exsudation oder Transsudation von seröser Flüssigkeit in die Alveolen und Bronchiolen.

Ätiologie: Kardial bedingte Lungenödeme sind am häufigsten. Ein akuter **Myokardinfarkt**, eine **Myokarditis** oder **hypertensive Krise** sowie **Herzrhythmusstörungen** können zu einer akuten **dekompensierten Linksherzinsuffizienz** und hierdurch zu einem Lungenödem führen. Sonderfälle sind nicht-kardiale Lungenödeme, die z. B. durch eine Hyperhydratation aufgrund einer Niereninsuffizienz, aufgrund allergisch-toxischer Reaktionen (z. B. beim anaphylaktischen Schock, Reizgasinhalation) oder durch einen erniedrigten Alveolardruck (z. B. Post- oder Reexpansionsödem) entstehen.

Pathophysiologie: Kardiale Erkrankungen können zu einer eingeschränkten linksventrikulären Funktion führen („Linksherzversagen"). Dadurch entsteht ein „Blutstau" in der Lunge. Folge ist ein konsekutiver Flüssigkeitsaustritt in die Alveolen mit einer klinisch relevanten Ventilationsstörung.

Klinik: **Tachypnoe**, **Dyspnoe** (Atemnot) oder **Orthopnoe** (schwerste Atemnot, nur in aufrechter Haltung und unter Einsatz der Atemhilfsmuskulatur kompensierbar) sind leicht erkennbare, aber unspezifische Symptome eines akuten Lungenödems. Zusätzlich können **Zyanose oder Blässe** auftreten. Durch die Flüssigkeitseinlagerung wird häufig ein **Husten**reiz ausgelöst, durch den typischerweise **fleischwasserfarbenes schaumiges Sekret** zu Tage gefördert wird.

Diagnostik: Zur Diagnose des Lungenödems geben meist die **Anamnese** (z. B. kardiale Erkrankungen, Rauchgasinhalation) und **klinische Untersuchung** (Tachypnoe, Dyspnoe, Hypoxie) entscheidende Hinweise. Bei der **Auskultation**

der Lunge sind **fein- bis mittelblasige Rasselge-räusche** meist gut hörbar – bei einem schweren Lungenödem bereits ohne Stethoskop. In der **Röntgenaufnahme** des Thorax finden sich **fein-fleckige perihiläre Verschattungen**. Bei Links-herzinsuffizienz ist zusätzlich meist ein deut-lich verbreiterter Herzschatten erkennbar. Liegt eine kardiale Erkrankung als Ursache vor, kön-nen im EKG Veränderungen auftreten (z. B. Myokardinfarkt). Die Sauerstoffsättigung (Puls-oxymetrie) ist bei Patienten mit Lungenödem oft deutlich erniedrigt.

Therapie: Die **Initialtherapie** beim akuten Lun-genödem ist **symptomatisch** und zielt auf eine Verbesserung der kardiopulmonalen Situation ab. Eine **sitzende Lagerung** mit tiefgelagerten oder herabhängenden Beinen verschafft dem Patienten häufig schon eine gewisse Besserung, da es durch die herabhängenden Beine zu einer Abnahme des venösen Rückstroms zum Herzen und dadurch zu einer Reduktion des hydrosta-tischen Druckes in der Lunge kommt. **Sauer-stoff** sollte möglichst über eine Gesichtsmaske verabreicht werden, um einen ausreichend ho-hen inspiratorischen Sauerstoffanteil in der Atemluft zu erreichen. Zielwert sollte eine Sau-erstoffsättigung von mindestens 95 % sein. Bei einem schweren Lungenödem kann der pulmo-nale Gasaustausch so stark eingeschränkt sein, dass die alleinige Sauerstoffgabe nicht zu ei-nem ausreichend hohen arteriellen Sauerstoff-partialdruck führt. **Nicht-invasive Beatmungs-verfahren** (s. Fall 20) mit einem positiven end-exspiratorischen Atemwegsdrucks (PEEP 5–10 mbar), z. B. CPAP oder CPAP mit Druckunter-stützung (ASB), verbessern die Ventilation und verhindern den weiteren Flüssigkeitsaustritt. Sind auch die nicht-invasiven Beatmungsver-fahren ohne ausreichende Wirkung, kann durch die endotracheale Intubation über länge-re Zeit ein noch höherer PEEP (z. B. ≤ 15 mbar) appliziert werden. Durch die sublinguale Appli-kation von **Nitrolingual-Spray** kann die **kardiale Vor- und Nachlast** und der kardiale Sauerstoff-verbrauch schnell gesenkt sowie die myokar-diale Durchblutung verbessert werden. Die in-travenöse Gabe von **Morphin** hat durch **Sedie-rung** und **Anxiolyse** einen positiven Effekt auf die Dyspnoe des Patienten (in adäquater Dosie-rung minimale atemdepressive Wirkung). Zur Vorlastsenkung und intravasalen Volumenre-duktion muss ein **Diuretikum** appliziert wer-den. Hier eignet sich v. a. Furosemid. Die Volu-menabnahme führt ebenfalls zu einer Abnah-me der Flüssigkeit in den Alveolen. Ist durch eine intermittierende Gabe von 20–40 mg i. v. keine ausreichende Diurese zu erreichen (z. B. bei eingeschränkter Nierenfunktion) kann die systemische Dauerapplikation über einen Per-fusor erfolgen (z. B. Furosemid [z. B. Lasix] 500 mg/24 h] oder Torasemid [Unat 200 mg/24 h]), um eine suffiziente Diuresesteigerung zu erreichen. Auf einen **Dauerkatheter** sollte aufgrund der häufig großen Urinmengen nicht verzichtet werden. Gleichzeitig kann die Aus-scheidung besser überwacht werden. Um einen möglichst hohen intravasalen onkotischen Druck zu erreichen, sollten zusätzlich **kolloida-le Volumenersatzlösungen** appliziert werden.

Falls möglich sollte – neben der symptomati-schen Therapie – die **Ursache des Lungenödems** behandelt werden. Ein Lungenödem, das durch eine hypertensive Krise ausgelöst wurde, sollte primär durch eine Nachlastsenkung (z. B. mit Nitrolingual-Spray oder Urapidil [z. B. Ebrantil], s. Fall 95) therapiert werden. Zur Therapie des Myokardinfarktes s. Fall 27 und von Herzrhyth-musstörungen s. Fall 46. Allergisch-toxische Lungenödeme können durch die intermittie-rende inhalative Anwendung von Glukokorti-koid-Sprays und die systemische Applikation von Kortisonderivaten (z. B. Methylprednisolon [z. B. Urbason]) therapiert werden. Bei einem Lungenödem, das aufgrund einer systemischen Überwässerung entstanden ist, kann eine Akut-dialyse positiv durch den raschen systemischen Flüssigkeitsentzug wirken.

ZUSATZTHEMEN FÜR LERNGRUPPEN
- **Therapie der Herzinsuffizienz**
- **Höhenlungenödem**
- **Toxisches Lungenödem (z. B. Rauch-gasinhalation)**

→ Fall 61   Seite 61

62.1 Welche Vorteile bietet die Durchführung einer Kaudalanästhesie bei dem geplanten Eingriff?

- Bessere intra- und postoperative Analgesie
- Geringerer Opioidbedarf (→ geringere Inzidenz von Ateminsuffizienz)
- Stressfreieres Aufwachen

62.2 Beschreiben Sie den Punktionsort und mögliche Fehlpunktionsstellen!

- Punktionsort: Hiatus sacralis (zwischen den Cornua sacralia, s. Abb.)
- Fehlpunktionen: subkutan, intraossär, intravasal, intrathekal (Spinalraum), Ligamentum interspinale

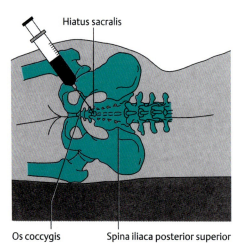

Hiatus sacralis

Os coccygis   Spina iliaca posterior superior

Punktion des Hiatus sacralis: median zwischen den Cornua sacralia

62.3 Wie wird eine Kaudalanästhesie durchgeführt?

- Seitlagerung des Patienten
- Hautdesinfektion
- Tasten der Cornua sacralia
- Punktion des Hiatus sacralis im 45°-Winkel
- „Klick" (Widerstandsverlust) beim Durchstechen des Ligamentum sacrococcygeum mit Kaudalanästhesienadel
- Aspiration: intrathekale (Liquor), intravasale (Blut), intraossäre (Knochenmark) Lage ausschließen
- Testinjektion mit 1–2 ml NaCl 0,9 % (Injektion leicht möglich?; *cave:* Ödembildung im Sakralbereich als Hinweis auf Fehllage der Nadel!)
- Injektion des Lokalanästhetikums, z. B. Bupivacain 0,125 % (z. B. Carbostesin) mit Adrenalin oder Ropivacain 0,2 % (z. B. Naropin)
  - 1 ml/kg KG bei Eingriffen an der unteren Extremität
  - 1,5 ml/kg KG bei Eingriffen im Unterbauch

62.4 Nennen Sie Kontraindikationen für die Durchführung einer Kaudalanästhesie!

- Infektionen im Punktionsgebiet
- Störungen der Blutgerinnung
- Missbildungen von Os sacrum bzw. der Wirbelsäule (veränderte Topographie und dadurch erhöhte Gefahr der Verletzung wichtiger Strukturen, unklare Verteilung des Lokalanästhetikums)
- Ablehnung durch Erziehungsberechtigte

Kommentar

Prinzip und Indikationen: Bei der Kaudalanästhesie handelt es sich um eine Form der **Periduralanästhesie**, bei der das Lokalanästhetikum in den **Canalis sacralis** injiziert wird. Sie wird v. a. zur **intra- und postoperativen Schmerztherapie bei Kindern** eingesetzt, meist in Kombination mit einer Allgemeinanästhesie bei Eingriffen im Unterbauch und an den unteren Extremitäten. Die Kaudalanästhesie stellt eine wichtige Alternative zur Spinalanästhesie im Kindesalter dar, da sie mit einer wesentlich geringeren Rate von Nebenwirkungen und

Komplikationen (s. Fall 82) verknüpft ist. Zu den Vorteilen s. Antwort zur Frage 62.1.

Kontraindikationen: s. Antwort zur Frage 62.4.

Besonderheiten im Kindesalter: Einige wichtige **physiologische** Unterschiede im Kindesalter (z. B. geringerer Gewebefettanteil, höhere Liquorproduktion, höhere Proteinbindungskapazität) bedingen, dass bei kürzerer Wirkdauer höhere Dosen von Lokalanästhetika als im Erwachsenenalter eingesetzt werden müssen.

Wichtige **anatomische** Unterschiede sind das geringere Ausmaß der Verknöcherung im Wirbelsäulenbereich, die größere Ausdehnung des Rückenmarks und die weicheren Gewebestrukturen.

Praktisches Vorgehen: Die Vorgaben für die Durchführung von Regionalanästhesieverfahren bei Erwachsenen bezüglich Antikoagulanzien (s. Fall 32), Hygienemaßnahmen (Hautdesinfektion, steriles Arbeiten) und Monitoring (Pulsoxymetrie, EKG, Blutdruck) sind selbstverständlich auch bei Kindern uneingeschränkt gültig. Ein erhöhter Zeitbedarf für die Narkoseeinleitung muss einkalkuliert werden. Wie bei allen regionalanästhesiologischen Verfahren ist eine ausreichende Erfahrung des Anwenders die Voraussetzung für eine hohe Erfolgsquote und geringe Komplikationsraten. Nach Lagerung des Patienten auf der Seite wird der Hiatus sacralis aufgesucht: Zwischen den Cornua sacralia kann eine deutliche Delle getastet werden. Nach sorgfältiger Hautdesinfektion wird mit einer speziellen Kaudalanästhesienadel (G21 oder G23) in einem Winkel von 45° zur Haut der Hiatus sacralis in Richtung der Wirbelsäule punktiert. Das Durchstoßen des Ligamentum sacrococcygeum ist als deutlicher „Klick" spürbar. Die Nadel muss mit einer Hand sorgfältig fixiert werden, um eine Dislokation zu vermeiden. Durch Aspiration sollte eine subkutane, intraossäre, intravasale oder intrathekale Fehllage, durch nachfolgende Testinjektion von 1 bis 2 ml Kochsalzlösung eine sonstige Fehllage der Nadel ausgeschlossen werden. Danach erfolgt die Injektion des Lokalanästhetikums, dessen Wirkung nach 10 bis 15 Minuten eintritt. Geeignete Lokalanästhetika sind z.B. Bupivacain (z.B. Carbostein) und Ropivacain (z.B. Naropin). Bei Eingriffen an der unteren Extremität wird 1 ml/kg KG einer 0,125%igen Bupivacain- oder 0,2%igen Ropivacainlösung mit Adrenalinzusatz verabreicht, bei Unterbaucheingriffen kann die Dosis auf 1,5 ml/kg KG erhöht werden. Durch Zusatz von Clonidin (1–2 µg/kg KG) kann eine Verlängerung der Wirkdauer um bis zu 4 Stunden erzielt werden.

Komplikationen: Insgesamt ist die Rate schwerwiegender Komplikationen bei korrekter Durchführung einer Kaudalanästhesie sehr gering. Die **Läsion von Nerven und Gefäßen** sowie die **Infektion** gehören zu den wichtigen Komplikationen aller Regionalanästhesieverfahren. Die Fehlpunktion stellt eines der wichtigsten Probleme bei der Durchführung der Kaudalanästhesie dar. Eine subkutane Injektion des Lokalanästhetikums, die Fehllage der Punktionsnadel im Os sacrum oder im Ligamentum interspinale führen zu einem Versagen der Methode. Inkomplette Blockaden – auch bei korrekter Punktion – sind möglich. Eine versehentliche Injektion des Lokalanästhetikums in den Spinalraum birgt wie bei allen Epiduralanästhesieverfahren das Risiko einer hohen Spinalanästhesie (s. Fall 82).

 ZUSATZTHEMEN FÜR LERNGRUPPEN
- Lokalanästhetika
- Anatomie der Wirbelsäule und des Rückenmarks in Abhängigkeit vom Lebensalter

---

63 Akute Pankreatitis/Störungen des Säure-Basen-Haushaltes

63.1 Welche Diagnose vermuten Sie aufgrund der Anamnese und der bisherigen Diagnostik?
Akute Pankreatitis; Begründung: Anamnese (Alkoholiker), typische Klinik (akuter starker gürtelförmiger Oberbauchschmerz), Röntgen-Thorax („Reizergüsse")

63.2 Wie können Sie Ihren Verdacht verifizieren?
- **Körperliche Untersuchung:** elastische Bauchdeckenspannung („Gummibauch"), Druck-

schmerz im Oberbauch, Zeichen des Schocks (z.B. Hypotonie, Blässe, Tachykardie), selten livide Verfärbungen der Flanken (Grey-Turner-Zeichen) bzw. der Nabelregion (Cullen-Zeichen)
- **Labor:** Pankreasenzyme (Amylase, Pankreasisoamylase, Elastase, Lipase in Serum und Urin), Bilirubin, CRP, LDH, PAP (Pankreas-assoziiertes Protein), TAP (Trypsin-aktiviertes Peptid), γ-GT, AP, Blutzucker, Kalzium, Blutbild, Kreatinin, Harnstoff

→ Fall 63 Seite 63

- **Sonographie des Abdomens:** ödematöse Organveränderung des Pankreas, freie Flüssigkeit, Pleuraergüsse („Reizergüsse")
- **ggf. CT des Abdomens:** Organverdickung/Ödem
- **ggf. Abdomenübersichtsaufnahme:** Flüssigkeitsspiegel/Luft
- **Feinnadelpunktion des Pankreas:** histologisches Korrelat der Pankreatitis
- **Pankreasfunktionstests:** Sekretin-Pankreozymin-Test, Fluorescein-Dilaurat-Test (Pankreasfunktion)

63.3 **Interpretieren Sie das Ergebnis!**
Respiratorische Azidose ohne metabolische Kompensation; Begründung: pH ↓, Hypoxie und Hyperkapnie (Hinweise auf Ventilationsstörung), BE im Normbereich (keine metabolische Kompensation)

63.4 **Erläutern Sie das Ergebnis!**
Reine metabolische Azidose; Begründung: Normoxie und Normokapnie (Ventilationsstörung behoben durch Intubation/Beatmung), pH ↓, BE ↓

63.5 **Besteht ein Handlungsbedarf? Begründen Sie Ihre Meinung und machen Sie ggf. einen Therapievorschlag!**
- Ja, hyperkaliämische Komplikationen, z. B. **Herzrhythmusstörungen** (Extrasystolen, Kammertachykardie, Kammerflimmern), möglich.
- **Therapie:** Inhalation von Fenoterol (z. B. Berotec 2 Hübe), ggf. Applikation einer Glukose-Insulin-Lösung zur Kaliumsenkung

Fall

63

Kommentar

Definition und Epidemiologie: Die akute Pankreatitis ist eine diffuse, seltener herdförmige interstitielle Entzündung des Pankreas. Sie tritt mit einer Häufigkeit von 10–20 Erkrankungen pro 100 000 Einwohner/Jahr auf. Meist sind Personen zwischen dem **20. und 40. Lebensjahr** betroffen.

Ätiopathogenese: Die häufigsten Ursachen einer akuten Pankreatitis sind **Gallengangserkrankungen** (45 %, akute biliäre Pankreatitis) und **Alkoholabusus** (35 %). Idiopathische Formen treten in etwa15 % der Fälle auf. Seltene Ursachen sind Medikamente (z. B. Diuretika, β-Blocker, ACE-Hemmer, Glukokortikoide, Antibiotika), Traumen, Virusinfektionen, Divertikel und Hypertriglyzeridämie. Aufgrund dieser Noxen kommt es zur Aktivierung von Enzymen im Pankreas, wodurch eine Autodigestion eingeleitet wird. Aus den zerstörten Pankreaszellen werden zahlreiche Enzyme und Mediatoren (z. B. Trypsin, Elastase, Kinine) freigesetzt. Es entwickelt sich das klinische Bild der Pankreatitis mit Schmerzen, Vasodilatation bis hin zum Schock.

Klinik: **Bauchschmerzen**, die typischerweise **gürtelförmig im Oberbauch** verlaufen, jedoch auch in den gesamten Bauch- und Thoraxraum ausstrahlen können, **Übelkeit**, **Erbrechen** und **Meteorismus** sind sehr häufig. Oftmals treten sie in Kombination mit Peritonismus, Darmparalyse, Aszites und Fieber auf. Bei einer Beteiligung des Gallengangssystems können Ikterus und Hautzeichen (Gray-Turner-Zeichen, Cullen-Zeichen) auftreten. Schwere Fälle sind gekennzeichnet durch **Kreislauf-** und **respiratorische Insuffizienz** sowie **Bewusstseinstrübung**, **Schock** und **Multiorganversagen**.

Diagnostik: **Körperliche Untersuchung** und **laborchemische Marker** bilden die Basis der Diagnostik: Die **Amylase** (in Serum/Urin) ist nicht pankreasspezifisch, da sie zu etwa 60 % in der Parotis synthetisiert wird. Das Isoenzym **Pankreasisoamylase** wird jedoch ausschließlich im Pankreas synthetisiert. **Elastase** und **Lipase** in Serum und Urin sind weitere Marker zur Pankreatitisdiagnostik. Bei nekrotisierenden Panktreatitiden sind zusätzlich CRP, LDH, PAP (Pankreas-assoziiertes Protein) und TAP (Trypsin-aktiviertes Peptid) erhöht. Liegt eine Obstruktion des Gallengangssystems vor, sind Bilirubin, γ-GT und alkalische Phosphatase (AP) erhöht. Blutzucker (↑), Kalzium (↓), Blutbild (Leukozytose) und die renalen Retentionswerte (↑) zeigen zusätzliche Veränderungen. Zur Verifizierung der Pankreatitis können die **Sonographie** und ggf. die **Computertomographie** des Abdomens sowie eine **Abdomenübersichtsaufnahme** wertvolle Hinweise geben. Sichtbar ist meist eine ödematöse Schwellung des Pan-

→ Fall 63   Seite 63

kreas als Hinweis auf entzündliche Veränderungen. Mikroskopisch kann die Pankreatitis durch eine **Feinnadelpunktion** erhärtet werden. Der Sekretin-Pankreozymin-Test und der Fluorescein-Dilaurat-Test geben Hinweise auf die Pankreasfunktion.

Therapie: Zur Überwachung wird das **intensivmedizinische Standardmonitoring** (EKG, Blutdruckmessung, Pulsoxymetrie, ZVD) genutzt. **Laborchemische Untersuchungen** (Blutbild, Gerinnung, Nierenretentionswerte, Leberwerte, Pankreasenzyme) geben Hinweise auf den Verlauf. Zur Überwachung des Elektrolytstatus, Blutzuckers, einer ausreichenden Oxygenierung und Ventilation werden **Blutgasanalysen** in zeitlichen Abständen von etwa 4 Stunden durchgeführt. **Nahrungskarenz und parenterale Ernährung sind** – entgegen der landläufigen Meinung – **nicht erforderlich**. Elektrolytverschiebungen werden mittels Dauerapplikation über Perfusor korrigiert. Zur **Stressulkusprophylaxe** sollten Protonenpumpenhemmer, z.B. Pantoprazol (z.B. Pantozol 40 mg), einmal täglich appliziert werden. Die Pankreatitis kann heftige Schmerzen verursachen. Eine **potente Analgesie** ist deshalb unerlässlich. Neben nichtsteroidalen Antiphlogistika (z.B. Paracetamol) können auch Opioide appliziert werden. Dabei ist zu beachten, dass manche (z.B. Morphin) eine Engstellung des Sphinkter Oddi hervorrufen können. Piritramid (z.B. Dipidolor 3,75–7,5 mg) kann jedoch problemlos genutzt werden. Ist die Ursache der Pankreatitis ein Gallengangskonkrement, kann mittels Endoskopie (**ERCP**, Endoskopische Retrograde Cholangio-Pancreaticografie) die radiologische Darstellung und Beseitigung des obstruierenden Hindernisses versucht werden. Liegen Abszesse im Bereich des Pankreas vor, können diese sonografisch- oder computertomografisch-gesteuert punktiert werden. Zur **antibiotischen Therapie** eignen sich z.B. Mezlocillin (z.B. Baypen), Sulbactam + Ampicillin (z.B. Unacid) oder Cefotaxim (z.B. Claforan). Beim Vorliegen von großen Nekrosen ist die medikamentöse Therapie meist nicht ausreichend, so dass eine chirurgische Nekrosektomie erfolgen muss, um eine Infizierung zu verhindern.

Prognose: Die Krankenhausletalität liegt bei etwa 15 % und ist vom Schweregrad der Erkrankung abhängig. Diese wird bestimmt durch das Ausmaß, die Anzahl und die Lokalisation der Nekrosen sowie deren bakterieller Besiedlung (Abszess, Sepsis mit Folgen wie Schock, Multiorganversagen).

Störungen des Säure-Basen-Haushalts: Die Blutgasanalyse liefert neben den Elektrolyt-, Blutzucker- und Partialdruckwerten der Atemgase wichtige Hinweise über den Säure-Basen-Status. Störungen des Säure-Basen-Haushalts werden durch die Änderung des **pH-Wertes** klassifiziert: Bei einer Erniedrigung des pH-Wertes unter 7,35 spricht man von einer Azidose, bei einer Erhöhung des pH-Wertes über 7,45 von einer Alkalose. Azidose und Alkalose können respiratorisch oder metabolisch bedingt sein, kompensiert, wenn der pH-Wert im Normbereich (7,35–7,45) liegt oder dekompensiert, wenn er außerhalb des Normbereichs liegt. Respiratorische Störungen werden metabolisch kompensiert, metabolische Störungen respiratorisch.

Respiratorische Störungen führen über eine **Änderung des Kohlendioxidpartialdrucks** ($paCO_2$) zu Änderungen des pH-Wertes. Eine verminderte Abatmung von Kohlendioxid (CO_2) durch eine eingeschränkte Ventilation (z.B. Verlegung der Atemwege, Atemwegserkrankungen [Pneumonie, Asthma bronchiale, Emphysem], neurologische/neuromuskuläre Erkrankungen, zentrale Atemdepression [z.B. durch Opioide, Sedativa]) bedingt einen Anstieg des $paCO_2$ (Hyperkapnie) und damit einen Abfall des pH-Wertes und damit eine respiratorische Azidose. Eine respiratorische Alkalose entsteht durch vermehrte Abatmung von CO_2. Ursachen sind eine vermehrte alveoläre Ventilation, z.B. bei Aufregung, Angst, Stimulation des Atemzentrums bei zerebralen Erkrankungen (z.B. Tumoren, Meningitis, Schädel-Hirn-Trauma) und Hypoxämie (z.B. Anämie, Herzinsuffizienz).

Metabolische Störungen des Säure-Basen-Haushaltes entstehen durch **Mangel** (Azidose) **oder Überschuss** (Alkalose) **an Bikarbonat**. Ursachen einer metabolischen Azidose können eine Anhäufung nicht-fixer Säuren (z.B. durch Nierenversagen, Laktat-, Ketoazidose) oder ein abnorm hoher Verlust von Bikarbonat (z.B. Diarrhoe, Hämodilution, Pankreatitis) sein. Hauptursache einer metabolischen Alkalose ist der Verlust von Wasserstoffionen, z.B. durch

→ Fall 63   Seite 63

BGA-Veränderungen bei den wichtigsten Störungen des Säure-Basen-Haushalts

	pH	paCO$_2$	BE (Base Excess)	HCO$_3$- (Bikarbonat)
Normwerte	7,36–7,44	36–44 mmHg	0 ± 2 mmol/l	22–26 mmol/l
Respiratorische Azidose	↔ bis ↓	↑	↔ (↑)	↔ (↑)
Respiratorische Alkalose	↔ bis ↑	↓	↔ (↓)	↔ (↓)
Metabolische Azidose	↔ bis ↓	↔ (↓)	↓	↓
Metabolische Alkalose	↔ bis ↑	↔ (↓)	↑	↑

↔ unverändert, ↑ erhöht, ↓ erniedrigt, (↓) kompensatorisch erniedrigt, (↑) kompensatorisch erhöht

258

Fall

63

Verlust sauren Magensaftes (Erbrechen, Magensonde), übermäßige Basenzufuhr (Bikarbonat, Laktat, Zitrat, Azetat), Medikamente (Diuretikatherapie) oder bei schwerem Kaliummangel.

Durch Azidose und Alkalose kommt es zu Herzrhythmusstörungen, Blutdruck- und Herzminutenvolumenabfall sowie Störungen des Elektrolythaushaltes (v. a. Kalium, s. u.); bei der Azidose zusätzlich zu einer Dämpfung des zentralen Nervensystems mit Verwirrtheit, Somnolenz und Koma, bei der Alkalose zur Übererregung des peripheren Nervensystems mit Tetanie und Spasmen.

Bei Störungen des Säure-Basen-Haushaltes steht die **Beseitigung der auslösenden Ursache** (z. B. der Ventilationsstörung) im Vordergrund. Nur in Extremfällen muss eine Störung des Säure-Base-Haushalts mit **Puffern** ausgeglichen werden.

Störungen des Kalium-Haushalts: Störungen des Kaliumhaushaltes können Ursache oder Folge einer Störung des Säure-Basen-Haushaltes sein. Kalium- und Wasserstoffionen werden gegeneinander von Intra- nach Extrazellulär ausgetauscht und umgekehrt. Bei einer Azidose kommt es durch einen Wasserstoffionenüberschuss extrazellulär zu einem verstärkten Austausch mit Kaliumionen von intrazellulär. Im Blut entsteht folglich ein Kaliumüberschuss bei Azidose (hyperkaliämische Azidose). Umgekehrt entsteht bei einer Alkalose durch den Mangel an Wasserstoffionen eine Hypokaliämie. Veränderungen des Kalium-Serum-Spiegels führen häufig zu **EKG-Veränderungen** (verlängerte oder verkürzte QT-Zeit, flaches/negatives oder hochpositives T, U-Welle), **Herzrhythmusstörungen** (Extrasystolen, Kammertachykardie, Kammerflimmern) und **generalisierter Schwäche der Muskulatur** (Adynamie, Paresen, paralytische Darmatonie, Hyporeflexie). Je schneller eine Hypokaliämie auftritt, um so ausgeprägter sind die Symptome. Therapeutisch kann Kalium über Infusionslösungen supplementiert werden (z. B. 20–40 mmol K$^+$ ad 1000 ml Ringer-Laktat-Lösung). Wenn ein höherer Kaliumbedarf besteht, kann 1-molares Kaliumchlorid kontinuierlich über einen Perfusor und einen zentralen Venenkatheter appliziert werden. Die Dosierung (ml/h) richtet sich nach dem Kaliumwert im Serum, der engmaschig kontrolliert werden muss. Liegt eine Hyperkaliämie vor kann Fenoterol (z. B. Berotec-Spray) appliziert werden. Ist dies nicht ausreichend, besteht die Möglichkeit eine Glukose-Insulin-Mischung zu applizieren, um Serum-Kalium nach intrazellulär zu transferieren.

🚶 ZUSATZTHEMEN FÜR LERNGRUPPEN
- **Enterale und parenterale Ernährung**
- **Intensivmedizinische Therapie bei Pankreasresektionen (z. B. Whipple, Traverso)**
- **Rechnerischer Kaliumbedarf zur Substitution**
- **Differenzialdiagnosen der Pankreatitis**
- **Weitere Störungen des Elektrolythaushaltes (z. B. Kalium, Calcium)**

➜ Fall 63 Seite 63

64.1 Sollten Sie dem Patienten intraoperativ einen β-Blocker verabreichen? Begründen Sie Ihre Entscheidung!

- Ja, denn unter Dauermedikation mit einem β-Blocker wird die Anzahl der β-Rezeptoren gesteigert; durch das präoperative Absetzen kann es zu einer überschießenden Reaktion bei einer Sympathikusstimulation („Rebound-Phänomen") kommen.
- Bei Unterbrechung der β-Blocker-Therapie ist die perioperative Rate kardiovaskulärer Komplikationen erhöht
- β-Blocker-Gabe sollte bei entsprechendem Risikoprofil aufgrund der kardioprotektiven Wirkung eher angesetzt als unterbrochen werden
- Fallbeispiel: Patient hat eine erhöhte Herzfrequenz trotz adäquater Analgesie; stabiler Blutdruck: β-Blocker sollte gegeben werden, da er über eine Reduktion der Herzfrequenz zu einer Verminderung des myokardialen Sauerstoffverbrauchs führt (z. B. Metoprolol [Beloc] 5 mg fraktioniert i. v. nach Blutdruck und Herzfrequenz; Ziel: systolischer Blutdruck ≥110 mmHg, Herzfrequenz ≥60/min)

64.2 Woran müssen Sie aufgrund der Vorgeschichte denken?

Myokardischämie bei koronarer Herzkrankheit; Begründung: Vorgeschichte des Patienten, ST-Strecken-Senkung als Anhalt für myokardiale Ischämie

64.3 Wie klären Sie ab, ob die EKG-Veränderungen Anhalt für eine potenziell bedrohliche Störung sind?

- Blutentnahme (aus Arterie oder ZVK): **Troponin I/T** bestimmen lassen
- Unmittelbar nach OP-Ende:
  - **12-Kanal-EKG**, ggf. Konsultation eines kardiologischen Kollegen (ggf. Echokardografie zum Ausschluss myokardialer Wandbewegungsstörungen)
  - Röntgen-Thorax: Ausschluss eines zu tief liegenden ZVKs als Auslöser der Extrasystolen
  - Patient im Aufwachraum überwachen (**kontinuierliches EKG-Monitoring** zur Früherkennung bedrohlicher Herzrhythmusstörungen), Labor- und EKG-Kontrollen auch bei Rückbildung der Symptomatik nach 1–2 Stunden wiederholen
  - Bei Veränderungen im 12-Kanal-EKG und/oder pathologischen Troponin-Werten postoperative Überwachung auf der Wachstation (kontinuierliches EKG-Monitoring), Abklärung der Notwendigkeit einer kardiologischen Intervention (z. B. Akut-PTCA)

259

Fall

64

Kommentar

Dauermedikation und operativer Eingriff: Leider kommt es beim Umgang mit der Dauermedikation immer wieder zu Problemen durch mangelnde Information der Allgemeinstationen oder unkontrolliertes Absetzen der Medikation durch den Patienten („vor Operationen soll man doch die Tabletten nicht nehmen"). Aufgabe des Anästhesisten ist es, bei der Prämedikation nicht nur auf das Absetzen problematischer Medikamente (z. B. gerinnungshemmende oder Metformin-haltige Substanzen) zu achten, sondern auch die weitere Gabe wichtiger Medikamente aus der Dauermedikation des Patienten gezielt anzuordnen (z. B. β-Blocker bei KHK, Bronchodilatatoren bei COPD). Der Patient sollte informiert und die Anordnungen für die Station sollten schriftlich fixiert werden.

Perioperative β-Blocker-Therapie: β-Blocker **senken Herzfrequenz sowie Blutdruck** und verhindern so eine Zunahme des myokardialen Sauerstoffverbrauchs und damit kardiovaskuläre Komplikationen wie Herzrhythmusstörungen, Myokardischämie und Myokardinfarkt. Eine **Dauermedikation mit β-Blocker** bei einem Patienten mit koronarer Herzkrankheit sollte **auf keinen Fall perioperativ abgesetzt werden**. Die Hochregulation der β-Rezeptoren unter kontinuierlicher β-Blocker-Therapie macht diese Patienten anfälliger für Herzfrequenzanstiege bei sympathischer Stimulation (z. B. durch Stress, Schmerzen), die zu einer Erhöhung des myokardialen Sauerstoffverbrauchs führen. Wenn ein β-Blocker nicht Teil der Dauermedikation ist, kann er auch präoperativ verordnet

→ Fall 64   Seite 64

oder intraoperativ appliziert werden, wenn Patienten ein bestimmtes Risikoprofil aufweisen (z. B. arterielle Hypertonie). In der **postoperativen** Phase muss eine **β-Blocker-Therapie unbedingt fortgeführt werden**, da die Mehrzahl der kardialen Komplikationen nicht intraoperativ, sondern 24 bis 48 Stunden postoperativ auftreten.

Perioperative Myokardischämie: Myokardiale Ischämien können intraoperativ völlig unauffällig bleiben oder – wie im Fallbeispiel – durch Veränderungen des Monitoring-EKG oder Herzrhythmusstörungen auffallen. Bei einer ausgeprägten Minderperfusion des Myokards oder einem intraoperativen Myokardinfarkt sind auch ausgeprägte Hypotonien und höhergradige, d. h. kreislaufwirksame Rhythmusstörungen bis zum Herz-Kreislauf-Stillstand (Kammerflimmern) möglich. Zur Abklärung perioperativer myokardialer Ereignisse müssen zwingend ein **12-Kanal-EKG** und die **Kontrolle myokardspezifischer Parameter** (Troponin I und T)

durchgeführt werden. Eine **echokardiographische Kontrolle** der myokardialen Pumpfunktion erlaubt die Früherkennung relevanter Einschränkungen und sollte bei Verdacht auf eine perioperative Myokardbelastung frühzeitig durchgeführt werden. Alle Untersuchungen müssen nach 1 bis 2 Stunden (und ggf. in den Folgetagen) wiederholt werden. Die Überwachung des Patienten im Aufwachraum sollte verlängert erfolgen, bei einem begründeten Verdacht auf oder einer nachgewiesenen myokardialen Schädigung sollte der Patient auf eine Wachstation verlegt werden, um eine kontinuierliche Überwachung zu gewährleisten.

 ZUSATZTHEMEN FÜR LERNGRUPPEN
- Therapie der koronaren Herzkrankheit
- Perioperative medikamentöse Therapie
- Prämedikationsvisite bei Patienten mit erhöhtem kardialem Risiko (z. B. Stufendiagnostik bei KHK)

65 Inhalationsanästhetika

65.1 Welche Kriterien muss ein „ideales Inhalationsanästhetikum" erfüllen?
- Keine Brennbarkeit und keine Explosivität mit Luft, Sauerstoff oder Lachgas
- Einfache Dosierbarkeit über Verdampfersysteme
- Chemische Stabilität, keine Toxizität
- Umweltfreundlich
- Kostengünstig (längere OP-Dauer → Anästhetikabedarf ↑ → Kosten ↑)
- Hohe anästhetische Potenz und analgetische Eigenschaften
- Schnelle An- und Abflutung, dadurch gute Steuerbarkeit
- Angenehmer Geruch, keine Schleimhautreizung (→ angenehmes Einschlafen/Aufwachen)
- Geringe Beeinträchtigung von Organfunktionen (z. B. Herz-Kreislauf-System)
- Hohe therapeutische Breite

65.2 Welche Vorteile besitzt eine Narkose mit Inhalationsanästhetika gegenüber einer totalen intravenösen Anästhesie (TIVA)?
- **Kardioprotektiv:**
  - Reduktion des myokardialen Sauerstoffverbrauchs
  - Verbesserung der Myokardperfusion durch Koronardilatation
- **Zerebroprotektiv:**
  - Zunahme der Hirndurchblutung in ischämischen Arealen
  - Reduktion des Hirnstoffwechsels
  - Supression von Krampfpotenzialen
  - Inhibition von Neurotransmitteraktivität und Lipidperoxidation
  - Reduktion freier Radikale
  - Stimulation antiapoptotischer Proteine

65.3 Von welchen Faktoren hängt die Verteilung eines Inhalationsanästhetikums im menschlichen Körper ab?
- Ventilation (z. B. Atemzugvolumen, Atemminutenvolumen)
- „Blut-Gas-Verteilungskoeffizient" (Blutlöslichkeit)

→ Fall 65 Seite 65

- Herzzeitvolumen
- Löslichkeit im Gewebe
- Durchblutung der Gewebe
- Partialdruckdifferenz zwischen Blut und Gewebe.

65.4 Was verstehen Sie unter diesem Verfahren?

Frischgasfluss 0,5–1 l/min

! 65.5 Was müssen Sie bei Narkosen mit Sevofluran im Modus „Low Flow" oder „Minimal Flow" beachten?

Insbesondere bei der Verwendung von Sevofluran für längere Narkosen im „Low-Flow-" oder „Minimal-Flow-Modus" mit natrium-, kalium- oder bariumhydroxydhaltigen CO_2-Absorbern kann ein potenziell nephrotoxisches Haloalken („Compound-A") entstehen. Die Compound-A-Bildung ist um so höher, je niedriger der Frischgaszufluss ist. Eine regelmäßige Erhöhung des Frischgasflusses (z. B. 5 l/min für 2–3 min) sollte daher alle 2–3 Stunden erfolgen.

Kommentar

Zu den üblicherweise verwendeten Inhalationsanästhetika gehören Desfluran, Enfluran, Halothan, Isofluran, Sevofluran und Stickoxydul (Lachgas). Chemisch handelt es sich um chlorierte und/oder fluorierte Ätherderivate (Diethyletherderivate). Inhalationsanästhetika sind – mit Ausnahme von Lachgas – bei Zimmertemperatur flüssig. Zur Applikation müssen sie in speziellen „Verdampfern" vom flüssigen in den gasförmigen Zustand überführt werden.

Wirkungsstärke: Der **MAC-Wert** (minimale alveoläre Konzentration, minimal alveolar concentration) dient der Vergleichbarkeit bzw. Quantifizierung der Wirkung von Inhalationsanästhetika. Der MAC_{50}-Wert ist diejenige alveoläre Konzentration eines Inhalationsanästhetikums, die bei 50 % aller Patienten Abwehrbewegungen auf einen definierten Schmerzreiz (Hautschnitt) unterdrückt. Mehrere Faktoren können den MAC-Wert beeinflussen (s. Tab.).

Faktoren, die den MAC-Wert beeinflussen können

Erhöhung des MAC-Wertes	Erniedrigung des MAC-Wertes
Säuglings- oder Kleinkindesalter	Zunehmendes Lebensalter
Chronischer Alkoholkonsum	Schwangerschaft
Fieber	Hypothermie
Hypernatriämie	Hypotension
	Hypoxie
	Hyponatriämie
	Zentralwirksame Opioide

Eigenschaften der Inhalationsanästhetika: Keines der derzeit verfügbaren Inhalationsanästhetika erfüllt alle Kriterien eines idealen Inhalationsanästhetikums (s. Antwort zur Frage 65.1). Alle o.g. Inhalationsanästhetika sind in den üblichen Dosierungen nicht entflammbar oder explosiv. Enfluran, Isofluran und Desfluran riechen stechend und können u. a. zu Schleimhautreizung, Husten und Laryngospasmus bei Narkoseeinleitung bzw. -ausleitung führen. Zur Narkoseeinleitung über eine Gesichtsmaske eignen sich deshalb nur Sevofluran, Halothan (süßlicher Geruch) oder Lachgas (geruchlos). Desfluran, Sevofluran und Lachgas fluten sehr rasch an und ab und sind daher gut steuerbar. Alle Inhalationsanästhetika wirken **gut hypnotisch** (reversible Bewusstlosigkeit), aber **weniger gut analgetisch und muskelrelaxierend**. Sie werden daher meist in Kombination mit einem Analgetikum und einem Muskelrelaxans zur Aufrechterhaltung einer Narkose (sog. balancierte Anästhesie, s. Fall 50) eingesetzt.

Wirkmechanismen: Die genauen Wirkmechanismen der Inhalationsanästhetika sind bisher nicht bekannt. Zwischen der Wirkstärke von Narkotika und ihrer Lipidlöslichkeit findet sich eine lineare Korrelation (**Meyer-Overton-Regel**). Denkbar wäre eine direkte Interaktion mit Membranproteinen, eine indirekte Wirkung auf Lipide in der Nähe von Ionenkanälen oder eine Wirkung über „second messenger". Dabei nehmen die Inhalationsanästhetika Einfluss auf die axonale Nervenleitung und vor allem auf die synaptische Transmission von Nervenimpulsen.

→ Fall 65   Seite 65

Aufnahme und Verteilung: Die Aufnahme von Inhalationsanästhetika wird durch eine Vielzahl von Faktoren beeinflusst. Neben der Distribution eines Inhalationsanästhetikums durch die Ventilation (z. B. Atemzugvolumen, Atemminutenvolumen) und die Herz-Kreislauf-Funktion (z. B. Herzzeitvolumen, Blutdruck) spielt vor allem der **„Blut-Gas-Verteilungskoeffizient"** (Blutlöslichkeit) eine bedeutende Rolle für die Anflutung (Aufsättigung) eines Inhalationsanästhetikums: Je höher der Blut-Gas-Verteilungskoeffizient eines Inhalationsanästhetikums ist, desto langsamer verläuft die Verteilung im Körper, die Anflutung und Abflutung (= Narkoseeinleitung und -ausleitung). Die Verteilung des Inhalationsanästhetikums ist zusätzlich von der Löslichkeit im Gewebe, der Durchblutung der Gewebe und der Partialdruckdifferenz zwischen Blut und Gewebe abhängig.

Wirkungen und Nebenwirkungen: Durch eine Aktivierung des sympathikoadrenergen Systems können **Herzfrequenz- und Blutdruckschwankungen** auftreten. Die meisten Inhalationsanästhetika wirken **negativ inotrop, reduzieren den mittleren arteriellen Blutdruck und den systemischen peripheren Widerstand**. Hierdurch sinkt der myokardiale Sauerstoffverbrauch; die Koronardurchblutung wird gesteigert. Unter Spontanatmung werden das **Atemzugvolumen reduziert** und **die Atemfrequenz erhöht**, so dass die Totraumventilation zu-

nimmt. Außer Sevofluran, Halothan und Lachgas reizen alle Inhalationsanästhetika die Atemwege (stechend-beißender Geruch), so dass nur diese für eine Maskeneinleitung verwendet werden sollten. Weiterhin wird der hepatische Blutfluss und der Widerstand im hepatischen Kapillargebiet reduziert. Durch den Metabolismus zu Trifluoressigsäure sind alle Inhalationsanästhetika unterschiedlich stark **hepatotoxisch**. Die Nierenperfusion wird konzentrationsabhängig gesenkt.

Frischgasfluss: Abhängig vom Frischgasfluss („Flow") pro Minute können Narkosen in „High-Flow-Narkosen" (Frischgasfluss >1l/min), „Low-Flow-Narkosen" (0,5–1 l/min) und „Minimal-Flow-Narkosen" (<0,5 l/min) unterteilt werden. Bei der Verwendung von Sevofluran für längere Narkosen im „Low-Flow-" oder „Minimal-Flow-Modus" mit natrium-, kalium- oder bariumhydroxydhaltigen CO_2-Absorbern kann ein toxisches Haloalken („Compound-A") entstehen. Rattenversuche gaben ernst zu nehmende Hinweise darauf, dass diese Substanz nephrotoxisch ist.

 ZUSATZTHEMEN FÜR LERNGRUPPEN
- Molekulare Strukturen und Kinetik von Inhalationsanästhetika
- Blut-Gas-Verteilungskoeffizienten
- Intravenöse Anästhetika, TIVA

66 Maskennarkose/Maskenbeatmung

66.1 Planen Sie eine endotracheale Intubation für den beschrieben Eingriff bei dieser Patientin? Begründen Sie Ihre Entscheidung!
- Nein, denn eine Maskenbeatmung ist für den Kurzeingriff bei der nüchternen Patientin ohne Hinweis auf Beeinträchtigungen der Atemwege völlig ausreichend.
- Vorteil der Maskenbeatmung: weniger invasives Verfahren mit geringerem Verletzungsrisiko und geringer Rate postoperativer Beschwerden (Halsschmerzen, Heiserkeit)

66.2 Beschreiben Sie die Vorbereitungsmaßnahmen zur Durchführung der Narkose!
- Routinemonitoring: EKG, Blutdrucküberwachung, Pulsoxymetrie
- Periphervenöser Zugang (G18)
- Überprüfung des Narkosegerätes: Angeschaltet?, Gasversorgung?, Beatmungssystem dicht?
- Absaugeinheit überprüfen
- Passende Beatmungsmasken bereitlegen
- Passenden Guedel-Tubus bereitlegen
- Passende Larynxmaske oder Larynxtubus sowie Materialien für die endotracheale Intubation bereitlegen (falls Probleme bei der Oxygenierung mit der Gesichtsmaske auftreten)

→ Fall 66 Seite 66

66.3 Welche Medikamente eignen sich für den geplanten Kurzeingriff?
- **Kurzwirksame** Substanzen
- Hypnotika: am besten geeignet ist **Propofol** (2–3 mg/kg KG, Wirkdauer 10–15 min)
- Opioide: am besten geeignet sind **Alfentanil** (z. B. Rapifen 10–30 µg/kg KG, Wirkdauer 5–15 min) und **Remifentanil** über Perfusor (z. B. Ultiva 0,4–0,8 µg/kg KG, Wirkdauer 3–5 min)

66.4 Wie sollten Sie das Kreisteil einstellen?
- Halbgeschlossen
- Druckbegrenzungsventil: max. 20 cm H_2O

Kommentar

Indikationen zur Maskenbeatmung: Die Maskenbeatmung gehört zu den anästhesiologischen Routinemaßnahmen. Sie wird **bei jeder elektiven Narkoseeinleitung** durchgeführt, ehe eine Sicherung der Atemwege mit einem supraglottischen Atemwegshilfsmittel (Larynxmaske, Larynxtubus) oder einem Endotrachealtubus erfolgt. Mit einer suffizienten Maskenbeatmung kann die Oxygenierung des Patienten **bei Intubationsschwierigkeiten** und anderen **Notfällen** sichergestellt werden. Gleichzeitig kann die Maskenbeatmung aber auch als einzige Oxygenierungstechnik während **kurzer Eingriffe** (bis 30 Minuten) ohne Aspirationsrisiko und bei freiem Zugang zum Kopf des Patienten eingesetzt werden. Dies erlaubt nicht zuletzt auch das Training dieser wichtigen Maßnahme. Durch eine Maskenbeatmung werden auch zusätzliche Risiken vermieden, die aus der Platzierung supraglottischer Hilfsmittel, der Laryngoskopie und der Intubation resultieren (z. B. Halsschmerzen, Heiserkeit, Schädigung von Zähnen).

Technik der Maskenbeatmung: Die **Auswahl des Maskentyps** ist sekundär – durchsichtige Beatmungsmasken erlauben allerdings ein rascheres Erkennen einer übermäßigen Sekretion oder einer Regurgitation, was sich im Notfall als vorteilhaft erweisen kann. Große Bedeutung kommt der Auswahl einer Maske in einer **passenden Größe** zu: Neben dem **sicheren Sitz** spielt die Maskengröße auch bezüglich des zusätzlichen **Totraumvolumens** eine Rolle, sodass die kleinstmögliche Maske zu bevorzugen ist.

Der **Kopf des Patienten** wird in **Neutralposition** gelagert. Um eine sichere Abdichtung der Gesichtsmaske zu erreichen, wird der Ansatz der Maske zwischen Daumen und Zeigefinger einer Hand gehalten (**„C-Griff"**). Mit diesen beiden Fingern soll ein Druck **senkrecht** zum Gesicht des Patienten ausgeübt werden, um ringsum eine Abdichtung des Maskenrandes zu erzielen. Der „C-Griff" wird häufig mit übertrieben weit gespreizten Fingern durchgeführt. Dies führt in erster Linie dazu, dass trotz des hohen Kraftaufwands das Abdichten der Gesichtsmaske nicht oder nur unzureichend gelingt. Mit den verbleibenden 3 Fingern der Hand wird der Unterkiefer angehoben und die Überstreckung des Kopfes zum Freihalten des Atemweges gewährleistet. Dabei sollten knöcherne Strukturen als Widerlager dienen, eine Kompression der Weichteile am Zungengrund ist zu vermeiden. Der korrekte Sitz der Gesichtsmaske auf dem Nasenrücken des Patienten als wichtigem Fixpunkt ist elementare Voraussetzung für den Erfolg der Maskenbeatmung. Bei pädiatrischen Patienten kommt der Auswahl der korrekten Maskengröße und einer korrekten Technik eine noch größere Bedeutung zu (Abdichtung schwieriger). Übermäßiges Überstrecken des Kopfes und die Verlegung der Atemwege durch Weichteilkompression müssen vermieden werden.

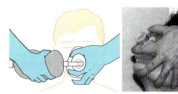

„C-Griff" und Fingerstellung für dichten Maskensitz beim „C-Griff"

Begrenzung des Spitzendrucks: Während die Abdichtung der Maske Voraussetzung zur sicheren Applikation eines ausreichenden Atemzugvolumens ist, muss **zur Vermeidung der Insufflation von Luft in den Magen** auf die Begrenzung des resultierenden Spitzendrucks geachtet werden. Wird bei ungeschütztem Atemweg mit einem Spitzendruck von mehr als 15 bis 20 cm H_2O beatmet, wird der Ver-

➜ Fall 66   Seite 66

schlussdruck des Ösophagussphinkters überschritten; es kommt zur Magenbeatmung. Die zunehmende Luftmenge im Magen führt zu einem Zwerchfellhochstand und **verschlechtert** dadurch **die Compliance der Lunge**, wodurch wiederum eine Magenbeatmung begünstigt wird. Ein „Circulus vitiosus" wird ausgelöst, der neben Problemen bei der Oxygenierung des Patienten auch die Regurgitation von Mageninhalt mit nachfolgender Aspiration begünstigt. Der Spitzendruck sollte daher einerseits durch die langsame Applikation des gewünschten **Atemzugvolumens über 1,5 bis 2 Sekunden** begrenzt, andererseits sollte am **Kreisteil im halbgeschlossenen Modus das Druckbegrenzungsventil** auf einen **maximalen Druck von 20 cm H$_2$O** eingestellt werden.

Zeichen der suffizienten Maskenbeatmung: Bei der Durchführung der Maskenbeatmung sollte in allererster Linie auf **Thoraxexkursionen** und die **Abwesenheit eines wahrnehmbaren Lecks** geachtet werden. Füllt sich der Beutel des Narkosekreisteils, kann von einem dichten Sitz der Maske ausgegangen werden. Zusätzlich zu diesen klinischen Parametern sollte die Beatmung durch die **Kapnometrie** überwacht werden: Eine rechteckige CO$_2$-Kurve gilt als weiteres Zeichen einer suffizienten Maskenbeatmung. Die Messung des endexspiratorischen Atemzugvolumens erlaubt zusätzlich die Abschätzung einer ausreichenden Beatmung über die Gesichtsmaske. Die Sauerstoffsättigung – gemessen über die Pulsoxymetrie – ist ein zu träger Parameter, um eine unzureichende Maskenbeatmung frühzeitig erkennen zu können.

Schwierige Maskenbeatmung: Ein Misslingen der Maskenbeatmung wegen nicht vermeidbarer Lecks oder zu hohem Beatmungswiderstand wird als schwierige Maskenbeatmung bezeichnet. Meist finden sich fehlende thorakale Atembewegungen, eine fehlende Kapnometriekurve, fehlende, ungenügende oder spastische Atemgeräusche, Magenblähung, niedrige oder fallende Sauerstoffsättigung, fehlende oder ungenügende endexspiratorische Atemzugvolumina sowie die klinischen Zeichen der Hypoxie und Hyperkapnie (z. B. Zyanose). Als Hinweise auf eine schwierige Maskenbeatmung gelten Trauma, Narben, Tumoren, lokale Entzündungen von Lippen und Gesicht, Kiefer-

veränderungen, Zahnverlust, sehr große Zunge oder andere pathologische Zungenveränderungen, pathologische Veränderungen von Pharynx, Larynx und Trachea sowie ein Bart. Bereits unter elektiven Bedingungen im OP-Bereich gelingt es erfahrenen Anästhesisten nicht immer, eine ausreichende Oxygenierung nur durch eine Maskenbeatmung aufrechtzuerhalten, und es müssen zusätzliche Hilfsmittel wie ein **Guedel-Tubus** zum Einsatz kommen. Bei fortbestehenden Schwierigkeiten mit der Maskenbeatmung können zusätzlich supraglottische Atemwegshilfen wie **Larynxmaske** und **Larynxtubus** eingesetzt werden. Eine weitere mögliche Technik bei Schwierigkeiten mit der Abdichtung der Gesichtsmaske ist die Durchführung des **„doppelten C-Griffs"**: Während ein Helfer die Maske mit beiden Händen in der beschriebenen Weise auf das Gesicht des Patienten drückt und den Atemweg durch Reklination und Zug am Unterkiefer freihält, beatmet ein zweiter Helfer mit dem angeschlossenen Beatmungsbeutel.

Maskennarkose: Das Routinemonitoring mit Pulsoxymetrie, EKG und Blutdruckmessung wird auch bei kurzdauernden operativen Eingriffen in Maskennarkose durchgeführt, und es wird ein intravenöser Zugang gelegt. Das Narkosekreisteil wird in den halbgeschlossenen Modus mit einem maximalen Druck von 20 cm H$_2$O eingestellt. Der Frischgasfluss (Sauerstoff) sollte für die Narkoseeinleitung 4–6 l/min betragen. Als Medikamente für die Durchführung einer Kurznarkose kommen v. a. Substanzen mit kurzer Wirkdauer in Frage (s. Antwort zur Frage 66.3). Während der Narkose kann eine Reduktion des Frischgasflusses erfolgen. Die Anwendung von Inhalationsanästhetika ist möglich, lohnt aber in der Regel nur bei Eingriffen, die länger als wenige Minuten dauern. Zur Narkoseausleitung wird dann – wie bei anderen Narkoseformen auch – wieder ein hoher Frischgasfluss eingestellt.

👪 ZUSATZTHEMEN FÜR LERNGRUPPEN
- **Nüchternheitskriterien**
- **Techniken der Atemwegssicherung**
- **Narkosen mit supraglottischen Hilfsmitteln/endotrachealer Intubation**

→ **Fall 66** Seite 66

67.1 An welche Erreger müssen Sie bei langzeitbehandelten intensivmedizinischen Patienten mit therapierefraktären Infektionen denken?

Hochresistente oder multiresistente Hospitalkeime:

- MRSA (Methicillinresistenter Staphylococcus aureus) bzw. ORSA (Oxacillinresistenter Staphylococcus aureus)
- VRE (Vancomycinresistente Enterokokken)
- PRSP (Penicillinresistente Stämme von Streptococcus pneumoniae)
- MR-KNS (multiresistente Koagulase-negative Staphylokokken)
- VISA (Vancomycin intermediär resistenter Staphylokokkus aureus)
- VRSA (Vancomycin resistenter Staphylokokkus aureus).

67.2 Müssen Sie noch weitere Untersuchungen vornehmen?

- Bakteriologische Abstriche (Erregernachweis/-identifikation, Antibiogramm):
  - Mund, Nase, Rachen
  - Leiste, Nabel, Perineum, Genitalregion
  - Wundgebiete
- Blutkulturen (möglichst im Fieberanstieg)
- Urin- und Stuhlkulturen

67.3 Welche Maßnahmen müssen Sie nun auf Ihrer Intensivstation durchführen?

- Isolation des Patienten im Einzelzimmer; ggf. Kohortenisolierung mehrerer betroffener Patienten
- Lokale Sanierung der Besiedelung (Mupirocin [z. B. Turixin-Nasensalbe], Mundpflege, ggf. Hautwaschungen mit Hautdesinfektionsmittel [z. B. Octenisept])
- Rücksprache mit Mikrobiologie- und Hygieneabteilung des Krankenhauses (Schutzmaßnahmen, Hygienevorschriften, gehäuftes Auftreten/Endemie?)

- Bakteriologische Abstriche (Mund, Nase, Rachen, Leiste, Nabel, Perineum, Genitalregion, Wunden) bei Nachbarpatienten zum Ausschluss einer Infektion/Besiedelung mit MRSA
- Hygienemaßnahmen des Pflegepersonals/der Ärzte beim Kontakt mit dem betroffenem Patienten: Tragen von Schutzkleidung (möglichst „Einmalartikel": Kopfhaube, Mundschutz, Kittel, Handschuhe; s. Abb.); Händehygiene mit alkoholischen Desinfektionsmitteln vor und nach Patientenkontakt zur Vermeidung einer Keimverschleppung (sollte immer erfolgen!)

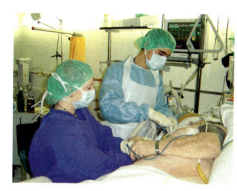

Pflegepersonal mit Schutzkleidung beim direkten Patientenkontakt

67.4 Welche Antibiotika wählen Sie jetzt zur Therapie?

- Reservesubstanzen für schwere Infektionen:
  - Kombination von **Vancomycin** oder **Teicoplanin** (z. B. Targocid) mit Rifampicin oder Fosfomycin (z. B. Infectofos)
  - Linzeolid (z. B. Zyvoxid)
  - Quinupristin + Dalfopristin (z. B. Synercid)
- Dosisanpassung gemäß Serumspiegel (enger Kontakt mit Mikrobiologen)

Kommentar

Nosokomiale Infektionen: Nosokomiale Infektionen sind Infektionen, die von Patienten **im Krankenhaus erworben wurden.** Sie haben in den letzten 20 Jahren u. a. aufgrund der Zunahme abwehrgeschwächter Patienten und dem

Auftreten von Antibiotikaresistenzen stark an Bedeutung gewonnen.

Erreger und Resistenzen: Staphylokokken sind beim Menschen ubiquitäre Keime der Haut so-

➜ Fall 67 Seite 67

wie der Schleimhäute des Nasen-Rachen-Raumes. Die **größte Virulenz** besitzt das Bakterium **Staphylococcus aureus**. Bei der Entdeckung des ersten gegen Staphylokokken wirksamen Antibiotikums durch Alexander Fleming im Jahr 1928 waren noch alle Staphylokokken-Stämme Penicillin-sensibel. Bereits im Jahr 1944 wurden erste Stämme mit einer Penicillinresistenz beobachtet. Diese Penicillinresistenz wird durch ein Plasmid vermittelt, welches ein β-Laktamring-spaltendes Enzym kodiert und somit Penicillin unwirksam macht. Multiresistente Erreger mit Resistenzen gegen fast alle gebräuchlichen Antibiotika werden in steigendem Ausmaß als Auslöser nosokomialer Infektionen beobachtet. Einen besonderen Stellenwert besitzen hierbei Methicillin-resistente Staphylokokken (MRSA), die erstmals 1961 gefunden wurden. Sie sind meist gegen alle β-Laktamantibiotika resistent geworden. Weiterhin treten regelhaft Resistenzmechanismen gegen Oxacilllin, Ciprofloxycin, Erythromycin, Clindamycin und Gentamycin auf. Gegenüber Vancomycin, Teicoplanin, Quinupristin, Dalfopristin und Linezolid sind diese Bakterienarten meist noch sensibel. Als multiresistente Bakterienarten werden Methicillin-resistente Staphylococcus aureus (MRSA) bzw. Oxacillin-resistente Staphylococcus aureus (ORSA), Vancomycinresistente Enterokokken (VRE), multiresistente Koagulase-negative Staphylokokken (MR-KNS), Penicillin-resistente Pneumokokken (PRSP), Vancomycin intermediär resistenter Staphylokokkus aureus (VISA) und Vancomycin resistenter Staphylokokkus aureus (VRSA) zusammengefasst.

Epidemiologie: Die Inzidenz von MRSA-Infektionen steigt seit Anfang der 1990er-Jahre stetig an. In Deutschland wird von einer Inzidenz von 3,7% bis 20,7% bei allen stationär behandelten Patienten ausgegangen. Patienten auf Intensivstationen haben ein 5- bis 10fach erhöhtes Risiko gegenüber Patienten auf Normalstationen an einer nosokomialen Infektion zu erkranken. Als Ursache für die Resistenzentwicklung kommen mehrere Faktoren in Betracht: schwere (Vor-)Erkrankungen der Intensivpatienten (z. B. chronische Lungenerkrankungen, Immunsuppression, Kachexie), eine steigende Anzahl von invasiven diagnostischen und therapeutischen Maßnahmen, ein intensiver Kontakt zwischen Personal und Patient aufgrund aufwändiger Pflegemaßnahmen oder Personalmangels, Vernachlässigung hygienischer Maßnahmen sowie unsachgerechte Breitspektrum-Antibiotikatherapie bei banalen Infektionen.

Klinik: Die häufigsten Infektionen durch multiresistente Staphylokokken sind Wund-, Katheter-, Harnwegsinfektionen und Pneumonien.

Diagnostik: **Regelmäßige Abstriche** (z. B. 2-mal pro Woche) von Hauptbesiedlungsorten (Oro- und Nasopharynx, Stirn-Haar-Grenze, Axilla, Leiste, Genitalregion, Nabel, Wundegebiete [z. B. OP-Wunden, Hautläsionen]) sowie die **Gewinnung von Trachealsekret** sollten erfolgen und **mikrobiologisch untersucht** werden. Die laborchemischen Entzündungsparameter können bei einer systemischen Infektion mit multiresistenten Keimen erhöht sein; bei einer reinen Besiedelung, z. B. der Haut oder einer Wunde, sind die Entzündungsparameter meist unauffällig.

Therapie: Der Nachweis von multiresistenten Keimen aus dem Sekret einer Wunde, aus dem Trachealsekret oder von der (Schleim-)Haut bei einem Patienten ist **nicht** gleichbedeutend mit einer behandlungspflichtigen Infektion. Generell muss zwischen einer reinen Kolonisation und einer Infektion differenziert werden. Eine Kolonisation führt nicht zu Infektionszeichen und nicht zu Komplikationen, so dass sie nur in Ausnahmefällen einer antibiotischen Therapie bedarf; eine lokale antibakterielle Behandlung (z. B. Turixin-Nasensalbe bei Besiedlung des Nasen-Rachenraums, Waschungen mit Octenisept) reicht meist aus. Erst beim **Vorliegen von relevanten systemischen Infektionszeichen** (Fieber, Anstieg der Entzündungsparameter [Linksverschiebung im Differenzialblutbild, Leukozytose, CRP, Procalcitonin]) ist eine **systemische Antibiotikatherapie** erforderlich. Zur Therapie von Infektionen mit resistenten Erregern stehen nur wenige wirksame Antibiotika zur Verfügung, die daher nur bei gegebener Indikation zum Einsatz kommen sollten (**„Reserveantibiotika"**). Bei der systemischen Infektion mit multiresistenten Staphylokokken wird bislang die Gabe von **Vancomycin** (Glykopeptidantibiotikum) empfohlen. Der Wirkungsmechanismus beruht auf einer Hemmung des Zellwandaufbaus gram-positiver

➜ Fall 67 Seite 67

266

Fall

67

Bakterien. Aufgrund der nephro- und ototoxischen Nebenwirkungen sind regelmäßige laborchemische Kontrollen des Serum-Talspiegels und ggf. eine Dosisanpassung erforderlich. Allerdings sind mittlerweile auch Vancomycinresistente Keime identifiziert worden. Hier bietet sich als wichtige Alternative das Glykopeptid **Teicoplanin** an. Das Antibiotikum **Linezolid** ist der erste **Vertreter der neuen Antibiotikaklasse Oxazolidinone**. Es handelt sich um einen synthetisch hergestellten antimikrobiellen Wirkstoff, der sich in seinem Wirkmechanismus von allen anderen derzeit erhältlichen Antibiotika unterscheidet (frühe Blockierung der Proteinbiosynthese zur Bildung der Bakterienzellwand). Aus diesem Grund bestehen keine Kreuzresistenzen mit anderen Antibiotika. Vorteile sollen hohe Gewebespiegel bei gleichzeitiger guter Nieren- und Leberverträglichkeit sein. Linezolid wirkt bisher gegen alle klinisch relevanten Gram-positiven Bakterien einschließlich ihrer multiresistenten Stämme, sowie gegen einige Gram-negative und anaerobe Spezies. Im direkten Vergleich mit Vancomycin konnten bei durch MRSA verursachten nosokomialen Pneumonien signifikant höhere Heilungsraten erreicht werden.

Zur Lokaltherapie bei der Besiedelung des Nasen-Rachen-Raumes durch MRSA ist die tägliche Applikation von Mupirocin (z. B. Turixin-Salbe) zu empfehlen.

Hygienemaßnahmen: Im Krankenhaus kommt den so genannten **Kreuzinfektionen** – der Übertragung von Erregern über die Hände des Personals von einem Patienten zu einem anderen – eine besondere Bedeutung zu. Die entscheidenden Maßnahmen zur Kontrolle und Prävention von MRSA-Infektionen umfassen daher neben der **frühzeitigen Erkennung einer Infektion** (Abstriche), der **Verifizierung der Infektion** (Antibiogramm) und der regelmäßigen **Flächende-**sinfektion im Behandlungszimmer in erster Linie die **Einhaltung allgemeiner Hygienemaßnahmen** im Krankenhaus (konsequente Händedesinfektion; Tragen von Schutzkleidung, Schürze, Einmalhandschuhen, Mundschutz, Kopfhaube, Plastiküberschuhen, s. Antwort zur Frage 67.3). Ein Zimmer mit MRSA-besiedelten Patienten sollte immer entsprechend gekennzeichnet werden. Auch Angehörige müssen informiert und instruiert werden, um einer Verbreitung der Erreger vorzubeugen. Beim Bekanntwerden einer Infektion mit multiresistenten Erregern muss die mikrobiologische Abteilung und der Hygienebeauftragte des Krankenhauses informiert werden. Eine Infektion mit MRSA bedeutet derzeit weitreichende und kostenintensive Isolationsmaßnahmen, damit sich die Erreger im Krankenhaus nicht weiter verbreiten. Die Isolationsmaßnahmen dürfen erst beendet werden, wenn **mindestens 3 negative Abstriche aller besiedelten Körperregionen im Abstand von jeweils 48 Stunden** vorliegen, ohne dass ein Antibiotikum appliziert wurde.

Verlegung: Bei der Verlegung von MRSA-besiedelten Patienten sind spezielle Maßnahmen zu ergreifen. Bei hausinternen Verlegungen ist die Station zu informieren, bei Verlegungen in ein anderes Krankenhaus muss neben der Zielklinik auch der Rettungsdienst im Vorfeld von der Besiedelung oder Infektion unterrichtet werden. In den Patientenunterlagen und im Arztbrief ist der MRSA-Befund deutlich zu kennzeichnen.

ZUSATZTHEMEN FÜR LERNGRUPPEN
- Meldepflicht bei infektiösen Erkrankungen
- Isolationsmaßnahmen bei infektiösen Erkrankungen

→ Fall 67   Seite 67

68.1 Welche Ursachen ziehen Sie in Erwägung?

- Dislokation/Abknicken der Larynxmaske
- Atemwegsobstruktion durch Bronchospastik
- Ungenügende Narkosetiefe
- Defekt des Beatmungsgerätes

68.2 Welche Verdachtsdiagnose stellen Sie?

Anaphylaktische Reaktion auf das kolloidale Volumenersatzmittel; Begründung: Einsetzen der Symptomatik unmittelbar nach Anschluss der Infusion, Erythem vom Infusionsort ausgehend; Beatmung wahrscheinlich wegen Bronchospastik nicht mehr möglich, Blutdruckabfall/Pulslosigkeit durch Vasodilatation

68.3 Welche Akutmaßnahmen ergreifen Sie?

- **SOFORT Allergenzufuhr stoppen!**
- Hilfe holen!
- Kardiopulmonale Reanimation nach ILCOR-Empfehlungen:
  - Beatmung mit 100 % Sauerstoff (über Gesichtsmaske falls über liegende Larynxmaske nicht möglich), ggf. endotracheale Intubation
  - Thoraxkompression (100/min) und Beatmung im Verhältnis 15:2
  - Applikation von Adrenalin (z. B. Suprarenin 1 mg i. v. alle 3–5 min)
- Infusionstherapie (z. B. kristalline oder eine **andere** kolloidale Infusionslösung), zusätzlichen großlumigen venösen Zugang legen
- Bronchospasmolyse, z. B. mit Fenoterol (Berotec-Spray 2–4 Hübe, Adrenalin wirkt hier ebenfalls)
- Applikation von Dimentiden (z. B. Fenistil 8 mg i. v.) + Cimetidin (z. B. Tagamet 800 mg i. v.) + Methylprednisolon (z. B. Urbason 500 mg i. v.)

- Monitoring erweitern:
  - Arterielle Kanüle zur invasiven Blutdruckmessung
  - Zentralen Venenkatheter zur Messung des zentralvenösen Drucks (gleichzeitig Volumentherapie und Medikamentenapplikation möglich)
- Nach erfolgreicher Stabilisierung: Operation verschieben, Übernahme auf Intensivstation organisieren

! 68.4 Um welchen klinischen Schweregrad handelt es sich bei dieser Reaktion?

Grad IV: Eintritt eines Herz-Kreislauf-Stillstandes (s. Tab. Schweregrade)

Schweregrade der anaphylaktischen Reaktionen

Grad	Klinischer Befund
I	Ödeme, Erythem, Juckreiz
II	Übelkeit, Erbrechen, Tachykardie, Blutdruckabfall, Atemnot, Bronchospastik
III	Bronchospastik, Schock, Bewusstseinsveränderung (Bewusstlosigkeit)
IV	Atem-/Herz-Kreislauf-Stillstand

! 68.5 Was antworten Sie Ihr?

- Wahrscheinlichkeit für das Auftreten eines allergischen Narkosezwischenfalls beträgt 1:4500–6000
- Eine derart gravierende anaphylaktische Reaktion ist ein seltener Zwischenfall.
- Auslöser: Muskelrelaxanzien (70–80 %), Latex (18 %), kolloidale Volumenersatzmittel (5 %)
- Leichte anaphylaktische Reaktionen treten bei kolloidalen Volumenersatzmitteln in 0,1–0,3 % der Fälle auf, schwere und lebensbedrohliche in etwa 0,002 % der Fälle.

Kommentar

Definitionen und Pathophysiologie: Anaphylaktische Reaktionen sind allergische Sofortreaktionen: Durch den Kontakt mit exogenen Substanzen kommt es zu einer Überempfindlichkeitsreaktion mit Freisetzung vasoaktiver Mediatoren.

Bei Erstkontakt mit dem Allergen (jede Substanz kommt hierbei in Frage!) werden Antikörper gebildet (= Sensibilisierungsphase); bei wiederholter Allergenexposition kommt es durch eine Antigen-Antikörper-Reaktion zu einer **IgE-vermittelten Mastzelldegranulation** (s. Abb.). Auch **Kreuzallergien** sind möglich, so dass eine allergische Reaktion bei Erstkontakt mit einer Substanz möglich ist. Ursache ist die ähnliche Struktur dieser Substanz zu einer an-

➔ Fall 68 Seite 68

deren, mit der man schon in Kontakt gekommen war, so dass sich Antikörper bilden konnten. Freigesetzt werden **Histamin**, Prostaglandine und Leukotriene. Histamin führt zu einer **peripheren Vasodilatation** und **Steigerung der Gefäßpermeabilität** und damit zum Wasserverlust in das Interstitium (= Ödembildung). Es resultiert ein **relativer Volumenmangel**. Weiterhin wird eine **Kontraktion der glatten Muskulatur** ausgelöst, die u. a. einen Bronchospasmus bedingen kann. Eine Hypersekretion der Schleimhäute (z. B. Rhinitis) und Juckreiz können ebenfalls auftreten.

Von der anaphylaktischen Reaktion ist die **anaphylaktoide Reaktion** abzugrenzen. Die anaphylaktoide Reaktion besitzt zwar die gleiche klinische Symptomatik wie eine anaphylaktische Reaktion, die vasoaktiven Mediatoren werden aber nicht IgE-vermittelt, sondern **direkt** durch chemische, physikalische oder osmotische Reize (z. B. Trauma, Verbrennung, Vergiftung) freigesetzt.

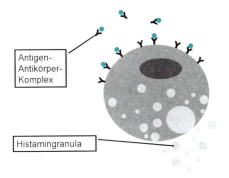

Antigen-Antikörper-Komplex

Histamingranula

Die Interaktion von Antigen und Antikörper führt zu einer Degranulierung von Mastzellen mit konsekutiver Mediatorfreisetzung

Epidemiologie: s. Antwort zur Frage 68.5.

Auslöser Volumenersatzmittel: Alle kolloidalen Volumenersatzmittel können allergische Reaktionen auslösen. Leichte allergische Reaktionen treten häufiger auf als schwere. Von allen Kolloiden besitzen **Gelatinepräparate** und **Dextrane** die größte, **Hydroxyethylstärke** die niedrigste allergene Potenz (s. Tab. Häufigkeit anaphylaktischer Reaktionen). Antikörper gegen Dextranpräparate können durch die prophylaktische Gabe des monovalenten Haptens Promit (Monovalentes Dextran) gebunden werden, wodurch das Risiko für das Auftreten einer anaphylaktischen Reaktionen deutlich reduziert wird.

Häufigkeit anaphylaktischer Reaktionen in Abhängigkeit von kolloidalen Volumenersatzmitteln

Präparat	Leichte anaphylaktische Reaktionen	Schwere anaphylaktische Reaktionen
Gelatine	0,066–0,852 %	0,038 %
Dextrane	Ohne Prophylaxe: 0,27–0,286 % Mit Prophylaxe: 0,069 %	Ohne Prophylaxe: keine Angaben Mit Prophylaxe: 0,001 %
Hydroxyethylstärke	0,058–0,085 %	0,006 %

Klinik: Die Symptomatik der anaphylaktischen Reaktionen ist **vielfältig** (s. Antwort zur Frage 68.4), setzt jedoch **innerhalb weniger Sekunden bis Minuten nach Allergenexposition** ein. Typisch sind Bronchospastik, Hypotension, Flush, Urtikaria oder Juckreiz.

Diagnostik: Treten die beschriebenen Symptome auf, sollte man **an eine allergische Reaktion denken!** Finden sich nur einzelne Symptome, können diese auch fehlgedeutet werden (z. B. Hypotension durch Narkoseeinleitung). Eine spezifische Diagnostik ist im Akutfall nicht möglich, so dass die klinischen Zeichen Anlass zur Therapie geben müssen. Erst etwa 2 bis 3 Monate nach dem Zwischenfall kann eine genaue Allergie-Diagnostik (IgE-Analyse) durchgeführt werden.

Therapie: Bei einer lebensbedrohlichen anaphylaktischen Reaktion muss als erstes die **Zufuhr des Allergens unterbrochen werden**. Dann werden die Vitalfunktionen gesichert, und es wird eine antiallergisch-antiödematöse Medikamententherapie begonnen. Bei Herz-Kreislauf-Stillstand erfolgt die kardiopulmonale **Reanimation** (s. Fälle 49 und 76): Sicherung der Atemwege (**Intubation**), **Beatmung** mit 100 % Sauerstoff, **Thoraxkompressionen** und **Adrenalingabe**. Adrenalin erhöht den peripheren Widerstand, wirkt bronchospasmolytisch und antiödematös. Zur **Bronchospasmolyse** kann zusätzlich Fenoterol (z. B. Berotec-Spray) appliziert werden. Zur hämodynamischen Stabilisierung müssen kristalline oder andere kolloidale Infusionslösungen über großlumige peripher- oder zentralvenöse Zugänge gegeben werden. Durch die Gabe von **Dimentiden** (z. B.

→ Fall 68 Seite 68

Fenistil) und **Cimetidin** (z. B. Tagamet) werden Histamin-Rezeptoren blockiert; dadurch wird die weitere Freisetzung von Histamin gehemmt. **Glukokortikoide** wirken antiinflammatorisch und hemmen ebenfalls die Freisetzung von Histamin; sie müssen intravenös verabreicht werden. Sind diese Basismaßnahmen durchgeführt, muss ein **hämodynamisches Monitoring** erfolgen, um den weiteren Verlauf zu überwachen. Eine anschließende **intensivmedizinische Behandlung** ist nach schweren anaphylaktischen Reaktionen immer erforderlich.

Prophylaxe: Generell können sich allergische Reaktionen bei Gabe aller (Narkose-)Medikamente ereignen. Wenn keine Allergien bekannt sind, ist eine prophylaktische Prämedikation mit Histamin-Antagonisten (z. B. Dimentiden, Cimetidin) wegen des seltenen Auftretens nicht erforderlich, sollte aber beim Vorliegen von **Medikamentenallergien** oder anderen Allergien in Betracht gezogen werden.

Prognose: In 6 % der Fälle versterben die Patienten.

 ZUSATZTHEMEN FÜR LERNGRUPPEN
- **Medikamentenallergien**
- **Wirkmechanismen von H_1- und H_2-Antagonisten, Glukokortikoiden**

69 Intrazerebrale Blutung

69.1 **Was hätten Sie – als Anästhesist – in Anbetracht des Bewusstseinszustandes bei der Primärversorgung anders gemacht als der Notarzt?**
- Bewusstseinszustand der Patientin: Glasgow Coma Scale (= GCS, s. Fall 12) 4 Punkte (A_2, V_1, M_1): **A**ugenöffnen auf Schmerzreize (2 Punkte), keine **v**erbalen Äußerungen (1 Punkt), keine **M**otorik der Extremitäten (1 Punkt)
- Frühzeitige Intubation wäre indiziert gewesen, um
  – eine adäquate Oxygenierung sicherzustellen
  – eine Aspiration zu vermeiden.

69.2 **Welche Maßnahmen führen Sie jetzt unbedingt durch?**
- Umgehende Intubation (s. Antwort zur Frage 69.1)
- Kontinuierliches Monitoring (Blutdruck-, Pulsmessung, EKG, Pulsoxymetrie)
- Arterielle (kontinuierliche) Blutdruckmessung
- Blutgasanalyse, Elektrolyte, Blutzucker (alle 4 h)
- Neurologische Überwachung (stündliche Überprüfung der Hirndruckzeichen [s. Kommentar], Pupillomotorik, Bewusstseinslage → Glasgow Coma Scale [s. Fall 12])

- Zentralvenösen Katheter erwägen (Applikation von Medikamenten, z. B. zur Analgosedierung)
- Temperaturmessung (ggf. Therapie von Hypo- und Hyperthermie)
- Notfalllabor: Blutbild, Blutgerinnung
- Kranielles CT: Ursache der Vigilanzminderung (Infarkt? Blutung?)

69.3 **Welchen Befund erkennen Sie in der Computertomographie?**
CCT-Befund: große intrazerebrale Blutung im Bereich des Nucleus caudatus auf der rechten Seite, perifokales Ödem

69.4 **Wie therapieren Sie nun weiter?**
Blutdruckeinstellung: zentraler Ansatzpunkt der konservativen Therapie bei intrazerebralen Blutungen, um die Gefahr einer protrahierten Blutung zu reduzieren; Ziel: systolischer Blutdruck 120–140 mmHg

69.5 **Wie schätzen Sie den weiteren klinischen Verlauf ein?**
Bei der Patientin besteht akute Lebensgefahr. Bezüglich der Prognose sollten Sie gegenüber den Angehörigen eindeutig Stellung beziehen und dabei auch auf den möglichen Tod oder eine dauerhafte Pflegebedürftigkeit eingehen.

→ Fall 69 Seite 69

Definition: Intrazerebrale Blutungen sind im Hirnparenchym lokalisiert. Sie sind in etwa 15 % der Fälle Ursache eines Schlaganfalls. Zerebrale Ischämien sind weitaus häufiger, sie finden sich in etwa 80 % der Fälle. Auf die restlichen 5 % entfallen Subarachnoidalblutungen (SAB).

Ätiologie und Pathophysiologie: Intrazerebrale Blutungen entstehen meist durch **Ruptur eines arteriosklerotischen Gefäßes**. So finden sich häufig intrazerebrale Blutungen nach **hypertensiven Entgleisungen**. Weitere Ursachen sind **Gefäßanomalien** (z. B. Aneurysma, Angiom), **Gerinnungsstörungen** (v. a. bei Antikoagulanzientherapie), Sinusvenenthrombosen, Schädel-Hirn-Trauma, intrazerebrale Tumoren bzw. Metastasen. Große zerebrale Blutungen können raumfordernd sein, das Hirngewebe komprimieren oder verdrängen und zu einem **erhöhten intrakraniellen Druck** führen. Dieser kann zur Abnahme des zerebralen Perfusionsdruck, zerebraler Ischämie und Herniation (= Einklemmung) von Hirnteilen führen. Durch Einklemmung von Hirnteilen im Tentoriumschlitz kann der Hirnstamm komprimiert werden, und es kann zu sekundären Blutungen im Mittelhirn, Pons und Hirnstamm kommen (Dezerebrationssyndrom, evtl. Hirntod).

Klinik: Die Symptome sind abhängig von der Größe und Lokalisationen der Blutung im Gehirn. Üblicherweise treten zeitgleich mit der intrazerebralen Blutung heftigste **Kopfschmerzen** oder **Schwindel** auf, die von **Übelkeit** und **Erbrechen** begleitet werden können. Meist entwickeln sich nach wenigen Minuten eine **progrediente Bewusstseinsveränderung** (leichte Vigilanzminderung, Bewusstseinseintrübung bis Koma) und **neurologische Ausfälle** (Arm, Bein, Gesichtsmuskulatur, Sprach- oder Sprechstörungen). Die schwerwiegendsten Blutungen mit den größten Funktionsbeeinträchtigungen sind in den Basalganglien, der Capsula interna, im Thalamus, Kleinhirn und Hirnstamm lokalisiert. Entsprechend können sich bei Schädigungen der Basalganglien kontralaterale sensomotorische Hemiparesen, Krampfanfälle und Aphasie finden, bei Kleinhirnblutungen sog. Kleinhirnsymptome wie Schwindel, Ataxie, Übelkeit, Ateminsuffizi-enz, Vigilanzstörungen, bei Hirnstammblutungen Bewusstlosigkeit, verschiedene Hirnnervenstörungen, Beuge- und Strecksynergismen sowie Ateminsuffizienz. Ein erhöhter Hirndruck spiegelt sich klinisch in den sog. **Hirndruckzeichen** wider: Übelkeit, Nüchternerbrechen, Kopfschmerzen, Bradykardie, Atemstörungen, Vigilanzstörungen bis zum Koma, Störungen der Pupillenmotorik und Stauungspapille.

Erstdiagnostik: Eine **genaue Anamnese** bzgl. Beginn und Art der Symptomatik sowie Vorerkrankungen (z. B. arterielle Hypertonie) und Medikation (z. B. Kumarintherapie) liefert neben einer gründlichen **klinisch-neurologischen Untersuchung** (Pupillendifferenz, Pupillenstarre?, Halbseitensymptomatik?) entscheidende Hinweise. Unverzichtbar ist jedoch die **bildgebende radiologische Diagnostik** (kraniale Computertomographie = **CCT**) zur Unterscheidung zwischen Hirninfarkt und -blutung. Andere Ursachen für Bewusstseinsstörungen (z. B. Intoxikationen, metabolische Ursachen wie Hypoglykämie, Herz-Kreislauf-Versagen) müssen immer ausgeschlossen werden!

Monitoring: Die Basis der intensivmedizinischen Überwachung sind regelmäßige klinisch-neurologische Untersuchungen (z. B. Vigilanz, Pupillomotorik, Reflexe). **EKG**, **Puls-**, **Blutdruck-** und **Körpertemperaturmessung** sowie die Kontrolle von **Blutzucker**, **Elektrolyten** und **arterieller Sauerstoffsättigung** (Pulsoxymetrie) sind obligat. Eine arterielle invasive und kontinuierliche Blutdruckmessung empfiehlt sich zur genauen und engmaschigen Blutdruckmessung sowie zur Blutdruckeinstellung. Engmaschige Laborkontrollen sind erforderlich, um z. B. Störungen der Blutgerinnung (Abfall des Quick-Wertes) frühzeitig zu erkennen. Im Verlauf der intensivmedizinischen Behandlung müssen meist **alle 2 bis 3 Tage Kontroll-CT-Untersuchungen** durchgeführt werden. Liegt ein erhöhter Hirndruck vor, ist ggf. eine Hirndrucksonde erforderlich. Hierzu muss unbedingt der zuständige Neurochirurg in die Therapie miteingebunden werden.

Therapie: Die Akuttherapie bei der zerebralen Blutung besteht zunächst in einer **Stabilisie-**

→ Fall 69   Seite 69

rung der vitalen Funktionen. Hierzu gehören die Sicherung der Atemwege und der Atemfunktion, v. a. die suffiziente **Oxygenierung** und **Ventilation** zur Vermeidung einer (zerebralen) Hypoxie. Die arterielle Sauerstoffsättigung sollte dazu über 95 % liegen. Die Indikation zur Intubation und Beatmung sollte bei bewusstseinseingetrübten Personen großzügig gestellt werden (**Aspirationsprophylaxe!**, s. Antwort zur Frage 69.1). Erlangen die Patienten im Verlauf der intensivmedizinischen Behandlung das Bewusstsein wieder, kann bei ausreichenden Schutzreflexen die Extubation durchgeführt werden. Auch bei spontanatmenden Patienten ist eine möglichst hohe Sauerstoffsättigung (>98 %) anzustreben. Daher sollte Sauerstoff immer über eine Gesichtsmaske appliziert werden (4–8 l/min). Die Anlage eines zentralvenösen Katheters zur Applikation von Medikamenten ist empfehlenswert. Bei der **Blutdruckeinstellung** sollten möglichst systolische Blutdruckwerte von 120–140 mmHg angestrebt werden, da bei einem hohen Blutdruck die Gefahr einer protrahierten Blutung deutlich erhöht ist. Die Blutdrucksenkung sollte vorsichtig durchgeführt werden, um hypotensive Blutdruckwerte und dadurch eine zerebrale Hypoxie zu vermeiden. Hier finden v. a. Medikamente Anwendung, die keinen Einfluss auf die zerebrale Vasomotorik besitzen (z. B. Urapidil [Ebrantil] 5–10 mg i. v. intermittierende Boli oder Dauerapplikation über Perfusor). **Gerinnungsstörungen** mit eingeschränkter Gerinnungsfähigkeit des Blutes begünstigen neben dem primären Auftreten von zerebralen Blutungen auch **sekundäre Blutungen**. Der Einsatz von Antikoagulanzien muss deshalb streng abgewogen werden und ist in der Regel kontraindiziert. Hier muss eine sorgfältige Risiko-Nutzen-Abwägung erfolgen. Eine Thromboseprophylaxe z. B. mit einem niedermolekularem Heparin (z. B. Dalteparin [Fragmin s.c.]) ist meist möglich, jedoch sollte deren Anwendung in der Frühphase interdisziplinär diskutiert werden. Liegt eine manifeste Gerinnungsstörung vor, sollte eine Substitution von Gerinnungsfaktoren (z. B. Fresh-Frozen-Plasma, einzelne Gerinnungsfaktoren) durchgeführt werden. Hierzu ist jedoch eine eingehende Gerinnungsdiagnostik einzelner Gerinnungsfaktoren erforderlich. Übelkeit und Erbrechen können die regelmäßige Applikation eines **Antiemetikums**, z. B. Metoclopramid (MCP 3×10 mg/d) erforderlich machen. **Krampfanfälle** können mit Benzodiazepinen, z. B. Midazolam (Dormicum 5 mg i. v.) oder Diazepam (Valium 10 mg i. v.) kupiert werden. Eine restriktive **Blutzuckereinstellung** (<110 mg/dl) ist mit einem besseren Outcome intensivmedizinischer Patienten verbunden. Zur Blutzuckereinstellung können Boli eines schnellwirksamen Insulin-Analogons (z. B. Actrapid) genutzt werden. Zur Therapie des erhöhten Hirndrucks s. Fall 12. Eine **operative Hämatomausräumung** durch die Neurochirurgen kann bei raumfordernden Hirnmassenblutungen bei vielen Patienten lebensrettend sein. Allerdings muss das Absaugen tiefer liegender intrazerebraler Hämatome kritisch überlegt werden, da dies die postoperative Mortalität erheblich erhöht.

Prognose: Große intrazerebrale Blutungen führen bei **mehr als 50 %** der betroffenen Patienten zum **Tod innerhalb weniger Tage.** Bei den überlebenden Patienten bildet sich der Bewusstseinsverlust langsam zurück und die neurologischen Symptome verschwinden allmählich, wenn das intrazerebrale Hämatom resorbiert wird. Eine gewisse Funktionsbeeinträchtigung bleibt oftmals bestehen. Patienten, die das akute Stadium überleben, erholen sich manchmal erstaunlich gut, weil das intrazerebrale Blut das Hirngewebe weniger zerstört, als ein ischämischer Infarkt.

 ZUSATZTHEMEN FÜR LERNGRUPPEN
- Funktionsbeeinträchtigung bei zerebralen Blutungen unterschiedlicher Lokalisation und Ausprägung
- Neurologische Untersuchung
- Skalen zur Beurteilung des Bewusstseins
- Ischämischer zerebraler Insult
- Subarachnoidalblutung

→ Fall 69   Seite 69

70.1 Welche 3 Einstellungen des Kreissystems sind prinzipiell möglich?

- **Kreissystem geschlossen (Rückatmung):** Frischgas und Narkosegas werden vom Narkosegerät abgegeben, ausgeatmetes Gas vom Patienten wird durch den CO_2-Absorber ins Kreissystem zurückgeführt (Druckbegrenzungsventil inaktiv).
- **Kreissystem halbgeschlossen (teilweise Rückatmung):** Frischgas und Narkosegas werden vom Narkosegerät abgegeben, ausgeatmetes Gas vom Patienten wird durch den CO_2-Absorber ins Kreissystem zurückgeführt. Bei Überschreitung des am Druckbegrenzungsventil eingestellten Drucks tritt Gasgemisch aus dem System aus. (wichtig: funktionsfähige Narkosegasabsaugung)
- **Kreissystem „offen" (Nichtrückatmung):** Frischgas und Narkosegas werden vom Narkosegerät abgegeben, ausgeatmetes Gas vom Patienten wird aus dem System ausgeleitet (Druckbegrenzungsventil inaktiv, Narkosegasabsaugung).

70.2 Wie sollte das Kreissystem zur Maskenbeatmung während der Narkoseeinleitung eingestellt werden?

Halbgeschlossener Zustand (bei modernen Narkosegeräten Einstellung „manuell"): durch Aktivierung des typischerweise auf 20 cm H_2O eingestellten Druckbegrenzungsventils soll eine Insufflation von Luft in den Magen bei der Maskenbeatmung vermieden werden.

70.3 In welchem Funktionszustand befindet sich das Kreissystem bei modernen Narkosegeräten während der volumen- oder druckkontrollierten Beatmung?

Geschlossener Zustand: Das Druckbegrenzungsventil ist inaktiv, eine Begrenzung des Beatmungsdrucks erfolgt durch den eingestellten Spitzendruck (P_{max}). Bei älteren Narkosesystemen muss die Umstellung manuell erfolgen, bei modernen Narkosesystemen erfolgt die Einstellung automatisch bei der Aktivierung des IPPV- oder PCV-Modus.

70.4 Welche Einstellungen des Kreissystems eignen sich für die Narkoseausleitung bei einsetzender Spontanatmung des Patienten?

- Halbgeschlossener Zustand, wenn noch eine assistierte Beatmung des Patienten notwendig ist (Elimination eines Teils des ausgeatmeten Gasgemisches bei Überschreitung des am Druckbegrenzungsventil eingestellten Druckes)
- Offenes System (bei modernen Narkosegeräten Einstellung „spontan" oder „Nichtrückatmung"), wenn der Patient ausreichend spontan atmet und eine rasche Elimination der Narkosegase angestrebt wird.

70.5 Was verursacht diese Verfärbung des Atemkalks?

- Der Atemkalk ist mit einem Farbindikator versetzt, der sich verfärbt, wenn die CO_2-Absorptionskapazität erschöpft.
- Um einen sicheren Betrieb des Kreissystems zu gewährleisten, muss der Atemkalk erneuert werden.

273

Fall

70

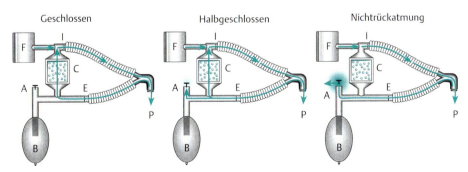

Funktionszustände des Kreissystems (schematische Darstellung); A: Druckbegrenzungsventil; B: Handbeatmungsbeutel; C: CO_2-Absorber; E: unidirektionales Exspirationsventil; F: Frischgasquelle; I: unidirektionales Inspirationsventil; P: Patient

→ Fall 70   Seite 70

Das Grundverständnis des Kreissystems ist essenziell für die tägliche Arbeit in der Anästhesie. Neben der reinen Durchführung von Narkosen haben Kenntnisse der einzelnen Bestandteile und ihrer Funktionsweise auch große Bedeutung für die Vermeidung von Fehlern bei der Narkoseführung und für die adäquate Reaktion auf Fehlfunktionen der Narkosegeräte.

Aufbau eines Kreissystems: Wesentliche Bestandteile des Kreissystems sind die **In- und Exspirationsventile**, die gewährleisten, dass der Gasfluss im System nur in einer Richtung stattfinden kann. Über einen **inspiratorischen Atemschlauch** wird das Gasgemisch zum Patienten geleitet, ein **exspiratorischer Atemschlauch** leitet die Ausatemluft des Patienten zurück in das System. Die beiden Beatmungsschläuche sind patientenseitig mit einem **Y-Stück** verbunden. Ein **CO$_2$-Absorber** gewährleistet die Elimination von Kohlendioxid aus der Ausatemluft des Patienten, sodass in der Inspirationsluft nur geringe CO$_2$-Konzentrationen erreicht werden. Ein **Reservoirbeutel** erlaubt die Beurteilung des Füllungszustandes des Systems sowie die manuelle Beatmung des Patienten. Über ein regelbares **Überdruckventil** kann der Druck im Kreissystem begrenzt werden. Die Zufuhr von Frischgas (Sauerstoff, Luft, Narkosegase) erfolgt über eine **Frischgasquelle** mit entsprechenden Dosierungseinrichtungen. Eine funktionsfähige **Narkosegasabsaugung** muss an jedem Kreissystem angeschlossen werden, wenn Inhalationsanästhetika zum Einsatz kommen.

Vorteile: Mehrere günstige Effekte ergeben sich aus der Beatmung von Patienten über Kreissysteme. Der **Gasverbrauch** (Sauerstoff, Druckluft, Narkosegase) wird durch Nutzung des Gasanteils in der Ausatemluft **begrenzt**. Je geringer der Frischgasfluss, desto höher das Einsparpotenzial – hier bieten moderne Kreissysteme erhebliche Vorteile gegenüber älteren, einfacher konstruierten Kreisteilen. Eine **niedrigere Belastung mit Narkosegasen** für die Umwelt resultiert aus der Rückgewinnung nicht verbrauchter Narkosegase aus dem Exspirationsschenkel. Zusätzlich erfolgt eine **Anwärmung und Befeuchtung der Inspirationsluft**.

CO$_2$-Absorber: Das Stoffwechselendprodukt Kohlendioxid muss vom Körper abgegeben werden. Um eine relevante Zufuhr von außen zu verhindern, wird im CO$_2$-Absorber mit Hilfe des Atemkalks Kohlendioxid aus dem Exspirationsgasgemisch eliminiert. Atemkalk besteht aus Kalziumhydroxid und Natriumhydroxyd. Ein beigefügter Farbindikator zeigt durch Violettfärbung an, wann die Absorptionskapazität erschöpft ist.

Der Atemkalk muss **feucht** gehalten werden, da Wasser zum Ablauf der chemischen Reaktionen erforderlich ist. Durch trockenen Atemkalk kann es zu exothermen Reaktionen kommen, bei denen heiße Gase in die Lunge des Patienten gelangen und dort erhebliche Schädigungen verursachen können. Aus diesem Grund ist es wichtig, immer auf das sorgfältige Abstellen der Frischgaszufuhr nach Ausschalten des Kreissystems zu achten, um ein Austrocknen des Atemkalks durch kontinuierlichen Frischgasfluss zu vermeiden.

👫👫 ZUSATZTHEMEN FÜR LERNGRUPPEN
- **Rückatmungssysteme und Nichtrückatmungssystem**
- **High-flow-, Low-flow- und Minimalflow-Anästhesie**

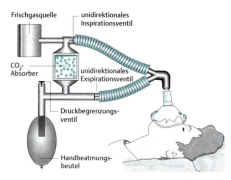

Aufbau eines Narkosekreissystems

→ Fall 70 Seite 70

71.1 Wie erklären Sie sich diese Reaktion?

- Mit der Kanüle wurden Fasern der Cauda equina gestreift und dadurch gereizt
- Eine dauerhafte Schädigung bei umgehender Rückbildung der Symptomatik ist nicht zu erwarten
- Dokumentation im Narkoseprotokoll
- Bei Rückbildung der Symptomatik und nachfolgend korrekter Position der Spinalnadel Durchführung der Spinalanästhesie möglich

71.2 Wie gehen Sie vor?

- Wird der Liquor klar, kann das Lokalanästhetikum injiziert werden
- Bleibt der Liquor blutig, dann sollte kein Lokalanästhetikum injiziert werden (entweder Neupunktion oder Allgemeinanästhesie, s. Kommentar); 2 Ursachen kommen in Frage:
  - Zumindest teilweise Lage der Nadelspitze in einem Blutgefäß (Gefahr der intravasalen Injektion und entsprechender systemischer Wirkungen wie Herzrhythmusstörungen)
  - Blut im Liquorraum (durch traumatische Punktion)

71.3 Warum sollten Sie Spinal- und Periduralanästhesie bei Amputationen an der unteren Extremität gegenüber einer Allgemeinanästhesie bevorzugen?

Spinal- und Periduralanästhesie können die Entwicklung chronischer Schmerzen (Phantomschmerzen) durch Unterbrechung der Weiterleitung intra- und postoperativer Schmerzreize nach zentral verhindern helfen.

71.4 Warum eignen sich Spinal- und Periduralanästhesie gut für die Durchführung gefäßchirurgischer Eingriffe an der unteren Extremität?

- Vasodilatation durch Sympathikolyse verbessert den Blutfluss, wodurch ein günstiger Effekt auf die erfolgreiche **Reperfusion** erwartet werden kann
- Geringere Auswirkungen systemischer Nebenwirkungen auf die – meist – multimorbiden Patienten:
  - Vigilanz nicht beeinträchtigt (allenfalls durch zusätzliche leichte Sedierung)
  - Risiko respiratorischer Funktionsstörungen vermindert
  - Geringere Wahrscheinlichkeit sympathikoadrenerger Stimulation

275

Fall
71

Kommentar

Probleme bei der Punktion: Zeigt sich nach einer spinalen Punktion **blutiger Liquor**, so sollte zunächst abgewartet werden, ob dieser klar wird. In diesem Fall kann eine Injektion des Lokalanästhetikums erfolgen. Bleibt der Liquor blutig, sollte nach Rücksprache mit einem erfahrenen Kollegen eine Neupunktion in einem benachbarten Segment durchgeführt oder die Spinalanästhesie abgebrochen werden (Allgemeinanästhesie).

Findet sich **kein Liquor** oder tropft dieser nicht richtig ab, muss eine erneute Punktion durchgeführt werden! Das Vorhandensein von Liquor und ein problemloser Abfluss gelten als sichere Zeichen einer korrekten Lage der Nadelspitze im Spinalraum – fehlen diese Hinweise, darf kein Lokalanästhetikum injiziert werden.

Ist nach der Punktion der **Liquor trüb** (milchig), sollte Material für eine Liquoruntersuchung wegen des Verdachts auf einen entzündlichen Prozesses abgenommen und eine neurologische Abklärung veranlasst werden. Eine Injektion von Lokalanästhetika sollte nicht erfolgen.

Werden durch die Punktion **Parästhesien** ausgelöst, die sich nach Zurückziehen der Nadel zurückbilden, kann in der Folge das Lokalanästhetikum injiziert werden. Hier wurden Fasern der Cauda equina gereizt. Anders sieht es bei persistierenden Schmerzen aus: Wegen des Verdachts auf eine Nervenläsion sollte hier keine Injektion erfolgen.

Mehrere Ansätze können bei **schwieriger oder erfolgloser Punktion** helfen, doch noch erfolgreich den Spinalraum zu punktieren. Die richtige **Lagerung** des Patienten erleichtert den Zugang erheblich und muss überprüft und optimiert werden (s. Fall 52). Führt der **mediane Zugang** nicht zum Erfolg, kann auch ein **lateraler Zugang** gewählt werden (s. Fall 84).

➜ Fall 71 Seite 71

Regionalanästhesie bei Amputationen: Die Verminderung der Auftretenswahrscheinlichkeit von Phantomschmerzen gilt als wichtiger Grund für die Durchführung von regionalanästhesiologischen Verfahren, wenn Amputationen durchgeführt werden müssen. Voraussetzung ist das Fehlen von Kontraindikationen für die Durchführung einer Regionalanästhesie (z. B. schwere Gerinnungsstörungen). Zusätzlich kann der Schmerzchronifizierung durch die Gabe von Antiphlogistika, welche die Prostaglandinsynthese hemmen (COX1-/COX2-Hemmer, z. B. Meloxicam [z. B. Mobec]), entgegengewirkt werden.

 ZUSATZTHEMEN FÜR LERNGRUPPEN
- **Arten von Spinalnadeln**
- **Postoperative Schmerztherapie**
- **Spinalanästhesie (Vorgehen, Komplikationen)**

72 Tracheotomie

72.1 Halten Sie eine Tracheotomie für gerechtfertigt?

Ja, denn
- mehrere Extubationsversuche sind gescheitert.
- Weaning wird durch eine Tracheotomie deutlich erleichtert.
- die Patientin ist polytraumatisiert, eine protrahierte Genesung ist zu erwarten.

72.2 Welche Kontraindikationen sollten Sie beachten?

Keine Tracheotomie, wenn
- eine Entwöhnung vom Respirator absehbar ist.
- eine schwere Gerinnungsstörung vorliegt (z. B. Thrombozytopenie, Therapie mit Antikoagulanzien).
- Verletzungen im Bereich der Halsweichteile vorliegen.

! 72.3 Nennen Sie einige Verfahren zur Tracheotomie, die am Patientenbett durchgeführt werden können!

- Klassische offene Tracheotomie (OT, SCT), Operation z. B. durch die Kollegen der HNO-Abteilung oder Chirurgie
- Ein-Stufen-Verfahren zur perkutanen Dilatationstracheotomie (PDT)
  - Ciaglia Punktionstracheotomie (1985)
  - Griggs Dilatationstracheotomie (1990)
  - Translaryngeale Tracheotomie nach Fantoni (TLT, 1997)
  - Ciaglia Blue Rhino-Verfahren (CBR, 2000)
  - PercuTwist-Technik nach Frova (PT, 2002)

72.4 Beschreiben Sie das anästhesiologische Vorgehen für eine klassische operative Tracheotomie!

- Allgemeinnarkose und Relaxierung
- Lagerung des Patienten mit leicht überstrecktem Kopf
- Operationsgebiet steril abwaschen und abkleben
- Medianer vertikaler Hautschnitt vom Unterrand des Ringknorpels (Cartilago cricoidea) bis zum Jugulum; Länge ca. 3–4 cm (auch horizontaler Hautschnitt möglich)
- Stumpf präparieren bis zur Trachea, Trachea eröffnen, Trachealwand mit Halsweichteilen vernähen
- Einführen der Trachealkanüle und Extubation
- Lagekontrolle (Auskultation, Röntgen-Thorax)

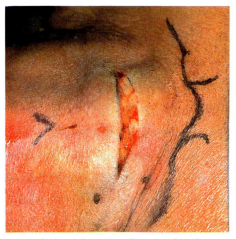

a Hautschnitt zwischen Incisura laryngis und Jugulum
   (eingezeichnet)

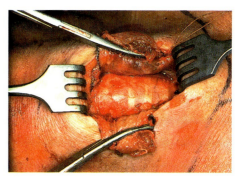

b Ligatur der Schilddrüsenstümpfe, Darstellung der Tracheavorderwand

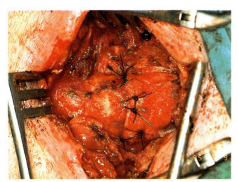

c Klapplappen der Tracheavorderwand wird hochgeschla-
   gen

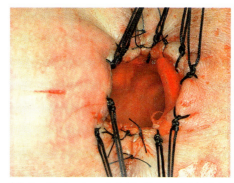

d Fertiges Tracheostoma nach Vernähen der Haut mit der
   Tracheawand

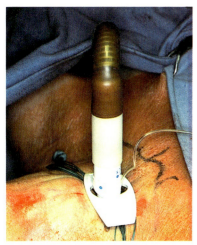

e Tracheostoma mit Kanüle

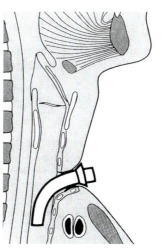

f Zustand nach Tracheotomie mit liegender Kanüle
   (schematisch)

➔ Fall 72 Seite 72

Definition: Als Tracheotomie wird das Anlegen eines perkutanen künstlichen Atemwegs am Hals im Bereich der Trachea (meist 2. oder 3. Knorpelspangenzwischenraum) bezeichnet. Das Verfahren kann konventionell chirurgisch oder perkutan dilatativ durchgeführt werden.

Die weiteren Ausführungen gelten nur für die elektive Tracheotomie auf der Intensivstation, jedoch nur eingeschränkt für Notfalltracheotomien! Bei Hypoxie/Anoxie muss die Trachea innerhalb von 2 bis 3 Minuten eröffnet werden, was selbst für den Erfahrensten mit einer Punktions-/Dilatationstracheotomie nicht möglich ist. Entsprechend wird im Notfall immer eine offene chirurgische Tracheotomie oder Notkoniotomie durchgeführt.

Stellenwert: Die Tracheotomie ist der häufigste operative Eingriff in der Intensivmedizin. Jährlich werden in Deutschland etwa 31 000 Tracheotomien durchgeführt, etwa die Hälfte als perkutane Dilatationstracheotomien.

Indikationen: Die Indikation zur Tracheotomie muss streng gestellt werden, da der Eingriff nicht ungefährlich ist (s. u.). Ist eine **Intubationsdauer** von **über 20 Tagen** erforderlich, kann bereits in der frühen intensivmedizinischen Behandlungsphase eine Tracheotomie durchgeführt werden. Wenn die voraussichtliche Intubationsdauer nicht abgeschätzt werden kann, muss täglich die Indikation („Für und Wider") erneut geprüft werden. Weitere Indikationen sind **mehrere erfolglose Weaningversuche**, **Obstruktionen der oberen Luftwege** (z. B. durch Entzündung, Trauma, Verbrennung, Verätzung, Tumor) oder neuromuskuläre Erkrankungen.

Kontraindikationen: s. Antwort zur Frage 72.2.

Vorteile: Eine **Entwöhnung vom Respirator** (Weaning) ist nach Tracheotomie deutlich **einfacher** als nach einer konventionellen translaryngealen endotrachealen Intubation. **Mund-, Larynx- und Kehlkopfschäden** können durch die Tracheotomie **vermieden** werden, auch die **Mund- und Rachenpflege wird erleichtert**. Insbesondere die Verkleinerung des Totraums und des Atemwegswiderstands **erleichtern die Atemarbeit** gegenüber der orotrachealen Intu-

bation, weil die Trachealkanülen kürzer und meist dicklumiger als ein gewöhnlicher Tubus sind. Die Patienten tolerieren ein Tracheostoma besser, da der Husten- und Würgereiz geringer ist (höherer Patientenkomfort). Der größte Vorteil für den Patienten ist die Möglichkeit, mit speziellen **Sprechkanülen** trotz Tracheotomie zu sprechen.

Nachteile: Es handelt sich um eine invasiven Eingriff, der etliche Komplikationen (s. u.) nach sich ziehen kann.

Praktisches Vorgehen: Zur klassischen chirurgischen Tracheotomie s. Antwort zur Frage 72.4. Neben der klassischen offenen bzw. chirurgischen Tracheotomie wurden in den letzten Jahren auch so genannte **perkutane dilatative Ein-Stufen-Verfahren** entwickelt (s. Antwort zur Frage 72.3). Bei diesen wird in der Regel die Luftröhre mit einer Nadel punktiert und ein Seldinger-Draht in der Luftröhre platziert. Anschließend werden Haut und Weichteile entlang des Drahtes aufgedehnt, so dass eine Trachealkanüle platziert werden kann.

Komplikationen: Bei der Anlage eines Tracheostomas können leichte bis schwere Komplikationen bis hin zum Tod auftreten. Häufig sind **arterielle oder venöse Blutungen**, **Wundinfektionen** und Verletzungen benachbarter Strukturen. Zu den mittelschweren Komplikationen zählen das subkutane Luftemphysem, Aspiration oder die Tracheaperforation mit konsekutivem Pneumomediastinum. Im Bereich des Tracheostomas können Stenosen der Trachea auftreten, die im weiteren Verlauf zu bedeutenden Problemen führen können (z. B. Vorschieben eines Tubus oder einer Trachealkanüle ist nicht mehr möglich). Tritt ein lebensbedrohlicher Pneumothorax auf, sind die Atemwege durch eine Obstruktion verlegt oder kann nach einer versehentlichen oder absichtlichen Dekanülierung die Trachealkanüle nicht replatziert werden, resultiert eine potenziell lebensbedrohliche Situation. Die Häufigkeit mittelschwerer und schwerer Komplikationen liegt bei dilatativen Verfahren – abhängig von der Erfahrung des Durchführenden – bei etwa 3 %.

→ Fall 72 Seite 72

- Durchführung verschiedener Verfahren zur perkutanen dilatativen Tracheotomie
- Funktionsweise von Sprechkanülen
- Koniotomie

73 PONV – Postoperative Nausea and Vomiting

73.1 Wie wird das Beschwerdebild bezeichnet?

Postoperative Übelkeit und Erbrechen bzw. **PONV** (postoperative nausea and vomiting)

73.2 Sollte eine Behandlung erfolgen?

- Wegen der subjektiven Beeinträchtigung des Patienten sollte unbedingt eine Behandlung erfolgen.
- Bei erstmaligem Auftreten von PONV trägt die Behandlung zur Reduktion des Wiederauftretens bei.

73.3 Welche Therapieansätze gibt es?

Gabe von **Antiemetika**, z. B.

- Serotoninantagonist Dolasetron (z. B. Anemet 2,5–5 mg i. v.)

- Histaminantagonist Dimenhydrinat (z. B. Vomex A 62 mg = 1 Ampulle i. v.)

73.4 Nennen Sie Strategien zur Vermeidung!

- Medikamentöse intraoperative PONV-Prophylaxe mit
  - Dexamethason (z. B. Fortecortin 4 mg i. v.)
  - Dolasetron (z. B. Anemet 12,5 mg i. v.)
  - Dimenhydrinat (z. B. Vomex A 62 mg = 1 Ampulle i. v.)
- Totale intravenöse Anästhesie (TIVA, Verzicht auf volatile Anästhetika)
- Regionalanästhesiologische Verfahren statt Vollnarkose

Kommentar

Allgemeines: Übelkeit und Erbrechen treten mit einer Häufigkeit von bis zu 30 % postoperativ auf und stellen damit ein relevantes Problem dar. Eingebürgert hat sich auch im deutschen Sprachraum die Abkürzung „PONV" (postoperative nausea and vomiting).

Risikofaktoren: Bestimmte Risikofaktoren konnten identifiziert werden, bei denen einen Änderung des Therapieregimes und andere prophylaktische Maßnahmen sinnvoll sein können, um die PONV-Wahrscheinlichkeit zu senken. **Frauen** sind bis zu 3-mal häufiger betroffen als Männer; **Nichtraucher** sind doppelt so häufig betroffen wie Raucher. Gibt es in der in der **Anamnese** des Patienten bereits Fälle von PONV oder leidet der Patient an Reisekrankheit, so muss mit einer erhöhten Rate von postoperativer Übelkeit und Erbrechen gerechnet werden. Als anästhesiebedingte Risikofaktoren für PONV konnten die Verwendung von **Inhalationsanäs**-thetika und die **postoperative Opioidgabe** ermittelt werden. Der Stellenwert des operativen Eingriffs als Auslöser von PONV ist umstritten.

Pathophysiologie: Erbrechen kann durch verschiedenste Stimuli ausgelöst werden. Das „Brechzentrum" befindet sich im Hirnstamm und im verlängerten Rückenmark (Medulla oblongata). Die Stimulation bewirkt neben dem Brechreiz und der Auslösung des Erbrechens (Zwerchfellanspannung, Kontraktion der Bauchmuskulatur, Verschluss der Glottis, Ösophagusentspannung) weitere vegetative Reaktionen wie Blässe und Kaltschweißigkeit. Übelkeit wird unter anderem über Chemorezeptoren ausgelöst (z. B. durch Serotonin aus dem Magen-Darm-Trakt). Die Opioid-bedingte Übelkeit wird der Stimulation von Afferenzen des Brechzentrums zugeschrieben. Abzugrenzen von diesen Mechanismen sind Kinetosen, bei denen Schwindel und Stimulation des

➜ Fall 73   Seite 73

Gleichgewichtsorgans zu Übelkeit und Erbrechen führen können.

Komplikationen: Die größte Bedeutung hat die **subjektive Beeinträchtigung** des Patienten durch unterschiedlich lang anhaltende und ausgeprägte Episoden von PONV. Weiterhin können durch **Aspiration** von Mageninhalt bei noch unzureichenden Schutzreflexen Atemwegsobstruktion und Aspirationspneumonie entstehen. Gravierende klinische Komplikationen wie kardiovaskuläre Ereignisse sind zwar selten, müssen aber berücksichtigt werden.

Therapie: s. Antwort zur Frage 73.3.

Prophylaxe: Liegen mehrere Risikofaktoren vor, besteht eine hohe Wahrscheinlichkeit, dass PONV bei einem Patienten auftritt, so dass eine prophylaktische Therapie erfolgen sollte. Eine Garantie, dass PONV dann nicht auftritt, besteht für den einzelnen Patienten nicht, allerdings wird die Auftretenswahrscheinlichkeit gesenkt. Zur Prophylaxe eignen sich verschiedene antiemetisch wirkende Substanzen (s. Antwort zur Frage 73.4). Am günstigsten ist die Gabe von **Dexamethason zu OP-Beginn**, wobei der genaue Wirkmechanismus unklar ist. Ebenfalls geeignet sind Serotoninantagonisten (z. B. Odansetron), Histaminantagonisten (z. B. Dimenhydrinat) oder das Neuroleptikum Droperidol (z. B. DHB). Ein ausreichender antiemetischer Effekt von Metoclopramid (z. B. Paspertin) ist nicht belegt, weshalb es zur PONV-Prophylaxe nicht empfohlen wird. Die Durchführung einer totalen intravenösen Anästhesie (TIVA) mit Verzicht auf Inhalationsanästhetika kann ebenfalls zur Reduktion des PONV-Risikos beitragen, allerdings treten Beschwerden aufgrund der Opioidgabe dennoch bei einem Teil der Patienten auf. Wenn möglich sollten regionalanästhesiologische Verfahren zum Einsatz kommen. Eine **Kombination** der einzelnen Strategien steigert die Wahrscheinlichkeit, dass PONV vermieden werden kann.

 ZUSATZTHEMEN FÜR LERNGRUPPEN
- Serotoninstoffwechsel
- Postoperative Überwachung im Aufwachraum

74 Drogenintoxikation mit Amphetaminen

74.1 Befunden Sie das CCT! Wie lautet Ihre Verdachtsdiagnose? Welche Differenzialdiagnosen kommen in Frage?
- **CCT-Befund:** keine pathologischen Veränderungen
- **Verdachtsdiagnose:** Drogenintoxikation mit Designerdrogen, Ecstasy oder anderen Amphetaminen; Begründung: Auffindesituation in der Disco, Fremdanamnese, Klinik (Ateminsuffizienz, Tachyarrhythmie, erhöhter Muskeltonus, wahrscheinlich Fieber [warme Haut])
- **Differenzialdiagnosen:** Medikamentenintoxikation, Hitzschlag/Hyperthermie, massive Dehydration durch längeres Tanzen, Krampfanfall (postiktale Phase), Hypoglykämie, Alkoholintoxikation, endokrinologische Ursache (z. B. endokrinologisch aktiver Tumor), intrakranielle Raumforderung (z. B. Blutung)

74.2 Was veranlassen Sie zur Verifizierung der von Ihnen vermuteten Diagnose?
- Asservieren von Körpersekreten (Blut, Urin, Speichel, Trachealsekret, ggf. Stuhl): zur toxikologischen Aufbereitung
- Labor:
  - **Drogenscreening** im Blut und Urin: Amphetamine, Opiate, Benzodiazepine, Alkohol
  - Blut/Serum: Blutbild, Blutgerinnung (Quick, aPTT), AST (GOT), ALT (GPT), γ-GT, LDH, Kreatinin, Harnstoff, Bilirubin (z. B. wegen Lebertoxizität), Myoglobin (z. B. wegen Rhabdomyolyse), Blutzucker
- Möglichst genaue (Fremd-)Anamnese: Alter, (Vor-)Erkrankungen, Allergien, Medikamenten-/Drogenkosum (z. B. Was? Wann? Wie viel? Wie oft?).
- Orientierende klinische/neurologische Untersuchung (z. B. Muskeltonus, Pupillomotorik, Reflexe)
- Neurologisches Konsil (neurologische Grunderkrankung? Dokumentation!)

→ Fall 74 Seite 74

74.3 Wie interpretieren Sie die Befunde? Welche Maßnahmen veranlassen Sie zur Überwachung und primären Stabilisierung der Patientin auf der Intensivstation?

- **Interpretation Befund:** Arbeitsdiagnose → Ecstasy-Intoxikation; Opiate/Benzodiazepine + → Narkose des Notarztes!
- **Überwachung/Diagnostische Maßnahmen:**
  - Kontinuierlich Blutdruck/Puls: ggf. mit arterieller Verweilkanüle; *wichtig*: bei hämodynamischer Instabilität!
  - Kontinuierlich EKG/Pulsoxymetrie/Temperaturmessung
  - Anlage eines zentralvenösen Katheters und Messung des zentralvenösen Drucks (ZVD)
  - Regelmäßige laborchemische Kontrollen (mindestens alle 12 h): kleines Blutbild, Gerinnungs-, Leber-, Nierenretentionsparameter
  - Regelmäßige Blutgasanalysen (alle 4 h): adäquate Ventilation?
  - Psychiatrisches Konsil (Suizidalität?), ggf. Initiierung einer Drogenberatung, falls es der kognitive Zustand der Patientin vor Verlegung auf eine Normalstation erlaubt
  - Kontaktaufnahme mit der nächsten Giftinformationszentrale bei schweren Intoxikationen
- **Therapeutische Maßnahmen:**
  - Volumentherapie: wegen Hyperthermie/Dehydration; Richtdosis: 1000 ml Ringer-Lösung + 500 ml HAES bis zur Normovolämie (ZVD-Zielbereich etwa + 10 cm H_2O)
  - Physikalische (z. B. Wadenwickel) und medikamentöse fiebersenkende Maßnahmen (z. B. Paracetamol)
  - Therapie der Tachyarrhythmie/Tachykardie: β-Blocker, z. B. Metoprolol (z. B. Beloc 5 mg fraktioniert i. v., je nach Wirkung auch höhere Dosierung/wiederholte Gabe)
  - Analgosedierung bis zur Stabilisierung des Zustandes (z. B. Fentanyl und Midazolam [Dormicum] fraktioniert i. v. oder über Perfusor)
  - Fortsetzung der Beatmung bis zur Stabilisierung, danach Extubation

74.4 Mit welchen Komplikationen müssen Sie während der intensivmedizinischen Behandlung bei dieser Patientin rechnen?

- **Hämodynamische und kardiale Komplikationen:** Hypertension, hypertensive Krise, Tachykardien, Tachyarrhythmien, Kammerflimmern (akute Lebensgefahr → Reanimation, s. Fall 76)
- **Vegetative Effekte:** Temperaturanstieg, zentrale Hyperthermie bis hin zum lebensbedrohlichen Hyperthermie-Syndrom, Erbrechen, Hyperhidrosis
- **Zerebrale Komplikationen:** Hirnödem, persistierendes Koma, Krampfanfälle, Unruhe, Erregungs- oder Verwirrtheitszustand, Halluzinationen, intrakranielle Blutung, Serotoninsyndrom
- Lebensbedrohliche **Dehydration, Elektrolytverlust**
- **Rhabdomyolyse** und konsekutives akutes **Nierenversagen**
- Toxische **Hepatitis**

! 74.5 Welche Langzeitfolgen können entstehen?

Die Neurotoxizität des Ecstasy-Hauptwirkstoffes MDMA (= Methylendioxymethamphetamin) kann chronische Folgeerscheinungen wie remittierende oder anhaltende **paranoide, depressive** und **Depersonalisationssyndrome** sowie **Panikstörungen** verursachen. Weiterhin werden mögliche **Gedächtnisdefizite** und **Beeinträchtigungen der psychomotorischen Geschwindigkeit** sowie **aller Modalitäten der Gedächtnisfunktion** (z. B. Kurz- und Langzeitgedächtnis) diskutiert. Insgesamt weisen die neuropsychologischen Ergebnisse zunehmend in Richtung einer durch wiederholten Ecstasy-Konsum verursachten dosisabhängigen **Minderung neurokognitiver Leistungen** als Ausdruck neurotoxischer Läsionen kortikaler und subkortikaler Systeme.

→ Fall 74 Seite 74

Substanzen und Wirkungsweise: Amphetamine und deren Derivate gehören zu den **Psychostimulantien**. Insbesondere 3,4-Methylendioxymethamphetamin (MDMA, **Ecstasy**, XTC) hat als so genannte Party- oder Designerdroge bei den 15- bis 25-Jährigen in den letzten Jahren zunehmend an Bedeutung gewonnen. Es hat seinen primären Angriffspunkt im limbischen System, als dessen Hauptaufgabe die Steuerung der Emotionalität gilt. MDMA wirkt **indirekt dopaminerg und noradrenerg** (= indirektes Sympathomimetikum) durch eine gesteigerte Freisetzung bzw. eine Reuptake-Hemmung von Dopamin und Noradrenalin im synaptischen Spalt und hat daher einen stimulierenden Effekt auf das Zentralnerven- und Herz-Kreislauf-System (sog. upper). In hohen Dosierungen wird auch die Wiederaufnahme von Serotonin in die Nervenzellen gehemmt, so dass ein Serotonin-Syndrom (s. u.) resultieren kann.

Kinetik und Toxizität: Der **Wirkungseintritt** erfolgt gewöhnlich **15 bis 45 Minuten nach Ingestion**, äußert sich durch distanziertes **Wohlbefinden, gesteigerte Stimmung, gesteigerte Ausdauer, Wahrnehmungsveränderungen** und hält etwa 4 bis 6 Stunden an.

Dosen über 200 mg werden als toxisch angesehen; tödliche Ausgänge ereignen sich meist bei Dosen um 20 mg/kg KG. Eine Toleranzentwicklung kann auftreten, eine psychische Abhängigkeit ist selten.

Klinik: Zu den Symptomen einer Ecstasy-Intoxikation gehören **sympathikomimetische Reaktionen** wie Tachykardie, Hypertonie und Tachyarrhythmien, weiterhin Hyperpyrexie (Störung der zentralen Thermoregulation, zentrale Hyperthermie), Ateminsuffizienz, Rhabdomyolyse (aufgrund der Hyperpyrexie), Hirndrucksteigerung, Krampfanfälle, Panikattacken, ein delirantes Zustandsbild, akute toxische Hepatitis und akutes Nierenversagen. Ein häufig auftretendes, lebensbedrohliches Intoxikationszeichen ist das **Hyperthermie-Syndrom** mit einer ähnlichen Symptomatik wie bei der malignen Hyperthermie (s. Fall 24). Schwere Vergiftungen führen zum **Serotonin-Syndrom** (Verwirrtheit, Halluzinationen, Vigilanzstö-

rung) sowie zu Hyperhidrosis, Tachykardie, Blutdruckschwankungen und Veränderung des Muskeltonus (Rigor).

Konsumfolgeschäden: Grundsätzlich wird bei der Wirkung von MDMA zwischen den bereits erwähnten akuten (s. o.) und Langzeiteffekten (s. Antwort zur Frage 74.5) unterschieden.

Therapie: Für die Behandlung der Vergiftung mit Amphetaminen steht **keine spezifische Antidot-Therapie** zur Verfügung, so dass sich hier – wie bei vielen anderen Intoxikationen – die therapeutischen Bemühungen in erster Linie auf **symptomatische** Maßnahmen beschränken müssen. Im Vordergrund der Behandlung steht die **Stabilisierung der respiratorischen und hämodynamischen Funktion**. Auf eine adäquate Flüssigkeitssubstitution, z. B. mit kristallinen und kolloidalen Volumenersatzlösung ist zu achten. Induziertes Erbrechen birgt die Gefahr der Aspiration, so dass die Indikation streng abgewogen werden muss. Eine Magenspülung zur primären Giftelimination wird in der Regel nicht mehr durchgeführt, wenn die Einnahme der Substanzen länger als eine Stunde zurückliegt, da die Risiken (Aspiration, Verletzung) den Nutzen überwiegen. **Carbo medicinalis** zur Verminderung der enteralen Resorption stellt kein spezifisches Antidot dar, eignet sich bei den meisten ingestierten Substanzen aber zur Verminderung der Resorption. Sekundäre Eliminationsverfahren (forcierte Diurese, induzierte Diarrhoe, Plasmafiltration) spielen bei vielen Vergiftungen eine Rolle, sind aber im vorliegenden Fall ohne Nutzen, weil die Verteilungsvolumina der Substanz zu hoch sind. **Kardiale Symptome** sind nur selten lebensbedrohlich und können meist gut mit β-Blockern (z. B. Metoprolol) therapiert werden. Die **Hyperpyrexie** kann durch physikalische Maßnahmen (z. B. Kühlung, Wadenwickel, Eispackungen) und die Gabe von Paracetamol behandelt werden. Die medikamentöse Therapie des Hyperthermiesyndroms mit Dantrolen (s. Fall 24 [Maligne Hyperthermie]) wird wegen potenzieller Risiken (z. B. Muskelschwäche, Diarrhoe, Hepatotoxizität) kontrovers diskutiert. Einige Autoren empfehlen die muskuläre Relaxation, z. B. mit Rocuronium (Esmeron), zur Verminderung der

282

Fall

74

Wärmebildung. Zur **antikonvulsiven Therapie** bei Krampfanfällen kann z. B. Midazolam (z. B. Dormicum 5 mg i. v.) als Bolus eingesetzt werden.

 ZUSATZTHEMEN FÜR LERNGRUPPEN
- **Therapeutische Optionen bei Hyperpyrexie**
- **Intoxikation mit Drogen**
- **Maligne Hyperthermie**

75 Prämedikationsvisite bei Kindern

75.1 **Welche Untersuchungen sollten bei diesem Patienten durchgeführt werden?**
- Allgemeine körperliche Untersuchung mit Auskultation von Herz, Lunge (s. Fall 1)
- Beurteilung der Mundöffnung, des Zahnstatus, Test nach Mallampati (s. Fall 17)
- Inspektion vorgesehener Punktionsstellen (v. a. Handrücken)
- Bei jungen gesunden Patienten verzichtbar: Laborkontrollen, EKG, Röntgen-Thorax

75.2 **Wie antworten Sie auf die Frage nach der präoperativen Nüchternheit?**
Lange präoperative Nüchternheitsphase ist (nicht nur) bei Kindern überholt:
- Bei Kindern > 1 Jahr: klare Flüssigkeit (Wasser, ungesüßter Tee) bis 2 Stunden, feste Nahrung bis 6 Stunden präoperativ
- Bei Kindern < 1 Jahr: klare Flüssigkeit (Wasser, ungesüßter Tee) bis 2 Stunden, Milch bis 4 Stunden, feste Nahrung bis 6 Stunden präoperativ

75.3 **Welche Anordnung treffen Sie für die medikamentöse Prämedikation des 3-Jährigen?**
- Rektale Applikation von 0,5–1 mg/kg KG Midazolam (z. B. Dormicum) bei Abruf des Kindes von der Station zur Operation

- Applikation eines Pflasters mit Lokalanästhetika (z. B. EMLA) auf beiden Handrücken bzw. an den bei der Voruntersuchung identifizierten Punktionsstellen 20–30 min vor Abruf; bei Ankunft im OP gleich entfernen (Vasokonstriktion erschwert sonst Punktion)

! **75.4** **Wie würde das Vorliegen einer Latexallergie bei einem Kind Ihr Handeln beeinflussen?**
- Information/Absprache mit Anästhesie- und OP-Personal
- Patient an 1. Stelle des OP-Programms setzen (verringert das Risiko einer Latexkontamination)
- Verwendung latexfreier Produkte (spezielles Set): Handschuhe, Beatmungszubehör, Infusionssysteme, Monitoring, Verbandsmaterial

75.5 **Nach welchen Kriterien entscheiden Sie, ob die Operation durchgeführt werden kann?**
Narkose kann durchgeführt werden, wenn folgende Punkte erfüllt sind:
- kein Fieber (Körpertemperatur < 38,5 °C)
- kein Auswurf
- kein eitriges Sekret
- falls Laborwerte vorhanden: Leukozyten < 10×10^9/l

283

Fall
75

Kommentar

Allgemeines: Die Vorbereitung einer Anästhesie bei Kindern unterliegt den gleichen Kriterien wie bei Erwachsenen: Durch **sorgfältige Anamnese** und **körperliche Untersuchung**, falls notwendig ergänzt durch sinnvolle Zusatzuntersuchungen (z. B. Labor, EKG), sollen potenzielle Risiken und Probleme identifiziert und beseitigt werden. Wichtig ist die Einbeziehung der kleinen Patienten in die Vorbereitung und eine altersentsprechende Information über die geplanten Maßnahmen. Den Eltern (und hier v. a. den Müttern) sollte unbedingt vermittelt werden, dass alles unternommen wird, um das Kind nicht zu gefährden und dass die mit dem Eingriff verbundenen Ängste wahr- und ernstgenommen werden.

Präoperatives Screening: Die Anwesenheit der Eltern bei der präoperativen Visite vor elektiven Eingriffen ist aus mehreren Gründen unabdingbar: Neben der notwendigen Einwilligung liefern die Eltern auch wichtige Informationen zur **Anamnese** des Kindes und etwaigen Besonderheiten. Die Nutzung standardisierter Frage-

→ Fall 75   Seite 75

bögen erleichtert die anästhesiologische Arbeit auch bei der präoperativen Vorbereitung von Kindern und trägt dazu bei, dass die wichtigsten Fragen geklärt werden: Liegen **kardiopulmonale Erkrankungen** vor? Besteht ein **akuter Infekt der oberen Atemwege**? Sind bei dem Kind **Allergien** bekannt? Ist eine **Dauermedikation** notwendig? Gibt es **familiäre Besonderheiten**? Gründliche **Anamnese** und **körperliche Untersuchung** liefern auch bei Kindern die meisten Informationen. Eine **Auskultation von Herz und Lunge** sollte auf jeden Fall durchgeführt werden. Mit ein wenig Einfühlungsvermögen gelingt es in der Regel, die kleinen Patienten zum vorübergehenden Stillhalten zur Auskultation von Herz und Lunge zu motivieren. Gerade bei Kindern ab dem Kindergartenalter wird das Angebot, einmal das eigene Herz mit dem „Herztelefon" schlagen zu hören, gern angenommen, kann allerdings zähe Verhandlungen bezüglich der Rückgabe des Stethoskops nach sich ziehen. Die Bitte, den Mund soweit wie möglich zu öffnen und die Zunge soweit wie möglich herauszustrecken, führt häufig erst zu einem fragenden Blick in Richtung der Mutter. Wenn diese bestätigt, dass es ausnahmsweise in Ordnung ist, die Zunge rauszustrecken, können **Mundöffnung**, mögliche **Intubationsschwierigkeiten** (z. B. eingeschränkte Mundöffnung) und **Zahnstatus** (lockere Zähne?) gut beurteilt werden.

Die **Identifikation möglicher Punktionsstellen** im Rahmen der präoperativen Untersuchung ist wichtig, um entsprechend das Anbringen eines Pflasters mit Lokalanästhetika anordnen zu können. Auf die Wirkung des „Zauberpflasters" können die Kinder im Vorfeld hingewiesen werden, um ihnen die Angst vor der Punktion ein wenig zu nehmen. Wichtig ist das rechtzeitige Entfernen des Pflasters, da sonst nicht nur die Schmerzen, sondern im Rahmen der Vasokonstriktion auch die Venen „verschwinden".

Weiterführende Diagnostik: Die Untersuchung von **Laborwerten** kann bei gesunden Kindern, die sich kleinen elektiven Eingriffen unterziehen, in der Regel entfallen. Darunter fallen neben Zirkumzisionen z. B. auch Herniotomien, Adenotomien, Tonsillektomien, Einlage von Paukendrainagen. Meist ergeben Laboruntersuchungen im Kindesalter ohnehin nur Normwerte, sodass die unnötige Belastung der Kinder

durch die Punktion entfallen sollte. Häufig führen Hyperkaliämien (durch Abnahmefehler) oder ein veränderter Quickwert ohne klinische Relevanz dazu, dass durch weitere Punktionen die „guten" Venen für die Narkoseeinleitung zerstochen werden. Falls die Kollegen der operativen Fächer für die Durchführung des Eingriffs bestimmte Laboruntersuchungen für notwendig halten, können diese selbstverständlich durchgefuhrt werden. Mit dem Mythos, vor einer Narkose brauche jeder Patient „ein Labor", sollte allerdings aufgeräumt werden. Laborbefunde können wichtige Informationen liefern, wenn sich aus der Anamnese des Kindes Hinweise auf entsprechende Erkrankungen ergeben. So sollten bei Leber- oder Niereninsuffizienz, Störungen der Blutgerinnung oder neuromuskulären Erkrankungen – wie im Erwachsenenalter – die korrespondierenden Blutparameter untersucht werden. Für große Eingriffe sollten Blutbild, Natrium und Kalium, Kreatinin, Quick und aPTT vorliegen.

EKG und **Röntgen-Thorax** sind im Kindesalter nur ausnahmsweise für die präoperative Vorbereitung notwendig. Selbstverständlich sollten bei Vorliegen schwerwiegender kardiopulmonaler Erkrankungen derartige Befunde erhoben werden. Allerdings sollte darauf geachtet werden, dass Vorbefunde rechtzeitig angefordert und so belastende Doppeluntersuchungen vermieden werden.

Medikamentöse Prämedikation: Eine Prämedikation ist im Kindesalter frühestens ab einem Alter von 6 Monaten sinnvoll. Bis zum Alter von 6 Jahren bietet sich eine rektale Prämedikation mit 0,5–1 mg/kg KG Midazolam (z. B. Dormicum) an. Bei älteren Kindern kann Midazolam in einer Dosis von 0,5 mg/kg KG oral verabreicht werden. Hier ist eine Geschmackskorrektur wichtig, da Midazolam sehr bitter schmeckt (z. B. Gabe mit Cola). Sedierung und Anxiolyse in Verbindung mit einer Amnesie machen nicht nur den aktuellen Eingriff erträglicher, sondern sorgen auch dafür, dass nachfolgende Eingriffe nicht unnötig angstbeladen entgegen gesehen wird.

Präoperative Nüchternheit: s. auch Antwort zur Frage 75.2. Eine übermäßig lange Nüchternheitsperiode vor operativen Eingriffen verursacht im Kindesalter zahlreiche Probleme. Neben der fehlenden Einsicht in die Notwendig-

→ Fall 75 Seite 75

keit der Nahrungskarenz wird besonders der Durst als sehr unangenehm empfunden. Die Kinder sind häufig sehr unruhig und nicht selten hypovolämisch, was zu Problemen bei der Narkoseeinleitung führen kann. Trinken bis zu 2 Stunden vor dem Eingriff hilft, diese Probleme zu reduzieren. Die genannten Zahlen sind Richtwerte, die bei elektiven Eingriffen nicht unterschritten werden sollten. Eine sorgfältige Information der Eltern ist bei diesem differenzierten, an den Bedürfnissen der Kinder orientierten Vorgehen unbedingt notwendig, um Missverständnisse zu vermeiden.

Latexallergie: s. auch Antwort zur Frage 75.4. Kinder, die häufig operiert werden, leiden oft an einer Latexallergie. Diese ist meist bekannt und wird von den Eltern im Rahmen der OP-Vorbereitungen angegeben. Die Auswirkungen einer gravierenden Reaktion auf Latex können lebensbedrohlich sein, weshalb alle Maßnahmen zur Minimierung des Risikos ergriffen werden müssen. Die meisten Anästhesieabteilungen verfügen mittlerweile über entsprechende Sets mit latexfreien Materialien und ein Konzept zum Vorgehen bei Patienten mit Latexallergie.

Infekte: Die Verschiebung eines operativen Eingriffs bei Kindern führt – neben Diskussionen mit den Operateuren – häufig auch zu Unverständnis bei den Eltern. Hier muss darauf hingewiesen werden, dass durch das Vorliegen eines Infekts der oberen Atemwege zusätzliche Risiken für das Kind entstehen. Besonders im HNO-Bereich muss abgewogen werden, ob ein Eingriff wie eine Adenotomie, die ja schließlich die Häufigkeit der rezidivierenden Infekte senken soll, durchgeführt werden kann oder nicht. Eindeutige Kriterien zur Entscheidungsfindung erleichtern nicht nur die anästhesiologische Arbeit, sondern erweisen sich auch im Umgang mit Kollegen der operativen Fächer als hilfreich. Bei Vorliegen von Fieber, Auswurf, eitrigem Sekret und einer erhöhten Leukozytenzahl sollte der Eingriff **frühestens 3 Wochen nach Sym**ptomfreiheit durchgeführt werden (s. auch Antwort zur Frage 75.5). Das Risiko eines Laryngo- oder Bronchospasmus ist sonst relevant erhöht. Eine laufende Nase stellt bei klarem Sekret keinen Grund für das Absetzen eines operativen Eingriffs dar.

Aufklärung und Einwilligung: Alle durchgeführten Maßnahmen sollten dem Kind und dem anwesenden Elternteil verständlich erklärt werden, um eine entspannte Atmosphäre zu schaffen. Den Eltern sollten auch im Vorfeld Tipps für die Vorbereitung des Kindes auf die Operation gegeben werden (spielerische Vorbereitung, Bilderbücher), um die Abläufe günstig zu beeinflussen. Die Nüchternheit, die geplante Operation und die Situation im Krankenhaus sollten mit dem kleinen Patienten altersentsprechend besprochen werden. Die Einwilligung eines Erziehungsberechtigten ist bei unmündigen Kindern unabdingbare Voraussetzung für die Durchführung elektiver Eingriffe.

Anwesenheit der Eltern: Die Anwesenheit eines Elternteils kann die Narkoseeinleitung erleichtern. Voraussetzung sind aber entsprechende räumliche Gegebenheiten und Absprachen bezüglich des Vorgehens. Bewährt hat es sich, wenn die Begleitperson nach dem Einschlafen des Kindes von einer Betreuungsperson aus dem OP-Saal geführt wird. Die Eltern sollten auch darauf hingewiesen werden, dass die Angabe des Operateurs zur Dauer des Eingriffs durch die Anästhesiezeit (Vorbereitung, Narkoseeinleitung und -ausleitung) erheblich überschritten wird – das macht die Wartezeit vor dem Aufwachraum nicht kürzer, verringert aber die Sorge, dass eine längere Dauer gleichbedeutend ist mit gravierenden Problemen. Sobald wie möglich wird ein Elternteil zu dem Kind in den Aufwachraum geholt.

 ZUSATZTHEMEN FÜR LERNGRUPPEN
- Präoperative Nüchternheit
- Latexallergie

→ Fall 75   Seite 75

76.1 **Welche Diagnose stellen Sie? Welche Maßnahmen leiten Sie umgehend ein?**
- Diagnose: **Kammerflimmern**
- Fortsetzung von Beatmung und Thoraxkompression
- **Therapeutische Maßnahme: Defibrillation mit 360 Joule** (s. Fall 49, Schema zur kardiopulmonalen Reanimation)
- Im Verlauf:
  - Venöser Zugang
  - Endotracheale Intubation

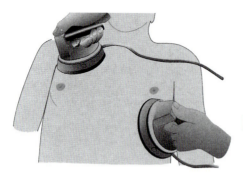

Position der Defibrillationspaddels

76.2 **Welche Medikamente lassen Sie vorbereiten?**
- **Adrenalin** (z. B. Suprarenin):
  - Gabe alle 3–5 Minuten, erstmalig nach 2. Defibrillation
  - i. v./i. o.-Gabe: 1 mg, mit Kochsalzlösung nachspülen

- endobronchiale Gabe: 3 mg mit 7 ml Kochsalzlösung (nur wenn i. v./i. o. nicht möglich)
- **ggf. Vasopressin** (ADH) 40 IE i. v.: beim Kammerflimmern 1-malig möglich
- **Amiodaron** (z. B. Cordarex 300 mg als Bolus i. v.): Gabe bei therapierefraktärem Kammerflimmern (3. Defibrillation und Adrenalingabe ohne Erfolg)

76.3 **Wie überprüfen Sie die korrekte Lage des Endotrachealtubus?**
- Sicht auf die Stimmbänder bei Intubation (sicher)
- Auskultation (unsicher)
- Seitengleiche Thoraxexkursionen bei der Beatmung (unsicher)
- **Kapnometrie** (sicher)

76.4 **Wie können Sie sicherstellen, dass der Endotrachealtubus auch beim späteren Transport der Patientin nicht disloziert?**
- Sichere Fixierung mit Pflaster und/oder Mullbinde
- Anlage einer Zervikalstütze („Stiffneck") zur Vermeidung übermäßiger Bewegungen von Kopf und Hals

76.5 **Wie stellen Sie die Beatmung der Patientin sicher?**
- Sofortige Beatmung mit dem Beatmungsbeutel (Sauerstoffanschluss, hoher Flow von 12–15 l/min!)
- Beatmungsbeutel zum Transport immer mitführen!

Kommentar

Ursachen und Diagnostik des Herz-Kreislauf-Stillstandes: s. Fall 49.

Ziele und Empfehlungen bei der Reanimation: Beim Herz-Kreislauf-Stillstand kommt es, mehr noch als bei allen anderen Notfällen, auf ein **zielgerichtetes, an Prioritäten orientiertes Handeln aller Beteiligten** an. Ziel ist es, Atmung und Kreislauf ohne Zeitverluste wiederherzustellen und zu stabilisieren. Wichtige Grundlage ist ein **gemeinsames Konzept des Rettungsteams**, das sich an etablierten und be-

wiesenermaßen hilfreichen Vorgehensweisen orientiert, zusammengefasst in einfachen Ablaufschemata und Algorithmen (s. Fall 49). Lange Zeit existierten verschiedene nationale und internationale Konzepte. Die Empfehlungen zur kardiopulmonalen Reanimation beruhen seit dem Jahr 2000 auf Konsensuskonferenzen des International Liaison Committee on Resuscitation (ILCOR). Im November 2005 wurden die auf den ILCOR-Empfehlungen basierenden „Guidelines for Resuscitation" des Europan Resuscitation Council (ERC) publiziert, die im Jahr

286
Fall
76

2010 aktualisiert werden sollen. Diese Richtlinien werden allgemein als beste und fundierteste Empfehlungen zur Wiederbelebung akzeptiert.

Basismaßnahmen: s. auch Fall 49. Eine Kernaussage der ERC-Empfehlungen ist der herausragende Stellenwert suffizienter Basismaßnahmen. Eine Reduktion der Mortalität konnte für die **Thoraxkompression** und **Beatmung** sowie – falls indiziert – die **frühest mögliche Defibrillation** nachgewiesen werden. Alle anderen Maßnahmen sind als Ergänzung zu betrachten, die zu keiner Steigerung der Überlebenswahrscheinlichkeit führen, wenn nicht ein Minimalkreislauf aufrechterhalten und idealerweise der Herzrhythmus normalisiert werden kann. Die Bezeichnung Basismaßnahmen ist dabei beabsichtigt: Thoraxkompression und Beatmung sowie ggf. die Defibrillation bilden die Grundlage, die Basis, aller Reanimationsbemühungen – jegliche Verzögerung oder Unterbrechung muss gerechtfertigt sein. Keinesfalls handelt es sich um „Laienmaßnahmen", die von professionellen Rettungskräften nicht durchgeführt werden müssen. Diese sind im Gegenteil durch ihre Ausbildung noch mehr in der Pflicht, eine Kontinuität vor allem der Thoraxkompression zu gewährleisten und somit die Überlebenschancen des Patienten zu steigern.

Die **Beatmung mit der Maske** ermöglicht die Gabe von zusätzlichem Sauerstoff, erfordert aber entsprechendes Training. Der Einsatz eines Guedel-Tubus kann die Beatmung häufig erleichtern. Durch eine korrekt durchgeführte Thoraxkompression kann nur ein Teil der regulären Kreislauftätigkeit – vor allem der Hirndurchblutung – ersetzt werden (max. 30–40%), sodass hier auf eine sorgfältige Durchführung zu achten ist. Das Verhältnis von **Thoraxkompression und Beatmung** beträgt **30:2**, die **Frequenz der Thoraxkompression** beträgt **100/min** bei einer Kompressionstiefe von 4 bis 5 cm. Nach erfolgter Atemwegssicherung (Intubation, ggf. Larynxmaske/Larynxtubus) wird die Thoraxkompression kontinuierlich durchgeführt, die **Beatmung** erfolgt mit einer Frequenz von **10/min**.

Defibrillation: In bis zu 80% der Fälle findet sich bei Erwachsenen mit Herz-Kreislauf-Stillstand im EKG ein **Kammerflimmern** (ventrikuläre Fibrillation, VF) bzw. eine **pulslose ventrikuläre Tachykardie** (VT). Auslöser sind entweder maligne Herzrhythmusstörungen oder Ischämien, z.B. beim akuten Myokardinfarkt. Die geordnete Erregungsausbreitung am Herzen ist gestört, die Erregung kreist von Zelle zu Zelle und macht eine geordnete Kontraktion des Herzmuskels unmöglich. Trotz hoher Aktivität der Herzmuskelzellen kommt es nicht zu einem Auswurf, es tritt ein Herz-Kreislauf-Stillstand ein. Therapie der Wahl ist die frühestmögliche Defibrillation, welche die ungeordnete Erregung unterbricht und so eine reguläre Erregungsausbreitung ermöglicht. Während **in den ersten 4 bis 5 Minuten** nach Eintritt des Herz-Kreislaufstillstandes eine **umgehende Defibrillation** Aussicht auf Erfolg hat, sollen bei länger bestehender Stillstandzeit zunächst für 2 Minuten Thoraxkompression und Beatmung (30:2) durchgeführt werden. Ist mehr als 1 Helfer anwesend, wird der 2. Helfer diese Maßnahmen aber ohnehin durchführen, bis das Gerät einsatzbereit ist. Um rasch abschätzen zu können, ob eine Defibrillation sinnvoll/indiziert ist, werden der Einfachheit halber bei der Reanimation nur die beiden Herzrhythmusgruppen **VF/VT (defibrillierbar)** und **nicht-VF/VT (nicht defibrillierbar)** unterschieden (vgl. Algorithmus Fall 49). Gleichzeitig sollte beachtet werden, dass für die Defibrillation die Beatmung und die Thoraxkompression unterbrochen werden müssen, sodass keine koronare und zerebrale Perfusion stattfinden. Nach einer einzelnen Defibrillation (monophasischer Defibrillator: 360 J, biphasischer Defibrillator geräteabhängig 150–360 J) soll ohne erneute Rhythmuskontrolle umgehend mit Thoraxkompression (30:2) begonnen werden, da selbst bei erfolgreicher Defibrillation in der Regel nicht sofort eine ausreichende Pumpleistung des Herzens zu erwarten ist. Durch korrekt durchgeführte Thoraxkompressionen ist keine Schädigung des Patienten zu erwarten, durch zu häufig unterbrochene durchaus!

Medikamente bei der Reanimation (VF/VT-Gruppe): Die medikamentöse Therapie bei der Reanimation beruht nur zum Teil auf validen Untersuchungen, viele Pharmaka werden aufgrund eines vermuteten Nutzens eingesetzt. Besonders umstritten ist die Rolle des **Adrenalin**, das gemäß den aktuellen Empfehlungen in Ermangelung besserer Alternativen routinemäßig als Vasopressor eingesetzt werden soll. Hin-

→ Fall 76   Seite 76

tergrund ist die Steigerung des myokardialen Sauerstoffverbrauchs, die sich in der Reanimationssituation als kontraproduktiv erweisen kann. Adrenalin wird sowohl in der VF/VT-Gruppe als auch bei allen anderen reanimationspflichtigen Patienten eingesetzt, da es über α-Rezeptoren durch Vasokonstriktion einen Anstieg des totalen peripheren Widerstandes verursacht und so die zerebrale und koronare Perfusion steigern soll. Die Gabe von Adrenalin soll nach der 2. Defibrillation (vgl. Algorithmus Fall 49) intravenös erfolgen. Die wichtigste Alternative bei unmöglicher oder langwieriger Punktion (> 60 bis 90 Sekunden) ist bei Erwachsenen und Kindern ein intraossärer Zugang, wobei die Medikamentendosierung derjenigen bei intravenöser Gabe entspricht. Nur wenn diese beiden Zugangswege scheitern oder nicht verfügbar sind, kann eine endobronchiale Applikation erwogen werden. Bei intravenöser oder intraossärer Applikation kann 1 mg Adrenalin unverdünnt gespritzt werden, ggf. gefolgt von einem Bolus Kochsalzlösung. Wichtig ist das Einschwemmen des Wirkstoffs mit einer gut laufenden Infusion. Für die endobronchiale Gabe über einen liegenden Tubus werden 3 mg mit 7 ml Kochsalzlösung aufgezogen und in den Tubus gespritzt. Die Thoraxkompression wird hierzu unterbrochen, und es werden 4 bis 5 Beatmungen durchgeführt, ehe die Reanimationsmaßnahmen wie oben beschrieben fortgesetzt werden. Eine wichtige Alternative oder Ergänzung zu Adrenalin könnte in der Zukunft **Vasopressin** darstellen. Dieser potente Vasopressor wird aufgrund der derzeitigen Datenlage aber noch nicht für den routinemäßigen Einsatz empfohlen. Als Antiarrhythmikum der Wahl beim Patienten mit **therapierefraktärem Kammerflimmern** (3. Defibrillation erfolglos) gilt Amiodaron (z.B. Cordarex), das als Bolus in einer Dosierung von 300 mg i.v./i.o. verabreicht wird. Im Vergleich mit anderen Antiarrhythmika fand sich eine höhere Anzahl erfolgreich reanimierter Patienten nach Amiodaron-Gabe. Zur Gabe von Puffern vgl. Kommentar zu Fall 49.

Überprüfung der Tubuslage: Die eindeutige Identifikation der Stimmbänder und die beobachtete Passage des Tubus stellt eine der sichersten Methoden dar, die korrekte Tubuslage zu gewährleisten. Die Auskultation gilt nicht als zuverlässiges Verfahren zur Überprüfung der Tubuslage und ist gerade in der Reanimationssituation kritisch zu bewerten. Die zusätzliche Kontrolle mittels **Kapnometrie** wird entsprechend empfohlen, allerdings wird eine wichtige Einschränkung gemacht: Beim Herz-Kreislauf-Stillstand kann durch die fehlende CO_2-Produktion die Verlässlichkeit des Verfahrens eingeschränkt sein.

Tubusfixierung: Neben der konventionellen **Fixierung des Tubus mit Mullbinde oder Pflaster** kann zusätzlich eine **Zervikalstütze** angelegt werden, um die Beweglichkeit im Kopf-Halsbereich einzuschränken. Sinkt der Kopf beim Transport auf die Brust, kann es durch die stärkere Krümmung des Halses zum Verrutschen eines initial korrekt liegenden Tubus im Bereich des Kehlkopfes kommen (Gefahr der Undichtigkeit bis hin zur ösophagealen Fehllage). Beim Überstrecken des Kopfes während des Transportes kann eine einseitige Lage durch Hineinrutschen des Tubus in einen Hauptbronchus resultieren. Die Anlage einer Zervikalstütze kann dies verhindern, eine kontinuierliche Kapnometrie gibt zusätzliche Sicherheit.

„Rückfallebene": Wichtiges Konzept in der Notfallmedizin ist die Verfügbarkeit von Rückfallebenen. Wird ein beatmeter Patient transportiert, muss immer ein Beatmungsbeutel mitgeführt werden, damit bei Ausfall des Beatmungsgerätes eine Beatmung dennoch möglich ist. Dies gilt nicht nur für die präklinische Versorgung, sondern betrifft auch alle Verlegungen von beatmeten Patienten innerhalb der Klinik, z.B. vom OP auf die Intensivstation oder von dort zum CT.

ZUSATZTHEMEN FÜR LERNGRUPPEN
- **Biphasische Defibrillation**
- **Medikamente bei der Reanimation**
- **Reanimationsempfehlungen Kinder**

→ Fall 76   Seite 76

77.1 Welche präoperativen Untersuchungen sollten bei diesem Patienten durchgeführt werden?

- Standarduntersuchungen: EKG, Thorax-Röntgen, Labor (Blutbild, Gerinnung, Serologie; s. Fall 1)
- Zusatzuntersuchungen zur Einschätzung der pulmonalen Situation: Blutgasanalyse, Lungenfunktion

77.2 Nennen Sie die Maßnahmen, die zur intra- und postoperativen Überwachung notwendig sind!

- Standardmonitoring: EKG, Blutdrucküberwachung, Pulsoxymetrie
- Nach Intubation:
  - Kapnometrie
  - Arterielle Blutdruckmessung
  - Blutgasanalysen (Ausgangswerte erheben!)
  - Anlage eines zentralen Venenkatheter (ZVK) auf der Seite des Eingriffs (s. Kommentar)
  - ggf. thorakaler Periduralkatheter zur postoperativen Schmerztherapie
  - Temperatursonde (rektal)
  - Blasenkatheter
  - Magensonde
- Thoraxdrainage am Ende des Eingriffs (Saugdrainagen vorbereiten)
- ggf. postoperative Überwachung auf der Intensivstation (Beatmungsbett) organisieren

77.3 Beschreiben Sie Besonderheiten, die sich aus dem Einsatz einer Ein-Lungen-Beatmung ergeben!

- Intubation mit **Doppellumentubus**: seitengetrennte Beatmung über tracheales und bronchiales Lumen und damit Ausschaltung einer Lunge zur operativen Versorgung möglich (s. Kommentar)
- Fiberoptische Lagekontrolle notwendig, da der Auskultationsbefund nicht ausreichend ist, um die korrekte Position der beiden Lumina zu beurteilen; Fiberbronchoskop muss während des ganzen Eingriffs verfügbar sein

77.4 Müssen Sie die Beatmung anpassen?

- $paCO_2$ ist erhöht, daher Anpassung notwendig; Anpassung des Atemminutenvolumens eher über Beatmungsfrequenz als über Atemzugvolumen; da das aktuelle Atemzugvolumen 9 ml/kg KG beträgt, würde eine weitere Erhöhung zu einem zusätzlichem Anstieg des inspiratorischen Spitzendrucks (= höhere mechanische Belastung der ventilierten Lunge) führen
- Niedriger paO_2-Wert trotz Beatmung mit 100 % Sauerstoff erklärt sich aus der Mischung von oxygeniertem Blut aus der ventilierten und perfundierten Lungenhälfte mit nicht oxygeniertem Blut aus der kollabierten, lediglich perfundierten rechten Lungenhälfte

289

Fall

77

Kommentar

Thoraxeingriffe stellen besondere Anforderungen an die Anästhesie, da durch Beeinträchtigungen der Lungenfunktion eines der vordringlichsten anästhesiologischen Ziele behindert werden kann: die adäquate Oxygenierung des Patienten zu jedem Zeitpunkt sicherzustellen.

Präoperative Maßnahmen: Ziel der präoperativen Maßnahmen ist die **Optimierung der pulmonalen Ausgangssituation**. Um Hinweise auf Einschränkungen der pulmonalen Leistungsfähigkeit erkennen zu können, muss neben den **Routineuntersuchungen** auch eine **Blutgasanalyse** und **Lungenfunktionsuntersuchung** durch-

geführt werden. Besonders bei Patienten, die sich einer Lungenteilresektion unterziehen sollen, muss eine Abschätzung erfolgen, um die Operationsfähigkeit beurteilen zu können. **Risikofaktoren** (z. B. **Rauchen**, **pulmonale Infekte**, **COPD**) **sollten minimiert werden**. Durch 48-stündiges Nichtrauchen kann ein Abfall des Carboxyhämoglobin erreicht werden, durch 2- bis 3-monatige Karenz kann die Leistungsfähigkeit der Bronchialschleimhaut entscheidend verbessert werden. Akute Atemwegsinfektionen müssen auf jeden Fall behandelt werden; Ausnahmen sind pulmonale Infektionen (z. B. Empyem), die Indikation für den Eingriff sind. Bei obstruktiven Einschränkungen der Lungen-

→ Fall 77 Seite 77

funktion sollten Bronchodilatatoren eingesetzt werden, um die Oxygenierungsleistung zu optimieren.

Anästhesiologisches Vorgehen: s. auch Antwort zur Frage 77.2. Der Patient wird an das **Standardmonitoring** angeschlossen. Vor der Narkoseeinleitung ist eine **sorgfältige Präoxygenierung** notwendig. Die Anlage einer **arteriellen Kanüle** kann bei kritisch kranken Patienten vor der Narkoseeinleitung in Lokalanästhesie oder unmittelbar nach Narkoseeinleitung und Intubation erfolgen. Die Medikamente zur Narkoseeinleitung und -durchführung werden entsprechend des Patientenzustandes gewählt (s. Fall 6).

Nach laryngoskopischer Darstellung des Kehlkopfeinganges wird der **Doppellumentubus** (s. u.) eingeführt, wobei besonders auf die vorsichtige Passage vorbei an den Schneidezähnen geachtet werden muss, um eine Beschädigung der Cuffs zu vermeiden. Der Tubus wird in der Regel mit dem längeren Ende zur Seite der nicht auszuschaltenden Lunge eingeführt, bis ein mäßiger Widerstand spürbar ist, der die Lage des distalen Tubusendes im entsprechenden Hauptbronchus signalisiert. Zunächst wird nur der tracheale Cuff geblockt und die korrekte Tubuslage mittels Kapnometrie und Auskultation (beide Lungen belüftet?) kontrolliert. Durch Abklemmen der beiden Anteile des Doppellumentubus nacheinander und jeweilige Auskultation im Seitenvergleich (eine Seite belüftet, die andere nicht) wird die Möglichkeit zur seitengetrennten Ventilation überprüft. Nach der auskultatorischen Kontrolle muss die Tubuslage mit der Fiberoptik beurteilt werden.

Die Anlage eines **zentralen Venenkatheters** sollte **auf der Seite des geplanten Eingriffs** erfolgen. Ein durch die Punktion verursachter Pneumothorax auf der kontralateralen Seite würde die Oxygenierung des Patienten unter Ein-Lungen-Beatmung durch Funktionsbeeinträchtigung der nicht kollabierten Lunge gefährden. Auf der Seite des Eingriffs könnte ein möglicherweise aufgetretener Pneumothorax durch die in der Regel ohnehin eingelegten Thoraxdrainagen am OP-Ende quasi nebenbei mitbehandelt werden.

Doppellumentubus: Indikationen für eine seitengetrennte Beatmung und damit Verwen-

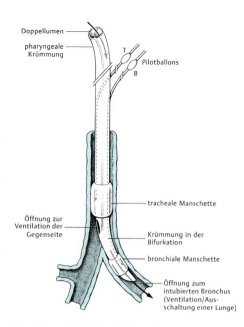

Doppellumentubus (linksseitig) zur seitengetrennten Ventilation der Lunge

dung eines Doppellumentubus sind die **Ausschaltung einer Lunge** zur Unterstützung des operativen Vorgehens (wie im Fallbeispiel) sowie die **Vermeidung von Sekretübertritt** (z. B. Eiter, Blut) von der erkrankten, zu operierenden auf die gesunde Lungenseite. Für Operationen mit Ausschaltung der rechten Lunge sollte ein linksseitiger Doppellumentubus verwendet werden, dessen distales Ende im linken Hauptbronchus liegt (s. Abb.). Umgekehrt gibt es für Eingriffe an der linken Lunge Doppellumentuben, deren Spitze nach rechts zeigt. Die korrekte Positionierung ist bei einem rechtsläufigen Tubus schwieriger, da beim Erwachsenen der Abgang des rechten Oberlappenbronchus aus dem Hauptbronchus nur 1,5 cm von der Carina entfernt erfolgt, während auf der linken Seite der Oberlappenbronchus erst nach etwa 4 cm abzweigt. Aus diesem Grund kommt auch hier oft ein linksläufiger Tubus zum Einsatz.

Generell muss die Positionierung eines Doppellumentubus mit dem Fiberbronchoskop kontrolliert werden. Durch das tracheale Lumen kann fiberoptisch die korrekte Position des bronchialen Cuffs überprüft werden, durch das bronchiale Lumen kann sichergestellt werden, dass die Abzweigung des jeweiligen Oberlappenbronchus nicht durch den Cuff verlegt wird. Ziel ist es, nur die Lungenareale auszuschalten, die für die Durchführung des Eingriffs notwendig sind. Die Verlegung eines Lappenbronchus führt zu Atelektasen und dadurch zu einer zusätzlichen Beeinträchtigung der Oxygenierung. Bei allen intraoperativen Problemen, z. B. zu hohe Beatmungsdrücke, Abfall der Sauerstoffsättigung oder des Atemzugvolumens, muss die korrekte Position des Doppellumentubus umgehend fiberoptisch überprüft werden.

Vorgehen bei der Ein-Lungen-Beatmung: Solange wie möglich sollten beide Lungen belüftet werden, um einer Atelektasenbildung vorzubeugen und die Mischung oxygenierten Blutes aus der belüfteten Lunge mit nichttoxygeniertem Blut aus der ausgeschalteten Lunge zu vermeiden. Sobald nur eine Lunge belüftet wird, sollte eine Blutgasanalyse durchgeführt werden, um die Veränderungen im Vergleich zu den Ausgangswerten beurteilen und ggf. notwendige Änderungen vornehmen zu können. Das Auftreten einer Hypoxie macht immer eine sofortige (fiberoptische) Neubeurteilung der Tubuslage notwendig – im Zweifelsfall muss auf eine Zwei-Lungen-Beatmung übergegangen werden, bis der Patient wieder stabil ist (Blutgasanalyse). Ehe der Thorax wieder verschlossen wird, sollten beide Lungen manuell gebläht werden, indem bei einem Frischgasfluss von 3 bis 5 l/min das Ventil des Kreisteils auf 30 mbar eingestellt, der Beatmungsbeutel fest gedrückt und der Druck für mehrere Sekunden gehalten wird. Um die zuvor kollabierte Lunge offen zu halten, werden in der Regel 1 bis

2 Thoraxdrainagen eingelegt, die unter kontinuierlichem Sog stehen müssen.

Wenn der Patient postoperativ nachbeatmet werden soll, muss eine „Umintubation" erfolgen. Der Doppellumentubus wird unter laryngoskopischer Sicht entfernt und ein regulärer Tubus (Innendurchmesser 8,0–8,5 mm) wird platziert. Ergeben sich bei der Inspektion des Kehlkopfs vor der Extubation Hinweise auf Schwellungen im Larynx- oder Pharynxbereich, muss mit möglichen Intubationsschwierigkeiten gerechnet werden. Mit Hilfe eines „Tube exchangers" – einem flexiblen Kunststoffmandrin für den Wechsel eines Endotrachealtubus – kann die Sicherheit bei der „Umintubation" erhöht werden: Der „Tube exchanger" wird in das tracheale Lumen des Doppellumentubus eingeführt und verbleibt beim Entfernen des Tubus in der Trachea. Über das liegende Hilfsmittel kann dann der Einlumentubus eingeführt werden.

In der postoperativen Phase muss durch eine Röntgenaufnahme des Thorax die Entfaltung der Lunge und das Vorhandensein von Atelektasen beurteilt werden. Gleichzeitig kann die korrekte Lage des Zentralvenenkatheters überprüft werden. Regelmäßige Blutgasanalysen sollten im Abstand von 1 bis 2 Stunden durchgeführt werden, um respiratorische Störungen frühzeitig erkennen zu können.

 ZUSATZTHEMEN FÜR LERNGRUPPEN

- Anatomie der Lunge
- Thoraxdrainage (Indikationen, Anlage)
- Postoperative Analgesie

---

78 Aufnahme und Betreuung eines Patienten auf der Intensivstation

78.1 Welche Tätigkeiten müssen Sie bereits vor Aufnahme der Patientin erledigen?

- Frühzeitige Information der zuständigen Pflegekraft
- Patientenbett und Beatmungsgerät vorbereiten lassen
- Klären, ob der benötigte Beatmungsplatz auch definitiv verfügbar ist
- ggf. benötigte Geräte (z. B. Perfusoren, Infusomaten), Medikamente (z. B. Katecholamine) besorgen oder Untersuchungen (z. B. Röntgen, CT) frühzeitig anmelden

78.2 Halten Sie dies für angemessen? Begründen Sie Ihre Entscheidung!

Nein! Beim Transport eines beatmeten Patienten muss immer ein **sachkundiger Arzt und** eine **Pflegekraft** beteiligt sein, da hämodynamische oder respiratorische Komplikationen (z. B. Hypo-/Hypertension, Arrhythmien, Myokardischämie, Herz-Kreislauf-Stillstand, Hypoxämie, Hypo-/Hyperventilation), notwendige Medikamentenapplikation oder Unterbrechung von Monitoring und Therapie (z. B. Batterieausfall, Diskonnektion) jederzeit auftreten können.

→ Fall 78 Seite 78

78.3 Wie überwachen Sie die Patientin adäquat?

- EKG
- Pulsoxymetrie (Sauerstoffsättigung)
- Arterielle Verweilkanüle („Arterie") legen zur kontinuierlichen Blutdruckmessung, ggf. überbrückend engmaschig nichtinvasive Blutdruckmessung (NIBP) (alle 2–5 min)
- Blutgasanalysen (alle 3–6 h) zur Überwachung (z. B. von Oxygenierung, Ventilation, Säure-Basen-Haushalt, Elektrolyten)
- Labor (alle 12–24 h): Blutbild, Gerinnung, Nieren-, Leberwerte
- Messung des zentralvenösen Drucks (ZVD): ZVD dient im Verlauf als Parameter zur Abschätzung des Volumenstatus
- Urin-Stundenportionen: Überwachung der Ausscheidung
- Temperaturmessung (z. B. alle 6 Stunden)
- Klinische und neurologische Untersuchung (z. B. Inspektion von Haut/Schleimhäuten, Palpation Abdomen/Pulse, Perkussion und Auskultation von Thorax/Abdomen; Bewusstseinslage, Pupillomotorik, Reflexstatus)

78.4 Was müssen Sie hierzu erledigen und welche Unterlagen brauchen Sie?

- Therapieplan mit ärztlichen Anordnungen schreiben
- Krankenakte anlegen
- Arztbrief mit Anamnese, Aufnahme-/Untersuchungsbefunden und Diagnosen anlegen
- Kontaktadresse der Angehörigen (Telefonnummer) recherchieren
- Hausarzt, Dauermedikation, Nebendiagnosen und Versicherungsstatus erfragen
- Patientin bei der Verwaltung anmelden
- ggf. Information der Krankenkasse
- ggf. Betreuungsverhältnis beim Amtsgericht initiieren

78.5 Welche Maßnahmen und weiteren Untersuchungen ordnen Sie an?

- Maßnahmen:
  - Katecholamingabe und Beatmung weiterführen
  - Sedierung reduzieren, Aufwachversuch
  - Lagerung, Dekubitusprophylaxe
- Untersuchungen:
  - Röntgenaufnahme des Thorax (Lage des ZVK?, Pneumothorax?)
  - ggf. Labor: Blutkulturen, Abstriche der Haut
  - Weitere Untersuchungen s. Antwort zur Frage 78.3

Kommentar

Die **Aufnahme** von Patienten auf und die **Verlegung** von Patienten von der Intensivstation gehören zu den **häufigsten Tätigkeiten** des Intensivmediziners während des normalen Stationsalltags. Da die durchschnittliche Verweildauer von Patienten in den letzten Jahren deutlich rückläufig war, werden Patienten mittlerweile im Durchschnitt etwa **3 bis 4 Tage** nach Aufnahme auf Normalstation verlegt.

Ziel der intensivmedizinischen Versorgung ist bei schwer kranken oder vital gefährdeten Patienten unter Nutzung sämtlicher zur Verfügung stehender therapeutischer Möglichkeiten die **Wiederherstellung der gestörten bzw. ausgefallenen Organfunktionen**.

Aufnahme auf die Intensivstation: Bereits vor der Über- oder Aufnahme von Patienten müssen Vorbereitungen getroffen werden. Hierzu gehören neben der frühzeitigen **Information** der zuständigen Pflegekraft auch die Organisation benötigter Utensilien: So einfach es klingt: Ein **Patientenbett** muss zur Verfügung stehen. Im vorliegenden Fall ist zusätzlich auch ein **Beatmungsgerät** erforderlich, um die bereits begonnene Therapie fortführen zu können. Weiterhin ist mit der zuständigen Pflegekraft abzuklären, ob der benötigte Beatmungsplatz auch definitiv zum Zeitpunkt der Übernahme verfügbar ist (z. B. **Monitoring** vorhanden und funktionsfähig, **Stellpatz** gereinigt). Benötigte **Geräte** (z. B. Perfusoren, Infusomaten) und **Medikamente** (z. B. Katecholamine) müssen frühzeitig beschafft oder **Untersuchungen** (z. B. Röntgen, CT) angemeldet werden, damit sie bei Bedarf schnell verfügbar sind.

→ Fall 78 Seite 78

Intensivüberwachung: Die Basis der intensivmedizinischen Überwachung bildet die **klinische Untersuchung**. **EKG**, pulsoxymetrische **Sauerstoffsättigung** und die kontinuierliche Überwachung des **Blutdrucks** gehören bei allen intensivmedizinischen Patienten zum Standardmonitoring, v. a. bei katecholminpflichtigen Patienten ist eine invasive Kreislaufüberwachung mit einer **arteriellen Verweilkanüle** erforderlich. Alternativ kann die Überwachung überbrückend über eine engmaschige **nichtinvasive Blutdruckmessung** (NIBP) durchgeführt werden, bis eine arterielle Kanüle gelegt wurde. Regelmäßige **Blutgasanalysen** (alle 3–6 Stunden) dienen zur Überwachung einer suffizienten Oxygenierung und Ventilation, des Säure-Basen-Haushaltes und der Elektrolyte. **Blutentnahmen** (z. B. Blutbild, Blutgerinnung, Nieren-, Leberwerte) ergänzen die Blutgasanalysen im Bedarfsfall (z. B. alle 12–24 Stunden). Als Verlaufsparameter zur Abschätzung des Volumenstatus kann in regelmäßigen Abständen der **zentralvenöse Druck** (ZVD) über den ZVK gemessen werden. Dabei ist weniger der Absolutwert, sondern eher die Veränderung im Verlauf aussagekräftig. Die Ausscheidungsfunktion kann über die stündliche Bestimmung der **Urin-Portionen** überwacht werden. **Temperaturmessungen** ergänzen das Monitoring (z. B. alle 6 Stunden).

Dokumentation: Bereits kurz nach Aufnahme eines Patienten muss der zuständige Stationsarzt seine Anordnungen **schriftlich** auf einem **Therapieplan** fixieren und damit die weitere Therapie festlegen. Zusätzlich sollte gleich bei der Patientenaufnahme die **Krankenakte** angelegt werden. Sie besteht aus einem **Arztbrief** mit Anamnese, Aufnahme- und Untersuchungsbefunden sowie Diagnosen. Besonders wichtig ist es, die **Kontaktadresse der Angehörigen** (inkl. Telefonnummer) zu recherchieren, um bei Bedarf (z. B. perakute Verschlechterung des Zustandes) Rücksprache mit den Angehörigen halten zu können. Beim zuletzt behandelnden **Hausarzt** sollte die Dauermedikation und etwaige Nebendiagnosen erfragt werden, um die erforderliche Therapie zielgerichtet fortsetzen zu können. Auch der Versicherungsstatus ist für Verwaltungszwecke erforderlich. Entsprechend muss die Aufnahme auch der Verwaltung gemeldet werden. Ist ein längerer Aufenthalt auf der Intensivstation absehbar, sollte auch die Krankenkasse informiert werden. Die Initiierung eines **Betreuungsverhältnisses beim Amtsgericht** (Vormundschaft) ist anzustreben, falls der Patient voraussichtlich über längere Zeit hinweg nicht über seine eigenen Belange entscheiden kann.

Zusätzliche Diagnostik: Eine **Röntgenaufnahme** des Thorax ist erforderlich, um die Lage des ZVK beurteilen und eine artifizielle Punktion der Pleura mit konsekutivem Pneumothorax ausschließen zu können. Regelmäßige **Blutkulturen** und **Abstriche** der Haut können Hinweise auf eine beginnende Infektion oder Fieberursachen geben. Zusätzlich müssen regelmäßig weitere Untersuchungen (z. B. Labor, Sonographie, CT) durchgeführt werden.

Therapie: Die intensivmedizinische Therapie richtet sich nach dem Krankheitsbild und umfasst ggf. Infusions-, Transfusions- und Schmerztherapie, Sedierung, Intubation, Beatmung, (parenterale) Ernährung sowie Medikamentenapplikation (z. B. Antibiotika, Katecholamine). **Verbands-**, **Drainagen-** und **Katheterwechsel**, **Lagerung** sowie **Dekubitusprophylaxe** sind zwar primär eher pflegerische Aufgaben, sollten aber mit der zuständigen Pflegekraft abgestimmt werden.

Innerklinischer Transport von Intensivpatienten: s. Antwort zur Frage 78.2 und Fall 23. Der **innerklinische Transport** von intensivmedizinischen Patienten muss immer von einem **sachkundigen Arzt** und einer **Pflegekraft** durchgeführt werden. Im Idealfall ergänzen sich beide in Ihren entsprechenden Fachwissen und den Fertigkeiten. Ein Transport ohne ärztliche Begleitung ist nicht statthaft, da jederzeit Komplikationen auftreten, Therapiemaßnahmen notwendig werden oder die Überwachungsgeräte ausfallen können und somit eine adäquate Betreuung immer gewährleistet werden muss.

293

Fall
78

→ Fall 78   Seite 78

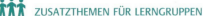
- **Hypovolämischer Schock** (Klinik, Diagnostik, Therapie)
- **Kodierung von Diagnosen, Abrechnung: DRGs** (Diagnosis Related Groups)
- **Interpretation von EKG, Pulsoxymetrie, Blutgasanalyse**
- **Klinische Untersuchung** (Untersuchungstechniken, Interpretation)
- **Voraussetzungen für die Verlegung von Intensivpatienten auf die Normalstation**

79   Einsatz supraglottischer Atemwegshilfen (Larynxmaske, Larynxtubus)

79.1 Nennen Sie typische Indikationen und Kontraindikationen für den Einsatz supraglottischer Atemwegshilfen wie Larynxmaske und Larynxtubus!

- **Indikationen:** elektive Eingriffe bei Patienten ohne Aspirationsgefährdung, v. a. Eingriffe an den Extremitäten, kurze gynäkologische Eingriffe (Alternative zur Maskenbeatmung), Herniotomien
- **Kontraindikationen:**
  - Nichtnüchterne oder aspirationsgefährdete Patienten wie Notfallpatienten, Patienten mit Ileus, Schwangere (*Ausnahme:* Atemwegsmanagement im Notfall)
  - Hohe Atemwegsdrücke zu erwarten (geringe Compliance, hohe Resistance; z. B. bei Adipositas per magna, COPD)
  - Obstruktionen der Atemwege
  - Unzugänglichkeit des Kopfes während der Narkose
  - Lagerung: z. B. Bauchlage, kein Zugang zum Kopf während des Eingriffs möglich

79.2 Welches Narkotikum eignet sich am besten für die Narkoseeinleitung beim Einsatz von Larynxmaske und Larynxtubus?

- **Propofol** (2–3 mg/kg KG i. v.): wirkt relaxierend, unterdrückt pharyngeale und laryngeale Reflexe, daher in der Regel problemlose Platzierung von Larynxmaske/Larynxtubus möglich
- **Weniger geeignet:**
  - Thiopental (z. B. Trapanal): erhöhte Rate von Broncho- und Laryngospasmus
  - Etomidat (z. B. Hypnomidat): erhöhte Rate von Übelkeit und Erbrechen

79.3 Nennen Sie Vorteile der Anwendung supraglottischer Atemwegshilfen!

- Keine Laryngoskopie notwendig (Reduktion des Risikos für Zahnschäden und andere Verletzungen im Mund-Rachen-Raum)
- Einsatz von Muskelrelaxanzien nicht notwendig (Elimination nachteiliger Nebenwirkungen dieser Substanzgruppe)
- Reduzierte Rate von Halsschmerzen und Heiserkeit im Vergleich zur endotrachealen Intubation (keine Passage der Stimmbänder)
- Bessere Sicherung der Atemwege als bei der Maskenbeatmung durch Abdichtung direkt im Kehlkopfbereich
- „Blindes" Einführen möglich; erlaubt den Einsatz auch unter schwierigen Bedingungen
- Training wichtiger Technik für das Atemwegsmanagement bei schwieriger Maskenbeatmung und Intubation (s. Fall 17)

79.4 Nennen Sie mögliche Komplikationen bei der Beatmung mit Larynxmaske und Larynxtubus!

- Bei unzureichender Narkosetiefe: Husten, Würgen, Laryngo-/Bronchospasmus
- Bei traumatischer Einführungstechnik oder zu hohen Cuffdrücken (>60 cm H_2O): Schädigung von Halsweichteilen (→ Halsschmerzen, Heiserkeit)
- Aspiration
- Magenbeatmung
- Fehllage des Hilfsmittels, inkorrekte Platzierung: unzureichende Ventilation
- Herunterdrücken der Epiglottis („epiglottic downfolding") beim Einführen des Hilfsmittels: Verlegung der Atemwege

294

Fall
79

→ Fall 79   Seite 79

Eine **zu geringe Narkosetiefe** ist der häufigste Auslöser von Beatmungsschwierigkeiten nach korrekter Platzierung eines supraglottischen Hilfsmittels: Der Atemwegsdruck steigt an, in der Folge kann eine Bronchospastik oder ein Laryngospasmus auftreten.

Kommentar

Die Entwicklung der Larynxmaske Anfang der 1980er Jahre hat die Durchführung der Vollnarkose um einen wichtigen Ansatz zur Atemwegssicherung bereichert, man kann sogar von einer „kleinen Revolution" sprechen. Während zuvor nur Maskenbeatmung und endotracheale Intubation möglich waren, steht nun ein weiteres Verfahren zur Verfügung, welches Nachteile dieser beiden Verfahren reduziert: Supraglottische Hilfsmittel gewährleisten eine bessere Sicherung der Atemwege als die Maskenbeatmung und sind weniger invasiv als eine endotracheale Intubation. Eine weitere supraglottische Atemwegshilfe ist der Larynxtubus, der Ende der 1990er Jahre in Deutschland entwickelt wurde.

Indikationen und Kontraindikationen: s. Antwort zur Frage 79.1. Voraussetzung für die erfolgreiche Anwendung supraglottischer Atemwegshilfen ist eine Mindestöffnung des Mundes (2–2,5 cm). Bei Schwellungen oder Traumen im Bereich des Kehlkopfeingangs kann eine Beatmung über diese Hilfsmittel nicht sicher erfolgen.

Mittlerweile wurden Modifikationen von Larynxmaske und -tubus entwickelt, so dass das Spektrum der Anwendungsmöglichkeiten erweitert werden konnte: Eine Larynxmaske mit armiertem Tubus (Woodbridge-Tubus) erlaubt den Einsatz bei HNO-Eingriffen wie Adenotomie und Tonsillektomie, eine Larynxmaske mit einem zweitem Kanal (LMA-ProSeal) und ein Larynxtubus mit einem zweitem Lumen (LTS, Laryngeal Tube Suction) ermöglichen Absaugen und Platzieren einer Magensonde und somit eine Ausdehnung des Anwendungsspektrums (z. B. problemlose Anwendung bei Eingriffen >1 Stunde).

Vorteile: s. Antwort zur Frage 79.3. Larynxmaske und Larynxtubus können atraumatisch und „blind" ohne Hilfsmittel positioniert werden, wodurch auch unter schwierigen Bedingungen eine Sicherung der Atemwege und nachfolgend die Beatmung ermöglicht wird. Supraglottische Hilfsmittel haben daher auch große Bedeutung beim Atemwegsmanagement erlangt (s. Fall 17).

Praktisches Vorgehen: Ein wichtiger Vorteil von Larynxmaske und Larynxtubus im Vergleich zur Maskenbeatmung ist die o.g. bessere Sicherung der Atemwege durch eine Abdichtung direkt im Kehlkopfbereich. Voraussetzung

295

Fall

79

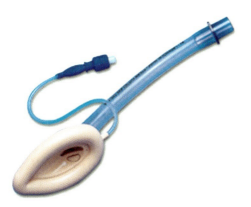

Standardlarynxmaske LMA-Classic™ (Mit freundlicher Genehmigung der LMA™ Deutschland GmbH)

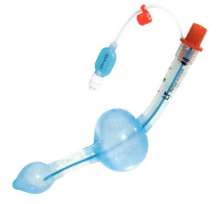

Larynxtubus LT (Mit freundlicher Genehmigung der VBM Medizintechnik GmbH)

➔ Fall 79 Seite 79

sind – wie bei der Gesichtsmaske – die Wahl der geeigneten Größe sowie die korrekte Position und Befüllung der Cuffs. Es sollte immer das größtmögliche Hilfsmittel zum Einsatz kommen. In der Regel eignet sich die Größe 4 für Frauen, die Größe 5 für Männer. Gerade dem Ungeübten bereitet es manchmal Probleme, die im Verhältnis zum Endotrachealtubus recht groß wirkenden Hilfsmittel ausreichend tief in den Rachen eines Patienten einzuführen. Diese Hemmung kann durch entsprechendes Training abgebaut werden. Gleichzeitig sollte ein möglichst atraumatisches Vorgehen geübt werden, da bei unsachgemäßem Gebrauch Verletzungen im Rachenraum resultieren können.

Prinzipiell können Larynxmaske und Larynxtubus bei Neutralposition des Kopfes des Patienten platziert werden. Leichtes Überstrecken des Kopfes erleichtert jedoch den Vorgang, denn das Hilfsmittel kann den Übergang von Mundboden und Rachen in einem günstigeren Winkel passieren. Beim Einführen supraglottischer Hilfsmittel kann durch Anwendung des Kreuzgriffes (s. Abb. Kreuzgriff) oder mit Hilfe des Zeigefingers der anderen Hand die Mundöffnung und die Position der Zunge (Anheben des Zungengrundes) verbessert werden, um so das Platzieren des Hilfsmittels zu erleichtern. Larynxmaske und Larynxtubus sollten sorgfältig gleitfähig gemacht werden (Gel auf Wasserbasis, Kochsalzlösung). Die Hilfsmittel werden am harten Gaumen entlang eingeführt. Die Spitze der Hilfsmittel kommt im Ösophaguseingang zu liegen, im Fall der Larynxmaske

legt sich die Maske dann um den Kehlkopf, beim Larynxtubus verschließt der kleine distale Cuff den Ösophagus, der größere proximale dichtet den Nasopharynx ab.

Bei Erreichen der korrekten Position wird ein federnder Widerstand gespürt, der nach wenigen praktischen Anwendungen leicht erkannt wird. Die Platzierung von Larynxmaske und Larynxtubus unterscheidet sich in einem wichtigen Punkt von der endotrachealen Intubation: Nach dem Einführen müssen Larynxmaske und Larynxtubus zunächst losgelassen werden, damit sie sich beim Blocken der Cuffs korrekt positionieren können. Erst danach sollten sie festgehalten und fixiert werden. Das Befüllen der Cuffs erfolgt in der Regel mit einer Blockerspritze. Dabei sollte den Empfehlungen der Hersteller (verschiedene Volumina für die verschiedenen Größen) gefolgt werden, um eine initiale Sicherung der Atemwege zu erreichen. Danach sollte der Cuffdruck überprüft

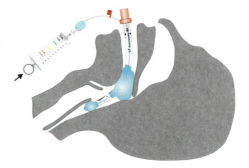

Lage des korrekt platzierten Larynxtubus

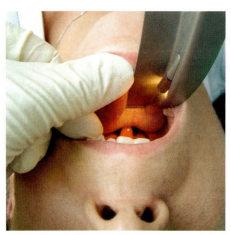

Kreuzgriff – der Zeigefinger liegt auf den Molaren des Oberkiefers, durch Druck des Daumens gegen die Schneidezähne des Unterkiefers wird der Mund geöffnet

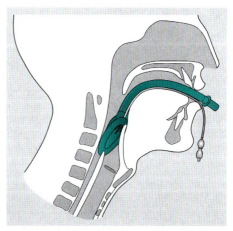

Lage der korrekt platzierten Larynxmaske

→ Fall 79 Seite 79

296

Fall

79

und ggf. auf den empfohlenen Höchstdruck von 60 cm H_2O reduziert werden. Bei guter Abdichtung sollten niedrigere Cuffdrücke angestrebt werden, um den Druck auf die Schleimhaut im Pharynxbereich und somit die Rate postoperativer Beschwerden zu reduzieren. Die Beatmung erfolgt jeweils über die gegenüber dem Kehlkopfeingang gelegenen Öffnungen. Bei der Beatmung mit dem Beutel des Kreisteils ist häufig noch ein Austreten von Luft im Mundbereich des Patienten zu hören, bei maschineller Beatmung geschieht dies jedoch nicht mehr. Ursache sind meist hohe Spitzendrücke bei der manuellen Beatmung und nicht eine Fehllage des Hilfsmittels.

Narkosemedikamente: Als Standardmedikament im Zusammenhang mit supraglottischen Atemwegshilfen hat sich für die Narkoseeinleitung und -führung im Rahmen einer TIVA („totale intravenöse Anästhesie") **Propofol** etabliert. Propofol dämpft die pharyngealen und laryngealen Reflexe, relaxiert die pharyngealen Strukturen und erleichtert das Einführen von Larynxmaske und Larynxtubus. Voraussetzung ist eine ausreichend hohe Dosierung. Die anderen üblichen Narkotika sind aufgrund der genannten Nachteile weniger geeignet (s. Ant-

wort zur Frage 79.2). Zur Narkoseaufrechterhaltung können auch alle Inhalationsanästhetika verwendet werden (balancierte Anästhesie).

Komplikationen: s. Antwort zur Frage 79.5. Eine **ausreichende Narkosetiefe** ist eine wichtige Voraussetzung für die sichere Anwendung supraglottischer Beatmungshilfen. Ist die Narkose zu flach, kann es zu einer reduzierten Compliance und einer gesteigerten Resistance kommen, die zu einer Undichtigkeit des Hilfsmittels führen. Große Bedeutung kommt der **Auswahl der richtigen Größe von Larynxmaske und Larynxtubus** zu. Die Wahl einer im Verhältnis zu kleinen Größe erleichtert zwar das Einführen, in der Folge muss aber der Cuff relativ stark geblockt werden, wodurch ein Anpassen an die pharyngeale Anatomie nicht mehr so gut gelingt. Paradoxerweise kann es bei zu starkem Blocken erst recht zu Undichtigkeiten kommen, weil der stark geblockte Cuff weniger elastisch ist.

 ZUSATZTHEMEN FÜR LERNGRUPPEN
- Anatomie von Pharynx und Larynx
- Atemwegsmanagement

---

80 Bluttransfusion: Patientenablehnung bzw. -einwilligung

80.1 Dürfen Sie sich über den erklärten Willen der Patientin hinwegsetzen und dennoch Blut transfundieren, wenn Sie eine vitale Indikation erkennen?
Nein, denn eine Bluttransfusion (wie auch alle anderen medizinischen Eingriffe) ist rechtlich nicht zulässig, wenn der willensfähige Patient diese ausdrücklich ablehnt.

80.2 Welche Möglichkeiten außer einer Transfusion kennen Sie, um einen akuten Mangel an Sauerstoffträgern (= niedriger Hb-Wert) zu kompensieren?
- Gabe von reinem Sauerstoff (ggf. Intubation) zum Ausgleich eines Defizits von etwa 1,5 g/dl (entspricht etwa 2 Erythrozytenkonzentraten)
- Hypothermie zur Reduktion des Sauerstoffverbrauchs des Gewebes

! 80.3 Welchen wichtigen Unterschied gibt es zwischen den beiden Fällen?
- Die Ablehnung der Bluttransfusion oder anderer lebensrettender Maßnahmen durch die Eltern eines nicht einwilligungsfähigen Kindes ist nicht möglich.
- Akute Situationen erfordern umgehendes Handeln, um nicht dem Vorwurf der unterlassenen Hilfeleistung ausgesetzt zu sein.
- In weniger akuten Situationen muss das Vormundschaftsgericht eingeschaltet werden, das den Eltern – vorübergehend – das Sorgerecht entziehen kann.

→ Fall 80   Seite 80

Problematik: Unabhängig von der Motivation des Patienten stellt die Ablehnung von ärztlicherseits als notwendig erachteten Maßnahmen ein erhebliches Spannungsfeld dar zwischen dem Selbstbestimmungsrecht des Patienten und der Notwendigkeit zur Hilfe in vital bedrohlichen Situationen durch den Arzt. Einerseits darf der erklärte Patientenwille nicht ignoriert werden, andererseits führt eine Unterlassung möglicherweise zum Tode des Patienten. Ziel muss es sein, den Patienten in vollem Umfang über die Konsequenzen seiner Entscheidung zu informieren und möglicherweise einen Kompromiss zu erzielen. Die Indikation zur Durchführung der vom Arzt beabsichtigten Maßnahmen muss allerdings auch immer wieder kritisch hinterfragt werden.

Ablehnung von Maßnahmen: Die Bluttransfusion dient hier als Beispiel für medizinische Maßnahmen, die das Einverständnis des Patienten voraussetzen. Ist sie indiziert und wird abgelehnt, sind entsprechend alle anderen Möglichkeiten zur Steigerung des Sauerstoffangebots im Gewebe zu ergreifen. Hier sind in erster Linie die Gabe von Sauerstoff und die Hypothermie zu nennen. Ergänzend können alle anderen Fremdblut-sparenden Maßnahmen (s. Fall 51) eingesetzt werden, soweit sie vom Patienten akzeptiert werden. Die Zeugen Jehovas lehnen z. B. auch die Eigenblutspende und die Hämodilution als fremdblutsparende Maßnahmen für elektive Eingriffe ab, da hier Blut den Körper verlässt und außerhalb aufbewahrt wird. Für einen Teil der Zeugen Jehovas gilt die maschinelle Autotransfusion mit unmittelbarer Rückführung ohne Unterbrechung des extrakorporalen Kreislaufs als akzeptabel. Die Möglichkeiten des behandelnden Arztes werden erheblich beschnitten, ohne dass relevante Einflussmöglichkeiten bestehen.

Einerseits macht sich der Arzt strafbar, wenn er gegen den erklärten Willen des Patienten verstößt, andererseits setzt er sich bei Untätigkeit dem Vorwurf einer Unterlassung aus. Zusätzlich zu den formal juristischen Problemen muss sich der behandelnde Arzt selbstverständlich auch mit den eigenen Überzeugungen und dem Widerstreit zwischen dem Respekt vor der freien Entscheidung des Patienten und der Verpflichtung zu helfen auseinandersetzen. Diesen Gewissenskonflikt sollte man nicht allein, sondern in Absprache mit erfahrenen Kollegen versuchen zu lösen. Immer handelt es sich um eine Einzelfallentscheidung unter Abwägung aller medizinischen, juristischen und ethischen Aspekte – eine Patentlösung kann es nicht geben.

Minderjährige Patienten: Die Ablehnung einer indizierten Bluttransfusion (oder anderer lebensrettender Maßnahmen) durch die Eltern eines nicht einwilligungsfähigen, minderjährigen Kindes ist nicht möglich. Die Sorgeberechtigten können eine medizinisch notwendige Maßnahme dann nicht ablehnen, wenn eine erhebliche Gefährdung des Kindeswohls, insbesondere Lebensgefahr, vermutet werden muss. Hier muss die Entscheidung eines Vormundschaftsgerichtes eingeholt werden, das die Eltern im Zweifelsfall vorübergehend von ihrem Sorgerecht entbindet. Bei dringlichen Indikationen, die eine juristische Abklärung nicht zulassen, muss die Durchführung notwendiger medizinischer Maßnahmen auch gegen Willen der Eltern erfolgen – eine Situation, die für alle Beteiligten extrem belastend ist.

ZUSATZTHEMEN FÜR LERNGRUPPEN
- **Selbstbestimmungsrecht des Patienten**
- **Fremdblutsparende Maßnahmen**
- **Bluttransfusion**
- **Aspekte der Patientenaufklärung (z. B. Maßnahmen, Komplikationen, Risiken, Alternativen)**

➜ Fall 80 Seite 80

298

Fall

80

81.1 Welche gezielten Fragen an die Patientin geben Ihnen wichtige Hinweise auf die Diagnose?

- Wann hat das Fieber erstmals begonnen? (→ Fieberzyklus?)
- In welchen Abständen trat das Fieber auf? (→ Fieberzyklus?)
- Sind weitere Symptome aufgetreten (z. B. Husten, Schmerzen beim Wasserlassen), welche das Fieber erklären können? (→ banaler grippaler Infekt? Harnwegsinfekt?)
- Wo genau war der Urlaub? (→ Malariaendemiegebiet?)
- Wie lange war der Urlaub? (→ Malariainfektion wahrscheinlich?)
- Hat sie Medikamente eingenommen? (→ Malariaprophylaxe?)

81.2 Welche Diagnose vermuten Sie und wie können Sie diese beweisen?

- Verdachtsdiagnose: **Malaria**, am ehesten Malaria tropica; Begründung: unregelmäßig hohes Fieber, Anamnese (Tropenaufenthalt), kein Hinweis auf eine sonstige Erkrankung, erhöhte Leberwerte (Leberbeteiligung)
- **Diagnostik** (primäre Diagnostik **fett** hervorgehoben):
  - **Blutausstrich:** mikroskopischer Parasitennachweis („dicker Tropfen"), Erythrozytentüpfelung
  - **Schnelltest** (z. B. Malaquick), geringe Sensitivität/Spezifität (als „Notdiagnostik" schon im Urlaubsland möglich)
  - Fluoreszenzmikroskopischer Nachweis des quantitative buffy-coat (QBC-Verfahren) (hat sich bisher klinisch nicht durchgesetzt)
  - PCR: Nachweis von Plasmodien-DNA; hohe diagnostische Sicherheit, zeitaufwändig
  - Indirekter Immunfluoreszenzantigentest (IFAT): Nachweis von Plasmodienantikörpern, hohe diagnostische Sicherheit, zeitaufwändig
  - Molekularbiologische Diagnostik: Nachweis des Plasmodium falciparum-histidinreiches Protein-2 (PfHRP-2); hohe diagnostische Sicherheit, zeitaufwändig
  - ggf. Organbiopsie (z. B. Leber) zur Diagnosesicherung

81.3 Mit welchen weiteren typischen Symptomen und Komplikationen rechnen Sie während des intensivmedizinischen Behandlungsverlaufs?

- **Symptome:** meist **grippeähnliche** Symptome (unregelmäßiges oder regelmäßiges **Fieber**, **Schüttelfrost**, **Kopf- und Gliederschmerzen**), Oberbauchschmerzen durch Leber- und Milzvergrößerung, Ikterus bei Befall der Gallengänge, Übelkeit, Erbrechen, Diarrhoe, hämolytische Anämie (evtl. hämolytische Krisen) mit braunem Urin („Schwarzwasserfieber"), Leuko- und Thrombozytopenie, Hypoglykämie
- **Komplikationen:** Mikrozirkulationsstörungen durch Cytoadhärenz der Parasiten an Endothelzellen (→ Hautnekrosen, Organminderperfusion), zerebrale Malaria (Bewusstseinsstörungen, Verwirrtheit, Koma), Lungenödem, Herz-Kreislaufversagen, Schock, akutes Leberversagen mit Gerinnungsstörungen/unkontrollierbaren Blutungen, Milzruptur, DIC, akutes Nierenversagen, nephrotisches Syndrom, Hämoglobinurie, Multiorganversagen, Tod

81.4 Wie überwachen Sie die Patientin?

- Intensivmedizinisches Standardmonitoring: EKG, Blutdruck, Herzfrequenz, Sauerstoffsättigung, ZVD
- Labor: Blutbild, Blutgerinnung (Quick, aPTT), Leberwerte (LDH, AST, ALT, γ-GT), Nierenretentionswerte (Kreatinin, Harnstoff)
- Blutgasanalysen (z. B. alle 4 Stunden), Blutzucker

81.5 Welche Therapie beginnen Sie?

- Therapieentscheidung in Abhängigkeit vom Erreger!
- Therapie bei Malaria **so früh wie möglich** beginnen, wegen zunehmender Resistenzprobleme vorher tropenmedizinisches Institut konsultieren
- **Kausale Therapie:** Mefloquin p.o. (z. B. Lariam), in schweren Fällen Chinindihydrochlorid (z. B. Chininum hydrochloricum Tbl. p.o. oder Dilatol i. v. über internationale Apotheke), evtl. in Kombination mit Doxycyclin

299

Fall

81

→ Fall 81 Seite 81

- **Symptomatische Therapie:** Steuerung des Wasser- und Elektrolythaushalts, Fiebersenkung (z. B. mit Paracetamol), ggf. Organersatzverfahren (Niere), ggf. Austauschtransfusion

Kommentar

Epidemiologie: Die **Malaria** ist nach der Tuberkulose die **zweithäufigste Infektionskrankheit** weltweit und besitzt aufgrund unterschiedlich schwerer Verläufe auch bei uns eine bedeutende intensivmedizinische Relevanz. Sie ist in Deutschland häufiger als allgemein angenommen, v. a. Touristen, die in **tropischen Ländern** Urlaub gemacht haben, können sich mit den Malariaerregern im Urlaubsland infizieren. Oft tritt die Malaria erst nach der Rückkehr klinisch in Erscheinung. Weltweit sind etwa 500 Millionen Menschen infiziert, in **Deutschland** werden **jährlich etwa 1000 Fälle registriert**.

Ätiopathogenese und Klinik: Erreger der Malaria sind **einzellige Parasiten** (**Plasmodien**), die durch den Stich der weiblichen **Anophelesmücke** in Endemiegebieten auf den Menschen übertragen werden. Seltenere Übertragungswege sind die „Aircraft- oder Airport-Malaria" (Stich durch Mücke außerhalb eines Endemiegebietes) und die Malaria nach Bluttransfusionen. **4 verschiedene Erreger** sind bekannt, die in unterschiedlichen Regionen auf der Welt beheimatet sind sowie unterschiedliche **Inkubationszeiten**, **Fieberrhythmen** und **Prognose** haben: Plasmodium vivax und ovale (→ Malaria tertiana), Plasmodium malariae (→ Malaria quartana) und Plasmodium falciparum (→ Malaria tropica). Die Erreger befallen **zunächst** die **Leber, dann** die **Erythrozyten** und vermehren sich. Durch **Ruptur der Erythozyten** werden die Plasmodien in den Blutkreislauf freigesetzt, was zu **Fieber** und Hämolyse führt. Der nächste Fieberschub erfolgt nach erneutem Befall der Erythrozyten und deren Ruptur. Die Abstände zwischen der Freisetzung der Plasmodien und damit zwischen den Fieberschüben ist abhängig vom Entwicklungszyklus der jeweiligen Plasmodienart und beträgt 3 Tage für Plasmodium malariae und 2 Tage für die anderen Arten. Durch Synchronisation des intraerythrozytären Parasytenwachstums kommt es zum typischen Verlauf mit Fieberschüben nach 2 (Malaria tertiana) und 3 (Malaria quartana) Tagen (benigne Formen der Malaria). Bei der Malaria tropica (maligne Form der Malaria) kommt es nicht zur Synchronisation; die Fieberschübe sind daher unregelmäßig. Weitere klinische Symptome und Komplikationen s. Antwort zur Frage 81.3.

Diagnostik: Bei **Fieber unklarer Genese** im Zusammenhang mit einem **Aufenthalt in einem Endemiegebiet** (7 Tage bis 2 Jahre zuvor) in der Anamnese muss an Malaria gedacht werden. Entsprechend ist beim geringsten Hinweis darauf eine gezielte Anamnese (s. Antwort zur Frage 81.1) und Diagnostik (s. Antwort zur Frage 81.2) durchzuführen.

Therapie: Eine **intensivmedizinische Überwachung** (s. Antwort zur Frage 81.4) in den ersten Krankheitstagen ist aufgrund der potenziellen Komplikationen auf jeden Fall notwendig. Eine **adäquate**, **zielgerichtete** und **frühzeitige Therapie** (v. a. bei Malaria tropica) ist notwendig, um die Prognose der Malaria zu verbessern. Unbedingt sollte ein **tropenmedizinisches Institut** vor Therapiebeginn konsultiert werden. Die kausale Therapie ist abhängig vom Erreger: Bei Infektionen mit benignen Erregern (s. o.) kann eine orale medikamentöse Therapie mit Mefloquin, bei Infektionen mit malignen Erregern (s. o.) muss eine intravenöse Therapie mit Chininhydrochlorid (evtl. in Kombination mit Doxycyclin) erfolgen. Die weitere Therapie ist supportiv: **Fieber** kann am besten mit Paracetamol oder Wadenwickeln gesenkt werden. Der **Wasser- und Elektrolythaushalt** muss überwacht werden, um ein **Lungenödem**, **Hyper-** oder **Dehydration** oder **Nierenversagen** frühzeitig erkennen zu können. Bei einem Befall von mehr als 20 % der Erythrozyten kann eine **Austauschtransfusion** in Erwägung gezogen werden.

Prognose: Malaria tertiana und quartana gelten als benigne Formen, die in der Regel gut medikamentös behandelt werden können und nur selten zum Tod führen. Die Malaria tropica ist die gefährlichste Form und führt in etwa 2 bis 4 % aller Fälle zum Tod.

→ Fall 81   Seite 81

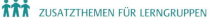
82 Risiken und Komplikationen der Spinalanästhesie

82.1 Wie erklären Sie sich die beschriebene Symptomatik?
- Sympathikolyse durch Spinalanästhesie:
  - Blutdruckabfall durch Vasodilatation
  - Bradykardie bei Ausbreitung der Spinal-anästhesie in thorakale Segmente (Nn. ac-celerantes)
  - Schwindel und Übelkeit als Folge der zere-bralen Minderperfusion bei Blutdruckabfall
  - Störung des Sensoriums im Thoraxbereich verursacht subjektives Gefühl der Atemstörung
- Ausbreitung der Spinalanästhesie ist bei die-sem Patienten zu hoch:
  - Dosis des Lokalanästhetikums zu hoch (empfohlen: bis 3 ml)
  - Patient adipös (Dosisreduktion erforder-lich: erhöhter intrabadomineller Druck → Behinderung des venösen Abflusses aus den epiduralen Venen → vermehrte Füllung epiduraler Venen → Spinalraum verkleinert)
  - Ausdehnung bis mindestens Th4 (Brust-warzen) für die Leistenhernien-OP nicht notwendig

82.2 Wie gehen Sie vor?
- Sauerstoffgabe
- Kopftieflage, soweit vom Patienten toleriert (Trendelenburg-Lagerung)

- Gabe eines Vasopressors, z. B. Cafedrin + Theodrenalin (Akrinor i. v.; Dosierung nach Wirkung)
- Gabe von Atropin 0,5–1 mg i. v. (Parasympa-thikolytikum)
- Volumensubstitution: kristalline und kolloida-le Infusionslösungen (s. Antwort zur Frage 82.3)

82.3 Welche besonderen Probleme sollten Sie bei diesem Patienten beachten?
- Bei koronarer Herzkrankheit sollte eine ra-sche Stabilisierung der Kreislaufsituation an-gestrebt werden, um myokardiale Ischämien bei Minderperfusion der Koronararterien zu vermeiden.
- Volumensubstitution abhängig von linksven-trikulärer Pumpfunktion, vorrangig Antagoni-sierung der peripheren Vasodilatation durch Vasopressoren mit möglichst geringer Er-höhung des myokardialen Sauerstoffbedarfs

82.4 Was antworten Sie?
- Abstand von 2 Tagen gilt bei Acetylsalicyl-säure als ausreichend, wenn keine anderen gerinnungshemmenden Substanzen einge-nommen werden
- Weitgehend normale Thrombozytenaggrega-tion ist nach dieser Zeit wieder zu erwarten (s. Fall 32)

Kommentar

Nebenwirkungen und Komplikationen der Spi-nalanästhesie: Wie jedes medizinische Verfah-ren weist auch die Spinalanästhesie einige typische Risiken und Nebenwirkungen auf. Unterschieden werden muss dabei in unmittel-bare, durch das Verfahren bedingte Verände-rungen von körpereigenen Mechanismen (Frühkomplikationen) und in langfristige vor-übergehende oder bleibende Schädigungen (Spätkomplikationen, s. Fall 90).

Frühkomplikationen: Zu den typischen Neben-wirkungen der Spinalanästhesie in der Früh-phase gehört der **Blutdruckabfall** durch Sympa-

→ Fall 82 Seite 82

thikolyse (**Vasodilatation, Bradykardie**). Das Ausmaß des Blutdruckabfalls ist dabei abhängig vom Volumenstatus des Patienten (relativer Volumenmangel) und der Ausbreitung der Spinalanästhesie (Blockade der Vasokonstriktion). Entsprechend können die klinischen Symptome minimal sein, sich aber auch als ausgeprägter Schwindel, Übelkeit und Erbrechen manifestieren. Reicht die Ausbreitung der Spinalanästhesie bis zu den Segmenten Th1 bis Th4, kann durch Blockade der Nervi accelerantes (keine Reflextachykardie) die entsprechend ausgeprägte Blockade der Vasokonstriktion sowie die Hemmung der Ausschüttung von Katecholaminen aus der Nebennierenrinde eine **totale Sympathikusblockade** entstehen. Vorbeugend sollte bei den Patienten für einen ausgeglichenen Volumenstatus gesorgt werden. Die Therapie ist abhängig vom Ausmaß der klinischen Symptomatik und besteht aus Kopftieflagerung (Trendelenburg-Lagerung) sowie der Gabe von Vasopressoren, Sauerstoff, Atropin bei Bradykardie und kristallinen und kolloidalen Infusionslösungen (s. Antwort zur Frage 82.2).

Durch die Beeinträchtigung der sensorischen Wahrnehmung im Thoraxbereich kann es zu für den Patienten sehr unangenehmen Missempfindungen kommen: Die Patienten haben das Gefühl, nicht mehr richtig atmen zu können. Häufig hilft es, wenn man den Patienten eine Hand auf den Brustkorb legen lässt, sodass die Thoraxexkursionen wieder wahrgenommen werden. Bei hoher Ausbreitung der Spinalanästhesie kommt es zu einer **respiratorischen Insuffizienz**, da die Interkostalmuskulatur gelähmt wird (Abnahme der Vitalkapazität). Selten kommt es zu einer so hohen unbeabsichtigten Ausbreitung der Spinalanästhesie, dass auch der aus den Segmenten C3 bis C5 entspringende Nervus phrenicus gelähmt wird, der das Zwerchfell innerviert – die Eigenatmung des Patienten ist dann nicht mehr ausreichend, und nach Einleitung einer Allgemeinanästhesie muss eine Beatmung erfolgen (endotrachale Intubation oder Larynxmaske/Larynxtubus). Die übermäßige Ausbreitung einer Spinalanästhesie kann z. B. durch eine Fehldosierung des Lokalanästhetikums oder die versehentliche intrathekale Injektion einer für den Periduralraum vorgesehenen Dosis entstehen. Die Zeichen der so genannten **totalen Spinalanästhesie** sind Hypotension, Apnoe, Bewusstlosigkeit, Pupillenerweiterung und kardiovaskuläre Komplikationen bis hin zum Herzkreislaufstillstand. Die endotracheale Intubation, die Gabe von Katecholaminen und – falls notwendig – Reanimationsmaßnahmen sind in diesem Fall sofort einzuleiten.

Nach Spinalanästhesie sind **Blutungskomplikationen** noch seltener als nach Periduralanästhesien. Das Risiko der Entstehung eines spinalen Hämatoms bei akzidenteller Punktion eines kleinen Gefäßes soll durch die sorgfältige Abklärung der Gerinnungssituation (Laborparameter, Anamnese, Dauermedikation) verringert werden (s. Fall 32). Läuft nach erfolgter Punktion Blut aus der Spinalnadel, muss von einer **intravasalen Lage** ausgegangen werden. Die Injektion des Lokalanästhetikums darf dann nicht erfolgen, um systemische Nebenwirkungen zu vermeiden. Bei blutiger Punktion kann ggf. ein Segment höher oder tiefer neu punktiert werden (s. Fall 71). Durch steriles Vorgehen soll der Entstehung von **Infektionen** im Spinalkanal vorgebeugt werden, die sich selten nach Spinalanästhesien finden.

Allergische Reaktionen sind wie bei allen Medikamenten selbstverständlich auch auf Lokalanästhetika möglich. Zusätzlich können die enthaltenen Konservierungsstoffe zu Reaktionen führen. Die Symptomatik reicht dabei von Exanthem und Quaddelbildung bis hin zur Anaphylaxie, eine Therapie muss entsprechend erfolgen (s. Fall 68).

ZUSATZTHEMEN FÜR LERNGRUPPEN
- Sympathische und parasympathische Innervation des Herzens
- Dermatome
- Reanimation
- Durchführung einer Spinal- oder Periduralanästhesie

➜ Fall 82 Seite 82

83.1 Welche Verdachtsdiagnose und welche Differenzialdiagnosen stellen Sie?

- Verdachtsdiagnose: **rupturiertes Bauchaortenaneurysma**; Begründung: Schock (Hypotonie, Tachykardie), plötzlich einsetzende abdominelle Schmerzen
- Differenzialdiagnosen: Lumboischialgie, Lumbago, Niereninfarkt, akute Pankreatitis, Hinterwandinfarkt

83.2 Welche diagnostischen Möglichkeiten kennen Sie zur Verifizierung der Verdachtsdiagnose?

- Sonographie des Abdomens im Schockraum (freie Flüssigkeit?)
- ggf. CT-Abdomen
- Labor: Hb, Hk, Herzenzyme (CK, CK-MB, Troponin T/ I), Amylase, Lipase zum Ausschluss der Differenzialdiagnosen (s. Antwort zur Frage 83.1)

83.3 Befunden Sie das CT! Welche Maßnahmen müssen Sie jetzt sofort durchführen?

- **CT-Befund:** rupturiertes Bauchaortenaneurysma (Kontrastmittelaustritt)
- **Sofortmaßnahmen:**
  - Sauerstoffgabe (z. B. 4–8 l/min)
  - Anlage von mindestens 2 großlumigen (>16 G) periphervenösen Zugängen zur Volumentherapie
  - Infusion von Ringer-Laktat-Lösung (z. B. 1000–1500 ml) und HAES 10 % (z. B. 500–1000 ml)
  - Abnahme von Kreuzblut, mindestens 6 Erythrozytenkonzentrate bestellen/sofort holen lassen
  - **Sofort Operation veranlassen** (Chirurgen, Anästhesie, OP-Personal informieren)
  - Narkoseinduktion möglichst erst im Operationssaal (s. Kommentar)
  - Arterielle Verweilkanüle legen
  - Schockkatheter zur schnellen Volumengabe

83.4 Erläutern Sie die weitere Therapie auf der Intensivstation!

- s. auch Kommentar
- Weaning = Vorsichtige Entwöhnung vom Respirator (Husten und Pressen möglichst vermeiden!)
- Kreislaufstabilisierung (Volumentherapie, ggf. Katecholamingabe)
- Regelmäßige laborchemische Kontrollen: Hb, Blutgasanalyse (alle 4–6 h); Blutbild, Blutgerinnung (Quick, aPTT; z. B. alle 12 h)
- Überwachung der Nierenfunktion (Kreatinin/ Harnstoff im Serum, Urin-Stundenportionen)
- Antibiotische Therapie zur Verhinderung einer Protheseninfektion (z. B. Cephalosporin)
- Früher enteraler Kostaufbau

83.5 Mit welchen postoperativen Komplikationen müssen Sie rechnen?

Schock, erneute Ruptur, Nachblutung, hoher Transfusionsbedarf (Massivtransfusion), Multiorganversagen, akutes Nierenversagen, Pneumonie, Lungenversagen (ARDS), intestinale Ischämie, Myokardinfarkt, Protheseninfektion

303

Fall

83

Kommentar

Definition und Formen: Als Aneurysmen werden **pathologische Aussackungen der Gefäßwand** bezeichnet. Es werden 3 Formen (s. Abb.) unterschieden: **Aneurysma verum** (Aufweitung aller 3 Wandschichten) und **Aneurysma spurium** (Verletzung/Einriss der Gefäßwand, ein Teil der Gefäßwand oder umgebende Strukturen bilden eine äußere Begrenzung). Von diesen beiden Formen ist die **Aortendissektion** (Aneurysma dissecans) abzugrenzen, bei der nach Ruptur der Intima Blut zwischen Intima und Adventitia in ein „falsches Lumen" austritt. Über einen weiteren Intimaeinriss kann ein erneuter Anschluss des „Lumens" an das Gefäßsystem erfolgen.

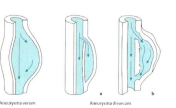

Aneurysmaformen

➔ Fall 83   Seite 83

Epidemiologie: Bei 1,5 % der Patienten über 50 Jahre findet sich ein Aortenaneurysma mit einem Durchmesser von über 5 cm. Männer sind im Vergleich zu Frauen 5-mal häufiger betroffen. Die **Inzidenz einer Ruptur** liegt für Aneurysmen mit einem Durchmesser unter 5 cm bei etwa 10 % pro Jahr, steigt allerdings mit zunehmendem Durchmesser deutlich an. So liegt die Rupturinzidenz bei Aneurysmen über 7 cm bei 75 %! Bei Aneurysmen der Aorta handelt es sich in etwa **90 %** der Fälle um ein **infrarenales Aneurysma der Aorta abdominalis.**

Ätiopathogenese: Das abdominelle Aortenaneurysma ist eine **multifaktorielle Erkrankung,** an deren Entstehung genetische, metabolische, traumatische und hämodynamische Faktoren beteiligt sind. **Arteriosklerose** und **arterieller Hypertonus** sind die häufigsten Ursachen. Ein ungehemmter Blutaustritt ins Abdomen aus der Aorta nach Ruptur eines Aneurysmas wird als **freie Ruptur** bezeichnet und ist fast immer innerhalb weniger Minuten tödlich. Die Ruptur eines Aortenaneurysmas in das Retroperitoneum wird als **gedeckte Ruptur** bezeichnet. Hierbei wird durch umliegende Weichteile (z. B. Muskeln) Druck auf die Blutungsquelle ausgeübt und der Blutverlust dadurch verlangsamt.

Klinik: Die meisten Aortenaneurysmen sind bist zur Ruptur asymptomatisch. Gelegentlich finden sich persistierende dumpfe oder pulsierende abdominelle Schmerzen zwischen Xiphoid und Nabel. Die wichtigsten Symptome der abdominellen Aortenruptur sind **plötzlich einschießende Rücken- oder Flankenschmerzen** durch Ausdehnung des Aneurysmas mit Druck auf die retroperitoneal und paraaortal gelegenen Spinalnerven, Ausstrahlung der Schmerzen in die Flanke oder die Leiste entlang des N. ischiadicus, Symptome des **hämorrhagischen Schocks** und **kalte Extremitäten.** Patienten, bei denen der Verdacht auf ein rupturiertes Aortenaneurysma besteht, sind ausnahmslos „**Notfallpatienten**" und müssen sofort der klinischen Diagnostik und operativen Therapie zugeführt werden!

Diagnostik: Wichtige Hinweise auf die Diagnose liefert in der Regel die **Anamnese** (Aneurysma bekannt?, Hinweis auf Trauma?) in Kombination mit der **klinischen Untersuchung** (pulsierender Tumor im Abdomen tastbar?, pulsierendes Geräusch im Abdomen auskultierbar?, schlecht/nicht tastbare Leistenpulse?) und der **Schmerzsymptomatik** (s. o.). Neuaufgetretene starke Schmerzen in Rücken oder Abdomen müssen an ein zuvor nicht bekanntes (= asymptomatisches) Aortenaneurysma mit Expansion oder Ruptur denken lassen. Die Erstdiagnostik in der Klinik, am besten noch im Schockraum, besteht aus **Abdomen-Sonographie,** ggf. Echokardiographie (bei Verdacht auf thorakales Aortenaneurysma) und thorakaler und abdomineller **Computertomographie.**

Notfalltherapie: s. auch Antwort zur Frage 83.3. Die Akuttherapie erfolgt nach dem **ABC-Schema** (s. Fall 49), um die Vitalfunktionen zu sichern. Hierzu gehören eine ausreichende **Oxygenierung** (z. B. 4–81 O_2/min über Gesichtsmaske, ggf. endotracheale Intubation und maschinelle Beatmung), gefolgt von der **Kreislaufstabilisierung** und einer suffizienten **Analgesie** bis zum OP-Beginn. Die Kreislaufstabilisierung erfolgt mit der raschen bedarfsgerechten (!) Infusion von kristallinen und kolloidalen Infusionslösungen (z. B. Ringer-Laktat-Lösung 1000–1500 ml + HAES 10 % 500–1000 ml). Für eine suffiziente präoperative und intraoperative **Volumensubstitutionstherapie** ist die Anlage mehrerer großlumiger periphervenöser Zugänge (mindestens 2 Zugänge >16 G) und eines Schockkatheters oder einer 8F-Schleuse erforderlich. Ist die alleinige Substitution des Blutverlustes mit Infusionslösungen nicht ausreichend, kann eine Dauerapplikation von **Katecholaminen** erwogen werden (bei Erwachsenen z. B. Noradrenalin [Arterenol] 5 mg/50 ml-Perfusorspritze). Der arterielle systolische Zieldruck sollte etwa 80–120 mmHg betragen. Höhere Blutdrücke bzw. Blutdruckanstiege können die Blutung verstärken und sollten daher vermieden werden! Zur **Analgesie** eignet sich z. B. Morphin (z. B. 3–5 mg i. v.). Präoperativ sollte auf eine muskuläre Relaxierung verzichtet werden, da sonst die Blutstillung durch Druck der Weichteile auf die Blutungsquelle aufgehoben wird. Die frühzeitige Abnahme von **Kreuzblut** ist erforderlich, um möglichst schnell eine ausreichende Anzahl von **Erythrozytenkonzentraten** für die Operation verfügbar zu haben. Zusätzlich müssen weitere Blutprodukte zur Stabilisierung der Blutgerinnung sowie ein Cellsaver (vgl. Fall 51) bereitgestellt werden.

→ Fall 83   Seite 83

Operative Therapie: Höchste Priorität für die weitere Versorgung besitzt die **schnellstmögliche operative Versorgung** (Laparotomie und Abklemmung der Aorta). Daher sollte ein Patient mit rupturierten Aortenaneurysma nach Schocktherapie und Primärdiagnostik umgehend in den Operationssaal gebracht werden. Da nach der Narkoseinduktion und Relaxation mit einer freien Perforation des Aneurysmas in die Bauchhöhle gerechnet werden muss (Aufhebung des muskulären Drucks auf das gedeckt rupturierte Aneurysma!), sollte die Narkose möglichst erst im Operationssaal eingeleitet werden, wenn die Operateure bereit zum Hautschnitt sind und das Operationsgebiet steril abgewaschen und abgeklebt ist.

Postoperative Therapie: s. auch Antwort zur Frage 83.4. Postoperativ ist die Indikation zur **Nachbeatmung** und zur **protrahierten Narkoseausleitung** großzügig zu stellen. Bei der Entwöhnung vom Respirator (= **Weaning**) sollten Husten, Pressen sowie hypertensive Phasen vermieden werden, damit es nicht zu einer Nahtruptur kommt. Aufgrund der räumlichen Nähe des Aortenaneurysmas zu den Nierenarterien und der intraoperativen Aortaabklemmung ("Aortales cross-clamping") ist ein **Nierenfunktionsausfall** möglich. Daher muss während des postoperativen Verlaufs v. a. auf **Diurese** und **Nierenfunktion** (Kreatinin/Harnstoff im Serum, Urin-Stundenportionen) geachtet werden. Regelmäßige laborchemische Kontrollen von **Hb-Wert** (alle 4–6 Stunden), **Blutbild** und **Blutgerinnung** (alle 12 Stunden) sind erforderlich, um rechtzeitig eine Nachblutung erkennen zu können. **Blutgasanalysen** in 4-stündigem Abstand dienen der Überwachung der respiratorischen Funktion und können gleichzeitig zur schnellen und regelmäßigen Bestimmung des Hb-Wertes mitgenutzt werden. Ein **früher enteraler Kostaufbau** führt zu einer schnelleren Wiederaufnahme der enteralen Funktion, Verhinderung einer Malnutrition und verbessert das Outcome. Zur Verhinderung von **Protheseninfektionen** sollte eine perioperative Antibiotikaprophylaxe erfolgen. Zu den postoperativen Komplikationen s. Antwort zur Frage 83.5.

Prognose: Die perioperative Klinikletalität bei rupturierten infrarenalen Bauchaortenaneurysmen liegt bei etwa 40 bis 50 %. Für die hohe Letalität ist häufig ein postoperatives **Multiorganversagen** (Inzidenz 27 %) verantwortlich. Meist sind hierbei Nieren und Darm betroffen. **Nachblutungen**, die zu einer **Reoperation** führen, kommen in etwa 36 % der Fälle vor. **Pneumonien** mit oder ohne **Lungenversagen** (ARDS) treten bei bis zu 22 % der Patienten postoperativ auf. Die perioperative Letalität bei elektivem infrarenalem Bauchaortenersatz liegt wesentlich niedriger (2–4 %).

 ZUSATZTHEMEN FÜR LERNGRUPPEN
- **Therapie des hämorrhagischen Schocks**
- **Anästhesiologisches intraoperatives Management bei Operation eines Bauchaortenaneurysmas**
- **Klassifikation von Aortenaneurysmen**
- **Thorakales Aortenaneurysma**

---

84 Thorakale Periduralanästhesie

84.1 Welchen Nutzen sehen Sie in der Anlage eines Periduralkatheters bei diesem Patienten?
- Sympathikusblockade und Schmerzausschaltung
- Reduktion des intravenös verabreichten Opioidbedarfs → geringere Nebenwirkungsrate (z. B. Kreislaufdepression), raschere Extubation nach OP-Ende (geringeres Risiko einer respiratorischen Insuffizienz)
- Postoperative Analgesie über liegenden Periduralkatheter möglich

84.2 Beschreiben Sie das Vorgehen bei der Anlage eines thorakalen Periduralkatheters!
- Monitoring (EKG, Blutdruck, Pulsoxymetrie), peripher-venöser Zugang
- Lagerung des Patienten in sitzender Position oder in Seitlage
- PDK-Set bereitlegen (Tuohy-Nadel, Periduralkatheter)
- Tasten der Scapulae: BWK 7 in Höhe der Scapulaspitzen

→ Fall 84   Seite 84

- Abzählen der Dornfortsätze zur Identifikation des für die Punktion gewünschten Zwischenwirbelraumes (s. Kommentar)
- Hautdesinfektion, steriles Abdecken
- Hautquaddel zur Lokalanästhesie, Infiltration Stichkanal z. B. mit Mepivacain (z. B. Scandicain 1 %)
- Punktion mit Periduralnadel:
  - Mediane oder paramediane Punktion (abhängig von Punktionshöhe, s. Kommentar)
  - Vorgehen mit „Widerstandsverlust"-Technik bis zum Erreichen des Periduralraums („Loss of resistance")
  - Aspirationstest (Ausschluss intravasale oder intrathekale Lage)
- Einführen des Periduralkatheters, Entfernen der Nadel, Zurückziehen des Katheters, so dass er ca. 5 cm im Periduralraum liegt (Markierungen am Katheter)
- Erneuter Aspirationstest
- Fixieren des Katheters

84.3 Welche Medikamente eignen sich zur Injektion in den liegenden Periduralkatheter?
- **Intraoperativ:** Kombinationstherapie oder Monotherapie mit
  - Opioiden, z. B. Sufentanil (Sufenta)
  - Lokalanästhetika in niedriger Konzentration: Ropivacain (z. B. Naropin 0,375 %) oder Bupivacain (z. B. Carbostesin 0,25 %)
- **Postoperativ:** Ropivacain (z. B. Naropin 0,2 %) oder Bupivacain (z. B. Carbostesin 0,125 %) 3–6 ml/h über Perfusor (Wachstation, Intensivstation) oder Bolusgabe über Schmerzpumpe, Kombination mit Sufentanil möglich

84.4 Warum kann die Anlage eines thorakalen Periduralkatheters mit mehr Risiken verknüpft sein als die Punktion auf lumbaler Höhe?
- Punktion aufgrund anatomischer Verhältnisse schwieriger (s. Kommentar)
- Injektionsort führt bei übermäßiger Ausbreitung der Lokalanästhetika oder zu hoher Dosierung schneller zu respiratorischen und neurologischen Nebenwirkungen
- Verletzung des Rückenmarks bei Punktion des Spinalraums möglich

Kommentar

Indikation: Der wichtigste Grund für die Anlage eines thorakalen Periduralkatheters ist die adäquate **Schmerztherapie nach Operationen im Thorax- bzw. Oberbauchbereich** (z. B. Lungen- und Pankreaschirurgie). Durch Verminderung der sympathikoadrenergen Wirkung werden kardiovaskuläre, gastrointestinale und metabolische Nebenwirkungen des Schmerzes reduziert.

Punktionsorte und anatomische Orientierungspunkte: Die Dornfortsätze der Wirbelkörper dienen als wichtige Orientierungspunkte zur Festlegung des Punktionsortes bei rückenmarknahen Anästhesieverfahren. Um die korrekte Punktionshöhe abschätzen zu können, sind 2 weitere anatomische Punkte von Bedeutung: die Darmbeinschaufeln (L3/4) und die gedachte Linie zwischen den Spitzen der Schulterblätter (Th7/8). Durch Abzählen der Dornfortsätze ausgehend von diesen Orientierungspunkten wird dann der gewünschte Punktionsort identifiziert.

Die **Punktionshöhe** hat entscheidenden Einfluss auf die erfolgreiche Schmerztherapie über den Periduralkatheter. Wird der Katheter im Zentrum der erwarteten Schmerzausbreitung angelegt (z. B. im vorliegenden Fall: Schmerzausbreitung bei Oberbaucheingriff v. a. in den Segmenten Th 6 bis Th 12, Punktionsort: Zwischenwirbelraum Th 8/9), so kann die beste Schmerzausschaltung bei geringster Nebenwirkungsrate erreicht werden. Typische Punktionsorte in Abhängigkeit vom Eingriffsort s. Tab.

Empfohlene Punktionshöhe in (PDA) Abhängigkeit von der Art des Eingriffs

Eingriffsort	Punktionshöhe
Untere Extremität	L3–L4
Unteres Abdomen	Th10–Th12
Oberes Abdomen	Th8–Th10
Abdomen und Thorax	Th7–Th9
Thorax	Th4–Th6

→ Fall 84 Seite 84

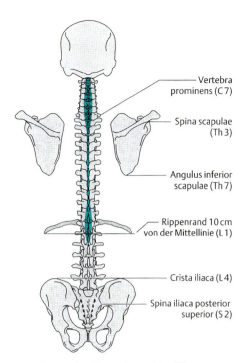

| — Vertebra prominens (C 7)
| — Spina scapulae (Th 3)
| — Angulus inferior scapulae (Th 7)
| — Rippenrand 10 cm von der Mittellinie (L 1)
| — Crista iliaca (L 4)
| — Spina iliaca posterior superior (S 2)

Leitpunkte zur Identifikation der Punktionshöhe

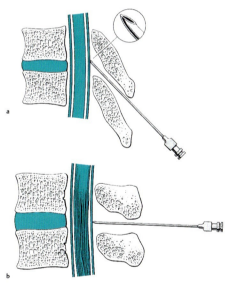

Anpassung der Punktionsrichtung an die anatomischen Verhältnisse der Wirbelsäule (a – im thorakalen Bereich, b – im lumbalen Bereich)

Punktionstechnik: Prinzipiell sind 2 Punktionstechniken bei der Anlage eines Periduralkatheters möglich: der **mediane Zugang** im Zwischenwirbelraum direkt zwischen den Dornfortsätzen und der **paramediane oder laterale Zugang** seitlich versetzt von der Mittellinie. In den unteren und oberen Abschnitten der Brustwirbelsäule gelingt in der Regel der Brustwirbelsäule der mediane Zugang problemlos, allerdings muss die Stichrichtung an die anatomischen Gegebenheiten angepasst werden: Die Dornfortsätze verlaufen annähernd horizontal, entsprechend wird auch eingestochen, um den Zwischenwirbelraum zu treffen.

Die Anordnung und Form der Brustwirbel im mittleren Abschnitt der thorakalen Wirbelsäule von Th4 bis Th9 machen häufig einen paramedianen Zugang notwendig: die Dornfortsätze überlagern einander wie Dachziegel. Durch Lagerungsmaßnahmen kann in diesem Bereich nur gering eingewirkt werden, da die Beweglichkeit dieses Abschnitts der Wirbelsäule gering ist. Der Punktionsort liegt etwa 1,5 cm lateral und 1 cm unterhalb des entsprechenden Dornforsatzes. Die Punktion erfolgt kranial in einem Winkel von 40 bis 50° zur Haut und medial in einem Winkel von etwa 15° zur Mittellinie.

Der Abstand zwischen Haut und Periduralraum ist im thorakalen Bereich kleiner, sodass beim Vorschieben der Nadel entsprechend vorsichtig vorgegangen werden muss. Zusätzlich ist der Periduralraum im Bereich der Brustwirbelsäule enger, die Identifikation erfordert größere Erfahrung. Der mittlere Thorakalbereich ist als die anatomisch schwierigere Region einzustufen, dennoch sollte der Punktionsort wie oben erwähnt im Zentrum der voraussichtlichen Schmerzausbreitung gewählt werden. Ein Vorschieben des Katheters von einem tiefer gelegenen Punktionsort verursacht aufgrund der zahlreichen Abweichmöglichkeiten (Schlaufenbildung, Lage in einer Wurzeltasche) häufig eine inkorrekte Position der Katheterspitze.

Medikamentendosierung: Die Medikamente bei der thorakalen Periduralanästhesie entsprechen denen bei Anlage eines lumbalen Periduralkatheters (s. Fall 5). Zur Orientierung bei der Dosierung der Lokalanästhetika für eine thorakale Periduralanästhesie kann die Faustregel dienen, dass pro zu betäubendem Segment 1 ml eines Lokalanästhetikums mit nied-

307

Fall

84

→ Fall 84   Seite 84

riger Konzentration benötigt wird. Für die Injektion nach Anlage eines thorakalen Periduralkatheters – wie im vorliegenden Fall (Punktionsort Th 8/9) – werden für die Anästhesie der Segmente Th 6 bis Th 12 als Einzeldosis z.B. 6–8 ml Ropivacain 3,75 % (z.B. Naropin 7,5 mg/ml verdünnt mit Kochsalzlösung) verabreicht. 2 „Reservesegmente" unter- und oberhalb der geplanten Ausbreitungszone sollten in die Kalkulation der benötigten Dosis einberechnet werden. Intraoperativ wird die thorakale Periduralanästhesie in der Regel in Kombination mit einer Allgemeinanästhesie durchgeführt, die Nachinjektion in den Katheter erfolgt analog zur Nachinjektion der intravenösen Narkotika bei Anhalt für erneuten Bedarf (Herzfrequenz ↑, Blutdruck ↑, $paCO_2$ ↑). Eine gute Periduralanästhesie kann den Einsatz intravenöser Opioide im Operationsverlauf erheblich einschränken helfen oder sogar entbehrlich machen.

Nebenwirkungen: Der anästhesierte Körperbereich hängt bei der Periduralanästhesie neben dem Einstichort und der Konzentration des Lokalanästhetikums ganz entscheidend von der Gesamtmenge des Wirkstoffes (in mg) und dem applizierten Volumen ab: Große Volumina breiten sich weiter nach oben und unten aus, dementsprechend vergrößert sich der anästhesierte Bereich, aber auch das Ausmaß der Nebenwirkungen einer Periduralanästhesie. Die erwünschten Nebenwirkungen einer Periduralanästhesie sind die **Anregung der Darmtätigkeit nach abdominellen Eingriffen** und eine **arterielle Vasodilatation nach Gefäßeingriffen**. Beide Effekte werden durch die Blockade sympathischer Nervenfasern bedingt. Uner-

wünschte Nebenwirkungen sind **Blutdruckabfall** durch Vasodilatation, eine **eingeschränkte Kontrolle der Blasen- und Mastdarmfunktion** sowie – v. a. bei der thorakalen Periduralanästhesie – die **kardialen Nebenwirkungen**: Durch Blockade der sympathischen Afferenzen kann es zu kreislaufwirksamen **Bradykardien** kommen, so fehlt dann die Möglichkeit, bei einem Volumenmangel mit einer kompensatorischen Tachykardie das Herzzeitvolumen zu steigern. Die **motorische Blockade** zählt in der Regel ebenfalls zu den unerwünschten Nebenwirkungen der Periduralanästhesie, da sie eine frühe Mobilisation des Patienten behindert (bei Lokalanästhetika mit niedriger Konzentration oder bei Kombination mit Opioiden geringer ausgeprägt). Sufentanil diffundiert aufgrund seiner geringen Wasserlöslichkeit nur wenig in den Liquor. Dies wäre aber Voraussetzung für eine zentrale Atemdepression durch peridurale Opioidapplikation. Wenn überhaupt kommt es in den ersten 30 Minuten nach Sufentanilgabe über den Periduralkatheter zu **Beeinträchtigungen der Atmung**. In den üblichen Dosierungen von 0,5 μg/ml ist damit aber nicht zu rechnen.

👥 ZUSATZTHEMEN FÜR LERNGRUPPEN
- **Dermatome**
- **Innervation der Thorax- und Abdominalorgane**
- **Lumbale Periduralanästhesie**
- **Spätkomplikationen nach rückenmarknahen Anästhesieverfahren (z. B. Rücken- und Kopfschmerzen, neurologische Komplikationen)**

85 Verfahren zum Monitoring der Oxygenierung

85.1 Welche Möglichkeiten haben Sie, die Oxygenierung des Patienten zu überwachen?
- Pulsoxymetrie (unmittelbar nach Aufnahme)
- Arterielle Blutgasanalyse (BGA, ABGA) nach Anlage einer arteriellen Verweilkanüle
- Klinische Untersuchung und Beobachtung (z. B. Haut [eine sichtbare Zyanose tritt jedoch erst bei mindestens 5 g% desoxygenierten Hämoglobin bzw. einer Sauerstoffsättigung <75 % und bei Anämie gar nicht auf!], Nagelbett, Schleimhäute; sehr unzuverlässig!)

85.2 Welche Vor- und Nachteile haben die Verfahren?
Pulsoxymetrie
- Vorteile:
  - Direkte Messung der funktionellen (= partiellen) Sauerstoffsättigung (SpO_2 [%] = prozentualer Anteil des oxygenierten Hämoglobins (HbO_2) am gesamten zum O_2-Transport fähigen Hämoglobin
  - Schnell und einfach zu bedienen

→ Fall 85 Seite 85

- Frühzeitiges Erkennen von Veränderungen der respiratorischen Situation
- Kontinuierliche In-vivo-Messung am Patienten, Echtzeit-Messung
- Nichtinvasiv
- Kostengünstig
- Indikator für die Gewebeperfusion
- Gleichzeitige Messung der Pulsfrequenz
■ Nachteile:
- Störeinflüsse s. auch Kommentar (z. B. Dyshämoglobine [Met-Hb, CO-Hb v. a. bei Rauchern, Verbrennungspatienten!], i. v.-Farbstoffe, Nagellack, Anämie, Bewegungsartefakte, geringer peripherer Widerstand)
- Abhängig von einem ausreichenden Pulssignal
- Keine Anzeige des Sauerstoffpartialdrucks, lediglich der Sauerstoffsättigung

Blutgasanalyse
■ Vorteile:
- Geringe Fehlereinflüsse, hohe Genauigkeit („Gold-Standard")
- Anzeige des Sauerstoffpartialdrucks (paO_2 [mmHg])
- Messung der Sauerstoffsättigung (SaO_2 [%])
■ Nachteile:
- Nur intermittierende (= diskontinuierliche) Messung
- Invasiv, ggf. arterielle(r) Punktion/Katheter notwendig
- Zeitaufwändig
- Kostenintensiv (Reagenzien für die Hämoxymeter)
- Keine Echtzeit-Messung möglich
- In-vitro-Messung
- Mögliche Fehlerquellen: Luftblasen in der Blutprobe, längere Lagerung der Blutprobe

! | **85.3** Erklären sie die Funktionsweise der Verfahren!

■ **Pulsoxymetrie:** Photospektrometrische Messung von oxygeniertem Hämoglobin (HbO_2) und desoxygeniertem Hämoglobin (dHb) während der Diastole (fast nur dHb) und der Systole (zusätzlich HbO_2). Ausgenutzt werden die unterschiedlichen Absorptionsmaxima von HbO_2 und dHb im roten und infraroten Wellenlängenbereich; das Licht wird vom Fingerclip ausgestrahlt und auf der gegenüberliegenden Seite analysiert. Aus diesen pulsatilen Absorptionsänderungen kann die funktionelle Sauerstoffsättigung errechnet werden ($psaO_2$, SpO_2 [%]).

■ **Blutgasanalyse:** Mit einem Hämoxymeter wird eine kleine (ca. 1 ml) arterielle, heparinisierte Blutprobe (nach Entnahme luftdichtes Verschließen des Röhrchens und sofort analysieren, da sich sonst die Messwerte deutlich verfälschen!) mit speziellen Elektroden elektrochemisch analysiert. Die Messung von Hämoglobin (Hb), dessen Derivate (z. B. HbO_2, Met-Hb, CO-Hb) sowie von Elektrolyten (z. B. Na^+, K^+, Cl^-) und anderen Molekülen (z. B. HCO_3^-, Blutzucker) ist möglich. Die funktionelle Sauerstoffsättigung (SaO_2) kann gemessen werden, daneben ist die Bestimmung des Säure-Basen-Haushaltes u. a. möglich.

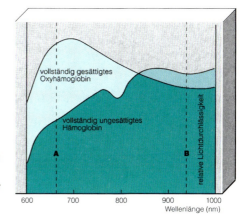

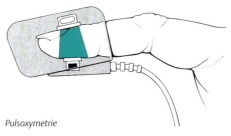

Pulsoxymetrie

! | **85.4** Welche unteren und oberen Grenzwerte erachten Sie während der Überwachung als sinnvoll für beide Verfahren?

Verfahren	Unterer Grenzwert	Oberer Grenzwert
Blutgasanalyse	$SaO_2 > 95\%$ $paO_2 > 80$ mmHg	SaO_2 max. 100% $paO_2 < 200$ mmHg
Pulsoxymetrie	$SpO_2 > 95\%$	SpO_2 max. 100%

→ Fall 85   Seite 85

Monitoring (Allgemeines): Neben den erforderlichen diagnostischen (z. B. Röntgen-Thorax bei V. a. Pneumonie) und therapeutischen (z. B. endotracheale Intubation und Beatmung bei Ateminsuffizienz) Maßnahmen gehört die ständige Beurteilung des Krankheitsverlaufs eines Intensivpatienten zu den wichtigsten Aufgaben von Ärzten und Pflegepersonal der Intensivmedizin. Im Mittelpunkt steht hierbei das Monitoring der **Herz-Kreislauf- und respiratorischen Funktion.** Unter Monitoring versteht man eine (annähernd) **kontinuierliche Überwachung der Vitalfunktionen eines Patienten mittels technischer Geräte.** Ziel ist es, potenziell lebensbedrohliche Situationen frühzeitig zu erkennen und dann zu behandeln. Verfahren des **Basismonitorings** zur Überwachung des Herz-Kreislauf-Systems sind **EKG** und die automatische nicht-invasive **Blutdruckmessung** (NIBP), zur Überwachung der respiratorischen Funktion und des Gasaustausches stehen **Pulsoxymetrie** und **Kapnometrie zur Verfügung.** Durch z. B. klinische, laborchemische (z. B. Blutzuckerbestimmung, arterielle Blutgasanalyse) und ggf. invasive (z. B. ZVD-Messung, intraarterielle Blutdruckmessung) Untersuchungen werden die Ergebnisse des Basismonitorings ergänzt.

Überwachung der Atmung: Ventilation und adäquater Gasaustausch müssen bei jedem Patienten sichergestellt werden. Daher gehört die Überwachung der Atmung zum Basismonitoring. Hierzu stehen verschiedene Möglichkeiten zur Verfügung (s. o. und Antwort zur Frage 85.1). Neben der klinischen Beurteilung der respiratorischen Funktion (Farbe der Haut/Schleimhäute, Thoraxbewegungen, Einsatz der Atemhilfsmuskulatur, Tachypnoe, Dyspnoe, Atemgeräusche, Bewusstseinslage, kardiovaskuläre Reaktionen) kommt der technischen Überwachung mittels Pulsoxymetrie und arterieller Blutgasanalyse (BGA) beim Monitoring erhebliche Bedeutung zu. Bestimmt wird bei der BGA der arterielle Sauerstoff- und Kohlendioxidpartialdruck, pH-Wert, Base-Excess (sBE) und Elektrolyte. Entscheidend für die Sauerstoffversorgung des Gewebes ist der Sauerstoffgehalt im arteriellen Blut, das Herzminutenvolumen, die Sauerstoffaffinität des Hämoglobins und der Sauerstoffpartialdruck in der kapillä-ren Endstrombahn als treibende Kraft für die Diffusion von Sauerstoff in das Gewebe.

Physiologische Grundlagen: Mit Sauerstoff beladenes Hämoglobin wird als Oxyhämoglobin (HbO_2), die reduzierte Form (ohne Sauerstoffbeladung) als Desoxyhämoglobin (dHb) bezeichnet. Die funktionelle (partielle) Sauerstoffsättigung des Blutes bezeichnet den Anteil von Oxyhämoglobin am gesamten zum Sauerstofftransport fähigen Hämoglobin, sie wird in Prozent angegeben. Die normale Sauerstoffsättigung im arteriellen Blut beträgt beim Menschen 94 bis 99 %. Sie korreliert dabei meist gut mit dem Sauerstoffpartialdruck des Blutes (paO_2 90–150 mmHg). Gerade alte Menschen haben im Normalfall einen deutlich niedrigeren paO_2 (etwa 60 mmHg, SpO_2 94–96 %) als junge Menschen. Liegt der Sauerstoffpartialdruck unter 60 mmHg oder die Sauerstoffsättigung unter 90 % droht eine klinisch relevante Hypoxie.

Die Sauerstoffbindungskurve beschreibt den Zusammenhang zwischen Sauerstoffpartialdruck und Sauerstoffsättigung. Eine Reihe von Faktoren beeinflusst bei gegebenen Sauerstoffpartialdruck die Sauerstoffbindung an das Hämoglobin. Dabei bleibt die Form der Kurve gleich, es verändert sich nur deren Lage. Eine Erhöhung des pH-Wertes, sowie eine Erniedrigung von pCO_2, Temperatur und 2,3-Bisphosphoglycerat führen zu einer Linksverschiebung. Eine Rechtsverschiebung resultiert aus einem niedrigeren pH-Wert oder der Zunahme von pCO_2, Temperatur und 2,3-Bisphosphoglycerat. Die Abhängigkeit der Sauerstoffbindungskurve von pH-Wert/H^+-Ionen bezeichnet man als

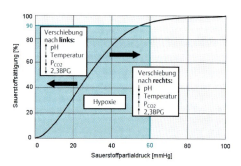

Sauerstoffbindungskurve des Hämoglobins

→ Fall 85   Seite 85

Bohr-Effekt. Eine Linksverschiebung führt dazu, dass ein niedriger pO_2 erforderlich ist, eine bestimmte Sauerstoffsättigung zu erreichen. Umgekehrt formuliert: Bei einer Linksverschiebung wird Sauerstoff leichter gebunden, da die Affinität der Häm-Gruppen für Sauerstoff größer wird. Der umgekehrte Fall tritt ein, wenn eine Rechtsverschiebung entsteht (Affinitätsabnahme, Sauerstoff wird leichter abgegeben).

Funktionsprinzipien von Pulsoxymeter/Blutgasanalyse: s. Antwort zur Frage 85.3.

Störeinflüsse: Dysfunktionelle Hämoglobinfraktionen wie Carboxyhämoglobin (Kohlenmonoxid-beladenes Hämoglobin, CO-Hb), Methämoglobin (Met-Hb) und Sulfhämoglobin (Sulf-Hb) verfälschen die Messwerte von Pulsoxymetern zum Teil erheblich, da Pulsoxymeter Dyshämoglobine fälschlicherweise als Oxyhämoglobin erkennen. Die arterielle Blutgasanalyse unterliegt diesen Fehlmessungen nicht, da zwischen den unterschiedlichen Hämoglobinarten differenziert wird. Der Anteil von CO-Hb (Norm: 2 %) und Met-Hb spielt prozentual beim Gesunden keine wesentliche Rolle, kann aber bei Erkrankungen oder Intoxikationen deutlich erhöht sein und so zu falsch hohen Messwerten der Sauerstoffsättigung führen: Bei Rauchern kann der Anteil von CO-Hb bis zu 15 % betragen, bei Rauchgasintoxikationen kann er noch wesentlich höher sein. Eine Methämoglobinämie kann durch Intoxikationen mit Nitrosegasen oder durch Gabe bestimmter Pharmaka (z. B.

NO-Donatoren wie Nitroprussid-Natrium oder Lokalanästhetika) bedingt sein, seltener tritt sie im Rahmen kongenitaler Erkrankungen auf. Wichtig zum Erhalt valider Messergebnisse ist auch die Elimination weiterer Störeinflüssen: Bewegungen (z. B. Reanimation, Patiententransport, Muskelzittern, Manipulation am Sensor), Sensordislokation, Minderperfusion bzw. Zentralisation (z. B. Hypothermie, Hypovolämie, Hypotonie, Herzrhythmusstörungen, Schock). Auch extrem niedrige Sauerstoffsättigungswerte (<70 %) können zu unkalkulierbaren Fehlmessungen führen.

Diese Störeinflüsse spielen für die arterielle Blutgasanalyse nur eine untergeordnete Rolle, da hier elektrochemische Potenzialunterschiede zur Messung genutzt werden.

Messgenauigkeit: Zur Bestimmung der Messgenauigkeit eines Pulsoxymeters dient in der Regel ein Hämoxymeter („Gold-Standard"). Werden die Störgrößen eliminiert, liegt die Messgenauigkeit meist in einem Bereich von ± 2 % bei SaO_2-Werten zwischen 70 und 100 % sowie bei ± 3 % im Bereich von 50 % und 70 % SaO_2.

👥 ZUSATZTHEMEN FÜR LERNGRUPPEN
- **Monitoring des Kohlendioxidpartialdrucks (Blutgasanalyse, end-tidale CO_2-Messung [Kapnometrie], transkutane CO_2-Messung)**
- **Monitoring der Herz-Kreislauf-Funktion**

Ursachen für Fehlmessungen bei der Pulsoxymetrie

Keine Beeinflussung „Richtiger Messwert"	Falsch hohe Werte „Sauerstoffsättigung wird überschätzt"	Falsch niedrige Werte „Sauerstoffsättigung wird unterschätzt"
Fetales Hämoglobin (HbF)	Methämoglobinämie bei Hypoxie	Nagellack
Hyperbilirubinämie	Xenon- und Fluoreszenzlicht	Infundierte Lipidlösungen, parenterale Ernährung
Normale COHb- und MetHb-Werte	Carboxyhämoglobinämie	Methylenblau, Indocyaningrün, i. v.-Farbstoffe
Starke Hautpigmentierung		Onychomykose
Künstliche Acrylnägel		Hypotension

→ Fall 85   Seite 85

86.1 Berechnen Sie den Energiebedarf der Patientin!

Faustformel nach Stein & Levine:

- Basaler Energieumsatz (kcal/d) = 24 * kg Körpergewicht
- Körpergewicht der Patientin 60 kg → 24 * 60 = 1440 kcal/d
- Bei muskulärer Anstrengung gelten höhere Werte.

86.2 Welche Verdachtsdiagnose stellen Sie?

Postaggressionsstoffwechsel (PAS, Postaggressionssyndrom); Begründung: Hyperglykämie trotz Insulingabe; Harnstoff im Serum ↑, Ketone im Urin ↑

! 86.3 Erläutern Sie die pathophysiologischen Veränderungen, die hier vorliegen!

- **Akutphase:** Ziel → schnellstmöglich dem Körper Energie zur Verfügung stellen
  - durch Stress → Sympathikusaktivität ↑, Störung der Thalamus-Hypophysen-Achse
  - Freisetzung antiinsulinärer und kataboler Hormone (z. B. Kortisol, Glukagon, Adrenalin) → Aktivierung von Glykolyse, Glukoneogenese, Lipolyse, Proteolyse
  - Erhöhte Katecholaminspiegel → Herzfrequenz ↑, Blutdruck ↑, Herzminutenvolumen ↑
- **Sekundärphase:** Hypermetabolismus (deutlich erhöhter Energiebedarf) und Hyperkatabolismus (Bereitstellung von Energieträgern durch Abbau von Skelettmuskulatur)
  - Glukoseverwertungsstörung (periphere Insulinresistenz → Glukose im Blut ↑ trotz vermehrter Insulinausschüttung/Insulingabe)
  - Proteolyse → Muskelabbau, Harnstoff ↑
  - Lipolyse → Freisetzung von Fettsäuren → Ketonämie/Ketoazidose
  - Aktivierung der Gerinnung/Thrombozytenaggregation → Thromboemboliegefahr ↑
  - Erhöhung der Entzündungsmediatoren im Blut → Fieber, Müdigkeit, Herzfrequenz ↑
  - Gestörte Infektabwehr durch Verminderung von Immunglobulinen und Komplement durch Katecholamine/Glukokortikoide → reaktiver Anstieg der Leukozyten
  - Erhöhung von Renin, Angiotensin II, Aldosteron, ADH → H_2O-/NaCl-Retention

! 86.4 Welches Ziel hat die HHH-Therapie?

Ziel: Verhinderung von Schäden durch zerebrale Vasospasmen durch

- **H**ypervolämischen Volumenstatus und **H**yperonkotische Volumentherapie: Volumen intravasal halten
- Katecholaminapplikation (z. B. Arterenol): **H**ypertone Blutdruckwerte
- → alle 3 Angriffspunkte verbessern den zerebralen Perfusionsdruck und sollen zerebrale Ischämien reduzieren, evtl. sogar verhindern.

Kommentar

Definition: Der **Postaggressionsstoffwechsel** (Postaggressionssyndrom, PAS) ist eine Reaktion des Organismus auf Trauma (z. B. Operation, Sepsis, Verbrennung) und Narkose mit passagerer Funktionsstörung des Herz-Kreislauf-Systems, Energie- und Wasserhaushaltes sowie der Psyche.

Pathophysiologie: s. Antwort zur Frage 86.2.

Klinik: Die Patienten sind **müde** und **abgeschlagen**, **Herzfrequenz** und **Atmung** sind **beschleunigt**. Aufgrund einer Störung der Thermoregulation können **Fieber oder Hypothermie** auftreten. Wegen der Hyperglykämie kommt es trotz Wasserretention zu verstärktem Durst.

Diagnostik: Neben dem klinischen Bild fallen laborchemische Veränderungen auf: **Hyperglykämie**, **Leukozytose**, CRP- und BSG-Erhöhung, (Verdünnungs-)Anämie, Hypernatriämie sowie Anstieg des Harnstoffs (durch verstärkte Proteolyse) und der Ketone (durch Lipolyse).

Therapie: Erforderlich sind **engmaschige Blutzuckerkontrollen**, eine genaue **Bilanzierung des Flüssigkeitsumsatzes** und **bedarfsgerechte Infusionstherapie**. Bei einer kurzfristigen Nahrungskarenz unter 3 Tagen ist eine reine Wasser- und Elektrolytsubstitution ausreichend. Bei einer Nahrungskarenz zwischen 3–6 Tagen sollte eine niedrigkalorische parenterale Ernährung über einen periphervenösen Zugang

→ Fall 86 Seite 86

312

Fall
86

erfolgen (Aminosäuren 1–1,5 g/kg KG, Kohlenhydrate 150–200 g/d, Elektrolyte). Bei einer längerfristigen Nahrungskarenz sollte eine totale parenterale Ernährung über einen zentralvenösen Katheter erfolgen; neben Aminosäuren und Kohlenhydraten müssen nun auch Fette (1–2 g/kg KG), Vitamine und Spurenelemente substituiert werden. Ausgeprägte Hyperglykämien machen häufig extreme Insulindosierungen (>200 IE/24 h) erforderlich. Bevorzugt sollte kurzwirksame Insulinanaloga (z. B.

Actrapid) als Boli gegeben werden, um Plasmaglukosespiegel unter 110 mg/dl zu erreichen.

 ZUSATZTHEMEN FÜR LERNGRUPPEN
- **Kalorienbedarf bei intensivmedizinischen Patienten**
- **Zusammensetzung parenteraler Ernährungslösungen**
- **Glykolyse und Glukoneogenese**

---

87 Sepsis mit Multiorganversagen

87.1 Welche Kriterien müssen vorhanden sein, damit entsprechend der Definition eine Sepsis vorliegt?

Die ACCP/SCCM Consensus Conference definiert Sepsis wie folgt: Nachweis einer Organfunktionsstörung (z. B. Bewusstseinsstörung, Hypoxämie, Laktatanstieg, Oligo-/Anurie, Hypotonie) als **Zeichen einer systemischen Infektion** und/oder Fokusnachweis und mindestens 2 der folgenden Kriterien müssen erfüllt sein:
- 1. Temperatur >38 °C oder <36 °C
- 2. Tachypnoe >20/min oder Hypokapnie (paCO_2 <32 mmHg)
- 3. Tachykardie >90/min
- 4. Leukozyten >12 000/µl oder <4000/µl oder >10 % unreife neutrophile Granulozyten

87.2 Grenzen Sie die Sepsis vom SIRS ab!

Bei einem SIRS (= Systemic Inflammatory Response Syndrome) liegt klinisch das gleiche Erscheinungsbild vor wie bei einer Sepsis (s. Antwort zur Frage 87.1, Punkte 1–4). Ursache kann jedoch auch ein **nichtinfektiöses Geschehen**, z. B. akute Pankreatitis, Verbrennung, Trauma, Intoxikation, Schock sein.

87.3 Was ist ein Multiorganversagen? Welche Unterschiede bestehen zur Multiorgandysfunktion?
- **Multiorganversagen** (MOV; MOF = Multiple Organ Failure): gleichzeitiger oder rasch aufeinanderfolgender reversibler oder irreversibler, **kompletter Ausfall** von 2 oder mehr lebenswichtigen Organfunktionen
- **Multiorgandysfunktion** (MODS = Multiple Organ Dysfunction Syndrome): Einschränkung von Organfunktionen (**kein kompletter Ausfall**), die eine ärztliche Intervention erforderlich machen. Beispiele: akute respiratorische Insuffizienz (→ endotracheale Intubation), Gerinnungsstörung (→ Gabe von Gerinnungsfaktoren), akutes Nierenversagen (→ Hämofiltration); Lunge, Niere und Leber sind am häufigsten betroffen

87.4 Welche Komplikation einer Sepsis vermuten Sie? Begründen Sie Ihre Aussage!

Disseminierte intravasale Gerinnung (DIC, Verbrauchskoagulopathie; s. auch Fall 37); Begründung: Sepsis ist häufiger Auslöser für eine DIC, Klinik (plötzlich einsetzende multiple [Schleimhaut-]Blutungen)

Kommentar

Definitionen: Die **Sepsis** ist eine **komplexe, systemische Entzündungsreaktion** infolge einer Zirkulation von Mikroorganismen (Pilze, Bakterien) im Blut. Die Entzündungsreaktion entsteht durch die Ausschüttung von **proinflammatorischen Mediatoren**. Das Systemic Inflammatory Response Syndrome (SIRS) ist die erste Stufe einer systemischen Entzündungsreaktion. Diese resultiert aus einer **Freisetzung körpereigener** proinflammatorischer **Mediatoren**, entweder aufgrund einer **systemischen mikrobiologischen Entzündung** oder aber aufgrund einer **nicht-mikrobiologischen Reaktion** (z. B. Trauma, Intoxikation, Schock oder Massivtransfusionen). Das SIRS besitzt das gleiche klinische Erscheinungsbild wie eine Sepsis, ohne dass jedoch ein Hinweis auf eine mikrobielle Infektion vorliegt (Sepsissyndrom; s. Antwort zur Frage 87.2).

→ Fall 87   Seite 87

Epidemiologie: Patienten, die auf eine Intensivstation aufgenommen werden, haben bereits in bis zu 32% der Fälle eine Sepsis. Patienten mit einer Sepsis werden durchschnittlich viel länger auf einer Intensivstation behandelt als Patienten ohne Sepsis.

Äthiopathogenese und Klinik: Bakterielle oder Pilz-Antigene induzieren eine **systemische Freisetzung von Entzündungsmediatoren** (z.B. Zytokine, Prostaglandine, Leukotriene), die zu einer **überschießenden Immunantwort des Körpers** führen. Die systemische Freisetzung der Mediatoren führt zu Fieber oder Hypothermie, Vasodilatation, starkem Blutdruckabfall mit **Mikrozirkulationsstörungen** und **Organminderperfusion**. Hierbei kann es zu Organdysfunktionen (MODS) und Organversagen (MOF) sowie zur pathologischen Aktivierung des Gerinnungssystems (DIC, Verbrauchskoagulopathie) kommen. Zur Klassifizierung des Schweregrades einer Sepsis können mehrere intensivmedizinische Scores (z.B. SOFA- oder LOD-Score, Sepsis-Score) genutzt werden.

Diagnostik: Kriterien zur Definition eines SIRS/Sepsis wurden von der ACCP/SCCM Consensus Conference im Jahr 1992 publiziert, s. auch Antwort zur Frage 87.1.

Liegt zusätzlich zu den SIRS-Kriterien ein Hinweis auf eine mikrobiologische Infektion vor (Erregernachweis, radiologisches Korrelat wie pulmonale Infiltrate, Blutkulturen u.a.), sind alle Kriterien für eine Sepsis vorhanden, denn bei der Sepsis muss – im Gegensatz zum SIRS – ein Hinweis auf **eine mikrobiologische Infektion vorliegen**. Der Nachweis einer Infektion gelingt z.B. durch Erregernachweis aus Blutkulturen, Trachealsekret, Wundabstrich, Urin, Stuhl, Liquor sowie Röntgen (z.B. der Lunge → pulmonale Infiltrate oder Echokardiographie → Endokarditis?).

Therapie: Die Basis der **Sepsistherapie** ist das Konzept der **„Early goal-directed therapy"**, mit der bereits in der Frühphase einer Sepsis eine Verbesserung der Gewebeoxygenierung versucht wird (Abb.).

Definitionen der ACCP/SCCM Consensus Conference.

Infektion:
Mikrobiologisches Phänomen, charakterisiert durch eine inflammatorische Antwort auf die Gegenwart von Mikroorganismen oder die Invasion von diesen Organismen in normalerweise sterile Gewebe.

Bakteriämie:
Gegenwart/Nachweis von lebensfähigen Bakterien im Blut

Systemic Inflammatory Response Syndrome (SIRS):
Systemische inflammatorische Antwort auf eine vielzahl klinischer Störgrößen, charakterisiert durch zwei oder mehr der folgenden Kriterien:
- Fieber oder Hypothermie (Temperatur >38 °C oder <36 °C)
- Tachypnoe (Atemfrequenz >20/min) oder Hypokapnie (paCO$_2$ <32 mmHg)
- Tachykardie (Herzfrequenz >90/min)
- Leukozytose (WBC >12.000/μL) oder Leukozytopenie (WBC <4.000/μl) oder >10% unreife neutrophile Granulozyten

Sepsis:
Die systemische Antwort auf eine vermutete oder nachgewiesene Infektion, einhergehend mit mindestens zwei der beschriebenen SIRS-Kriterien.

Schwere Sepsis:
Sepsis, einhergehend mit einer akuten Dysfunktion eines oder mehrerer Organsysteme

Septischer Schock:
Sepsis mit Hypotension, die trotz adäquater Volumensubstitution persistiert und mit klinischen Perfusionsstörungen (Laktazidose, Oligurie, septische Enzephalopathie) einhergeht.

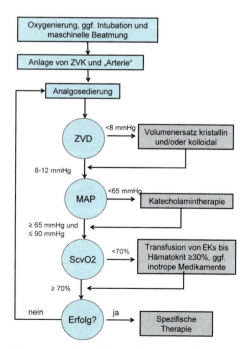

Konzept der „Early goal-directed therapy", angelehnt an Rivers

➜ Fall 87   Seite 87

Fall
87

Folgende Parameter stehen im Mittelpunkt dieses Konzepts und sollen möglichst mit Volumenersatz, Katecholamintherapie und Transfusion optimiert werden:

- Zentralvenöser Druck (ZVD) $\geq$ 8–12 mmHg
- Mittlerer arterieller Druck (MAP) $\geq$ 65 mmHg
- Urinausscheidung $\geq$ 5 ml $\times$ kg^{-1} $\times$ h^{-1}
- Zentravenöse Sauerstoffsättigung (ScvSO$_2$) $\geq$ 70%
- Sauerstoffsättigung (SaO$_2$) $\geq$ 93%
- Hämatokrit $\geq$ 30%

Zusätzlich stehen bei der spezifischen Sepsistherapie die **Fokussanierung, systemische Antibiotikatherapie** und allgemeine **supportive intensivmedizinische Therapiemaßnahmen** im Mittelpunkt. Der Sepsis-spezifischen Therapie mit niedrig dosiertem **Hydrocortison** und **aktiviertem Protein C** (Drotrecogin Alpha, z. B. Xigris) kommt in den letzten Jahren eine zunehmende Bedeutung zu, die diese nachgewiesenermaßen den Verlauf und das Outcome günstig beeinflussen.

Komplikationen der Sepsis (Diagnostik und Therapie): Komplikationen der Sepsis reichen von Organdysfunktion über isolierte Organversagen, z. B. der Lunge, Nieren, Leber, bis hin zum Schock sowie Multiorganversagen und Tod.

Ein **akutes Lungenversagen** (ARDS) ist gekennzeichnet durch eine ausgeprägte respiratorische Insuffizienz mit Hypoxämie, Hyperkapnie, Tachypnoe, Zunahme pulmonaler Shunts mit massiver Veränderung des Ventilations-/Perfusionsverhältnisses, der Abnahme der Compliance und einer vermehrten Durchlässigkeit der pulmonalen Kapillaren (Çapillary leak") mit alveolärem und interstitiellem Ödem. Radiologisch kann eine „weiße Lunge" dargestellt werden. Die Therapie des akuten Lungenversagens besteht in der Sicherung der Atemwege und einer mechanischen Beatmung, die möglichst lungenprotektiv sein sollte (s. Fall 91).

Bei einem **kompletten Funktionsausfall der Leber** kommt es durch eine unzureichende Entgiftung des Körpers zum Anstieg von Ammoniak und Bilirubin im Blut sowie durch eine Syntheseeinschränkung zum Abfall von Gerinnungsfaktoren und Proteinen. Klinisch äußert sich dies durch Bewusstseinsverlust bis hin zum Koma (hepatische Enzephalopathie), Ikterus, ver-

stärkte Blutungsneigung und Aszites. Die Therapie des Leberversagens besteht in der engmaschigen Überwachung des Flüssigkeits- und Elektrolythaushaltes und ggf. dessen Korrektur, Eiweißrestriktion, Substitution von Gerinnungsfaktoren, ggf. Lebertransplantation.

Eine ungestörte **Nierenfunktion** ist für einen normalen **Säure-Basen-Haushalt**, die Ausscheidung **harnpflichtiger Substanzen** und eine **adäquate Wasserelimination** unerlässlich. Fällt die Funktion der Niere komplett aus, kommt es zur Hypervolämie und zum Anstieg der Elektrolyte im Blut (v. a. Kalium!). Hieraus können sich lebensbedrohliche pulmonale oder kardiale Probleme (z. B. Lungenödem, Herzrhythmusstörungen, Herz-Kreislaufstillstand) entwickeln. Die Nierenfunktion kann durch eine passagere **Hämofiltration** oder intermittierende Dialyse ersetzt werden. Unterstützend sollte eine Volumenrestriktion durchgeführt werden.

Das **Multiorganversagen** (s. Antwort zur Frage 87.3) ist häufig der Endpunkt vieler Erkrankungen und auch des intensivmedizinischen Behandlungsverlaufs, v. a. Patienten mit Sepsis sind betroffen. Die Letalität beträgt etwa 50 bis 80%. Die Therapie ist symptomatisch und besteht aus der Behandlung der Grunderkrankung und der ausgefallenen Organfunktionen und einem intermittierenden oder dauerhaften **Organfunktionsersatz**.

Prognose: Die Letalität der Sepsis ist hoch! Am Ende des Behandlungsverlaufs steht oftmals das **Multiorganversagen** (MOV). Über 70% der Patienten mit Sepsis versterben bis zum 14. Behandlungstag. Sie ist nach wie vor die **Haupttodesursache** von Patienten auf Intensivstationen.

👫 ZUSATZTHEMEN FÜR LERNGRUPPEN
- Organersatzverfahren
- Einstellung der intensivmedizinischen Therapie („Basistherapie")
- Septischer Schock
- Schweregradeinteilungen für Sepsis (Sepsis Score = SS, Sepsis Severity Score = SSS) und Multiorganversagen (MOF-Score)
- Early goal-directed therapy
- Surviving sepsis campaign

➜ Fall 87 Seite 87

88.1 Was sollten Sie nach erfolgter Umlagerung als erstes tun?

- Kontrolle der korrekten Tubuslage
- Auskultation der Lunge im Seitenvergleich (seitengleiche Belüftung?)
- Tubus dicht? (Auskultation im Halsbereich, Leck im Mundbereich hörbar?)
- Kapnometrie: typische Kurve? (s. Abb.)
- Exspiratorisches Tidalvolumen: messbar?

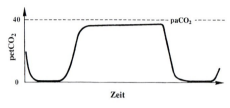

Typischer Verlauf der CO_2-Kurve bei der Kapnographie mit inspiratorisch niedrigem und exspiratorisch hohem Wert

88.2 Wie gehen Sie vor, wenn eine adäquate Ventilation des Patienten nicht möglich ist?

- Kollegen holen lassen; Operateur, sonstige Beteiligte informieren („Patient muss möglicherweise wieder auf den Rücken gedreht werden!")
- Erneute Kontrolle der Tubuslage:
  - Tubus abgeknickt?
  - Tubus disloziert?
- Überprüfung der Narkosetiefe
- Weiteres Vorgehen bei Störungen der Beatmung s. Antwort zu Frage 88.3

88.3 Wie gehen Sie vor?

- Patient umgehend auf den Rücken drehen lassen!
- Laryngoskopische Kontrolle der Tubuslage:
  - wenn der Tubus noch im Bereich der Glottis liegt, aber zu weit herausgerutscht ist, entblocken und tiefer platzieren
  - bei kompletter Dislokation Tubus entfernen, Maskenbeatmung beginnen, Reintubation vorbereiten lassen

Kommentar

Überprüfung der Tubuslage: Am zuverlässigsten zur Überprüfung der korrekten Tubuslage ist neben der Visualisierung des Tubus zwischen den Stimmlippen die **Kapnometrie**, also die Messung des endexpiratorischen CO_2. Die Auskultation genügt nicht (s. Fall 17). Die Messung des exspiratorischen Atemzugvolumens ist ein weiteres Kriterium, um die Suffizienz der Beatmung einschätzen zu können. Nach korrekter Platzierung des Endotrachealtubus sollte dieser mit Pflaster oder Mullbinden fixiert werden. Als Richtwert beim Erwachsenen gilt, dass im Bereich des Mundwinkels eine Markierung im Bereich von 20 bis 22 cm sichtbar sein sollte. Dieser Wert sollte dokumentiert werden.

Kontrolle der Tubuslage nach Lagerungsmaßnahmen: Bei allen Lagerungsmanövern kann es zur Dislokation des Endotrachealtubus (aber auch anderer Atemwegshilfen wie Larynxmaske und Larynxtubus) kommen, weshalb mit entsprechender Sorgfalt vorgegangen werden

muss. Zu den Lagerungsmaßnahmen zählen neben so offensichtlichen Manövern wie Drehen des Patienten aus der Rücken- in die Bauchlage auch Lagerungen auf die Seite, in sitzende Position, Kopftieflagerung, alle Lagerungsmaßnahmen im Kopf-Halsbereich sowie selbstverständlich auch das Umlagern des Patienten vom Transporteur oder Bett auf den OP-Tisch und umgekehrt. Dabei sollte der **Tubus** immer von einem Anästhesisten **mit der Hand gesichert** werden. **Nach jeder Lagerung** des Patienten sollte umgehend die **Tubuslage** mit den o.g. Maßnahmen (s. Antwort zur Frage 88.1) **überprüft werden**. Wird ein intubierter Patient übernommen, sollte stets die korrekte Tubusposition überprüft werden. Dies hat nichts mit Misstrauen gegenüber Kollegen zu tun, sondern zeugt von entsprechendem Problembewusstsein.

Mechanismen der Tubusdislokation: Verschiedene falsche Positionen des Endotrachealtubus sind denkbar:

→ Fall 88   Seite 88

316

Fall
88

- ösophageale Lage des Tubus („Fehlintubation")
- Lage der Tubusspitze im Bereich des Kehlkopfeingangs (Tubus nicht tief genug)
- Lage des Tubus in einem Hauptbronchus („einseitige Intubation", endobronchiale Fehllage).

Diese Fehllagen können primär durch eine falsche Platzierung des Tubus bei der Intubation, aber auch durch Lagerungsmaßnahmen im Verlauf verursacht sein. Der Tubus ist zwar im Bereich des Mundwinkels fixiert worden, kann sich aber im Bereich der Trachea trotz geblocktem Cuff noch verschieben: Wird der Kopf des Patienten nach vorn gebeugt, verlängert sich der Abstand zwischen Glottis und Mundwinkel, sodass ein eigentlich korrekt, aber knapp subglottisch platzierter Tubus herausrutschen kann. Umgekehrt führt eine Reklination des Kopfes zu einer Verkürzung des Abstands zwischen Glottis und Mundwinkel. Hieraus kann eine endobronchiale Fehllage resultieren, wenn der Tubus vorher korrekt, jedoch mit geringem Abstand zur Carina platziert worden war. Eine ösophageale Fehllage kann nicht nur bei einer „Fehlintubation" entstehen, sondern auch aus der Abfolge von Kopfflexion und -reklination: Bei Vorwärtsbewegung des Kopfes rutscht der Tubus zunächst aus der Glottis heraus, bei nachfolgender Reklination des Kopfes kann nun der Tubus in die Speiseröhre rutschen. Einfluss auf die Position des Tubus haben auch eingriffsbedingte Maßnahmen. So führt z. B. die Anlage eines Pneumoperitoneums zum Zwerchfellhochstand mit konsekutiver Verlagerung der Thoraxorgane. Dabei kann, trotz zuvor regelrechter Lage des Tubus, dieser in einen Bronchus rutschen. Durch Kopfbewegungen oder Bewegungen der angeschlossenen Beatmungsschläuche kann auch ein Knick des Tubus im Bereich der Mundhöhle entstehen und so die Beatmung erschweren oder unmöglich machen. Ein Abknicken des Endotrachealtubus sollte daher immer verhindert bzw. ausgeschlossen werden.

Maßnahmen bei Tubusdislokation: Bei Verdacht auf Tubusdislokation müssen ggf. alle anderen Maßnahmen unterbrochen werden, bis die Beatmung des Patienten wieder sichergestellt ist. Der Anästhesist muss uneingeschränkten Zugang zum Kopf des Patienten haben, eine Maskenbeatmung sollte jederzeit problemlos möglich sein. Hierzu muss sich der Patient in Rückenlage befinden bzw. gelagert werden. Die Hilfe eines (erfahrenen) Kollegen sollte möglichst frühzeitig angefordert werden, um bei etwaigen Oxygenierungsproblemen Unterstützung zu haben. Eine kurze laryngoskopische Kontrolle der Tubuslage kann den Verdacht bestätigen oder eine Fehllage der Tubusspitze oberhalb der Glottis ausschließen helfen. Ist der Cuff im Bereich der Glottis sichtbar, genügt ein Entblocken und Tieferschieben des Tubus. Bei kompletter Dislokation muss eine Reintubation durchgeführt werden. Bis alle notwendigen Vorbereitungen getroffen sind, muss die adäquate Oxygenierung des Patienten durch Maskenbeatmung sichergestellt werden.

Bei allen Beamtungsproblemen während der Allgemeinanästhesie muss auch immer an eine zu geringe Narkosetiefe gedacht werden.

Tubuslage bei Kindern: Alle o.g. Probleme sind bei Kindern von noch viel größerer Bedeutung, da aufgrund der geringeren Abstände zwischen Glottis und Carina wesentlich weniger Spielraum für Tubusbewegungen besteht und Fehllagen rascher auftreten können. Gleichzeitig haben Kinder durch eine geringere funktionelle Residualkapazität weniger Reserven, sodass sich Beatmungsprobleme sehr viel rascher und gravierender bemerkbar machen als bei Erwachsenen.

👪 ZUSATZTHEMEN FÜR LERNGRUPPEN
- **Kapnometrie**
- **Größenverhältnisse des Bronchialbaumes in Abhängigkeit vom Patientenalter**
- **Endotracheale Intubation (z. B. Indikationen, Abschätzung von Intubationsschwierigkeiten, Intubationstechnik, Fixation des Tubus)**

317

Fall
88

→ Fall 88   Seite 88

89.1 Welche Verdachtsdiagnose stellen Sie?
Mesenterialinfarkt; Begründung: Anamnese (Einweisung wegen „Herzstolpern"), Klinik (arrhythmischer Puls [V. a. Tachyarrhythmia absoluta], plötzlicher abdomineller Schmerz, blutiger Stuhlgang)
Merke: Patient mit Herzerkrankung und Bauchschmerz → Mesenterialinfarkt ausschließen!

89.2 Welche Erstmaßnahmen ergreifen Sie?
- Sauerstoffgabe (z. B. 4–8 l/min)
- Periphervenösen Zugang legen; Infusion von 500 ml Ringer-Lösung
- Monitoring (EKG, Blutdruck, Sauerstoffsättigung)
- ggf. Antikoagulation, z. B. mit Dalteparin (z. B. Fragin s.c.)

89.3 Wie können Sie Ihre Verdachtsdiagnose bestätigen?
- **Klinische Untersuchung:** Inspektion, Auskultation, Perkussion und Palpation des Abdomens (evtl. Zeichen des akuten Abdomens, z. B. Abwehrspannung, bretthartes Abdomen, fehlende Peristaltik)
- **Labor** (Spätmarker): Leukozytose (>20 000/ μl), Laktat ↑, metabolische Azidose

- **EKG:** Nachweis von Herzrhythmusstörungen
- **Röntgen-Abdomenübersicht:** evtl. freie Luft, Flüssigkeitsspiegel
- Abdomen-Sonographie: evtl. Embolusnachweis, verdickte Darmwand als Spätzeichen
- Echokardiographie: evtl. Nachweis eines frei flottierenden Thrombus im linken Herz
- ggf. CT-Angiographie: Ischämie?
- Mesenterialangiographie (Gold-Standard): zuverlässiger Nachweis/Ausschluss des Mesenterialverschluss (zeitaufwändig!)
- Endoskopie (v. a. Koloskopie): Darmischämie?, Blutung?
- Operativ: Laparotomie bzw. Laparoskopie

89.4 Wie verfahren Sie weiter mit dem Patienten?
- Schnellstmögliche Reperfusionstherapie:
  - Operativ: Konsil mit einem Kollegen der Chirurgischen Klinik (Entfernung des ischämischen Darmsegments, Embolektomie)
  - **oder:** systemische Fibrinolyse (z. B. mit rt-PA)
  - Interventionelle Radiologie (Fibrinolyse)
- Übernahme auf die Intensivstation
- Therapie der Herzrhythmusstörung

Kommentar

Ätiologie: Ursachen eines akuten Mesenterialinfarktes sind **meist Embolien**; seltener **thrombotische Gefäßverschlüsse**. Die Emboli stammen zu 80 % aus dem linken Herzen und entstehen durch **Herzrhythmusstörungen** (v. a. Tachyarrhythmia absoluta bei **Vorhofflimmern**), bei koronarer Herzkrankheit (KHK), durch arteriosklerotisch oder rheumatisch veränderte Herzklappen und nach Myokardinfarkt. In 90 % der Fälle ist die A. mesenterica superior betroffen. Eine Sonderform des Mesenterialinfarkts ist die **nicht-okklusive Darmischämie** (NOMI = nicht-okklusive mesenteriale Ischämie). Sie wird durch eine ausgeprägte Vasokonstriktion peripherer Darmarterien bei extremer adrenerger Stimulierung im Splanchnikusgebiet durch Hypotension, Hypovolämie, Schock oder Herzinsuffizienz ausgelöst.

Klinik: Der Mesenterialinfarkt verläuft typischerweise in **3 Stadien**. Die Symptomatik in den ersten 6 Stunden (**Initialstadium**) ist meist unspezifisch, im Vordergrund stehen **stärkste Bauchschmerzen**, eine Abwehrspannung fehlt meist, die Peristaltik ist normal. Erbrechen und (blutige) Diarrhoe treten häufig auf. Hieran schließt sich für etwa weitere 6 Stunden das **Latenzstadium** an: Es kommt zur **Beschwerdebesserung**. Pathophysiologisch entwickelt sich jedoch eine paralytischer Ileus, die Peristaltik verringert sich. Nach mehr als 12 Stunden ist das **Endstadium** ein **akutes Abdomen** mit den typischen Zeichen wie Übelkeit, Erbrechen, Meteorismus, Bauchschmerz, brettharte Bauchdecke und fehlende Peristaltik.

→ Fall 89 Seite 89

Differenzialdiagnosen: Differenzialdiagnostisch kommen die chronische **Angina abdominalis** (Syn. **Angina intestinalis**) und alle Erkrankungen, die mit abdominellen Schmerzen einhergehen (z. B. Ulcus ventriculi, Gallenkolik, Gastroenteritis, Sigmadivertikulitis, Darmstrangulation), in Frage. Die Angina abdominalis ist ein weit fortgeschrittenes Krankheitsbild, das im Rahmen einer Arteriosklerose zu einer Lumenverengung der Arterien und damit zu einer chronischen Ischämie führt.

Diagnostik: s. Antwort zur Frage 89.3. Besteht aufgrund der Anamnese (Herzerkrankung) und klinischen Untersuchung (akutes Abdomen) der Verdacht auf eine Darmischämie, ist schnelles Handeln unerlässlich. Oft bleibt nur Zeit die wesentliche Diagnostik (Labor, EKG, Röntgen) durchzuführen, ehe eine Laparotomie erfolgt.

Therapie: **Erstmaßnahme** beim Verdacht auf eine mesenteriale Ischämie ist die **Sauerstoffgabe**, um eine ausreichende Oxygenierung sicherzustellen und die Gewebeischämie zu reduzieren. Über einen periphervenösen Zugang kann **Ringer-Lösung** (z. B. 500 ml) infundiert werden. Ziel aller weiteren Interventionen ist die **schnellstmögliche Reperfusion** des ischämischen Darmabschnitts. Wird eine Angiographie durchgeführt und fehlen Zeichen einer fortgeschrittenen Ischämie, kann eine systemische **Fibrinolyse** (z. B. mit rt-PA) versucht werden. Außerdem kann mittels einer **Katheterlyse** selektiv das betroffene arterielle Gefäß aufgesucht und der Embolus aufgelöst werden. In einigen Fällen kann hierdurch eine operative Intervention vermieden werden. Ist dies nicht mehr möglich, muss eine chirurgische **Embolektomie** und ggf., um Sekundärschäden (z. B. Infektion, Sepsis) zu verhindern, eine Entfernung des ischämischen Darmsegments erfolgen. Bei der NOMI wird über einen liegenden Angiokatheter eine medikamentöse Dilatation mit Prostavasin oder Papaverin durchgeführt. Eine Übernahme auf die Intensivstation ist immer anzustreben.

Prognose: Die Gesamtletalität liegt bei 90 %, da die Erkrankung häufig erst im Endstadium diagnostiziert wird.

 ZUSATZTHEMEN FÜR LERNGRUPPEN
- **Therapie des Vorhofflimmerns**
- **Fibrinolyse (Möglichkeiten, Kontraindikationen)**

319

Fall
90

---

90 Spätkomplikationen bei rückenmarknahen Anästhesieverfahren

90.1 **Wodurch können die beschriebenen Symptome verursacht sein?**
- **Rückenbeschwerden:**
  - Chronisch: Bandscheibenvorfall in der Anamnese?
  - Akut: durch Regionalanästhesie oder durch eingeschränkte Mobilität
- **Rötung an der Einstichstelle:** spinaler oder epiduraler Prozess, z. B. Hämatom, Infektion (Abszess)

90.2 **Beschreiben Sie Ihr weiteres Vorgehen!**
- Entfernen des Periduralkatheters (*cave:* letzte Heparingabe beachten! s. Fall 32)
- Katheter vollständig? (Spitze ist markiert)
- Katheterspitze zur bakteriologischen Untersuchung einschicken
- Orientierende neurologische Untersuchung der Patientin: Sensibilitätsstörungen?, motorische Ausfallserscheinungen?

- Neurologisches Konsil veranlassen: Fragestellung „Spinaler/epiduraler Abszess nach Periduralkatheter? CT-Abklärung?"
- Dokumentation aller Befunde und Anordnungen (z. B. neurologisches Konsil, Bettruhe) in der Patientenakte
- Information des beteiligten Anästhesiekollegen (aufklärender und durchführender Anästhesist)

90.3 **Nennen Sie die wichtigsten Komplikationen bei rückenmarknahen Anästhesieverfahren!**
- Bei Anlage einer Spinal-/Periduralanästhesie:
  - Kreislaufreaktionen (vagal, medikamentös), z. B. Synkope, Blutdruckabfall, Bradykardie, Dyspnoe
  - Technische Schwierigkeiten, Versagen der Technik

- Intraoperativ:
  - Ungenügende Ausbreitung der Anästhesie
  - Blutdruckabfall
  - Intoxikationssymptome (bei üblichen Dosen der Lokalanästhetika und Opioide selten)
  - Hohe Spinal-/Periduralanästhesie
- Postoperativ:
  - Blasenentleerungsstörungen
  - Übelkeit, Erbrechen

- Punktionsbedingte Komplikationen:
  - Gefäßpunktion: intravasale Injektion, Hämatombildung
  - akzidentelle Durapunktion bei Periduralanästhesie
  - Kopfschmerzen
  - Infektionen
  - Nervenschädigungen: Sensibilitätsstörungen, motorische Ausfallserscheinungen,
  - Rückenschmerzen z. B. durch traumatische Punktionstechnik

Kommentar

Allgemeine anästhesiologische Aufklärung: Die Vielzahl der möglichen Komplikationen bei Anästhesieverfahren macht eine sorgfältige Aufklärung vor deren Durchführung unabdingbar. Der **ärztliche Eingriff** in die Körperintegrität des Patienten erfüllt den **Tatbestand der Körperverletzung** und bedarf der Einwilligung des Patienten. Dies ist bei volljährigen, einsichtsfähigen Patienten der Patient selbst, ansonsten der gesetzliche Vertreter – das ist nicht automatisch der nächste Angehörige. Die **Ablehnung** eines einsichtsfähigen Patienten ist **bindend**, selbst wenn ein Eingriff aus vitaler Indikation durchgeführt werden soll (s. Fall 80). Eine Einwilligung gilt nur dann als wirksam, wenn der Patient weiß, wozu er seine Einwilligung erteilt. Aufgabe des aufklärenden Arztes ist es demnach, in einer für den Patienten **verständlichen Art** die **wichtigen Maßnahmen, Risiken** und **Komplikationen im Rahmen des Eingriffs** – also auch bei der Durchführung der Anästhesieverfahren – zu vermitteln. Eingriffsspezifische, typische Risiken müssen detailliert dargestellt und verfügbare Alternativen aufgezeigt werden, wenn keine dringliche Indikation zur Durchführung der Maßnahmen besteht. Bei vitaler Indikation kann eine Aufklärung vollständig entfallen – diese liegt aber in den seltensten Fällen vor. Die Aufklärung und Einwilligung müssen nicht in einer bestimmten Form erfolgen, doch sollte der aufklärende Arzt den Umfang und die Inhalte des Aufklärungsgesprächs sorgfältig **dokumentieren**, verbunden mit der **schriftlichen Einwilligung des Patienten**. Die Standardbögen für die Prämedikation sollten um entsprechende handschriftliche Eintragungen ergänzt werden. Eine ausreichende Bedenkzeit von mindestens einem Tag sollte dem Patienten vor allen elektiven Eingriffen eingeräumt werden, um eine sinnvolle Entscheidungsfindung ohne Zeitdruck zu ermöglichen. Lehnt der Patient die Aufklärung ab, so kann diesem Wunsch nachgeben werden. Dies ist aber sehr sorgfältig zu dokumentieren, um spätere Regressansprüche wegen mangelnder Aufklärung auszuschließen.

Diagnostik von Komplikationen bei rückenmarknahen Anästhesieverfahren: Die Früherkennung **schwerer neurologischer Störungen** nach rückenmarknahen Anästhesieverfahren hat entscheidenden Einfluss auf die Prognose. Nach allen rückenmarknahen Anästhesieverfahren sollte die Rückbildung sorgfältig überwacht werden und eine **anästhesiologische Visite** erfolgen, um Beschwerden des Patienten frühzeitig erkennen und ggf. therapieren zu können. Eine enge **Abstimmung mit den operativen Stationen** und die Sensibilisierung des dortigen Personals, damit es bei den selten auftretenden, aber typischen Komplikationen nach rückenmarknahen Verfahren umgehend die Anästhesie verständigt, tragen ebenfalls zur Früherkennung bei. Bei Auffälligkeiten und dem Verdacht auf neurologische Störungen sollte umgehend ein Neurologe verständigt werden, der einen neurologischen Status erheben und die Ursache der Störung identifizieren sollte. Bei Hämatombildung, einem Bandscheibenvorfall oder einem entzündlichen Prozess (z. B. Abszess) müssen umgehend Maßnahmen ergriffen werden (z. B. operative Hämatomausräumung, Abszessentlastung). Auch der Ausschluss einer ernsthaften Störung kann für Patient und Anästhesist hilfreich sein.

Im Folgenden werden typische Komplikationen nach rückenmarknahen Anästhesieverfahren beschrieben.

→ Fall 90 Seite 90

Rückenschmerzen: Viele Patienten geben nach einer Spinal- oder Periduralanästhesie Rückenschmerzen an. Bei den meisten Patienten werden sie durch die Relaxation und Überdehnung der Rückenmuskulatur und das intra- und postoperative Liegen verursacht. Vergleichbare Beschwerden finden sich auch nach Allgemeinanästhesien. Chronische Rückenbeschwerden werden durch diese Mechanismen verstärkt. Durch traumatisches Vorgehen bei der Punktion können ebenfalls Rückenschmerzen ausgelöst werden. Gerade wiederholte Punktionsversuche führen zu postoperativen Beschwerden. Wegen der zwar seltenen, aber umgehend zu behandelnden ernsthaften Störungen wie Hämatom- und Abszessbildung oder Bandscheibenvorfall müssen Rückenschmerzen immer ernst genommen und neurologische Störungen ausgeschlossen werden. Zur Therapie der Rückenschmerzen eignen sich nichtsteroidale Antiphlogistika wie Diclofenac (Magenschutz beachten).

Blasenentleerungsstörungen: Häufig treten nach Spinalanästhesie Störungen der Blasenentleerung (z.B. durch übermäßige Füllung der Blase) auf, die durch Anlage eines Blasenkatheters behoben werden können. Persistieren diese Beschwerden, müssen entsprechende Schädigungen auf Rückenmarksebene ausgeschlossen werden.

Übelkeit und Erbrechen: Bei rückenmarknahen Anästhesieverfahren sind Übelkeit und Erbrechen meist Symptome einer Hypotonie, bedingt durch die verfahrensbedingte Vasodilatation. Die Behandlung der Hypotonie mit Vasopressoren beendet in der Regel auch diese Beschwerden. Anhaltende Übelkeit und Erbrechen nach operativen Eingriffen bedürfen der Behandlung (s. Fall 73) und Abklärung (Ausschluss neurologischer/internistischer Ursachen).

Gefäßpunktion: Wegen der Gefahr der Gefäßpunktion wird bei der Vorbereitung eines rückenmarknahen Anästhesieverfahrens großer Wert auf eine intakte Blutgerinnung gelegt. Das Risiko der Bildung eines Hämatoms soll so vermindert werden. Zum zeitlichen Abstand zwischen der Gabe gerinnungshemmender Substanzen und Punktion s. Fall 32. Um die intravasale Injektion von Lokalanästhetika und damit toxische systemische Effekt zu vermeiden, sollte vor jeder Lokalanästhetikainjektion eine Aspiration erfolgen.

Postpunktioneller bzw. postspinaler Kopfschmerz: Die typischen Auslöser und die Therapie des postpunktionellen bzw. postspinalen Kopfschmerzes werden ausführlich in Fall 36 besprochen.

Infektionen: Um der Entstehung lokaler, zentraler und systemischer Infektionen vorzubeugen, muss bei der Durchführung aller Regionalanästhesieverfahren auf **aseptisches Vorgehen** geachtet werden. Infektionen im Bereich der geplanten Punktionsstelle gelten als Kontraindikation wegen der Gefahr der Keimverschleppung. Abszessbildung, Meningitis und Sepsis sind schwerwiegende Komplikationen, die einer umgehenden Therapie bedürfen, deren Auftreten durch konsequentes Beachten der vorgenannten Regeln sehr selten ist. Das Auftreten epiduraler Abszesse nach rückenmarknahen Anästhesieverfahren wird unter diesen Bedingungen als ebenso häufig wie das spontane Auftreten derartiger Abszesse eingeschätzt.

Nervenschädigungen: Alle motorischen und sensiblen Ausfälle nach rückenmarknahen Anästhesieverfahren sollten neurologisch begutachtet und abgeklärt werden. Entscheidend ist auch die Differenzierung in Anästhesie-bedingte und durch den chirurgischen Eingriff verursachte Schädigungen: Eine isolierte Peroneusläsion nach Implantation einer Kniegelenkendoprothese kann in der Regel nicht durch eine Spinalanästhesie, wohl aber durch eine Schädigung im Rahmen des Eingriffs erklärt werden. Entsprechende Ausfallerscheinungen **vor** Durchführung einer Spinal- oder Epiduralanästhesie müssen sorgfältig dokumentiert werden (neurologischer Status, Vorbefunde).

ZUSATZTHEMEN FÜR LERNGRUPPEN
- **Vorgehen bei Komplikationen**
- **Neurologische Untersuchung**

→ Fall 90   Seite 90

91.1 Welche Verdachtsdiagnose stellen Sie?

Acute Respiratory Distress Syndrome (ARDS; Synonyme: „Fluid Lung", Akutes Lungenversagen, Schocklunge, Beatmungslunge, Akutes Atemnotsyndrom des Erwachsenen); Begründung: Langzeitbeatmung, akute Verschlechterung des Gasaustausches, typische Begleiterkrankungen (Sepsis, Polytrauma), Ausschluss einer Pneumonie (Röntgen-Thorax vom Vortag)

91.2 Befunden Sie die Röntgen-Thoraxaufnahme!

- Diffuse bilaterale Infiltrate
- Fleckförmige alveoläre Infiltrate in den abhängigen Lungenarealen
- Aerobronchogramm
- „Weiße Lunge" (Transparenzminderung)
- Tubuslage korrekt
- ZVK in V. subclavia ca. 2–3 cm zu tief einliegend

91.3 Mit welchen Komplikationen müssen Sie bei einer Langzeitbeatmung generell rechnen?

- **Barotrauma:** zu hohe Beatmungsdrücke → Schädigung initial gesunder Lungenabschnitte
- **Volutrauma:** zu hohe Beatmungsvolumina (= Tidalvolumina/Atemzugvolumina) → Schädigung initial gesunder Lungenabschnitte
- Infektion, Pneumonie: bakterielle Kontamination von Trachealsekret
- Atelektasen:
  - Surfactantproduktion ↓
  - Ausbildung von Resorptionsatelektasen (hohe inspiratorische Sauerstoffkonzentrationen führen zur „Stickstoffauswaschung" aus den Alveolen → Stickstoff fehlt zum Stabilisieren der Alveolarwände → Kollaps der Alveolen)
- Pulmonale Sauerstofftoxizität
- Organversagen der Lunge (ARDS)

91.4 Wie können Sie versuchen, einen weiteren pulmonalen Schaden zu minimieren?

Lungenprotektive Beatmung (Protective Ventilatory Strategy, „baby lung concept"): Beatmung mit differenzierten Beatmungsmustern und PEEP (z. B. BiPAP), um hohe Spitzendrücke zu vermeiden und Atemzugvolumina möglichst klein zu halten (Vermeidung von Baro-, Volutrauma; s. Antworten zur Frage 91.3); verbessert die Prognose des ARDS deutlich; folgende Einstellungen sollten für Erwachsene angestrebt werden:

- Atemzugvolumen: 4–7 ml/kg KG
- Atemfrequenz: 15–20/min (für ein ausreichendes Atemminutenvolumen)
- Inspiratorischer Maximaldruck: P_{max} < 30 mbar
- ggf. Inverse Ratio Ventilation (IRV, z. B. I:E 2:1): ermöglicht bei umgekehrten Verhältnis der Inspirations- (I) zur Exspirationsdauer (E) niedrigere Spitzendrücke und eine bessere Oxygenierung
- ggf. permissive Hyperkapnie: unphysiologisch hohe $paCO_2$-Werte werden zugunsten von möglichst niedrigen (lungenprotektiven) Atemzugvolumina in Kauf genommen (höherer Totraumanteil am Atemzugvolumen → $paCO_2$ ↑), damit die Lunge möglichst kein zusätzliches Trauma durch maschinelle Ventilation (hohe Tidalvolumina) erleidet.

91.5 Welche weiteren Möglichkeiten existieren zur Verbesserung oder zum Ersatz der Lungenfunktion?

- Pumpenlose extrakorporale Membranoxygenation (PECLA)
- Hochfrequenzoszillationsventilation (HFOV)
- Extrakorporale Membranoxygenierung (ECMO)
- Lungentransplantation

Kommentar

Definitionen: Das akute **Atemnotsyndrom** des Erwachsenen (**ARDS**, Acute Respiratory Distress Syndrome) ist gekennzeichnet durch eine **akut** auftretende, **schwere** – meist therapierefraktäre – **Hypoxämie** aufgrund intrapulmonaler **Rechts-Links-Shunts**, eine deutlich **reduzierte** **Compliance** der Lunge und **diffuse bilaterale Infiltrate in der Röntgenaufnahme des Thorax**. Vom ARDS ist eine leichtere Form des Lungenversagens, die so genannte akute Lungenschädigung (ALI, **Acute Lung Injury**), zu unterscheiden. Die Einteilung orientiert sich an der

322

Fall

91

Schwere der Gasaustauschstörung. Hierzu wird das Verhältnis arterieller Sauerstoffpartialdruck zu inspiratorischer Sauerstoffkonzentration unabhängig vom eingestellten PEEP bestimmt (sog. **Horowitz-Oxygenierungsindex** = paO_2/FiO_2). Liegt der Oxygenierungsindex <300 mmHg, so handelt es sich um ein ALI, liegt er <**200 mmHg**, so handelt es sich per definitionem um ein ARDS. Eine kardiale Ursache für das Lungenversagen muss ausgeschlossen sein.

Epidemiologie: Etwa 7 % aller intensivmedizinisch behandelten Patienten und etwa 20 % aller beatmeten intensivmedizinischen Patienten entwickeln während der stationären Behandlung ein ARDS.

Ätiologie: Verschiedenste **pulmonale** (z. B. Aspiration, Pneumonie, Lungenkontusion, Lungenembolie, Reizgasinhalation, Höhenkrankheit) und **extrapulmonale** (z. B. Polytrauma, Sepsis, Verbrennungen, Pankreatitis, Verbrennung, Massentransfusion, Hämolyse, Schock, Paraquat, Heroin) Auslöser kommen in Betracht.

Pathophysiologie: Durch die o.g. Noxen wird das **Lungengefäßendothel geschädigt**. Es kommt zur Störung der pulmonalen Mikrozirkulation mit Mikrothrombenbildung und pulmonaler **Granulozytose**. Die Granulozyten setzen eine Reihe von zellschädigenden Substanzen frei, die den Ausgangspunkt für die **kaskadenartige Aktivierung** von unterschiedlichen inflammatorischen **Mediatorsystemen** bilden (z. B. Komplementsystem, Gerinnungssystem, Fibrinolyse, Kallikrein-Kinin-System, Arachidonsäuremetabolite). Hieraus resultieren eine gesteigerte Permeabilität der Gefäßwände und eine progrediente interstitielle **Ödembildung**. Schließlich kommt es auch zu vermehrter Durchlässigkeit des Alveolarepithels mit alveolärer Exsudation und konsekutiver Einwanderung von Fibroblasten. Es bilden sich **hyaline Membranen**, im Endstadium finden sich ausgeprägte fibrotische Lungenveränderungen.

Klinik und Diagnostik: Der Verlauf des ARDS lässt sich in **4 Phasen** einteilen (s. Tab.). Leitsymptome sind **Dyspnoe** und **ausgeprägte arterielle Hypoxämie**, zusätzlich können eine Hyperkapnie und pulmonalarterielle Hypertonie vorliegen. Die Spezifität einer Röntgen-Thoraxaufnahme zur Diagnose eines ARDS ist nicht sehr hoch. Sichtbare Korrelate sind: diffuse **bilaterale Infiltrate**, **fleckförmige alveoläre Infiltrate** in den abhängigen Lungenarealen, **Aerobronchogramm** oder eine beidseitige **Transparenzminderung** der Lunge („**weiße Lunge**"). *Cave:* Der radiologische Befund hinkt dem klinischen Verlauf hinterher! Eine wesentlich sicherere Diagnosestellung ist mittels Computertomographie möglich.

Therapie: Eine kausale Therapie des ARDS ist nicht möglich. Neben der **Behandlung des Grundleidens** und einer differenzierten **lungenprotektiven Beatmung** (s. Antwort zur Frage 91.4) ist die **Sekretmobilisation** (Physiotherapie) und **-elimination** (Absaugen) sowie die **Lagerung** des Patienten (Verbesserung des Ventilations-/Perfusionsverhältnisses) sehr wichtig. Ist eine konventionelle mechanische Ventilation nicht ausreichend zur Aufrechterhaltung einer suffizienten Oxygenierung oder der Elimination von Kohlendioxid, können (Lungen-)Ersatzverfahren zur Anwendung kommen.

Die Indikation zur Durchführung eines passiven Lungenersatzverfahrens (ECCO₂) bzw. einer **pumpenlosen extrakorporalen Membranoxygenisierung** (PECLA) besteht dann, wenn auf dem Boden einer respiratorischen Partialinsuffizienz (z. B. bei permissiver Hyperkapnie) der arterielle Kohlendioxidpartialdruck ($paCO_2$) ansteigt, die Oxygenierung aber noch ausreichend ist („leichtere Fälle eines ARDS"). Zur Anlage einer PECLA werden zwei großlumige Kanülen in je eine Arterie und Vene, z. B. die Arteria femoralis und die Vena femoralis, eingebracht. Durch jeweils eine dicklumige Kanüle fließt das arterielle Blut (beim Lungenversagen CO_2-reich!) entlang des Druckgefälles über einen relativ kurzen Schlauch durch eine Membran (bzw. Membranoxygenator), an die ein Sauerstoff-Durchflussregler (Rotameter) angeschlossen wird (Abb.). Ergänzt wird das System durch einen Flussmesser. Danach strömt das Blut weiter (passiv) in die Vena femoralis und damit zurück in den Kreislauf. Oftmals gelingt hierdurch eine suffiziente CO_2-Elimination und geringfügig auch eine Verbesserung der Oxygenierung. Entsprechend der Funktionsweise der PECLA ist das Verfahren auf ein ausreichendes Herzzeitvolumen angewiesen. Bei Patienten,

→ Fall 91 Seite 91

Stadieneinteilung des ARDS

Phase	Klinik, Gasaustausch	Radiologischer Befund
I (Initialphase, 24–48 h)	Tachypnoe, Dyspnoe	Kein radiologisches Korrelat
II (Akutphase, 1–3 d)	Dyspnoe ↑, Tachypnoe ↑; Hypoxämie (= respiratorische Partialinsuffizienz)	Fleckförmige alveoläre Infiltrate
>III (Intermediärphase, 3–7 d)	Dyspnoe ↑ ↑, Tachypnoe ↑ ↑, Sepsis; Hypoxämie + Hyperkapnie (= respiratorische Globalinsuffizienz)	Diffuses, alveolär-interstitielles Lungenödem; bilaterale Infiltrate
IV (chronische Phase, 7–14 d)	Multiorganversagen	Homogene Totalverschattung („weiße Lunge")

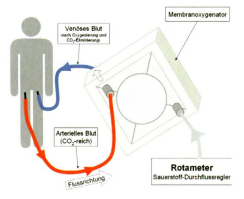

Pumpenlose extrakorporale Membranoxygenierung (PECLA)

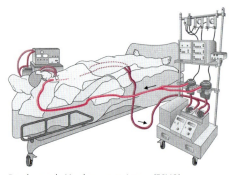

Extrakorporale Membranoxygenierung (ECMO)

deren Kreislauffunktion signifikant eingeschränkt ist (z. B. niedriges Herzzeitvolumen) oder eine respiratorische Globalinsuffizienz vorliegt, bleibt als letzte Möglichkeit der Lungenersatztherapie die extrakorporale Membranoxygenation (EMCO).

Bei der **extrakorporalen Membranoxygenierung** (ECMO) wird zentralvenöses Blut über eine großlumige Kanüle dem Körper entnommen und über eine Rollerpumpe an einer Membran vorbeigepumpt. Dort wird es oxygeniert und anschließend wieder arteriell oder zentralvenös dem Patienten zugeführt. Durch die zusätzliche Oxygenierung und Kohlendioxidelimination kann eine wesentlich lungenprotektivere Beatmung durchgeführt werden, so dass weitere pulmonale Komplikationen verringert werden. Dennoch hat die ECMO eine Letalität bis zu 50 %, so dass die Indikation streng gestellt werden muss. Eine ECMO-Therapie ist in Deutschland nur an einigen wenigen Zentren verfügbar und hat in den letzten Jahren aufgrund deutlich verbesserter Beatmungsstrategien deutlich an Bedeutung verloren.

Die **Hochfrequenzoszillationsventilation** (HFOV) gewinnt seit Jahren an Bedeutung, ist jedoch noch nicht klinisch etabliert. Durch einen kontinuierlich hohen Öffnungsdruck (CDP = continuous distensing pressure) verbleibt die Lunge in Inspirationsstellung. Hierdurch gelingt es, kollabierte Lungenareale zu rekrutieren, ein exspiratorischer Alveolarkollaps unterbleibt. Der Gasaustausch resultiert aus einer Oszillation der gesamten Luftsäule (ca. 5–10 Hz).

Die Lungentransplantation aufgrund eines ARDS ist eine seltene Ausnahme.

Prognose: Die Mortalität des ARDS beträgt etwa 70 %, nur in spezialisierten Zentren liegt sie bei etwa 30 %. Bleibende Funktionseinschränkungen der Lunge (z. B. Fibrose) sind möglich, ebenso aber die komplette Ausheilung.

 ZUSATZTHEMEN FÜR LERNGRUPPEN
- Indikationen zur extrakorporalen Membranoxygenierung
- Scores zur Abschätzung des Schweregrades beim ARDS
- Physiologie (z. B. Ventilation, Perfusion, Diffusion, Distribution, Atemmechanik, Lungenvolumina/-kapazitäten, Gasaustausch) und Pathophysiologie (z. B. Verteilungsstörungen) der Atmung

→ Fall 91   Seite 91

324

Fall

91

92.1 **Welche Verdachtsdiagnose stellen Sie?**
Akutes Koronarsyndrom (akuter Myokardinfarkt oder Angina pectoris); Begründung: Klinik (linksthorakale Schmerzen mit Ausstrahlung in den linken Arm/die linke Schulter, starke Übelkeit, Dyspnoe), Auslöser (ungewohnte körperliche Anstrengung), Risikoprofil (Adipositas [BMI = 32,5], Nikotinabusus)

92.2 **Welche Erstmaßnahmen ergreifen Sie?**
- **Sauerstoffgabe** (6–8 l/min)
- Oberkörperhochlagerung
- Kontinuierliches EKG-Monitoring und 12-Kanal-EKG
- Blutdruckmessung
- Venöser Zugang

92.3 **Können Sie Ihre Verdachtsdiagnose aufgrund des 12-Kanal-EKGs (s. Abb. Fallbeispiel) konkretisieren?**
Akuter Hinterwandinfarkt mit ST-Strecken-Hebungen in II, III, aVF

92.4 **Können Sie bei dem Patienten bereits präklinisch spezifische Maßnahmen einleiten?**
- **Sauerstoffgabe** fortsetzen (Ziel: Sauerstoffsättigung >97%)
- Gabe von **Glyceroltrinitrat** (z. B. Nitrolingual, 2 Hübe sublingual) bei systolischem Blutdruck >100 mmHg

- **Analgesie** mit Morphin (3–10 mg i. v., bei Bedarf auch höhere Dosis oder in Kombination mit einem Antiemetikum)
- **Anxiolyse** mit Midazolam (z. B. Dormicum 2 mg i. v.)
- **Kontinuierliche EKG-Überwachung**: Erkennen von Herzrhythmusstörungen, Defibrillationsbereitschaft
- Einleitung einer **Reperfusionstherapie** zum frühest möglichen Zeitpunkt:
  - Acetylsalicylsäure (z. B. Aspisol 150–350 mg i. v.)
  - Heparingabe umstritten (s. Kommentar)
  - Präklinische Fibrinolyse z. B. mit Tenecteplase (z. B. Metalyse in gewichtsadaptierter Dosierung) bei fehlenden Kontraindikationen (z. B. aktive peptische Ulzera, bekannte Gerinnungsstörung)
  - Transport in eine geeignete Zielklinik mit Option zur Akutintervention (s. Antwort zur Frage 92.5)

92.5 **Für welche Zielklinik entscheiden Sie sich?**
Klinik mit Herzkatheterlabor (24-Stunden-Bereitschaft klären): perkutane transluminale Koronarangioplastie (PTCA) sowohl als primärer Ansatz zur Reperfusion als auch nach Fibrinolyse

---

Kommentar

Der akute Myokardinfarkt stellt ein Krankheitsbild dar, bei dem 2 wichtige Funktionen des Notarztes deutlich werden: frühzeitiger Beginn einer differenzierten Diagnostik und Therapie sowie adäquate logistische Entscheidungen mit dem Ziel, den richtigen Patienten zur richtigen Zeit ins richtige Krankenhaus zu bringen. Die meisten Patienten, die an einem akuten Myokardinfarkt versterben, erreichen das Krankenhaus nicht. Die Prähospitalphase bietet demnach ein hohes Potenzial zur Senkung der Infarktsterblichkeit.

Definition: Ein akuter Verschluss einer Koronararterie führt zu einer Myokardischämie und konsekutiv zum Untergang von Herzmuskelgewebe im Versorgungsgebiet des Koronargefäßes (= Myokardinfarkt). Unter dem Begriff „**Akutes Koronarsyndrom** (ACS)" werden die Phasen der koronaren Herzerkrankung zusammengefasst, die unmittelbar lebensbedrohlich sind: instabile Angina pectoris und akuter Myokardinfarkt.

Ätiologie und Risikofaktoren: s. Fall 27.

Klinik: Typisch sind **akut einsetzende, stärkste retrosternale Schmerzen**, die in Hals, Kiefer, Nacken, Schulter und Arm ausstrahlen können und nicht auf Nitratgabe ansprechen. Hinzukommen **vegetative Begleitsymptome** wie Unruhe, Angst (Todesangst!), Blässe, Kaltschweißigkeit, Übelkeit und Erbrechen.

➜ Fall 92   Seite 92

Präklinische Diagnostik: Die Diagnosestellung beruht auf **Anamnese**, **Schmerzsymptomatik**, **12-Kanal-EKG** und **Enzymdiagnostik**. Letztere scheidet in der Prähospitalphase aus und spielt auch innerklinisch eine untergeordnete Rolle. Die Freisetzung infarktspezifischer Enzyme (Troponin T oder I, CK, CK-MB, AST [GOT], LDH) tritt aber ohnehin erst nach einer Ischämiedauer von mehr als 60 Minuten auf. Um so größere Bedeutung kommt daher der Verfügbarkeit eines 12-Kanal-EKGs (und entsprechenden Kenntnissen bei der Interpretation) zu, da aus der Kombination von klinischem Bild und EKG-Befund die frühe Diagnose eines akuten Myokardinfarktes bei Vorliegen von **ST-Streckenhebungen** mit einer Zuverlässigkeit von über **95 %** gestellt werden kann. *Cave:* Ein Normalbefund schließt einen Infarkt aber nicht aus!

Therapie: Ziel der Therapie des Myokardinfarkts ist die Begrenzung des Infarktareals durch die schnelle Wiedereröffnung der verschlossenen Gefäße und Senkung des myokardialen Sauerstoffbedarfs. Dabei sollen Komplikationen wie Arrhythmie und Herzinsuffizienz vermieden und ggf. therapiert werden. Das Notfallmanagement (s. u.) beruht auf folgenden Punkten: **körperliche Schonung** (Transport im Liegen, Patient soll nicht mehr laufen), **Sauerstoffgabe**, **Schmerztherapie**, **Anxiolyse** sowie **Antikoagulation** und **Reperfusionstherapie**.

Erstmaßnahmen: Die **Gabe von Sauerstoff** und die **Hochlagerung des Oberkörpers** gehören zu den wichtigen Erstmaßnahmen bei Patienten mit akutem Thoraxschmerz. Ein **kontinuierliches Rhythmusmonitoring** muss so rasch wie möglich begonnen werden, denn maligne tachykarde Rhythmusstörungen – meist Kammerflimmern – sind die Hauptursache für Todesfälle in der Frühphase des akuten Myokardinfarktes. Durch permanentes Monitoring kann das Auftreten von Herzrhythmusstörungen frühzeitig erkannt und ggf. therapiert werden. Ein **Defibrillator** muss verfügbar sein und ist deshalb in den meisten präklinisch verwendeten EKG-Geräten integriert. Die Ableitung eines 12-Kanal-EKGs ist weiterer wichtiger Bestandteil der Erstversorgung des Patienten mit akutem Thoraxschmerz. Die Anlage eines peripher-venösen Zugangs gehört zu den Standardmaßnahmen der präklinischen Versorgung von Patienten mit (potenziell) lebensbedrohlichen Erkrankungen und wird selbstverständlich auch hier durchgeführt.

Schmerztherapie und Anxiolyse: Schmerzbedingter Stress erhöht den myokardialen Sauerstoffverbrauch. Daher kommt dessen Reduktion bzw. Beseitigung beim Myokardinfarkt große Bedeutung zu. Bei systolischen Blutdruckwerten über 100 mmHg kann hierzu **Glyceroltrinitrat** sublingual verabreicht werden, da dieses zu einer peripheren und koronaren Vasodilatation führt und so den regionalen Koronarblutfluss erhöht und das Sauerstoffangebot steigt. Wegen der Möglichkeit ausgeprägter Hypotonien (ggf. Gabe von Vasopressoren notwendig) sollte die Gabe allerdings erst nach Anlage eines venösen Zugangs erfolgen. Blutdruckkontrollen sollten im Abstand von 2 bis 5 Minuten erfolgen, ggf. kann die Nitratgabe auch mehrfach wiederholt werden. Bei nitratrefraktären Schmerzen sollte mit **Morphingabe** eine weitgehende Schmerzfreiheit des Patienten angestrebt werden (Einzeldosis 3–5 mg i. v., Überschreitung der Gesamtdosis von 10 mg bei Bedarf möglich). Übelkeit, Erbrechen und Bradykardien sind häufig in der frühen Infarktphase. Durch Morphingabe können diese vagalen Reaktionen noch verstärkt werden, weshalb die Gabe eines **Antiemetikums** erwogen werden sollte. Die Anxiolyse trägt durch Stressreduktion ebenfalls zur Verminderung des myokardialen Sauerstoffverbrauchs bei. Morphin hat eine sedierende Wirkung, die allerdings noch durch weitere Sedativa ergänzt werden kann. Besonders geeignet sind Substanzen wie das **kurzwirksame Benzodiazepin Midazolam**, da es eine Kommunikation mit dem Patienten bei adäquater Stressabschirmung möglich macht. Die Gabe von Analgetika und Sedativa macht bei allen Patienten neben der Sauerstoffapplikation auch ein **Monitoring der peripheren Sauerstoffsättigung** mit einem Pulsoxymeter notwendig.

β-Blocker: Für die Gabe von **β-Blockern** beim akuten Myokardinfarkt in der Prähospitalphase gibt es bisher keine generelle Empfehlung, da die Studienlage nicht ausreichend ist. Durch Senkung der Herzfrequenz und Senkung des Blutdrucks kann mit diesen Substanzen eine Reduktion des myokardialen Sauerstoffverbrauchs erzielt werden, weshalb sie von vielen

➜ Fall 92   Seite 92

erfahrenen Notärzten beim akuten Myokardinfarkt eingesetzt werden.

Antikoagulation und Reperfusionstherapie:
Acetylsalicylsäure als Thrombozytenaggregationshemmer verbessert die Prognose bei Patienten mit akutem Myokardinfarkt in einer Dosis von **150 bis 350 mg i. v.** Falls keine Kontraindikationen (z. B. aktive peptische Ulzera, bekannte Unverträglichkeit) vorliegen, sollte die Gabe frühzeitig erfolgen, wobei bereits mit einer Einzeldosis von über 150 mg bei den meisten Patienten eine weitgehende Aggregationshemmung erzielt wird. Die **Gabe von Heparin** in hohen Dosen (>70IE/kg KG als Einzeldosis i. v.) führt in Kombination mit Acetylsalicylsäure zu einer erhöhten Blutungsrate, weshalb nicht an allen Notarztstandorten eine routinemäßige Heparingabe erfolgt. Gleiches gilt für die Kombination mit Streptokinase, in Kombination mit anderen Fibrinolytika (z. B. Alteplase, Tenecteplase) wird die Heparingabe allerdings empfohlen. Die **prähospitale Thrombolyse** beim akuten Myokardinfarkt unterliegt den gleichen Indikationen und Kontraindikationen wie die Lyse in der Klinik. Der Vorteil einer Prähospitallyse liegt im erheblichen Zeitgewinn bezüglich des Einsetzens einer kausalen Therapie, der besonders in der Frühphase die Prognose des Infarktpatienten erheblich verbessern kann. In Anbetracht der hohen diagnostischen Sicherheit (95 % bei Kombination aus typischer Klinik und 12-Kanal-EKG) und der ausgeprägten Zeitabhängigkeit des Nutzens der Reperfusionstherapie ist die prähospitale Lyse wegen des möglichen Zeitgewinns grundsätzlich sinnvoll. Für Patienten, bei denen die Symptome erst weniger als 180 Minuten bestehen und bei denen ein Zeitgewinn von mehr als 60 Minuten gegenüber der Behandlung im Krankenhaus zu erwarten ist, ist der Nutzen besonders deutlich. Kardiologische Zentren mit der rund um die Uhr verfügbaren Möglichkeit zur Koronarintervention (Akut-**PTCA**) stellen sicher das beste Ziel für einen Patienten mit akutem Myokardinfarkt dar. Durch eine PTCA können kurz- und langfristig bessere Ergebnisse für den koronaren Blutfluss erzielt werden als mit der Fibrinolyse. Besonders bei kurzer Symptomdauer von <3 Stunden muss dennoch abgewogen werden zwischen dem direkten Beginn einer Therapie mit Fibrinolytika und dem mutmaßlichen Beginn der Akutintervention im Zentrum. Die Kombination aus Fibrinolyse und PTCA ist durchaus möglich, hier wird eine zusätzliche Verbesserung der myokardialen Mikroperfusion durch Fibrinolytika diskutiert.

Logistik: s. Antwort zur Frage 92.5. Im Interesse eines raschen Therapiebeginns beim Patienten mit akutem Myokardinfarkt kommt der Kommunikation mit der Zielklinik große Bedeutung zu, um keine Zeit zu verlieren. Im Direktkontakt mit dem aufnehmenden Arzt sollte der Notarzt das weitere Vorgehen beim Infarktpatienten – mit oder ohne präklinisch durchgeführte Fibrinolyse – absprechen, um Zeitverzögerungen zu minimieren und das bestmögliche Ergebnis für den Patienten zu erzielen.

Komplikationen und deren Therapie: Die Bedeutung eines **kontinuierlichen Monitorings** von Notfallpatienten mit kardialen Beschwerden muss unterstrichen werden. Unabhängig von der Fibrinolysetherapie sind **Herzrhythmusstörungen** die Hauptursache für die Sterblichkeit in der Frühphase des akuten Myokardinfarkts. Es lassen sich verschiedene Phasen mit unterschiedlicher Arrhythmieneigung differenzieren: Wenige Minuten nach Beginn der Ischämie kommt es durch inhomogene Erregungsausbreitung und -rückbildung sowie durch Verletzungsströme zu einer ausgeprägten Arrhythmieentstehung im Randgebiet der Ischämiezone. Häufig resultiert hieraus **Kammerflimmern**, welches unbehandelt für die hohe präklinische Sterblichkeit von über 35 % der Patienten verantwortlich zu machen ist. **Nach der Applikation eines Fibrinolytikums** können ebenfalls Herzrhythmusstörungen als so genannte **Reperfusionsarrhythmien** auftreten. Sie entstehen durch die Wiederherstellung des Blutflusses im Infarktgebiet nach einer vorübergehenden kritischen Verminderung der Koronardurchblutung. Je kürzer das Intervall der Minderversorgung war, desto wahrscheinlicher ist das Auftreten von Kammerflimmern. Bezüglich der Deutung sogenannter Reperfusionsarrhytmien gibt es 2 Interpretationsmöglichkeiten: Wird die erhöhte Anzahl dieser Rhythmusstörungen nach präklinischer Lyse von Gegnern des Verfahrens als Argument gegen die Durchführung betrachtet, so sehen Befürworter hier geradezu einen Beweis für die Wirksamkeit im Sinne einer Versorgung (noch)

327

Fall

92

→ Fall 92 Seite 92

vitaler Zellen mit Sauerstoff. Generell ist eine präklinische Lyse nur unter kontinuierlichem Monitoring und Defibrillationsbereitschaft durchzuführen. Neben dem Kammerflimmern, das eine umgehende Defibrillation und ggf. weitere Reanimationsmaßnahmen (s. auch Fall 76) notwendig macht, sind in Abhängigkeit von der Infarktlokalisation sämtliche Formen bradykarder und tachykarder Herzrhythmusstörungen möglich, deren Therapie bei hämodynamischer Relevanz nach Ableitung eines 12-Kanal-EKGs mit den entsprechenden Substanzen (z. B. Atropin bei Bradykardie, Amiodaron bei manifester ventrikulärer Tachykardie) erfolgt.

Bei ausgeprägter **Linksherzinsuffizienz** im Rahmen des Infarktgeschehens mit Lungenstauung kann die Gabe von Schleifendiuretika notwendig werden. Die Indikation zur Intubation und PEEP-Beatmung muss hier großzügig

gestellt werden. Bei manifestem **kardiogenen Schock** ist die Prognose sehr ungünstig. Hier muss neben der Intubation die Gabe von Katecholaminen (z. B. Noradrenalin 2–50µg/min) durchgeführt werden, um einen systolischen Blutdruck von mindestens 90 mmHg zu erzielen. Die Überlebenschance dieser Patienten steigt erheblich, wenn eine rasche Akutintervention (PTCA) durchgeführt werden kann.

 ZUSATZTHEMEN FÜR LERNGRUPPEN

- **Akutes Koronarsyndrom (Einteilung/Klinik, Therapie)**
- **12-Kanal-EKG**
- **Therapie von Herzrhythmusstörungen**
- **Infarktspezifische Enzyme (Troponin T/I, CK, CK-MB, AST [GOT], LDH) und deren zeitliches Auftreten im Blut**

328

Fall

93

93 Prämedikationsvisite bei Patienten mit kardialen Vorerkrankungen

93.1 Welche weiteren Befunde und Untersuchungen benötigen Sie bei diesem Patienten zur Abschätzung des perioperativen Risikos?
- **Gezielte kardiale Anamnese:**
  - Auftreten von pektanginösen Beschwerden unter Belastung/in Ruhe?
  - Körperliche Belastbarkeit in Alltagssituationen?
  - Kann der Patient flach liegen?
  - Dyspnoe?
  - Nykturie?
- **Körperliche Untersuchung** (Standarduntersuchung): s. auch Fall 1, mit besonderem Augenmerk auf:
  - Herz-Kreislauf-System: Auskultation des Herzens (Geräusche, Rhythmusstörungen), Messung von Blutdruck/Herzfrequenz, Suche nach Symptomen einer Herzinsuffizienz (Dyspnoe, Ödeme)
  - Respirationstrakt: Auskultation der Lunge, Zeichen der Linksherzinsuffizienz (feuchte Rasselgeräusche v. a. basal, Ruhedyspnoe)
  - Einschätzung möglicher Intubationsschwierigkeiten (s. Fall 17)
- Aktuelles EKG (bei unverändertem Zustand Wiederholung des Belastungs-EKGs nicht notwendig)

- Röntgen-Thorax: Kardiomegalie?, pulmonale Stauung?
- Zur allgemeinen präoperativen Beurteilung s. Entscheidungsbaum zum Vorgehen beim kardialen Risikopatienten

93.2 In welche ASA-Klasse stufen Sie den Patienten ein?
ASA-Klasse III (s. Fall 1): Patient mit schwerer Allgemeinerkrankung und Leistungseinschränkung

93.3 Welche Narkoseverfahren kommen bei diesem Patienten für den Eingriff in Frage?
- **Allgemeinanästhesie** (Larynxmaske, Intubationsnarkose):
  - Prinzipiell keine Kontraindikationen
  - Potenziell größere Kreislaufstabilität
- **Regionalanästhesie:**
  - Prinzipiell geeignet
  - v. a. bei kardial vorerkrankten Patienten an gerinnungshemmende Dauermedikation (z. B. Acetylsalicylsäure; s. Fall 32) denken
  - Patientenakzeptanz abklären
  - Blutdruckabfall durch Vasodilatation (*cave:* Koronarperfusion ↓)

→ Fall 93 Seite 93

- **Lokalanästhesie:**
  - Prinzipiell geeignet
  - Erfahrung des Operateurs notwendig, um bei kardial vorerkrankten Patienten keine übermäßige Belastung durch unzureichende Analgesie zu erzeugen

! **93.4** Hat die Metformineinnahme Konsequenzen für die Planung des Anästhesieverfahrens oder die Durchführung des Eingriffs?

Elektiveingriff sollte verschoben werden:
- **Allgemeinanästhesie:**
  - 48 h Unterbrechung der Metformineinnahme vor und nach elektiven Eingriffen wird empfohlen, ggf. kurzfristige Blutzuckerein-

stellung mit Insulin abhängig von Blutzuckerwerten notwendig
  - Hintergrund: ausschließlich renale Elimination, Risiko einer Laktatazidose unter Metformin; wegen der überwiegend renalen Elimination zahlreicher Anästhetika kommt es zu einer relevanten Risikoerhöhung (gilt z. B. auch für Kontrastmitteluntersuchungen)
- **Regional-/Lokalanästhesie:**
  - Keine unmittelbare Auswirkung
  - Möglicherweise Allgemeinanästhesie bei Versagen unzureichender Lokalanästhesiekawirkung notwendig, deshalb gelten prinzipiell gleiche Einschränkungen

Kommentar

Problematik: Kardiovaskuläre Erkrankungen (v. a. koronare Herzkrankheit, arterielle Hypertonie, Herzinsuffizienz, Herzrhythmusstörungen, Herzklappenfehler) führen zu einer wesentlichen Beeinflussung des anästhesiologischen Risikos. Die umfangreiche Vorbereitung eines Patienten mit derartigen Vorerkrankungen für einen elektiven Eingriff hat zum Ziel, die intra- und postoperativen Komplikationen (z. B. Myokardischämie/-infarkt, Kreislaufbelastung) so gering wie möglich zu halten.

Erkrankungen der Herz-Kreislauf-Systems: Bei dem im Fallbeispiel beschriebenen Patienten ist die **koronare Herzkrankheit** (KHK) eindeutig gesichert. Häufig ergeben sich Hinweise auf das Vorliegen einer KHK – und damit einer Erhöhung des perioperativen Risikos – lediglich aus der Anamnese (s. Antwort zur Frage 93.1), Alter des Patienten sowie dem Vorliegen anderer Begleiterkrankungen wie arterieller Hypertonie, Diabetes mellitus, Hyperlipidämie oder Nikotinabusus. Patienten mit einer **instabilen Angina pectoris** weisen ein sehr **hohes Risiko für kardiovaskuläre Komplikationen** auf, weshalb alle aufschiebbaren Eingriffe unbedingt erst nach kardiologischer Abklärung und ggf. Stabilisierung erfolgen sollten. Ob eine stabile Angina pectoris die perioperative Morbidität erhöht, ist umstritten. Die Wahrscheinlichkeit, dass perioperativ kardiovaskuläre Komplikationen auftreten, ist bei Vorliegen eines **Myokardinfarkts in der Anamnese** eindeutig erhöht. Das **Risiko** ist dabei **abhängig vom zeitlichen Abstand**: Liegt der Myokardinfarkt weniger als

6 Monate zurück, treten kardiale Ereignisse häufiger auf, als wenn mehr Zeit vergangen ist. Eine angemessene perioperative Versorgung (abhängig von Umfang und Dauer des Eingriffs) und ein invasives hämodynamisches Monitoring können zur Risikoreduktion beitragen. Die Vermeidung myokardialer Ischämien in der gesamten Phase des Krankenhausaufenthaltes verringert das Risiko des Auftretens gravierender kardialer Komplikationen.

Prämedikationsvisite: Eine **gründliche Anamnese** und **körperliche Untersuchung**, die bei allen Patienten durchgeführt werden sollten (s. Fall 1), aber auch die Auswertung von Vorbefunden und die Durchführung von **Zusatzuntersuchungen** (z. B. Belastungs-EKG, Echokardiographie) tragen bei Patienten mit kardiovaskulären Vorerkrankungen dazu bei, das anästhesiologische Risiko zu minimieren. Gegebenenfalls kann es notwendig werden, erst den präoperativen Zustand des Patienten (z. B. durch Rekompensation einer Herzinsuffizienz, Optimierung einer antianginösen Therapie, interventionelle Maßnahmen [PTCA]) zu stabilisieren. Folgendes Flussdiagramm gibt eine Empfehlung zum Vorgehen bei kardialem Risikopatienten (s. Abb.).

Bei dem Patienten des Fallbeispiels kann davon ausgegangen werden, dass durch die kürzlich stattgefundene gründliche kardiologische Beurteilung (s. Fallbeispiel: gute körperliche Belastbarkeit, zufriedenstellender koronarangiographischer Befund) derzeit eine stabile kardiovaskuläre Gesamtsituation erreicht ist, ohne

➔ Fall 93   Seite 93

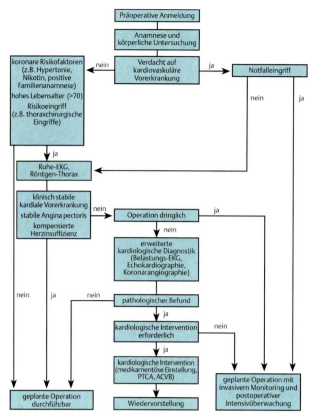

Entscheidungsbaum zum Vorgehen beim kardialen Risikopatienten
(PTCA = perkutane transluminale Koronarangiographie;
ACVB = Aorto-koronarer Venenbypass)

Aussicht auf zusätzlich zu erreichende Besserung. Selbstverständlich muss der Patient sorgfältig zur Phase zwischen dem Krankenhausaufenthalt in der Kardiologie und der jetzigen Klinikaufnahme befragt werden, da bei neuaufgetretenen Symptomen eine erneute Abklärung als sinnvoll betrachtet werden muss.

Auswahl des Anästhesieverfahrens: Hinweise auf einen eindeutigen Vorteil einer Regionalgegenüber einer Allgemeinanästhesie bei Patienten mit kardiovaskulären Vorerkrankungen gibt es nicht, auch wenn vereinzelt die Überlegenheit des einen oder anderen Verfahrens postuliert wird. Generell wird die Auswahl des Verfahrens wesentlich von der Art und Dauer des operativen Eingriffs bestimmt, auch muss das Ausmaß der koronaren Beeinträchtigung des Patienten berücksichtigt werden. Bei allen regionalanästhesiologischen Verfahren muss bedacht werden, dass Patienten mit einer

KHK regelhaft mit gerinnungshemmenden Substanzen behandelt werden. Da diese auch erheblichen Einfluss auf die Blutungssituation im Rahmen des operativen Eingriffs haben, achten meist schon die Operateure auf eine frühzeitige Unterbrechung der Therapie. Bei Patienten mit hohem kardialen Risiko sollte jedoch auf eine angemessene Fortführung der Therapie geachtet werden (z.B. Umstellung auf niedermolekulares Heparin, s. Fall 32)!

Der Zusatz von Vasokonstriktoren wie Adrenalin zu Lokalanästhetika sollte bei Patienten mit KHK vermieden werden, um das Auftreten von myokardialen Ischämien oder Herzrhythmusstörungen zu vermeiden. Bei Durchführung einer Spinal- oder Periduralanästhesie spielt die Ausdehnung der Sympathikusblockade eine wichtige Rolle: Gerade bei Patienten mit Herzinsuffizienz kann eine generalisierte Vasodilatation mit venösem Pooling und die daraus resultierende schlechtere ventrikuläre

Füllung eine gravierende hämodynamische Verschlechterung hervorrufen. Die nachfolgende koronare Minderperfusion begünstigt die Entstehung myokardialer Ischämien und kardialer Komplikationen bis hin zum Myokardinfarkt und Herzstillstand.

Die Auswahl des am besten geeigneten Anästhesieverfahrens muss immer eine Einzelfallentscheidung sein, welche durch die individuellen Belange des Patienten unter Berücksichtigung seiner Vorerkrankungen und aktuellen Verfassung sowie die Besonderheiten und die Dringlichkeit des operativen Eingriffs beeinflusst wird.

Planung der postoperativen Betreuung: Häufig wird nicht berücksichtigt, dass die **meisten kardialen Komplikationen in der postoperativen Phase** auftreten. Zwischenfälle durch Begleiterkrankungen müssen ebenso wie anästhesiebedingte Komplikationen vermieden werden. Bei Patienten mit kardialen Vorerkrankungen muss die Indikation zur postoperativen Intensivtherapie und Überwachung bereits präoperativ abgeklärt und bei intraoperativen Besonderheiten großzügig gestellt werden.

Metformin-Therapie und Anästhesie: Bei Metformin handelt es sich um ein Biguanid. Metforminhaltige orale Antidiabetika bewirken durch Hemmung der Gukoneogenese in der Leber, durch Steigerung der Glukoseaufnahme in die Muskulatur und durch Verminderung der Glukoserückresorption im Darm eine Senkung des Blutzuckerspiegels. Während **Sulfonylharnstoffe** wie Glibenclamid und Glimepirid, welche die Insulinsekretion stimulieren, v. a. bei älteren Patienten mit eingeschränkter Nierenfunktion zu **Hypoglykämien** führen können und deshalb präoperativ nicht verabreicht werden sollten, steht bei **Metformin** ein anderes Problem im Vordergrund: Es besteht das Risiko

einer **Laktatazidose**. Die Hersteller der Präparate empfehlen eine Unterbrechung der Therapie mit metforminhaltigen Präparaten 48 Stunden vor und nach Allgemeinanästhesien sowie der intravenösen Gabe von Kontrastmitteln. Bei Auftreten ausgeprägter Hyperglykämien sollte die Indikation zur perioperativen Therapie mit einem kurzwirksamen Insulin großzügig gestellt werden. Die Durchführung eines elektiven Eingriffs in Allgemeinanästhesie trotz Metformineinnahme stellt in Anbetracht der eindeutigen Warnhinweise der Hersteller ein gravierendes Problem dar. Auch wenn die Wahrscheinlichkeit des Auftretens einer Laktatazidose sehr gering ist, muss diese Besonderheit der Metformin-Therapie berücksichtigt werden – idealerweise vom Operateur und dem Hausarzt des Patienten im Rahmen der Vorbereitung des stationären Aufenthaltes. Ein regionalanästhesiologisches Verfahren stellt eine Möglichkeit für die Durchführung eines operativen Eingriffs trotz unzureichendem Abstand zur letzten Metformingabe dar. Allerdings muss berücksichtigt werden, dass bei Problemen mit diesem Verfahren eine notwendig werdende Vollnarkose mit einem entsprechend erhöhtem Risiko verknüpft ist.

 ZUSATZTHEMEN FÜR LERNGRUPPEN
- **Anästhesieführung bei Patienten mit KHK**
- **Diagnostik perioperativer myokardialer Ischämien**
- **Perioperative Behandlung von Diabetikern**
- **Vorbereitung von Patienten mit anderen Vorerkrankungen (z. B. COPD, Asthma bronchiale, Nieren- und Lebererkrankung)**
- **Endokarditisprophylaxe**

---

94 Fieberkrampf

94.1 Welche Verdachtsdiagnose stellen Sie? Nennen Sie wichtige Informationen, die Ihre Verdachtsdiagnose stützen!
Fieberkrampf; Begründung: fieberhafter Infekt mit plötzlichem Fieberanstieg, passendes Alter des Kindes, beschriebene Symptome passend zu Krampfanfall

94.2 Welche Erstmaßnahmen ergreifen Sie?
- Atmung sichern und überwachen:
  - O_2-Vorlage (4–6 l/min)
  - Pulsoxymetrie
- Eltern beruhigen und aufklären (!):

→ Fall 94 Seite 94

- Fieberkrämpfe sind in der Regel harmlos, sistieren nach wenigen Minuten und bleiben meist folgenlos
- Fieber senkt die individuelle Krampfschwelle; manche Kinder bekommen im schnellen Fieberanstieg einen Fieberkrampf
- Temperaturmessung (rektal!), bei Temperaturen >38,5 °C
  - Paracetamol (z. B. Ben-u-ron 125 mg Supp.) zur Temperatursenkung
  - physikalische Maßnahmen zur Kühlung (Wadenwickel)

94.3 Wie überzeugen Sie die Mutter, dass eine Vorstellung ihres Kindes in der Kinderklinik sinnvoll ist?

- Im Interesse der Sicherheit des Kindes ist eine Untersuchung durch einen pädiatrischen Facharzt wichtig, um andere, seltenere Ursachen (z. B. symptomatische Krampfanfälle bei Enzephalitis/Meningitis, s. auch Kommentar) auszuschließen
- Fähigkeiten der als Betreuungsperson vorgesehenen Großmutter sind nicht bekannt, adäquate Betreuung kann evtl. nicht gewährleistet werden; es muss auf eine Vorstellung des Kindes in der Kinderklinik bestanden werden

Kommentar

Kindliche Notfälle (Allgemeines): Notfälle bei Kindern machen nur einen geringen Anteil der Einsatztätigkeit von Notärzten aus. Häufig sind diese Einsätze aber durch große emotionale Einbindung gekennzeichnet. Wichtig ist die Besinnung auf die wesentlichen notfallmedizinischen Grundprinzipien: Die Sicherstellung einer adäquaten Oxygenierung bei freien Atemwegen muss gewährleistet werden. Venöse Zugänge bei Kindern sind auch für den Erfahrenen nicht immer problemlos zu legen. Im Zweifelsfall sollte mit dem Kind nach einer ersten Stabilisierung ohne weitere zeitaufwändige Therapieversuche eine geeignete Klinik aufgesucht werden.

Definition und Epidemiologie (Fieberkrampf): - Fieberkrämpfe zählen zu den **epileptischen Gelegenheitskrämpfen**. Ein Fieberkrampf ist **kein seltener** pädiatrischer **Notfall**: Etwa 3 bis 5 % aller Kinder erleiden meist zwischen dem 1. und 6. Lebensjahr einen oder mehrere Krampfanfälle, die im Rahmen eines fieberhaften Infektes auftreten.

Ätiopathogenese: Auslöser sind meist virale Infekte mit einem **typischerweise plötzlichen Temperaturanstieg**. Die genaue Pathogenese ist unklar. Fieber erniedrigt jedoch die individuelle Krampfschwelle. Eine genetische Prädisposition wird angenommen.

Klinik: Die **tonisch-klonischen Krämpfe** wirken auf die Eltern des Kindes in der Regel sehr dramatisch, da die kleinen Patienten häufig leicht bis deutlich **zyanotisch** werden und über **mehrere Minuten keine Reaktion** auf Rütteln oder Schmerzreize zeigen. Im tonischen Stadium des Grand-Mal-Anfalls (Dauer etwa 30 Sekunden) kommt es zum **Bewusstseinsverlust mit kurzer Apnoe**. Die **Augen** sind dabei meist **geöffnet**, auch ein „Initialschrei" kann vorkommen. Die **Extremitäten und der Rücken werden gestreckt**. In dieser Phase kann es zum **Zungenbiss** kommen. Im anschließenden 1- bis 2-minütigen klonischen Stadium treten **rhythmische Muskelkontraktionen** auf. **Einnässen** und **Einkoten** sind häufige Begleiterscheinungen, die ebenso wie der Zungenbiss aber auch völlig fehlen können. Ein **kurzes Koma** von mehreren Minuten Dauer schließt sich an den Krampfanfall an, gefolgt von einem **postiktalen Dämmerzustand**.

Komplikationen: Patienten, die einen Krampfanfall erleiden, sind generell durch **Hypoxie** bedroht. Diese kann aus der krampfbedingten Apnoe, einer Verlegung der Atemwege durch die Bewusstlosigkeit oder eine Aspiration entstehen. Zusätzlich muss an **Verletzungen** durch einen Sturz im Rahmen des Krampfanfalles gedacht werden (Fremdanamnese!).

Diagnostik: Die Anamnese liefert wie im beschriebenen Fallbeispiel häufig wichtige Hinweise. Typisch ist das **akute Auftreten eines Infektes mit raschem Temperaturanstieg** über wenige Stunden. Bei der körperlichen Untersuchung sollte auf **Krampffolgen** wie Zungenbiss oder Einnässen bzw. Einkoten geachtet werden – dies ist bei Säuglingen aber meist schwer zu beurteilen. Die Beschreibungen der Eltern sind oft ungenau, auf gezieltes Befragen wird aber häufig der typische Verlauf geschildert. Die Beobachtung eines Krampfanfalles macht die Diagnosestellung sehr einfach. Bei einem Teil der Kinder kommt es nur zu einem einzigen Krampfanfall, andere erleiden rezidivierende Krampfanfälle im Rahmen von Infekten. Die Vorgeschichte bietet daher wichtige Informationen (s. Fallbeispiel). Auffällig ist in der Regel bereits beim Anfassen des Kindes eine deutlich überwärmte Haut. Eine **rektale Temperaturmessung** ist obligat!

Differenzialdiagnosen: Bei kindlichen Krampfanfällen muss immer an eine **Epilepsie** gedacht werden. Gibt es hier keine Hinweise aus der Vorgeschichte, muss immer an eine Erstmanifestation gedacht werden. Eine **Hypoglykämie** – gerade auch im Rahmen eines gastrointestinalen Infektes im Kleinkindalter – sollte durch eine Kontrolle des Blutzuckers ausgeschlossen werden. Sorgfältig muss auch auf Verletzungen geachtet werden: Ein Krampfanfall kann auch durch ein **Schädel-Hirn-Trauma** nach einem Sturz oder einer anderen Gewalteinwirkung verursacht werden. Weitere wichtige Differenzialdiagnosen sind jegliche Formen von **Intoxikationen** mit Medikamenten, Genuss- oder Reinigungsmitteln. Ausgeschlossen werden müssen auch **symptomatische Krampfanfälle bei entzündlichen Erkrankungen des ZNS** (Meningitis, Enzephalitis). Die Vielzahl der genannten Möglichkeiten macht eine Abklärung in der Kinderklinik in der Regel unabdingbar, um seltene, aber bedrohliche Ursachen nicht zu übersehen!

Therapie: Die Therapie unterscheidet sich v. a. bezüglich der Medikamentengabe bei einem bereits abgelaufenen gegenüber einem vom Notarzt beobachteten Krampfanfall. Für beide Situationen gelten als Allgemeinmaßnahmen die **Beruhigung der Eltern** und anderer Angehöriger oder Betreuungspersonen. Die **Oxygenierung** sollte in der Initialphase durch Vorhalten oder Vorlegen einer Sauerstoffmaske mit einem Flow von 4–6 l/min gewährleistet werden, im Verlauf kann unter pulsoxymetrischer Kontrolle eine Reduktion oder ein vollständiger Verzicht erfolgen. Zur **Fiebersenkung** eignen sich physikalische (z. B. Wadenwickel, Entfernen von Kleidungsstücken) und medikamentöse Maßnahmen (v. a. Paracetamol 10–40 mg/kg KG Supp.). Zum **Durchbrechen eines Krampfanfalles** eignen sich bei Kindern wegen der häufig schwierigen Anlage eines venösen Zuganges und des raschen Wirkeintrittes bei rektaler Applikation Rektiolen besonders gut. **Diazepam** kann in einer Dosis von 0,3–0,5 mg/kg KG entweder rektal oder intravenös appliziert werden. Ist der Krampfanfall bereits vorüber, sollte keine prophylaktische antikonvulsive Therapie erfolgen, da die Kinder dann nur eingeschränkt neurologisch beurteilt werden können oder die Gefahr einer Atemdepression besteht. Nach dem Krampfanfall sollte das Kind aus den o.g. Gründen in einer Kinderklinik vorgestellt werden. **Bei schweren Krampfanfällen bis hin zum Status epilepticus** kann es notwendig werden, dass zur Durchbrechung eine **Narkose mit endotrachealer Intubation** durchgeführt werden muss. Dies stellt beim Fieberkrampf die absolute Ausnahme dar. Hier kann in der Regel der anschließende Transport unter suffizienter Spontanatmung problemlos durchgeführt werden.

 ZUSATZTHEMEN FÜR LERNGRUPPEN
- **Differenzialdiagnosen bei Krampfanfällen**
- **Antikonvulsive Therapie**
- **Pädiatrische Notfallsituationen**

333

Fall

94

→ Fall 94   Seite 94

95.1 **Erachten Sie eine Maximalgrenze für den systolischen Blutdruck als sinnvoll? Wenn ja, wie hoch sollte diese sein?**

Ja, etwa **140 mmHg systolisch**. Begründung: Blutdruckwerte >140 mmHg erhöhen das Risiko für eine Nachblutung deutlich. Eine feste untere Grenze existiert nicht, da der Patient keinen erhöhten intrakraniellen Druck hat.

95.2 **Welche weiteren Komplikationen müssen Sie bei einer Blutdruckentgleisung in Erwägung ziehen?**

- Intrazerebrale Rezidivblutung bei erneuter hypertensiver Entgleisung → Hirndruckanstieg → Vigilanzminderung, Krampfanfall, Hirnstammeinklemmung, Ateminsuffizienz
- Kardiale Dekompensation bei vorbestehender Herzinsuffizienz (→ Lungenödem)
- Pektanginöse Beschwerden bei vorgeschädigten Herzkranzgefäßen (KHK)

95.3 **Welches Medikament wählen Sie zur Akuttherapie?**

Urapidil (z. B. Ebrantil 5–50 mg i. v. fraktioniert)
- Begründung: gute Steuerbarkeit, keine Beeinträchtigung der zerebralen Autoregulation
- Wirkungsweise: Urapidil ist ein Antisympathotonikum, welches über eine postsynapti-sche α_1-Blockade zur Abnahme des peripheren Gefäßwiderstandes und damit zu einer Blutdrucksenkung führt

95.4 **Welches Medikament wählen Sie zusätzlich?**

- **Clonidin** (z. B. Catapresan 0,150 mg i. v. fraktioniert): Antisympathotonikum, welches über eine Stimulation zentraler postsynaptischer α_2-Rezeptoren den Sympathotonus sowie durch Stimulation von Imidazolrezeptoren und peripherer präsynaptischer α_2-Rezeptoren den Gefäßwiderstand reduziert; wirkt weiterhin sedierend (→ Stressreduktion!)

oder

- **Metoprolol** (z. B. Beloc 5–15 mg i. v. fraktioniert): kardioselektiver β-Blocker, wirkt negativ inotrop, chronotrop, dromotrop

95.5 **Welches Medikament setzen Sie ein?**

- Dihydralazin (z. B. Nepresol, maximal 100 mg/24 h): direkte arterielle Vasodilatation

oder

- Clonidin (z. B. Catapresan Dosierung fraktioniert nach Wirkung oder über Perfusor): s. auch Antwort zur Frage 95.4

Kommentar

Definition: Bei einer hypertensiven Krise kommt es zu einem exzessiven Blutdruckanstieg mit Blutdruckwerten **über 230 mmHg systolisch** und/oder **über 130 mmHg diastolisch**. Es kommt zur Beeinträchtigung von Organfunktionen (z. B. Lungenödem, zerebrale Blutung) bis hin zu vitaler Bedrohung.

Ätiologie: In über 90 % der Fälle tritt die Blutdruckkrise im Rahmen einer **essenziellen arteriellen Hypertonie** auf. Weiterhin kann sie z. B. endokrin (z. B. Phäochromozytom, Hyperthyreose, Cushing-Syndrom), renal (z. B. Nierenarterienstenose), medikamentös (z. B. plötzliches Absetzen von Antihypertensiva, Psychopharmaka; Amphetaminkonsum, Thyroxin), neurogen (z. B. Hirndruck) oder durch eine Schwangerschaft (Eklampsie) bedingt sein.

Klinik: Die Symptome sind unspezifisch: **Kopfschmerzen**, **Sehstörungen** (z. B. Augenflimmern), Nasenbluten, Schwindel, Erbrechen, **Bewusstseinsstörungen** (z. B. Desorientiertheit, Apathie, Koma), neurologische Ausfälle (Aphasie, Paresen), Krampfanfälle, pektanginöse Beschwerden und Dyspnoe.

Komplikationen: s. Antwort zur Frage 95.2.

Diagnostik: Neben **Anamnese** und **klinischer Untersuchung** (Blutdruckmessung, Pulsstatus, Fundoskopie) sollte eine **Laboruntersuchung** zum Ausschluss seltener Ursachen (s. o.) durchgeführt werden. Im **EKG** können sich Zeichen der Linksherzhypertrophie (z. B. P-sinistroatriale, ST-Streckensenkungen) finden, in der **Röntgen-Thoraxaufnahme** eine Herzvergröße-

334

Fall

95

rung oder Zeichen der Linksherzinsuffizienz (z. B. Lungenödem).

Therapie: Blutdruckkontrollen (nichtinvasiv alle 2–5 min oder invasiv kontinuierlich über eine arterielle Kanüle) und **neurologische Untersuchungen des Patienten** (Pupillengröße, -seitenunterschied, -motorik; Kraft, Motorik, Sensorik) müssen engmaschig durchgeführt werden. Der **Oberkörper** des Patienten sollte **hoch gelagert** werden, damit das Blut über die Vv. jugulares besser abfließt und der systolische bzw. mittlere arterielle Druck im Kopf reduziert wird. Phasenhafte Blutdruckanstiege („**Blutdruckspitzen**") sollten mit einem **kurzwirksamen potenten Antihypertensivum** abgefangen werden, das zudem gut steuerbar ist. Hierzu eignet sich v. a. der periphere α_1-Antagonist **Urapidil**, der sich zudem noch dadurch auszeichnet, dass er den zerebralen **Hirnstoffwechsel** und die zerebrale **Autoregulation** nicht beeinflusst (s. Antwort zur Frage 95.3). Ist die antihypertensive Wirkung nur unzureichend, kann zusätzlich ein weiteres Antihypertensivum appliziert werden. Die antiadrenerge Substanz **Clonidin** ist ein zentral und peripher wirksamer α_2-Antagonist. Clonidin hemmt den Sympathikotonus sowie die Freisetzung von Noradrenalin und wirkt hierdurch blutdrucksenkend. Clonidin reduziert die Durchblutung des Gehirns um bis zu 40 %, dabei bleiben allerdings die **zerebrale Autoregulation** und die **CO$_2$-Reaktivität der Hirngefäße** erhalten. Der zerebrale **Sauerstoffverbrauch** und der **Hirnstoffwechsel** bleiben weitgehend unverändert. Zusätzlich hat Clonidin den Vorteil, dass es deutlich Stress-reduzierend wirkt. Sinnvoll ist der Einsatz auf der Intensivstation bei agitierten Patienten oder bei Patienten, die einen erhöhten **Stresslevel** (z. B. bei vigilanzgeminderten Patienten!) aufweisen. Alternativ zur Bolusgabe von Clonidin kann auch der β-Blocker **Metoprolol** genutzt werden. Zwar ist von dieser Substanzgruppe keine Stressreduktion zu erwarten, dennoch kann durch eine selektive Senkung der Herzfrequenz eine ausgeprägte antihypertensive Wirkung erzielt werden (s. Antwort zur Frage 95.4). Falls durch **intermittierende Bolusgaben** von Antihypertensiva keine suffiziente Blutdrucksenkung erreicht werden konnte, besteht die Möglichkeit die genannten Substanzen über einen Perfusor zu applizieren oder zusätzlich einen direkten peripheren Vasodilatator wie **Dihydralazin** einzusetzen. Dihydralazin besitzt eine große Wirkpotenz, ohne die zerebrale Autoregulation wesentlich zu beeinflussen, so dass damit meist eine suffiziente Blutdrucksenkung gelingt. Zu beachten ist die Maximaldosis von 100 mg Dihydralazin in 24 Stunden, da es sonst verstärkt zu kardiovaskulären Störungen wie Tachykardie, Hypotonie, Kreislaufkollaps, Oligurie, Angina pectoris kommen kann.

Generell sollte eine überschießende Blutdrucksenkung vermieden werden, da auch hypotone Blutdruckwerte zu Schäden führen können. Blutdruckspitzen müssen jedoch in jedem Fall suffizient therapiert werden.

Die Anwendung von **Kalzium-Antagonisten** (z. B. Nifedipin) zur Blutdrucksenkung ist bei Patienten mit einer intrakraniellen Blutung unvorteilhaft. Kalzium-Antagonisten besitzen den Nachteil, dass sie in die zerebrale Hämodynamik eingreifen und so die zerebrale Autoregulation und Sauerstoffversorgung empfindlich stören können. Der Einsatz von Kalzium-Antagonisten sollte deshalb **Ausnahmefällen** vorbehalten bleiben.

ZUSATZTHEMEN FÜR LERNGRUPPEN
- **Langzeitfolgen der arteriellen Hypertonie**
- **Hypertensive Krise in der Spätschwangerschaft**
- **Physiologie des Gehirns (z. B. Autoregulation der Hirngefäße)**
- **Intrazerebrale Blutung (Ursachen, Pathophysiologie, Klinik, Therapie)**

→ Fall 95   Seite 95

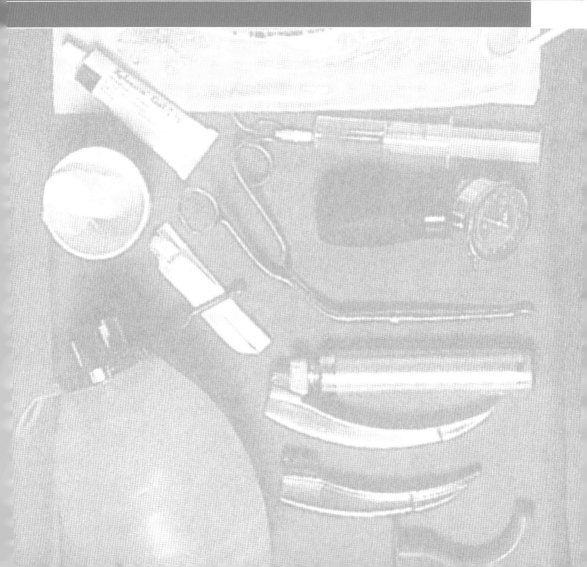

Anhang

Quellenverzeichnis der Abbildungen

Fall 72 (6×)
Berghaus, A. et al., Duale Reihe Hals-Nasen-Ohren-Heilkunde, Hippokrates Verlag GmbH, Stuttgart, 1996

Fall 60
Burchardi, H. (Hrsg.), Akute Notfälle, 4. Auflage, Georg Thieme Verlag, Stuttgart, New York, 1993

Fall 83 (2×)
Eisoldt, S., Fallbuch Chirurgie, Georg Thieme Verlag, Stuttgart, New York, 2003

Fall 7
Grabensee, B., Checkliste Nephrologie, Georg Thieme Verlag, Stuttgart, New York, 1998

Fall 27, Fall 54
Hahn, J.-M., Checkliste Innere Medizin, 3. Auflage, Georg Thieme Verlag, Stuttgart, New York, 2000

Fall 39
Hartig, W. et al. (Hrsg.), Ernährungs- und Infusionstherapie, 8. Auflage, Georg Thieme Verlag, Stuttgart, New York, 2004

Fall 31
Hof, H., Dörris, R., Duale Reihe Medizinische Mikrobiologie, 2. Auflage, Georg Thieme Verlag, Stuttgart, New York, 2002

Deckblatt Anhang
Kirschnick, O., Pflegetechniken von A–Z, Georg Thieme Verlag, Stuttgart, New York, 2001

Fall 5, Fall 26 (2×), Fall 84, Fall 93
Kochs, E. et al. (Hrsg.), Anästhesiologie ains Band 1, Georg Thieme Verlag, Stuttgart, New York, 2001

Fall 21 (2×), Fall 62
Kretz, F.-J., Anästhesie, Intensiv- und Notfallmedizin bei Kindern, Georg Thieme Verlag, Stuttgart, New York, 1998

Fall 11, Fall 17, Fall 79
Krier, C., Georgi, R., Airway-Managment, Georg Thieme Verlag, Stuttgart, New York, 2001

Fall 22, Fall 27, Fall 49 (modifiziert), Fall 91
Leuwer, M. et al., Checkliste Interdisziplinäre Intensivmedizin, Georg Thieme Verlag, Stuttgart, New York, 1999

Fall 61
Lissner, J., Fink, U., Radiologie II, 3. Auflage, Georg Thieme Verlag, Stuttgart, New York, 1990

Fall 55 (4×)
Niesel, H. C., Regionalanästhesie, Lokalanästhesie, Regionale Schmerztherapie, Georg Thieme Verlag, Stuttgart, New York, 1994

Fall 17
Rall M., Zieger, J., Via medici Akute Notfälle, Georg Thieme Verlag, Stuttgart, New York, 2001

Fall 38 (modifiziert), Fall 55, Fall 66
Roewer, N., Thiel, H., Taschenatlas der Anästhesie, Georg Thieme Verlag, Stuttgart, New York, 2001

Fall 88 (modifiziert)
Roewer, N., Thiel, H., 2. Auflage, Anästhesie compact, Georg Thieme Verlag, Stuttgart, New York, 2001

Fall 76
Scherer, R. U., Anästhesiologie, Georg Thieme Verlag, Stuttgart, New York, 2000

Fall 20 (4×), Fall 32 (modifiziert), Fall 49, Fall 54, Fall 77, Fall 84, Fall 85
Schulte am Esch, J. et al. (Hrsg.), Duale Reihe Anästhesie und Intensivmedizin, 2. Auflage, Georg Thieme Verlag, Stuttgart, New York 2002

Fall 7
Schuster, H.-P., Trappe, H.-J., EKG-Kurs für Isabel, 3. Auflage, Georg Thieme Verlag, Stuttgart, New York, 2001

Fall 25, 28
Schuster, H.-P., Notfallmedizin, 5. Auflage, Ferdinand Enke Verlag, Stuttgart, 1996

Fall 14, Fall 25, Fall 56 (2×)
Ziegenfuß, T., Checkliste Notfallmedizin, 2. Auflage, Georg Thieme Verlag, Stuttgart, New York, 2000

Normwerte und Referenzbereiche*

	Konventionell	SI-Einheiten
Blutgasanalyse		
Gemessene Parameter		
• $paCO_2$	32–45mmHg	4,27–6,40kPa
• paO_2	80–110mmHg	11,0–14,5kPa
• ctHb	12,0–17,0g/dl	7,4–10,9mmol/l
• SaO_2	95–99%	0,95–0,99
• COHb	0,0–0,8%	0,0–0,008
• MetHb	0,2–0,6%	0,002–0,006
• pH		7,35 - 7,45
• cNa^+		136–146mmol/l
• cK^+		3,5–5,0mmol/l
• Glukose	70–105mg/dl	3,89–5,83mmol/l
Errechnete Parameter		
• sBE (Standard Base-Excess)		-3,0–3,0mmol/l
• sBC (Standard Bicarbonat)		21,8–26,9mmol/l
Blutbild		
• Leukozyten		$4,9–9,9 \cdot 10^9/l$
• Erythrozyten		$4,4–5,9 \cdot 10^{12}/l$
• Hämatokrit	33,4–46,2%	0,334–0,462
• Hämoglobin	12,0–17,0g/dl	7,4–10,9mmol/l
• Thrombozyten		$182–325 \cdot 10^9/l$
Blutgerinnung		
• Aktivierte Partielle Thromboplastin-zeit (aPTT)		15,0–30,0s
• Quick	70–120%	0,7–1,2
• INR		0,90–1,20
Retentionsparameter		
• Kreatinin	0,7–1,3mg/dl	30–110mmol/l
• Harnstoff	10–50mg/dl	2–8mmol/l
Leberwerte		
• γ-GT		0–85U/l
• AST (ASAT, GOT)		0–37U/l
• ALT (ALAT, GPT)		0–50U/l
• Bilirubin	0,20–1,2mg/dl	3–20mmol/l
Entzündungsparameter		
CRP	0,0–0,5mg/dl	
Sonstige		
Kolloidosmotischer Druck	15–25mmHg	2,0–3,3kPa

* **Normwerte können von Labor zu Labor unterschiedlich ausfallen**

Mannheimer Risikocheckliste

Punkte	0	1	2	4	8	16
Dringlichkeit der Operation	geplant, nicht dringlich (elektiv)	geplant, bedingt dringlich	dringlich, nicht geplant	Notfalleingriff		
Nüchternzeit	> 6 h	< 6 h	< 1 h			
Art des Eingriffs	Oberflächenchirurgie	Extremitäteneingriff	+OP mit Eröffnung der Bauchhöhle	OP mit Eröffnung von Thorax oder Schädel	Zweihöhleneingriff	Polytrauma/Schock
Patientenalter	1–39 Jahre	< 1 Jahr oder 40–69 Jahre	70–79 Jahre	> 80 Jahre		
OP-Dauer	60 min	61–120 min	121–180 min	> 180 min		
Patientengewicht	Normgewicht +/- 10 %	10–15 % Untergewicht	15–25 % Untergewicht bzw. 10–30 % Übergewicht	> 30 % Übergewicht		
Blutdruck	Normotonie < 160/90 mmHg	behandelte Hypertonie (kontrolliert)	unbehandelte bzw. kurzfristig behandelte Hypertonie	behandelte Hypertonie (unkontrolliert)		
Kardiale Vorerkrankungen	Herzleistung normal	rekompensierte Herzinsuffizienz	Angina pectoris			dekompensierte Herzinsuffizienz
EKG	normal	mäßige Veränderungen	Schrittmacher-EKG	fehlender Sinusrhythmus; > 5 ventrikuläre Extrasystolen/min		
Herzinfarkt	kein	Herzinfarkt > 2 Jahren	Herzinfarkt > 1 Jahr	Herzinfarkt > 6 Monaten	Herzinfarkt < 6 Monaten	Herzinfarkt < 3 Monaten
Respirationstrakt	normal	abklingender Infekt der oberen Atemwege	Emphysem/spastische Bronchitis	bronchopulmonaler Infekt oder Pneumonie	andere schwere Erkrankung	manifeste Ateminsuffizienz; Zyanose
Laborwerte • Leber-/Niere/Säure-Base-Haushalt/Elektrolyte • Hb	normal 12,5 g/dl (7,8 mmol/l)	leichte Veränderungen 12,5–10 g/dl (7,8–6,2 mmol/l)	schwere Veränderungen < 10 g/dl (<6,2 mmol/l)			
Wasserhaushalt	normal			Dehydratation		
Risikogruppe (ASA)	I	II	III	IV	V	
Punkte	0–2	3–5	6–10	11–20	> 20	

Sachverzeichnis